움직임 해부학 [개정 3판]

Anatomie Pour le Mouvement

Introduction à l'analyse des techniques corporelles

[개정 3판]

움직임 해부학

Anatomy of movement

정형국 외 옮김

Anatomie Pour le Mouvement

Introduction à l'analyse des techniques corporelles

Blandine Calais-Germain

préface du Docteur Jacques Samuel

영 문 출 판 사

■ **옮긴이** (가나다 순)

구정모 대구보건대 스포츠재활학과 겸임교수
김지은 아이디얼코리아 대표
김효철 원광디지털대학교 한방미용예술학과 교수
문상은 마산대학교 물리치료과 교수
백상범 아이디얼코리아 부대표
백형진 건국대학교 대학원 스포츠의과학과 교수
성기석 사단법인 한국선수트레이너협회 이사장
안창식 을지대학교 물리치료학과 교수
엄기매 여주대학교 물리치료과 교수
이지현 대한운동전문가협회 이사, 이로우라 아카데미 대표
이지환 힐링무브 아카데미 대표
임휴성 한국열린사이버대학교 뷰티건강디자인학과 교수
정형국 안산대학교 물리치료과 교수
차범결 바디어스 대표
홍영임 국제피토테라피연맹 대표

움직임 해부학 —개정 3판—

2024년 1월 15일 초판인쇄
2024년 1월 22일 초판발행

지은이 : Blandine Calais-Germain
옮긴이 : 정 형 국 외
발행인 : 박 병 조
발행처 : 도서출판 영문출판사
등 록 : 1987년 12월 21일 제2-419호
주 소 : 서울시 강남구 삼성로 118길 8
전 화 : (02) 514-5590, 776-5590
팩 스 : (02) 756-8943
E-mail : yeongmunsa@empas.com
홈페이지 : www.ymsbook.net
정 가 : 30,000원
ISBN 978-89-7224-565-0 93510

※ 파본은 교환해 드립니다.

□

추천의 글

해부학자들은 수세기 동안 인체 구조를 설명하는 것에 관심을 가져 왔다. 따라서 그들은 이동 체계에 대해서도 동일한 방식으로 접근하여 실제 기능은 알려지지 않거나 구조와는

20세기에 접어들면서 해부학자들은 점차적으로 근육과 관절의 작용에 많은 관심을 기울이기 시작했다. 이와 같은 기능에 관한 연구는 수십년 동안 기초적인 수준에 머물렀고, 최근에 들어와서야 일부 학자들이 이동 체계의 생체역학적 특성(탄성, 저항 등)에 대해 관찰하기 시작했다. 그러나 이런 연구들은 연구실에서 따로 떼어놓은 조직에 초점을 맞추었으며, "실제 상황"에서 근육과 관절이 어떻게 작용하는지를 연구하지 않았다. 다만 인체의 기능적 측면은 "효율" 즉, 여러 가지 신체적 요구사항에서 어떻게 몸을 유용한 도구로 만들 것인가라는 관점에서 연구되었다.

물리치료 분야는 인체 움직임을 신경생리적 요소와 역학적 요소로 분류하여 치료의 효과와 운동의 실제 기전을 보다 정확히 설명하고자 한다.

그동안 무용, 마임, 연극, 요가, 명상 등 신체 훈련에 관심있는 많은 사람들이 인체 움직임에 대한 정량적이고 질적인 분석을 통해 그들의 관심분야를 발전시키기 위해 물리치료 분야로 들어왔다. 이 책의 저자인 Blandine Calais-Germain도 이와 같이, 처음에는 무용으로 시작했으나 물리치료 연구로 자리 잡은 사람이다.

인체 움직임을 설명하는 위의 두 가지 방법의 상호보완적인 특성은 명백하다. Blandine은 이런 측면에서 무용가들이 그들의 몸을 좀 더 잘 이해하면 많은 도움을 받을 것이라고 생각했다. 그는 이런 목적을 위해 새로운 교습법을 고안해 냈다. 신체 구조와 그들의 가능한 움직임을 함께 설명하여 무용가들이 실제로 동작을 해 보도록 했다.

무용가 뿐만 아니라, 다른 신체 훈련에 관련된 전문가들도 저자의 강의를 듣기 위해, 점점 많이 몰려왔다. 이 책은 해부학을 위한 해부학 교재가 아니라, 인체 움직임을 좀 더 잘 이해하는 데 초점이 있다.

기쁘게도 나는 이런 개념과 초기 강의가 태생한 것, 그리고 Blandine이 무용가와 교수로서 다년간의 경험을 구체화한 이 책의 출간을 모두 보게 되었다. 이런 경험의 결실이 다른 사람들에게도 널리 읽혀질 수 있게 되어서 기쁘게 생각한다. 나는 Blandine이 물리치료학과 학생일 때부터 가깝게 일해 왔기 때문에 물리치료사로서 그녀의 기술과 능력과 교육에 대한 열정을 말할 수 있다.

이 책의 그림은 모두 원래의 그림이고, 자연스러운 자세와 움직임을 설명하고 이해하는데 초점을 맞추었다. 이 책은 특히 직업상 인체의 종합적이고 복잡한 움직임을 다루는 사람들에게 유용할 것이다. 어떤 면에서든 인체 해부학을 다루는 사람들에게 이 책은 매우 유용하고 생각을 자극하는 내용이 될 것이다.

나는 이 책이 큰 성공을 거둘 것을 기원한다.

Dr. Jacque Samuel
Director, French School of Orthopedics and Massage
Paris, France

머리말

이 책의 내용과 체계에 대해 간략하게 설명하고자 한다.

이 책은 간단한 입문서가 될 것이다. 그리고 겉으로 보이는 인체 움직임을 설명하기 때문에, 기본적인 인체 해부학에 초점을 맞추었다. 따라서 주로 뼈, 근육과 관절에 대해 설명했다. 머리뼈, 내장기, 순환계와 중추신경계 등에 대한 내용은 본 책에 포함되지 않는다.

그리고 이 책은 가능한 간략하게 구성되었으며, 가급적 반복을 피했다. 그러므로 구성이 각 장마다 조금 다를 수 있다. 한 근육에 영향을 받는 부위가 여러 곳인 경우에는 함께 설명했다. 그리고 특정 구조나 기능이 좀 더 자세하게 설명된 페이지가 있는 경우에는 그 페이지를 참고하도록 페이지를 표시했다.

그림은 일관성과 편의성을 위해 가급적 신체의 오른쪽 부위를 묘사했다. 그리고 예외인 경우는 명시를 했다.

관절은 인접 뼈를 제거한 그림을 자주 사용하여 관절면이 좀 더 잘 보이도록 했다. 동일 방식으로, 각 근육을 따로 그려서(주변 근육 없이), 기능을 더 잘 이해하도록 했다.

1장은 기본적인 방향설정과 용어를 설명하기 때문에, 가장 먼저 읽어야 한다. 그 다음 장들은 논리적 순서(몸통에서 시작하여 팔로 간 다음, 다리로 간다)로 배열했기 때문에 이 순서로 읽을 것을 권장한다. 그러나 기존에 해부학적 지식을 가진 독자들은 어느 장부터 시작해도 무방하다.

찾아보기는 앞에서 언급된 특정 구조나 설명을 찾는데 도움이 될 것이다.

역자 서문

이 책의 저자인 Blandine는 무용을 전공한 사람이기 때문에, 제시한 그림들도 무용의 형태가 많은 편이다. 저자는 이 책 말고도 많은 책을 집필했는데, 모두 간략하게 잘 설명하고 있다. 그리고 이 책과 함께 움직임 해부학(운동편) 책을 함께 보면, 독자들에게 많은 도움을 줄 것이다.

움직임 해부학이라는 책명으로 집필되었지만, 근육학과 임상운동학에도 많은 도움이 될 것으로 생각되며, 책이 간략하고 효율적으로 구성되었기 때문에, 물리치료 분야 뿐만 아니라, 체육 등 인체 움직임을 다루는 분야의 학생들에게 매우 도움이 될 것이다.

이 책뿐만 아니라, 이 책의 저자가 집필한 모든 책들을 영문사 박병조 사장님이 많은 애정과 관심을 가지고 있는 것 같아 이 책으로 공부한 한 사람으로 감사드리고 싶다.

2023년 역자대표
정 형 국

목차

제 5 장 손목과 손(The Wrist and Hand)

제 6 장 엉덩과 무릎(The Hip and Knee)

제 7 장 발목과 발(The Ankle and Foot)

특정 운동이나 동작을 더 잘 시각화하기 위해 책에는 모바일에서 당사 사이트의 비디오에 액세스할 수 있는 플래시코드(QR 코드 유형), 2차원 바코드가 포함되어 있다. 책 전체에서 이러한 플래시코드를 찾을 수 있다. 이를 보려면 스마트폰에서 "QR 코드" 또는 "플래시코드" 애플리케이션을 다운로드한다.

설치가 완료되면 스마트폰에서 애플리케이션을 실행하고 멀티미디어 콘텐츠에 액세스할 수 있는 플래시코드를 찾는다. 해당 내용을 읽을 수 있는 기술적 도구가 없거나 당사 사이트에서 직접 보고 싶은 경우 해당 내용을 볼 수 있는 URL은 다음과 같다.
https://bit.ly/APM1NE. 이 페이지에서 '동영상' 탭을 클릭한다.

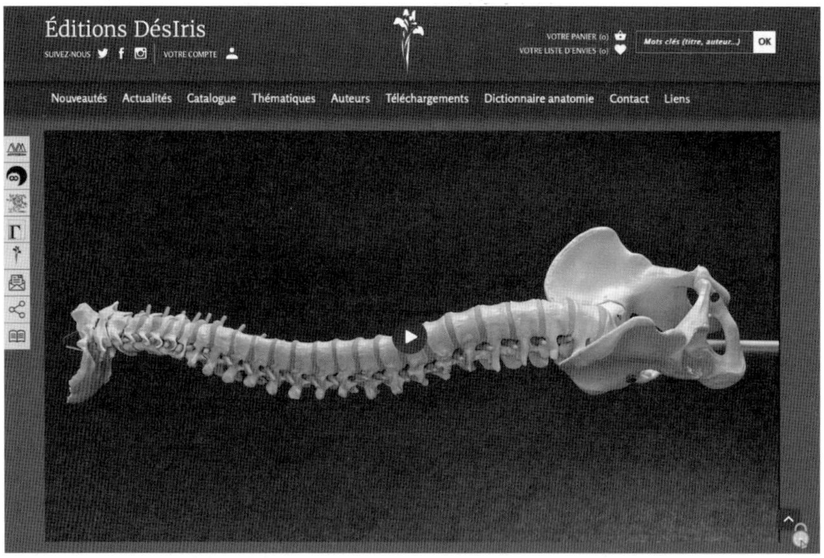

"QR 코드"를 통해 액세스할 수 있는 동영상은 작품에 대한 "보너스"로 무료로 제공되며, 해당 작성자의 전적인 책임 하에 제작된다. 저작물의 출판사는 그 내용이나 독자의 사용 결과에 대해 어떠한 종류의 보증도 제공하지 않습니다. 후자는 자신의 사용과 자신 및 제3자에게 발생하는 모든 결과에 대해 전적인 책임을 진다.

또한 게시자는 어려움, 제약 또는 기술 개발로 인해 일시적 또는 영구적으로 액세스할 수 없게 될 수 있으므로 모든 상황에서 이러한 비디오에 항상 액세스할 수 있다고 보장하지 않는다. 새로운 비디오의 추가나 일반적으로 게시한 작품과 관련된 이러한 유형의 보너스 유지를 보장하지 않으며 독자의 정당한 사유와 무관하게 언제든지 종료할 수 있다.

제 1 장

서론(Introduction)

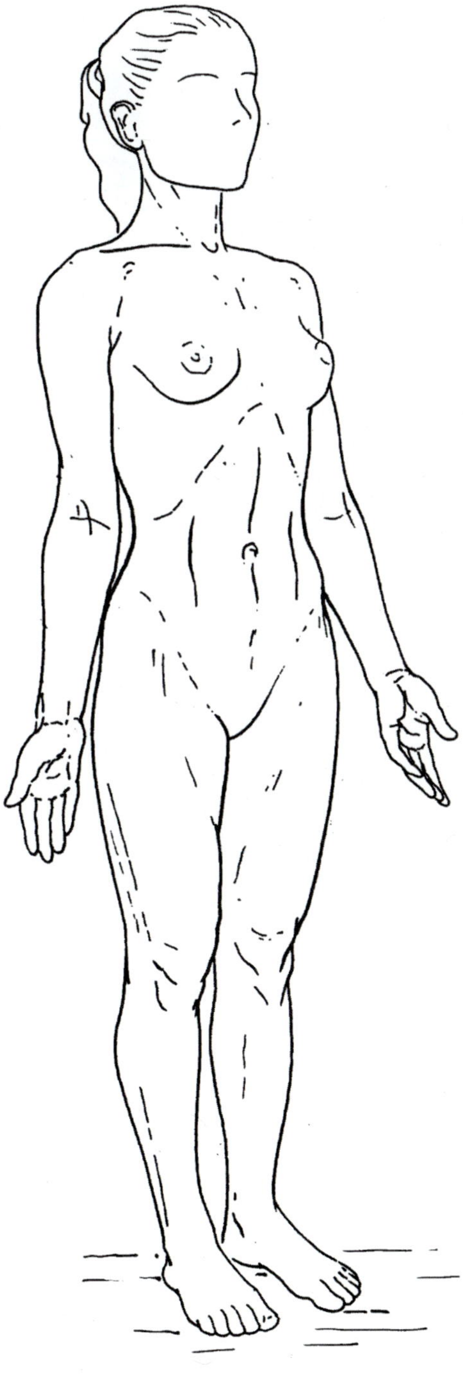

해부학적 자세
(Anatomical position)

사람의 움직임 해부학은 주로 다음과 같은 3개의 시스템이 서로 연관되어 작용한다:

- 뼈대계의 **뼈**
- 뼈들을 서로 연결하는 **관절**
- 관절을 움직이는 **근육**

움직임을 설명하는 것이 어려울 수 있는데, 그 이유는 여러 신체 부위들이 다양한 방향으로 움직이고, 종종 2개 이상의 관절이 움직임에 참여하기 때문이다.
설명의 일관성을 위해, 다음과 같은 약속이 필요하다:

- 우리는 각 관절을 하나하나씩 나누어 고려할 것이다.
- 기준으로서 3개의 수직 운동면을 사용할 것이다.
- 표준 해부학적 자세를 기준으로 움직임을 설명할 것이다.

해부학적 자세란,

양 발을 나란히 배치한 똑바로 선 자세를 취한 후, 양쪽 손바닥을 전방으로 향하게 한 자세이다(그림 참고). 해부학적 자세는 평상시 취하는 자세가 아니며, 움직임을 묘사하는데 도움을 주는 유용한 기준 자세이다.

예: 손목의 굽힘은 해부학적 자세에서 손만 앞쪽으로 움직이는 것이다.

운동면(Planes of movement)

정중면은 신체를 좌우 절반으로 대칭되게 나눈다.

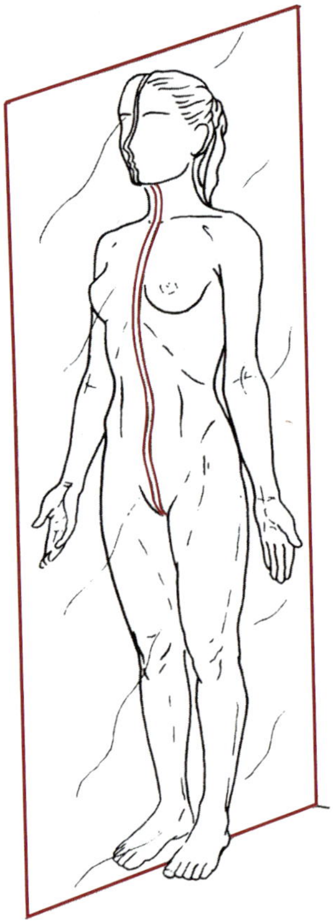

정중면과
나란한 운동면을
시상면이라고,

시상면의 움직임은
신체의 측면에서
관찰될 수 있다.

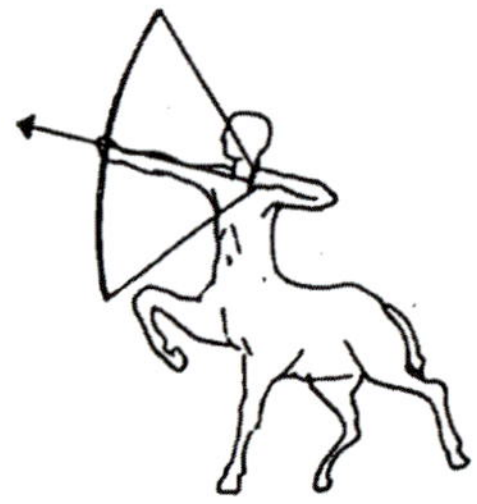

시상면의 움직임 중에서
해부학적 자세로부터
앞쪽으로 움직이는 운동을
굽힘(굴곡)이라고
한다.

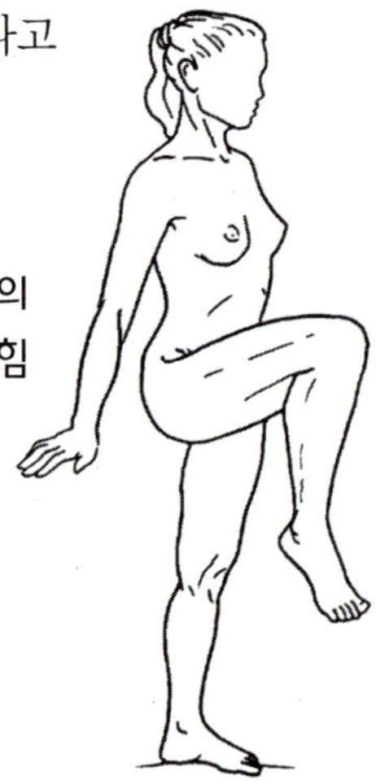

예: 엉덩관절의
굽힘

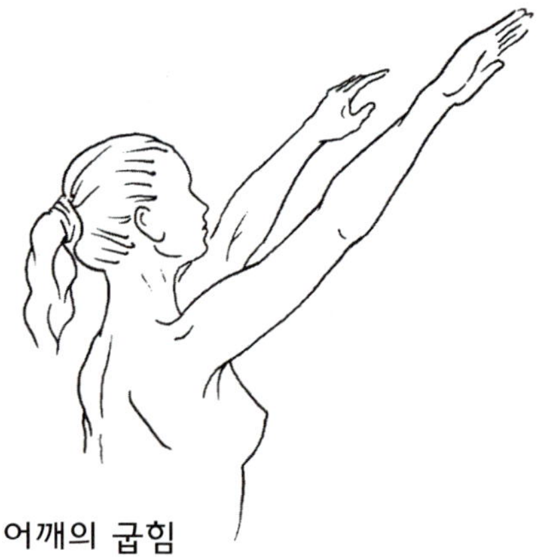

예: 어깨의 굽힘

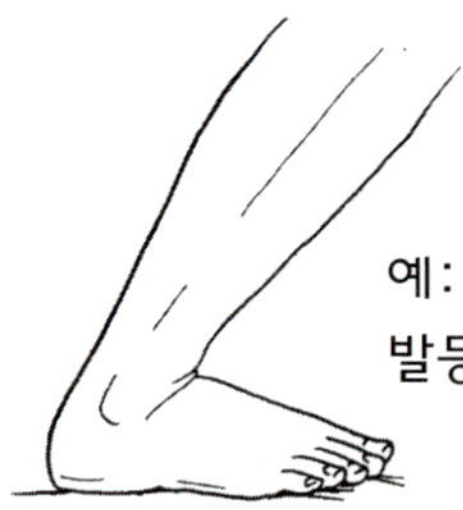

예: 발목의
발등굽힘

시상면의 움직임 중에서 해부학적
자세로부터 뒤쪽으로 움직이는
신체 분절의 운동을
폄(신전)이라 부른다.

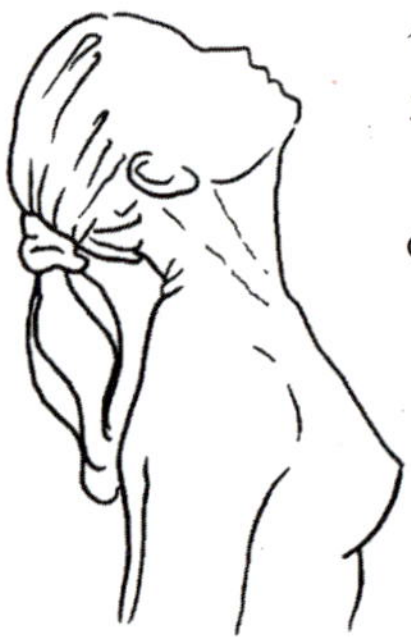

예: 목의 폄

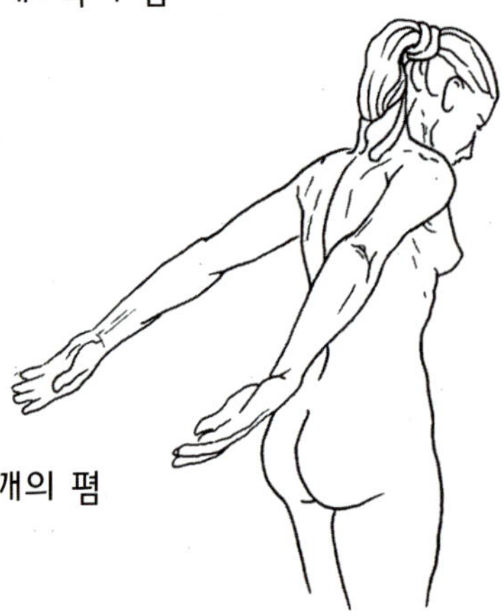

예: 어깨의 폄

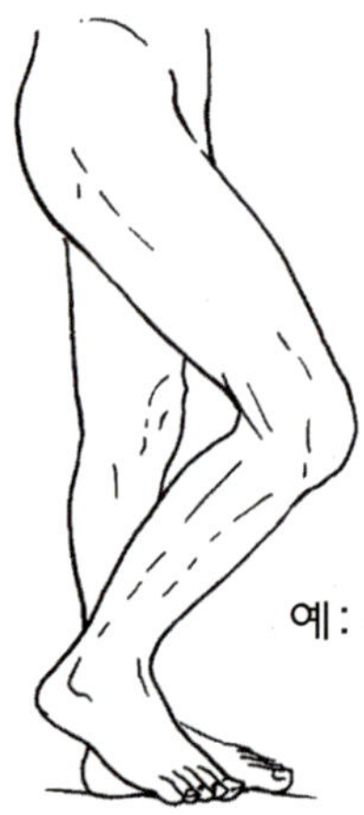

예: 무릎의 굽힘

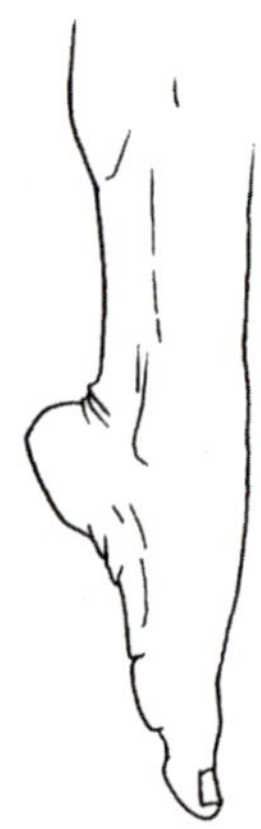

예: 발목의
발바닥굽힘

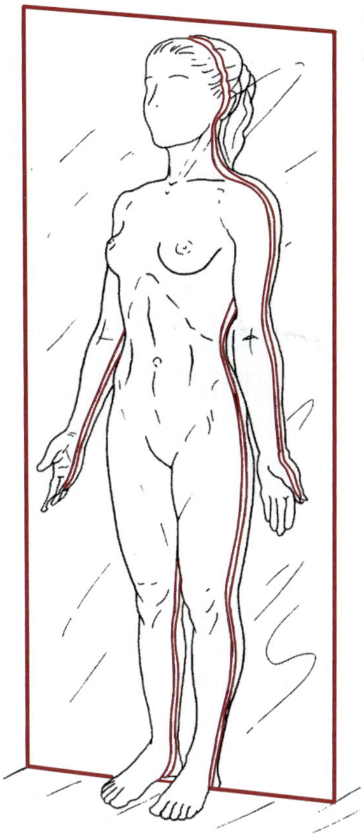

이마면은 정중면과 수직으로 교차하는 운동면이고, 신체를 앞뒤로 나눈다.

이마면의 운동은
앞쪽에서
관찰할 수 있다.

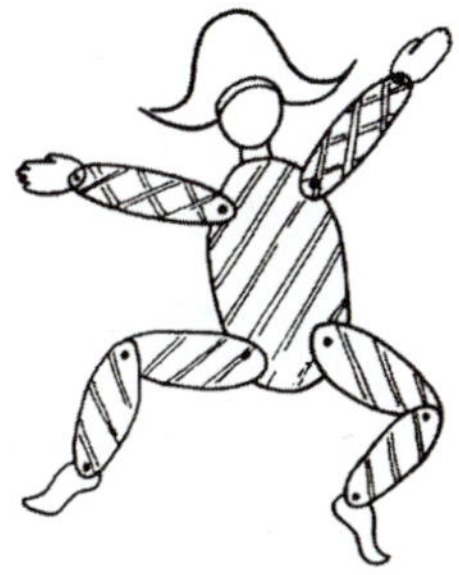

이마면의 운동 중에서
정중면 쪽으로
향하는 운동을
모음(내전)이라고
한다.

예:
엉덩관절의
모음

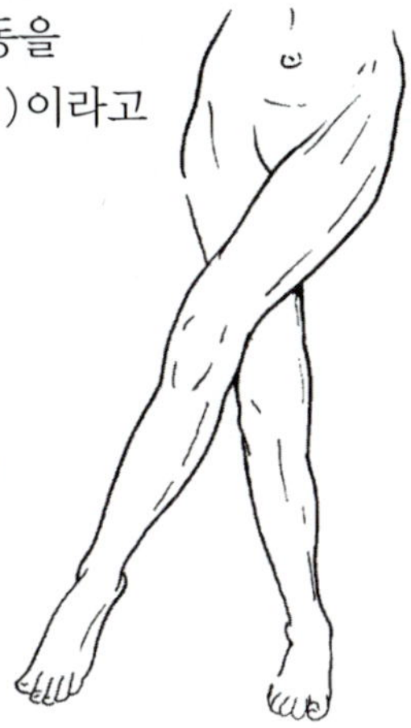

모음의 반대되는
움직임(정중면에서
멀어지는 운동)은
벌림(외전)이라 한다.

예:
어깨의 벌림

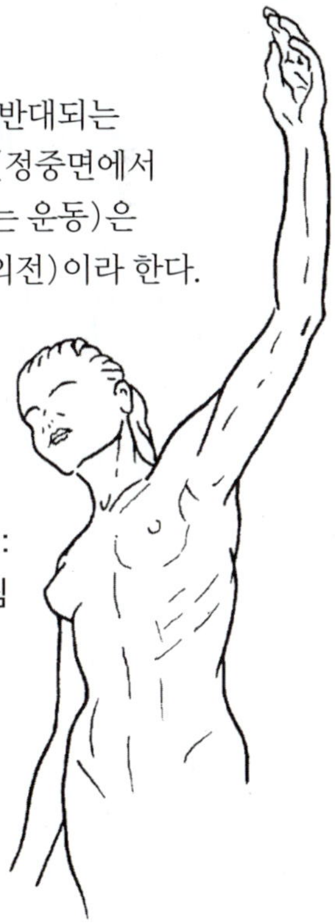

몸통이나
목의 이마면
운동의 경우에는,
정중면에서
멀어지는 운동을
옆굽힘(측방굴곡) 혹은
가쪽 굽힘이라 한다.

예: 몸통의
옆굽힘

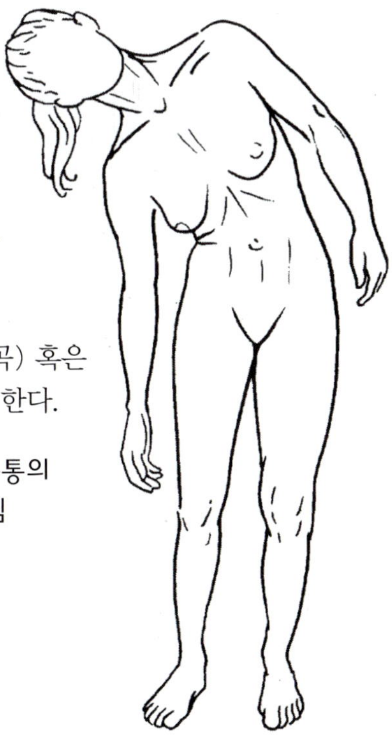

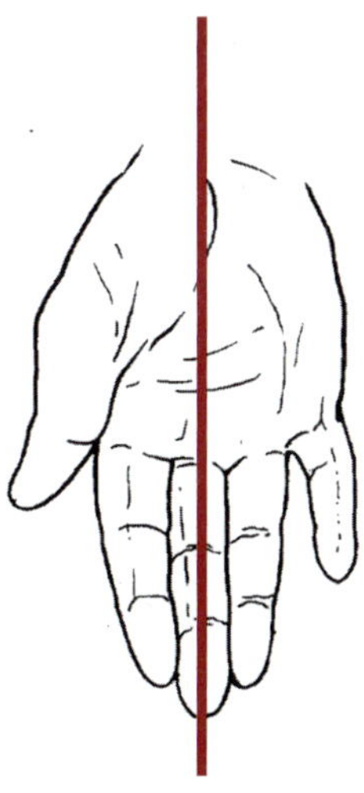

손가락이나 발가락의 경우에는,
기준은 정중면이 아니라,
각각 손의 축(가운데손가락)과
발의 축(2번째 발가락)이 된다.

예: 새끼손가락의 벌림은
손의 축으로부터
멀어지는 운동이다.
(정중면이 아니라)

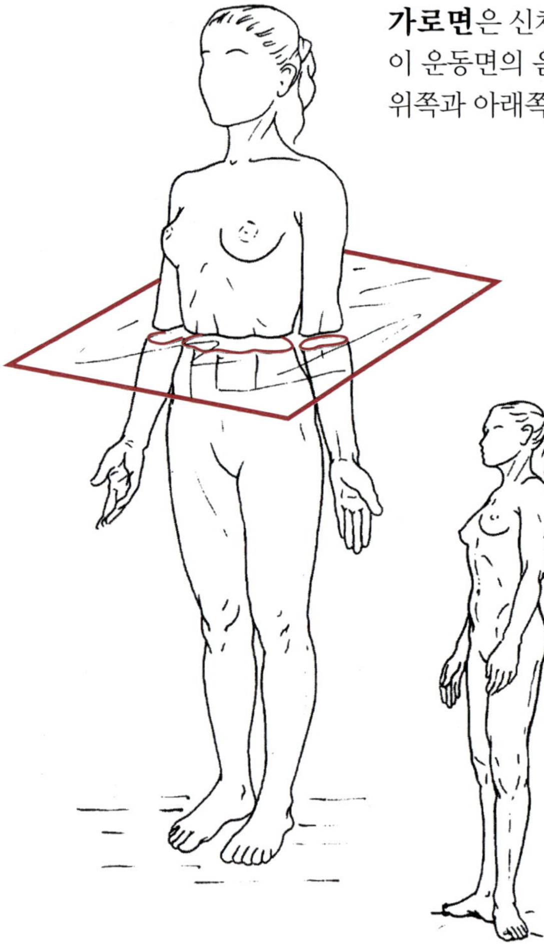

가로면은 신체를 위아래로 나누는 운동면이다.
이 운동면의 움직임은
위쪽과 아래쪽에서 관찰될 수 있다.

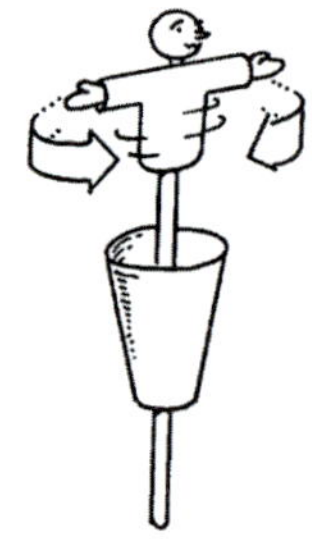

가로면 운동 중에서
신체의 분절이
정중선에 멀어지는
움직임을 **가쪽돌림**
이라고 한다.

예: 엉덩관절의
가쪽돌림
(여기에서
움직이는
신체 분절은
허벅지의 앞쪽면)

가쪽돌림과
반대되는
움직임은
안쪽돌림이다.

예:
어깨의 안쪽돌림
(여기에서
움직이는
신체 분절은
위팔뼈의
앞쪽면이다.)

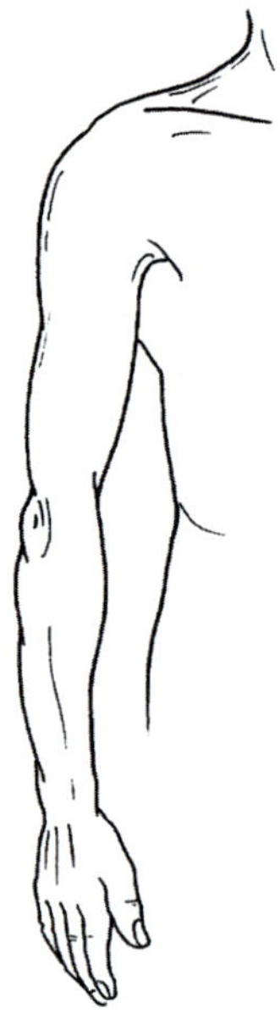

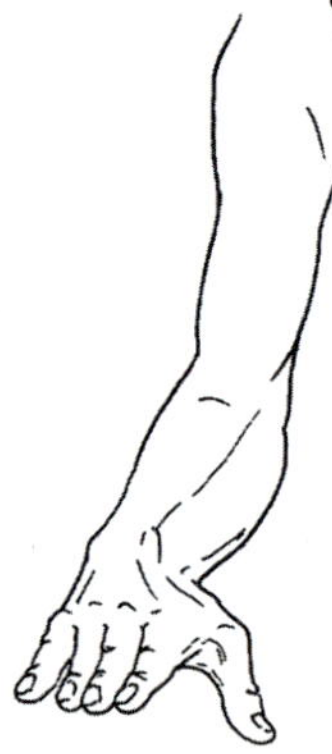

아래팔의 **엎침**
(회내, pronation)은
손바닥이 아래쪽이나
뒤쪽으로 향하는 운동이다.

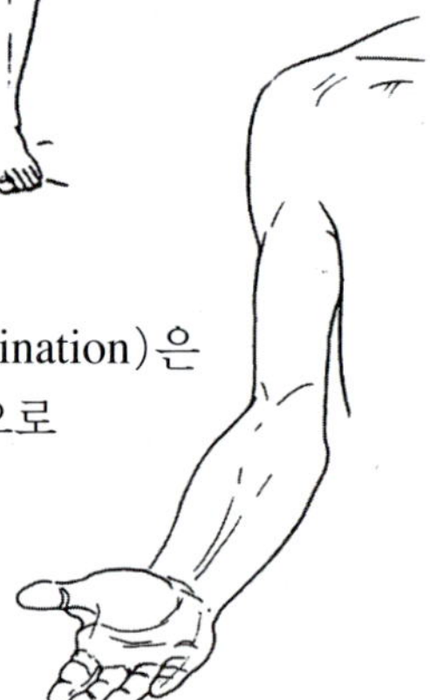

아래팔의 **뒤침**(회외, supination)은
손바닥이 위쪽이나 앞쪽으로
향하는 운동이다.

머리나 목의 경우,
우리는 간단하게 오른쪽 돌림이나
왼쪽 돌림이라고
부른다.

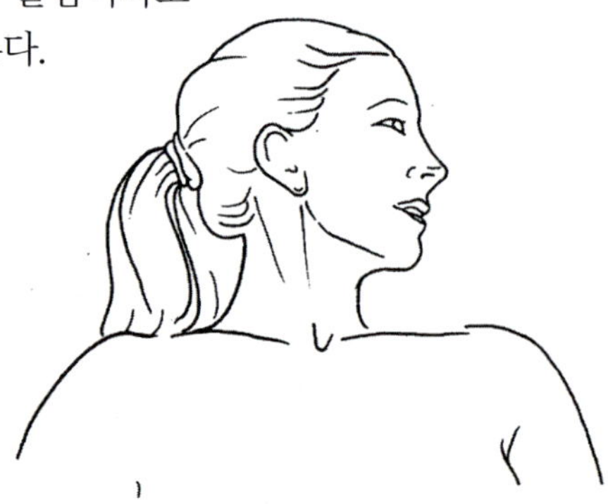

이때의 기준점은
가슴이나 머리의
앞쪽면이다.

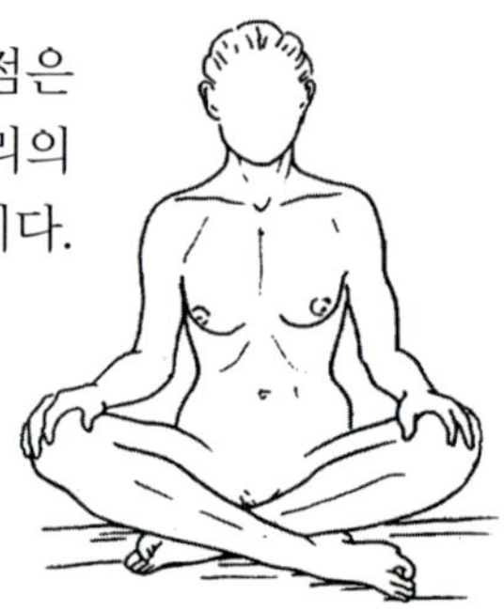

예: 양반다리로
앉은 자세는
엉덩관절의
굽힘, 벌림 및
가쪽돌림과
관련된다.

복합 운동은 일반적으로 3개의 모든 운동면에서
일어나는 움직임이다.

기타 해부학적 기준의 용어
(Other Anatomical Reference terms)

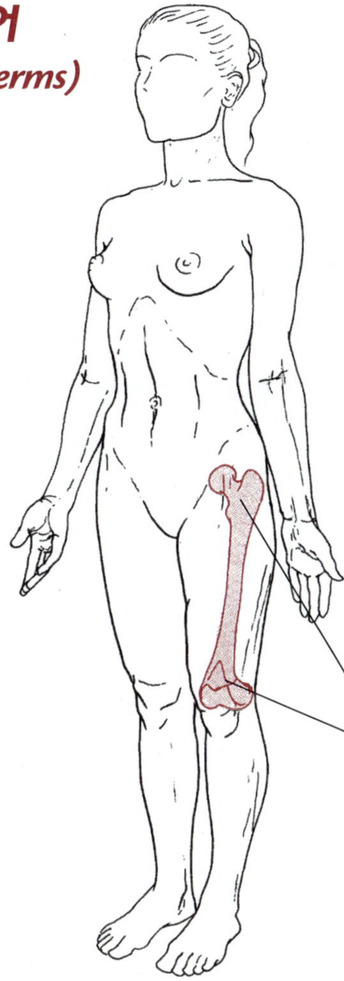

앞쪽은 앞쪽으로 향하거나 앞쪽에 위치하는 것을 의미한다.

뒤쪽은 뒤쪽으로 향하거나 뒤쪽에 위치하는 것을 의미한다.

예:
아래팔의 앞쪽면과 뒤쪽면

위쪽은 위쪽으로 향하거나 위쪽에 위치하는(머리에 가까운) 것을 의미한다.

아래쪽은 아래쪽으로 향하거나 아래쪽에 위치하는(머리에서 먼) 것을 의미한다.

예:
넙다리뼈의 위쪽 끝과
아래쪽 끝

안쪽:
정중면에 가까운

가쪽:
정중면에서 먼

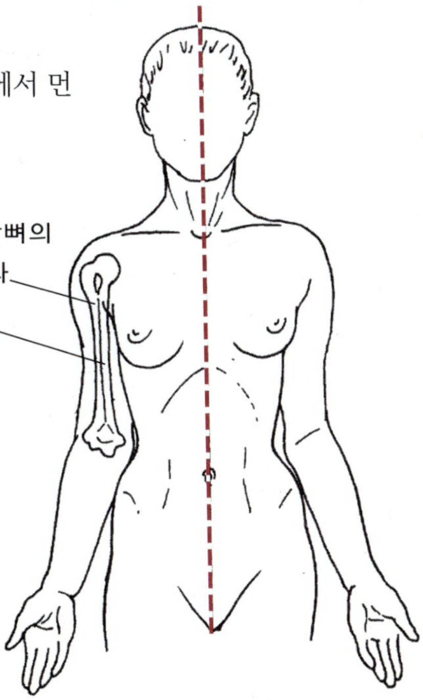

예: 위팔뼈의
안쪽면과
가쪽면

몸쪽:
몸통이나 주요 관절에서 가까운 것을 의미한다.

먼쪽:
몸통이나 주요 관절에서 먼 것을 의미한다.

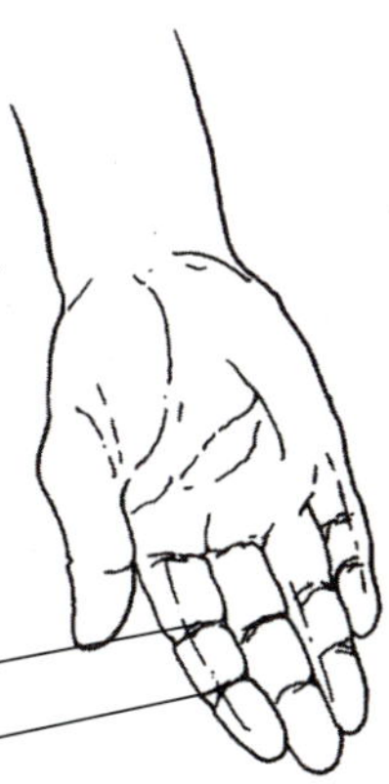

예: 손가락의 관절은
몸쪽 마디뼈사이관절과
먼쪽 마디뼈사이관절로
불린다.

얕은쪽(바깥쪽):
신체, 특정 뼈나 장기의 표면에서 가까운 것을 의미한다.

깊은쪽(속쪽):
신체, 특정 뼈나 장기의 표면에서 먼 것을 의미한다.

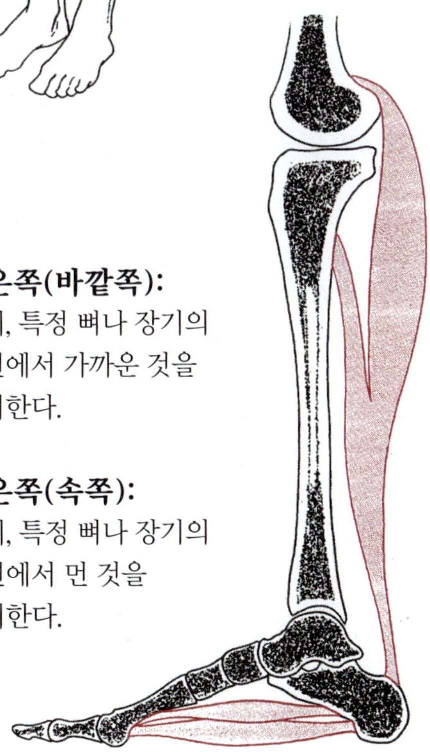

예: 장딴지근의
얕은층과
깊은층

뼈대(Skeleton)

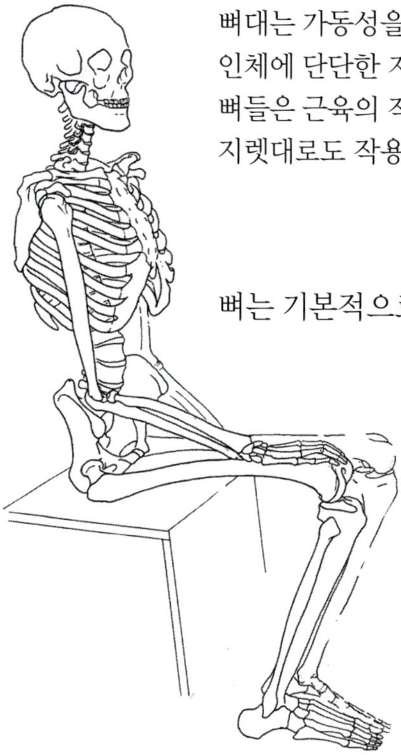

뼈대는 가동성을 가진 뼈들의 구조물로서
인체에 단단한 지지를 제공한다.
뼈들은 근육의 작용을 위한
지렛대로도 작용한다.

뼈는 기본적으로 3개의 형태로 띤다:

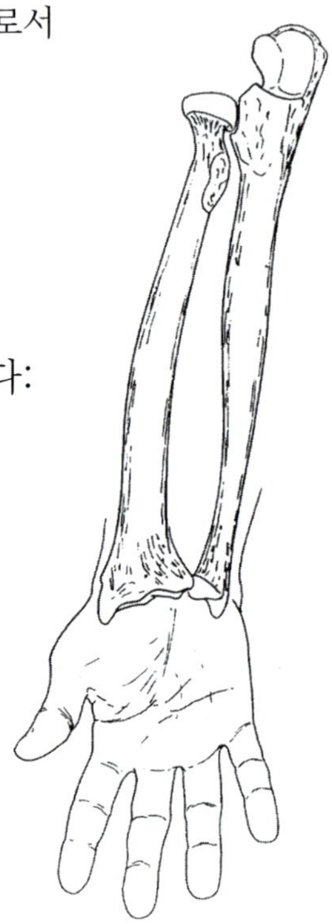

노뼈나 자뼈와
같은 긴뼈

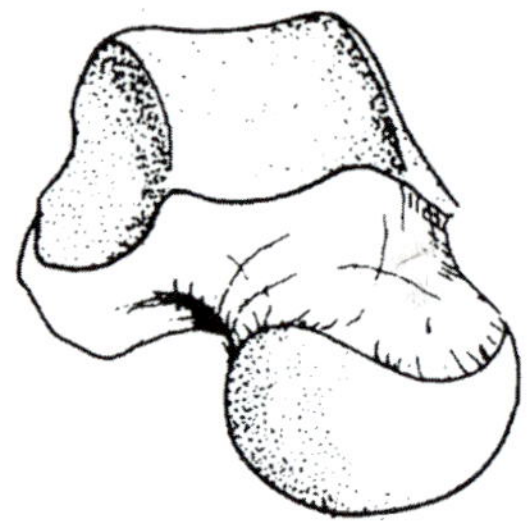

목말뼈(발목 뼈)와 같은
짧은 뼈

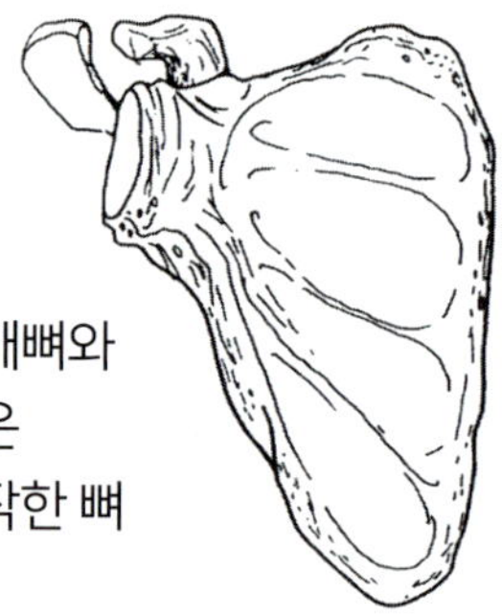

어깨뼈와
같은
납작한 뼈

뼈 조직은 약 2/3의 무기질(대부분이 염화칼슘)과 1/3의 유기질로 구성되고,
무기질은 단단한 성질을 제공하고, 반대로 유기질은 탄성을 제공한다.
이들 2가지 성질은 꼭 필요하다. 단단한 성질이 없으면 뼈의 형태를
유지하지 못하고, 탄성이 없으면 뼈가 너무 쉽게 골절될 수 있다.

뼈는 다양한 역학적 스트레인에 노출되기 쉽다:

— 신체에 가해지는 중력.
뼈(특히, 발, 다리 및 척추 등의 뼈)는 신체의 무게를 지지해야 한다.

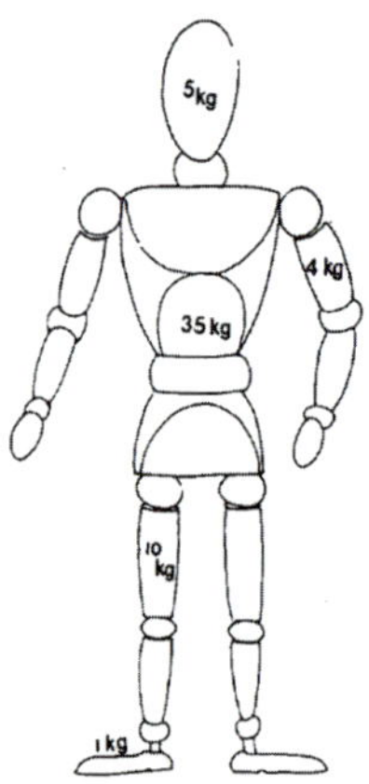

—무거운 물체를 들어올릴 때처럼,
저항에 대한 움직임
(근 수축)

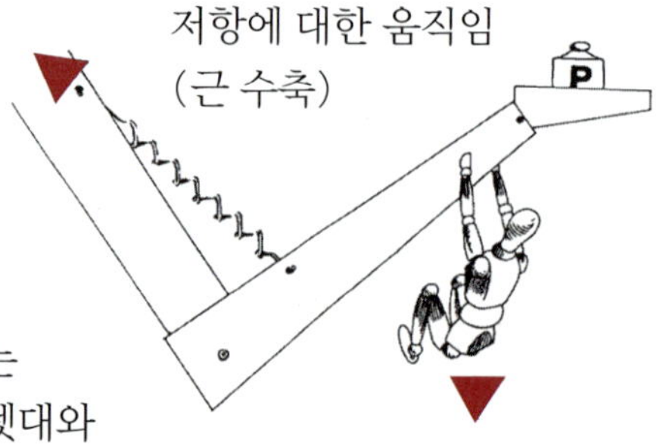

뼈는
지렛대와
근육의 부착점으로
작용한다.

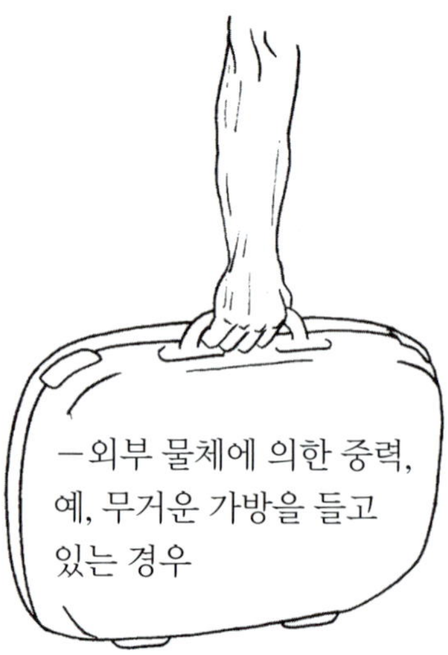

—외부 물체에 의한 중력,
예, 무거운 가방을 들고
있는 경우

—비틀림력(torsion force)

뼈(*Bones*)

뼈의 구조는 모든 종류의 스트레인을 이겨낼 수 있다.
우리는 뼈의 단면을 통해 어떻게 작용하는지를 알 수 있다.

넙다리뼈의 경우처럼,
긴뼈는 3개의 부분으로 구성된다.

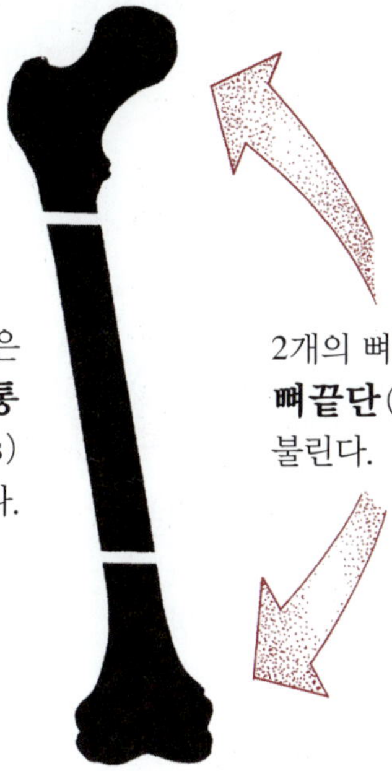

가운데 부분은 **뼈몸통**(diaphysis)으로 불린다.

2개의 뼈끝 부분은 **뼈끝단**(epiphyses)으로 불린다.

뼈몸통은 치밀뼈로 만들어진 속이 빈 튜브 형태이다.
속이 빈 구조물은 무게를 가볍게 하고, 실제로 꽉 찬 구조물보다 더 단단한다.

뼈의 바깥면은 **뼈막**으로 불리는 막에 의해 덮여 있다.

뼈의 관절면은 **관절연골**(유리연골)로 덮여 있다.

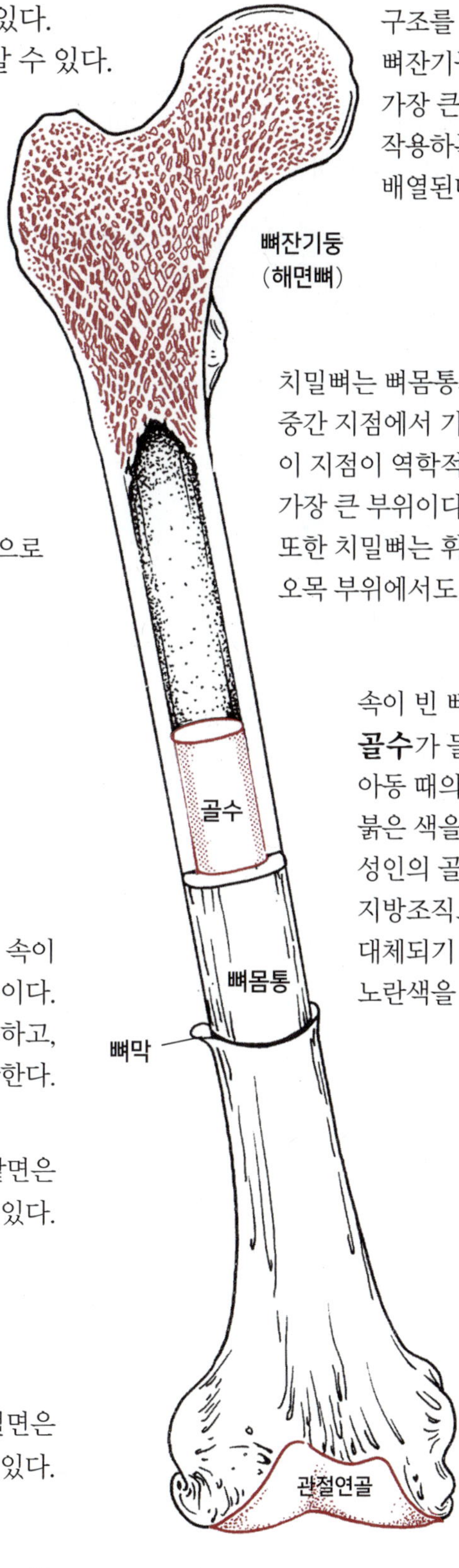

뼈끝 부위의 단면을 통해 뼈잔기둥(**해면뼈**)의 구조를 볼 수 있다.
뼈잔기둥의 섬유들은 가장 큰 역학적 스트레스가 작용하는 선을 따라 배열된다.

치밀뼈는 뼈몸통의 중간 지점에서 가장 두껍고, 이 지점이 역학적 스트레인이 가장 큰 부위이다.
또한 치밀뼈는 휘어진 뼈끝의 오목 부위에서도 많이 존재한다.

속이 빈 뼈몸통에는 **골수**가 들어 있다.
아동 때의 골수는 붉은 색을 띠지만, 성인의 골수는 많은 부분이 지방조직으로 많이 대체되기 때문에 노란색을 띤다.

관절(*Joints*)

관절은 뼈들이 연결된 부위이다. 관절은 다양한 가동성을 띤다.

일부 관절의 경우는 뼈들이 섬유성 결합조직이나 연골성 결합조직에 의해 연결된다. 이런 관절은 움직임이 없거나 매우 적은 편이다. 이들 관절은 움직임이 거의 없기 때문에 움직임을 다루는 책에서는 관심 밖의 관절이지만, 우리는 가끔 이들 관절을 언급할 것이다.

우리의 주된 관심은 자유롭게 움직이는 **가동관절**(혹은 윤활관절)이다. 이들 **관절의 표면**(파셋으로 불리는)은 일치성이 좋은 형태를 띠지만, 움직임을 허용한다. 일반적인 관절의 분류는 관절면의 형태를 기준으로 이루어진다.

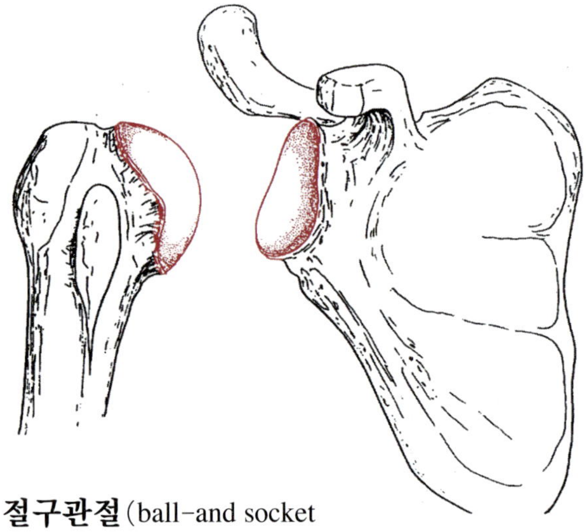

절구관절(ball-and socket joint)의 경우, 한쪽 관절면은 공처럼 볼록한 형태이고, 반대쪽 관절면은 컵 모양처럼 오목하게 들어간 형태이다. 이런 형태의 관절은 절구관절 혹은 구형 관절로도 불리며, 모든 방향으로 움직임이 일어난다.

예: 어깨관절

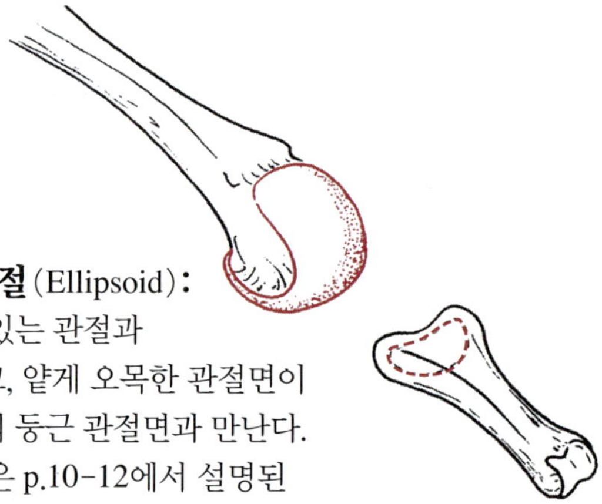

융기관절(Ellipsoid): 왼쪽에 있는 관절과 비슷하고, 얕게 오목한 관절면이 반대쪽의 둥근 관절면과 만난다. 이 관절은 p.10-12에서 설명된 3개 방향의 움직임을 허용한다.

예: 손허리손가락관절(중수지절관절)

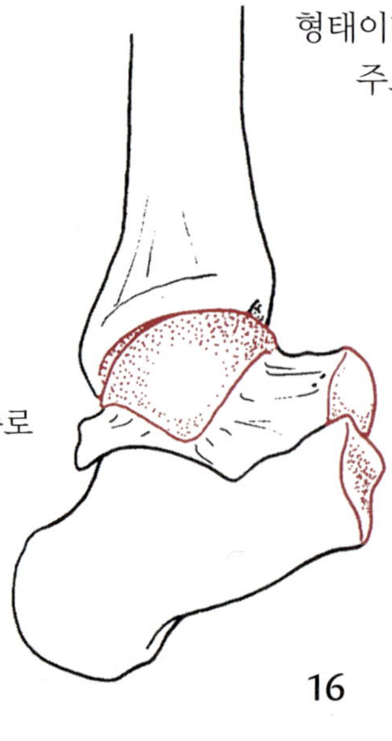

경첩관절(hinge): 한쪽 관절면은 볼록하고, 반대쪽 관절면은 오목한 형태를 띤다. 움직임은 주로 한 방향으로만 일어난다.

예: 발목관절

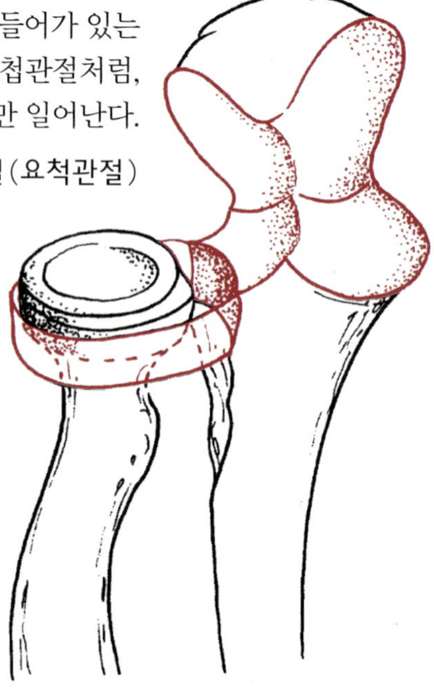

중쇠관절(pivot): 둥근 한쪽 뼈의 관절면이 반대쪽 뼈의 고리 안에 들어가 있는 형태이다. 움직임은 경첩관절처럼, 주로 한 방향으로만 일어난다.

예: 노자관절(요척관절)

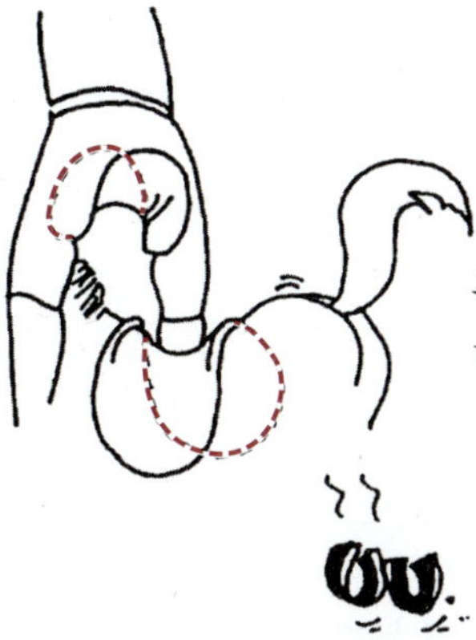

안장관절(saddle):
양쪽 관절면이
안장모양을 띤다.

즉, 한 방향은 오목하고,
다른 방향은 볼록한 형태이다.

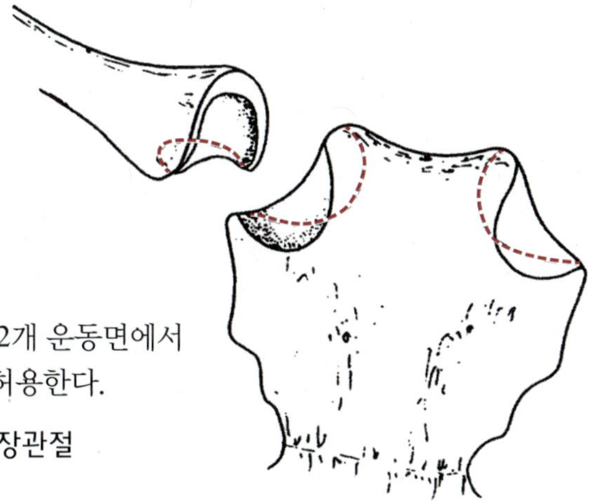

이 관절은 2개 운동면에서
움직임을 허용한다.

예: 복장빗장관절

관절면들은 항상 잘 맞아 떨어지지 않는다.
어떤 관절은 다른 관절보다 **안정성**이 더 좋을 수도 있다.

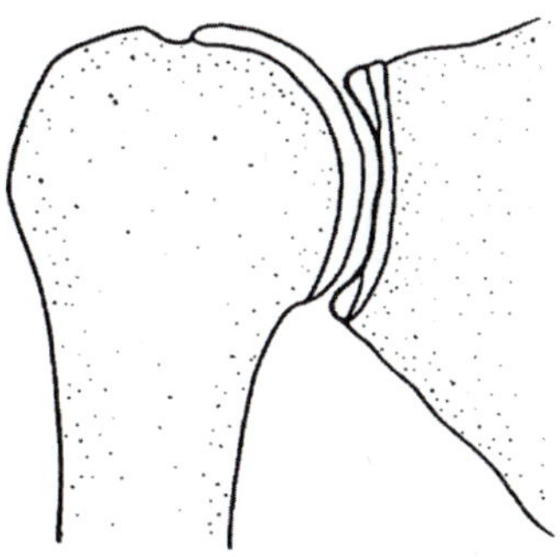

이와 반대로,
어깨의 절구관절은
엉덩관절에 비해
얕고 느슨하며
불안정한 관절이다.

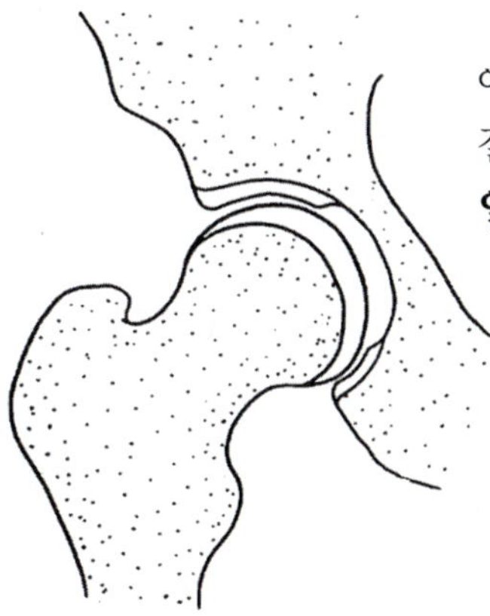

예를 들어, 엉덩관절의
절구관절은 깊은 편이고
일치성이 좋은 관절이다.

관절을 이루는 두 뼈의 뼈끝 사이에는
틈이 있는데, X 선 사진에서
하얗게 보인다. 이것은 관절연골과
윤활공간에 해당된다.

여러분이 X 선 사진을 볼 때,
관절에 있는 관절연골의
두께만 볼 수 있다.
관절연골 자체는 X 선 사진에서
보이지 않는다.
즉, 관절연골은 두 뼈사이에
공간이 있는 것처럼 보이게 만든다.

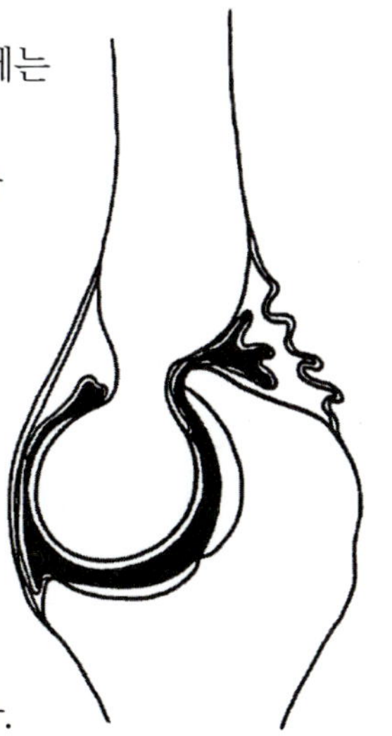

탈구나 아탈구(부분 탈구)의
경우에는, 외상 때문에
뼈가 정상 위치에서
이탈하게 된다.
이것은 인대 등의
손상과도 관련된다.

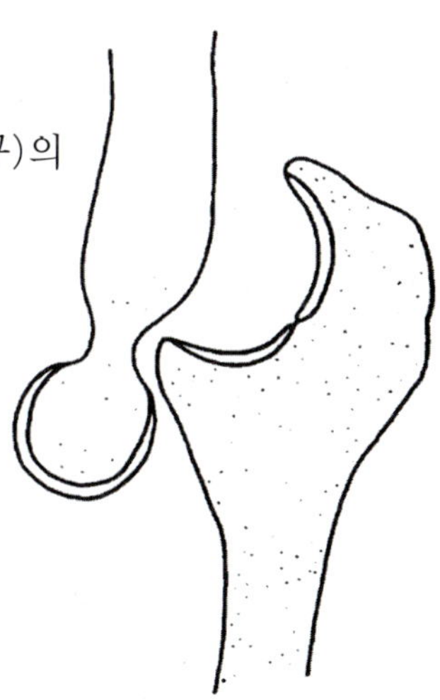

연골(*Cartilage*)

뼈의 관절면은 연골이라는 하얗게 반짝거리는 결합조직으로 덮여 있다. 연골은 관절주머니에 영향을 주고, 아래에 있는 뼈 조직을 보호한다.

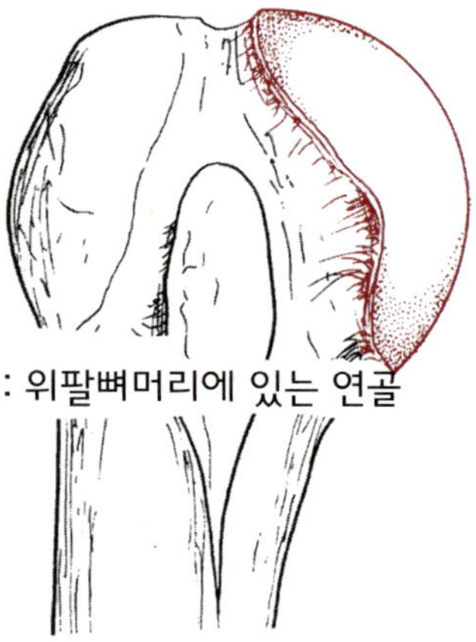

예: 위팔뼈머리에 있는 연골

움직임이 일어날 때, 관절연골은 2 종류의 스트레스에 노출된다:

– 중력의 압박 (특히, 다리와 발의 체중부하 관절에서)

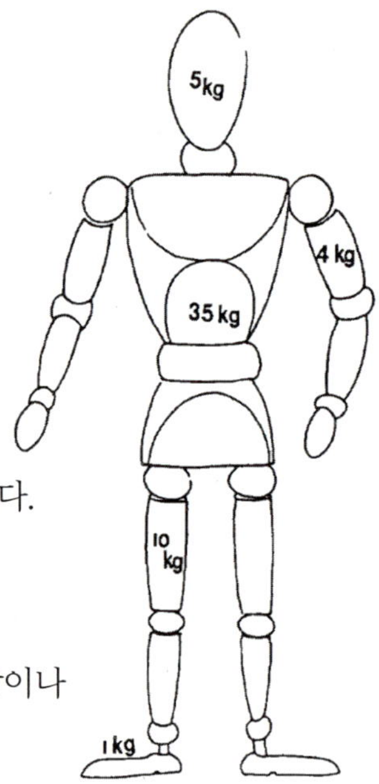

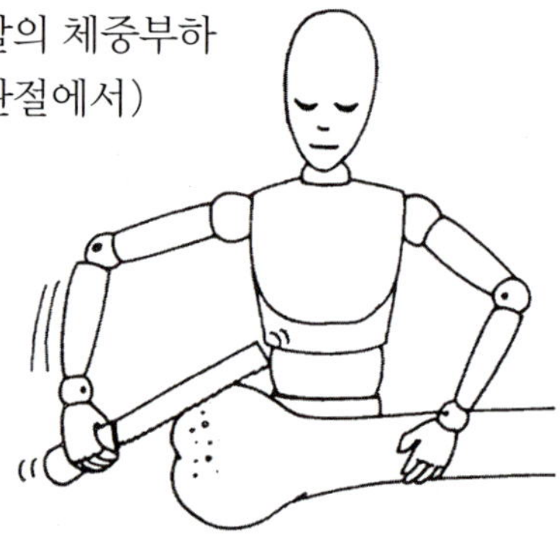

– 그리고 움직임 자체에 의한 마찰력

연골은 이들 스트레스에 잘 적응하고, 강하고 탄성력이 좋고 부드러운 조직이다. 그래서 연골은 관절을 이루는 뼈들의 활주를 어느 정도 허용할 수 있다.

그럼에도 불구하고, 연골은 과도한 외상이나 마모에 의해 손상될 수 있다(뼈끝이 서로 잘 맞물리지 않았을 때).

류마티스 관절염이나 골관절염은 관절연골이 손상되는 대표적인 질환이고, 염증, 통증, 그리고 관절과 주변 근육의 뻣뻣함 등과 같은 징후를 동반한다.

관절연골(모든 연골과 마찬가지로)에는 혈관이 분포하지 않는다.

관절연골은 윤활액과 뼈로부터 영양공급을 받는다.

반달판
(**반월판**, menisci)

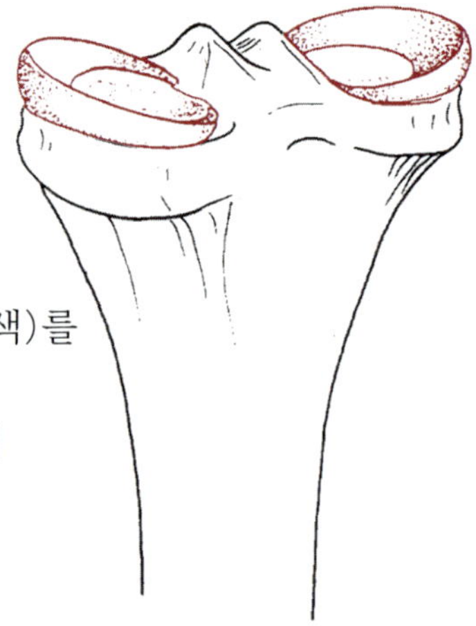

척추사이원반
(intercertebral disc)

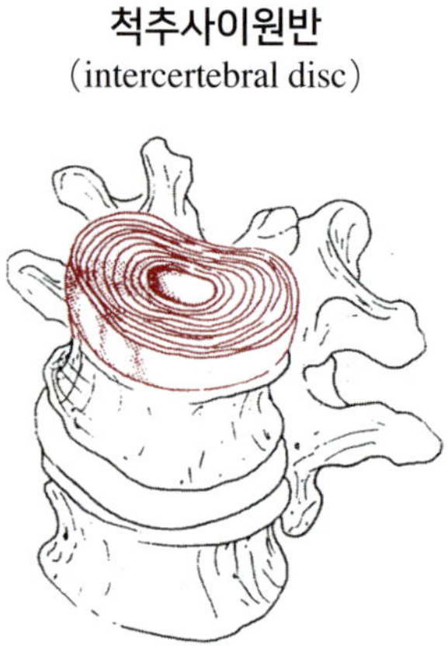

섬유연골성 테두리
(**예: 어깨관절**)

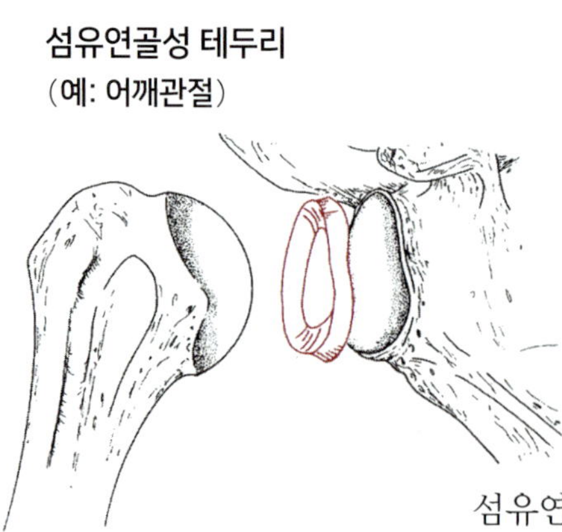

섬유연골은 높은 함량의 콜라겐 섬유(흰색)를 가지고 있어서 특히 충격흡수에 잘 적응한다.

섬유연골은 척추사이원반과 무릎이나 다른 큰 관절의 반달판(관절원반)에서 발견된다.

관절주머니(*Joint capsule*)

옷소매처럼 생긴 구조물은 관절을 둘러싸고, 윤활액의 소실을 막아주고, 관절을 이루는 뼈끝을 서로 연결시켜 준다. 관절주머니의 바깥층은 치밀한 결합조직으로 구성되고, 뼈막과 연결된다.

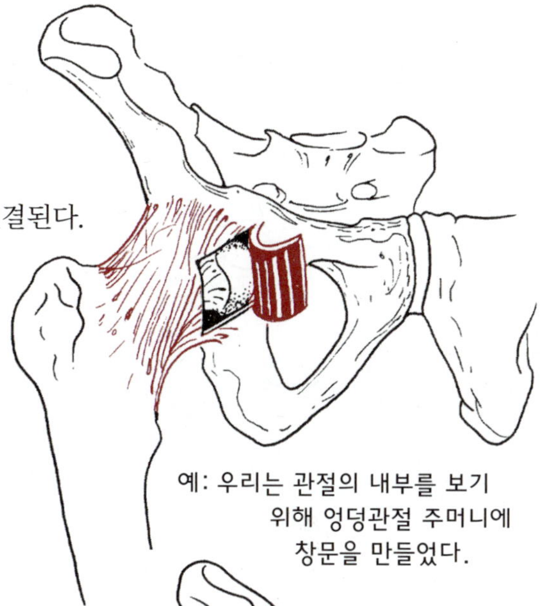

예: 우리는 관절의 내부를 보기 위해 엉덩관절 주머니에 창문을 만들었다.

관절주머니는 움직임을 막아야 하는 부위에서 더 강한 편이다.

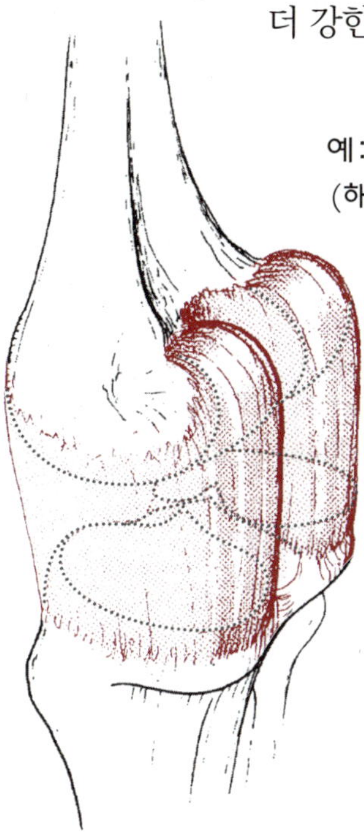

예: 무릎관절
(해부학적 자세에서 시작할 때)은 오직 굽힘만 허용한다. 관절주머니는 폄을 방지하기 위해 뒤쪽에서 더 강하게 보강된다.

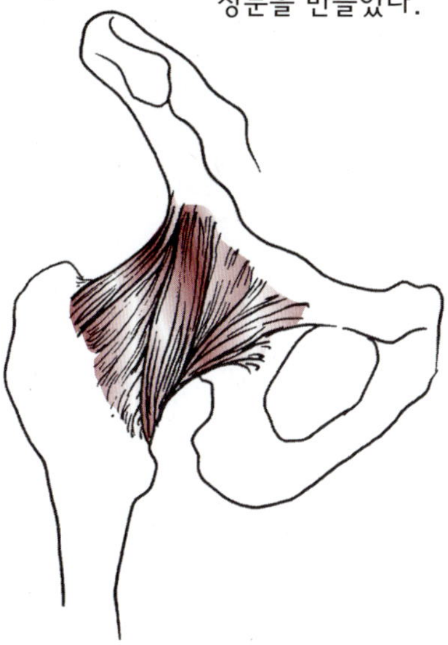

관절주머니의 얕은층 섬유들은 관절을 보강하고 원치 않는 움직임을 막기 위해 서로 나란하게 배열된다 (인대).

예: 엉덩관절의 앞쪽 인대

관절주머니는 움직임이 가능한 부위에서 느슨하게 배열되거나 주름이 잡혀 있다.

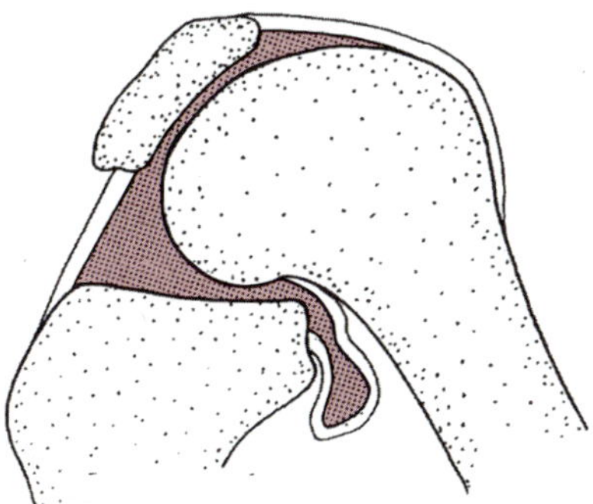

굽힘(flexion)

예:
무릎관절주머니는 굽힘을 허용할 수 있도록 앞쪽 부분이 느슨하고,

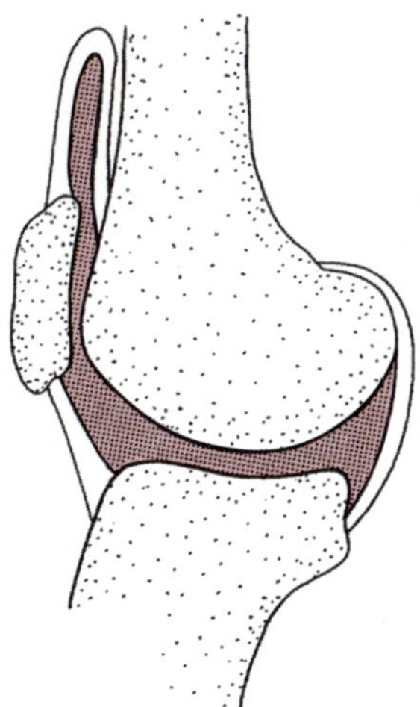

폄(extension)

폄된 자세 때는 이 부분의 관절주머니가 주름 잡힌다.

윤활막(*Synovial membrane*)

관절주머니의 내부는 관절주머니의 깊은층을 덮는 **윤활막**으로 덮여 있고, 또 관절주머니가 부착되는 뼈 부위에서 주름이 발생한다.

윤활막의 주요 기능은 관절공간을 채우는 **윤활액** (그림의 색깔 부분)을 분비하는 것이다.

윤활액은 관절을 부드럽게 만들고 연골에 영양분을 공급한다.

인대(*Ligaments*)

인대는 나란하게 배열된 콜라겐 섬유의 치밀한 다발이다.

인대는 관절주머니의 바깥층으로부터 종종 파생되지만, 종종 관절을 이루지 않는 뼈에도 부착된다.

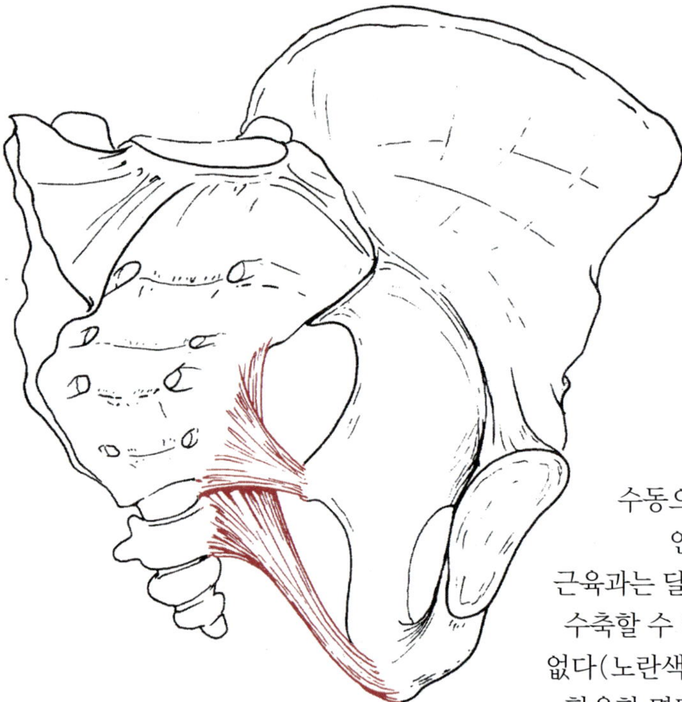

예:
궁둥뼈가시와
궁둥뼈거친면을
연결하는 인대

인대의 주요 기능은 수동으로 관절을 강화하고 안정화시키는 것이다. 근육과는 달리, 인대는 능동으로 수축할 수 없고, 또 신장될 수도 없다(노란색의 탄성 섬유를 많이 함유한 몇몇 인대를 제외하고).
p.41 참고

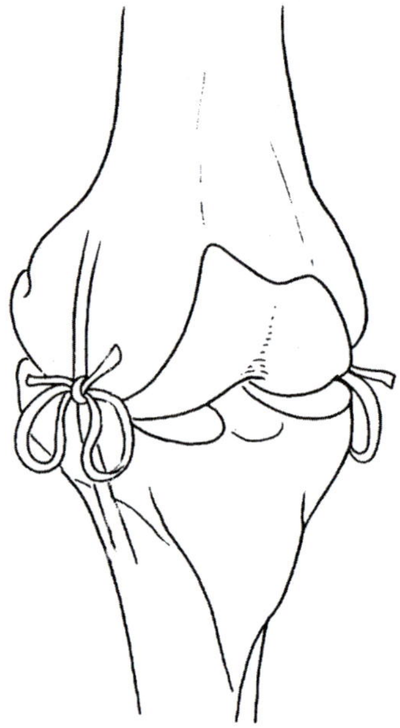

인대는 관절의 특정 자세에 의해 긴장 상태에 놓일 수도 있고, 또 다른 자세에 의해 느슨해질 수도 있다.

예: 무릎의 종아리쪽 곁인대
(가쪽 곁인대)는
펌 자세 때
타이트하게 당겨지고,
굽힘 자세 때 느슨해진다.

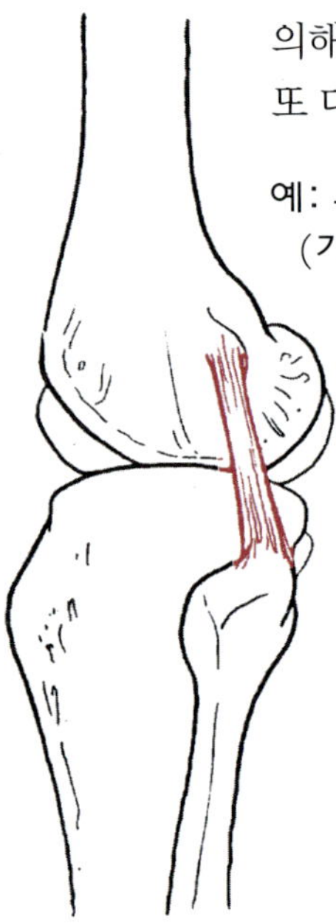

펌

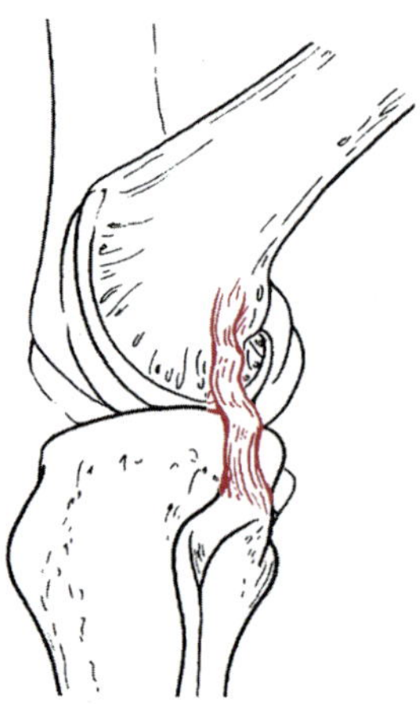

굽힘

인대는 관절의 속도, 움직임 및 위치를 감지하는 많은 감각수용기 뿐만 아니라, 신장이나 통증을 감지하는 수용기도 가지고 있다.

감각세포는 뇌로 이런 정보(**고유수용성 감각**으로 불리는)를 지속적으로 전달하고, 뇌는 다시 운동신경원을 통해 근육으로 신호를 보낸다.

그럼에도 불구하고, 관절의 과도한 움직임은 열상이나 스트레인될 때까지 인대의 신장을 초래한다. 이것으로 인한 문제를 **염좌**라고 한다.

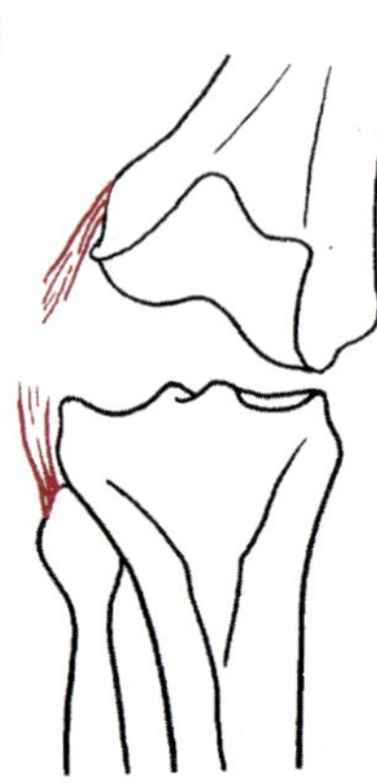

근육(Muscles)

인체의 모든 움직임은 **근육** 수축으로 일어난다.

본 책에서, 우리는 외적 움직임에 관심이 있어서 뼈에 부착하는 뼈대근(수의근 혹은 가로무늬근으로 알려진)에 초점을 맞출 것이다. 그리고 우리는 평활근이나 심장근에 대해서는 설명을 하지 않을 것이다.

근육의 단면을 현미경적으로 관찰하면,
근육이 **섬유다발**(1차, 2차, 그리고 3차 다발)로 구성되고,
이들 섬유다발은 깊은 근막인 **근육바깥막**(근외막), **근육주위막**(근주막), 및 **근육속막**(근내막)으로 불리는 섬유 칸막이에 의해 구획된다.

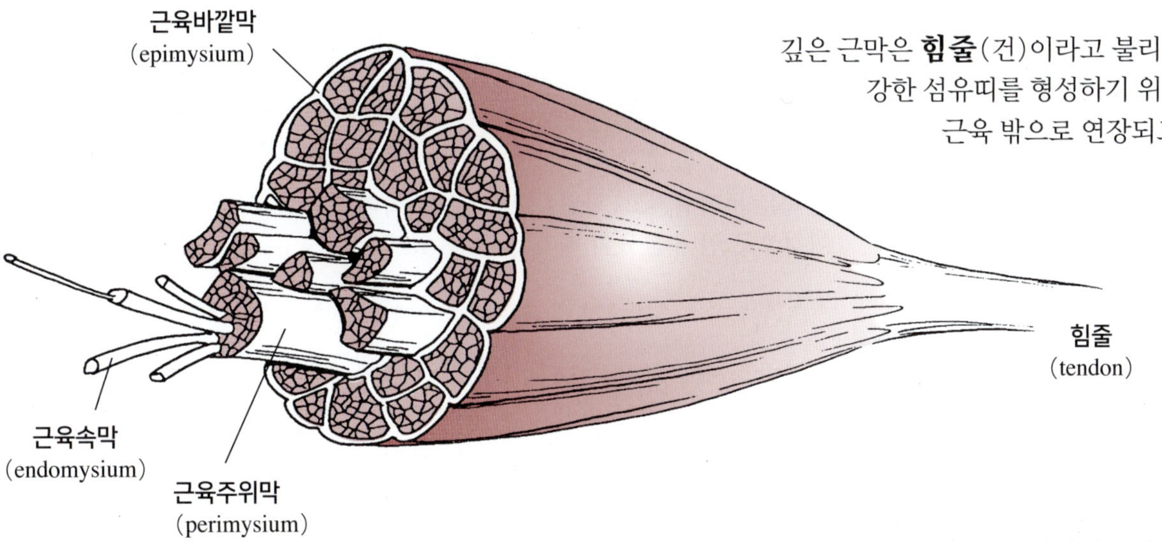

깊은 근막은 **힘줄**(건)이라고 불리는
강한 섬유띠를 형성하기 위해
근육 밖으로 연장되고,

이들 결합조직성 칸막이
(서로서로 연결된)는 한 근육이나
한 근육군을 다른 근육이나
근육군과 별개로 쉽게
움직이도록 만든다.

힘줄은 뼈막과 연결되어 근육을
뼈에 연결시키는 역할을 한다.
넓고 납작한 힘줄은
널힘줄(aponeurosis)으로 불린다.

근섬유로 불리는 각 근육세포는 **근원섬유다발**(sacrostyle)로 불리는 중간 부위에 근육섬유인
길다란 **근원섬유**(myofibrils)를 포함하고 있다.
그리고 각 근원섬유는 근원섬유마디인 수축성 성분을 포함하고 있다.
근원섬유는 어두운 띠와 밝은 띠가 교대로 배열된 줄무늬 형태를 가진다.

이들 근원섬유다발의 구조는 **근잔섬유**(filament)로 구성되어 있다(확대해서 관찰하면).

– 어두운 다발(두꺼운 근잔섬유)은 중간 부위(**마이오신** 단백질을 구성하는)가 둥근 형태를 띤다.

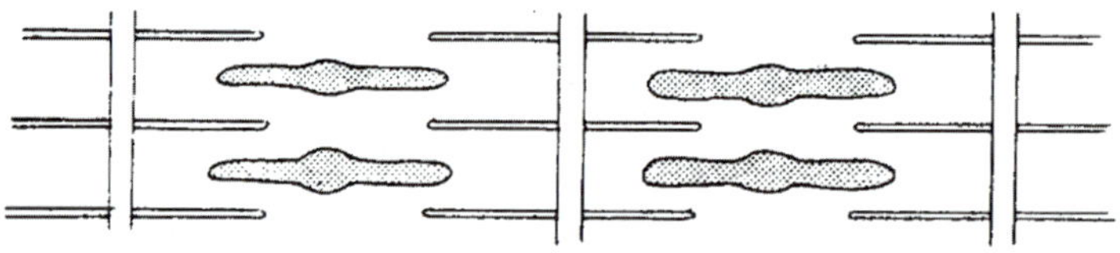

– 밝은 다발(얇은 근잔섬유)은 그들의 중간 부위(**액틴** 단백질)를 통해 서로 연결되어 있다.

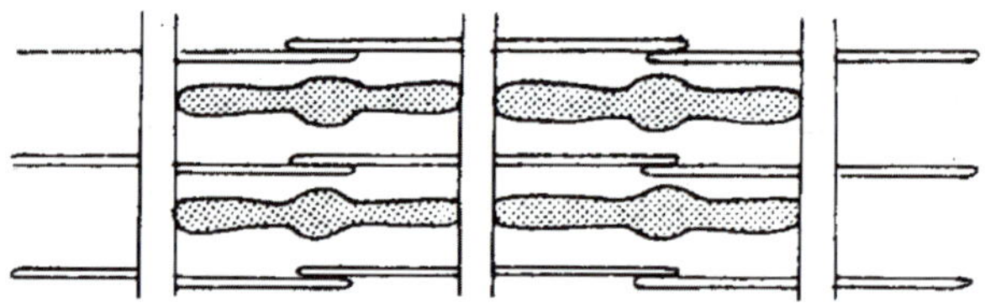

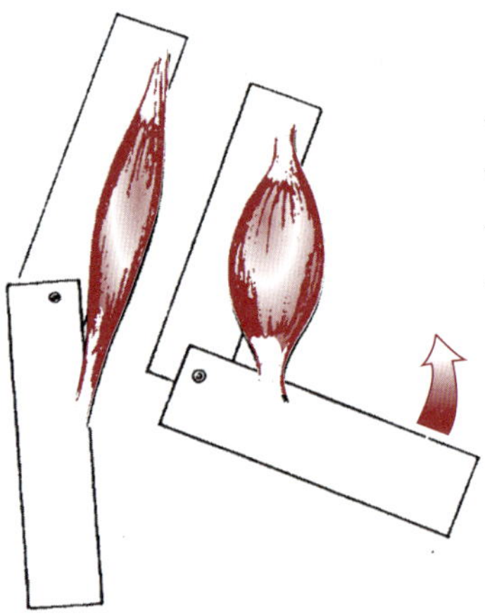

휴식 상태일 때, 액틴과 마이오신은 연결되지 않는다.
근육이 수축할 때 그들은 단일체가 되어 서로를 당긴다.
근육은 두꺼워지고(직경) 단축(길이)되며,
이것으로 인해 근육이 뼈를 당길 수 있게 된다.

일반적으로 근육은 다른 2개의 뼈에 부착한다.
신체가 움직이기 위해서는, 근수축의 결과로써
한쪽 뼈(이는곳으로 불리는)는 어떤 방식으로든 고정되고,
반면 다른쪽 뼈(닿는곳이 있는)는 움직인다.

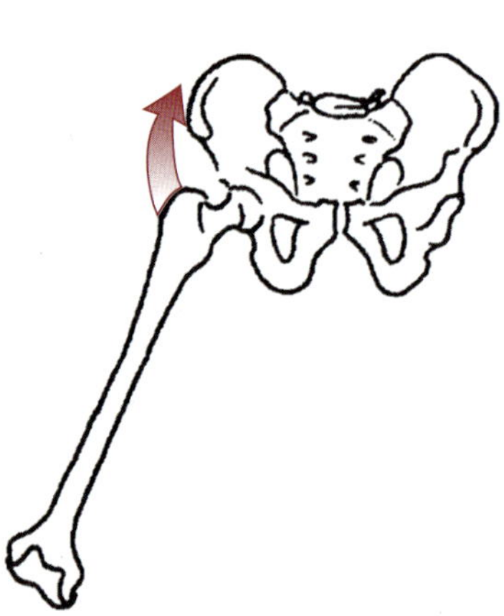

예를 들어,
중간볼기근은
엉덩뼈와 넙다리뼈를
연결한다.
만약 엉덩뼈가 고정되면,
중간볼기근은 넙다리뼈를
벌림시킬 것이다.

한편, 만약 한쪽 발로
선 자세를 취하면,
그쪽 넙다리뼈는
고정되고,
중간볼기근의
수축에 의해 골반이
엮굽힘될 것이다.

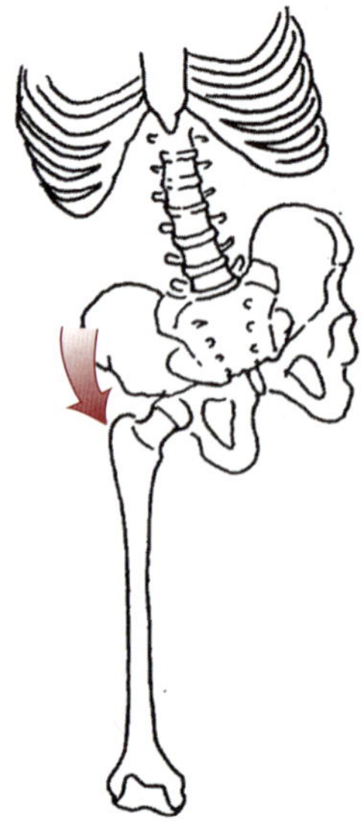

종종 이는곳은 몸쪽 뼈이고, 닿는곳은 먼쪽 뼈이지만,
많은 예외가 존재한다.

근육의 탄성(Muscle elasticity)

우리는 본 책에서 근육의 몸쪽 부착점이 고정되는 상황에서 근육의 활동을 설명할 것이다.

몇몇 근육이나 다른 부위의 근육을 위해서는,
먼쪽 부착점이 고정된 상황의 근육 활동을 추가할 수 있다.
근육은 수축하는 능력(능동 능력) 이외에, 탄성의 성질(수동)을 가진다.
근육이 신장되면, 근육은 정상 안정길이로 되돌아가려는 경향이 나타난다.

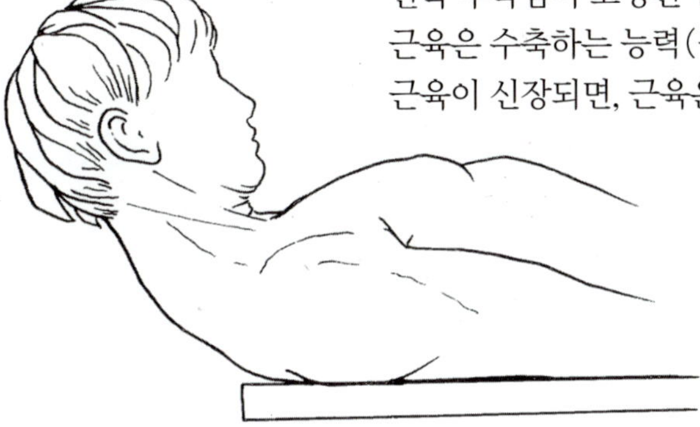

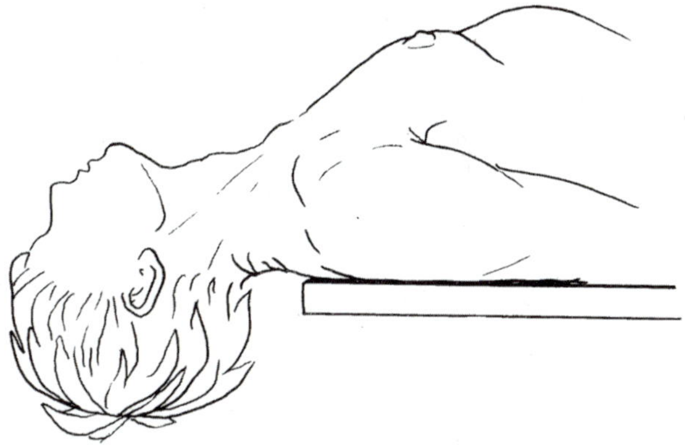

예를 들어,
목의 앞쪽 근육들이 수축하면
그들은 목의 굽힘근이고,
목이 폄되는 동안에는 이들 근육이 신장된다.

이것이 일어날 때, 탄성 때문에,
그들은 머리를 해부학적 자세로 되돌리려는
경향을 갖는다.

근육 형태(Muscle shapes)

근육은 여러 가지 방식으로
뼈에 부착한다:

– 직접 근섬유를 통해
(대개 넓은 부착점을 가질 때)
예: 어깨밑근(p.129)

– 널힘줄을 통해(넓은 힘줄)
예: 허리네모근(p.95)

– 정규 힘줄을 통해
예: 부리위팔근(p.132)

– 힘줄을 통해
섬유띠 밑을 통과한다.
예: 앞정강근(p.288)

어떤 근육들은 여러 개의 이는곳(갈래)을 가진다.
이는곳이 1개 이상의 뼈일 수 있다.

예: 위팔두갈래근은 2개의 이는곳을 가지고(p.149),
위팔세갈래근은 3개의 이는곳을 가지고(p.150), 또
넙다리네갈래근은 4개의 이는곳을 가진다(p.240).

일반적으로 근육의 몸쪽 부착점은 이는곳으로 불리고,
반대로 먼쪽 부착점은 닿는곳으로 불린다.

예: 허리근(p.94)은 척추뼈에 이는곳이 있고,
넙다리뼈에 닿는곳이 있다.

한 근육이 여러 개의 이는곳을 가질 수 있다.

예: 얕은손가락굽힘근의 이는곳은 노뼈와 자뼈에 위치한다(p.179)

그리고 한 근육이 여러 개의 닿는곳을 가질 수도 있다.

예: 뼈사이근의 닿는곳은 마디뼈와 손가락폄근의 힘줄이다(p.182).

근육의 섬유다발은 다양한 형태로 배열된다.

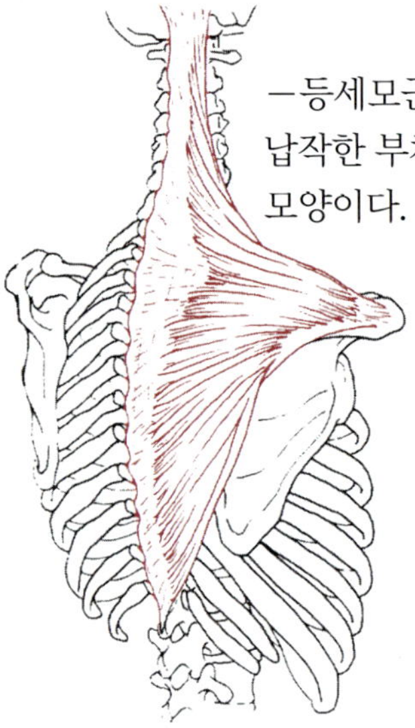

—등세모근은
납작한 부채꼴
모양이다.

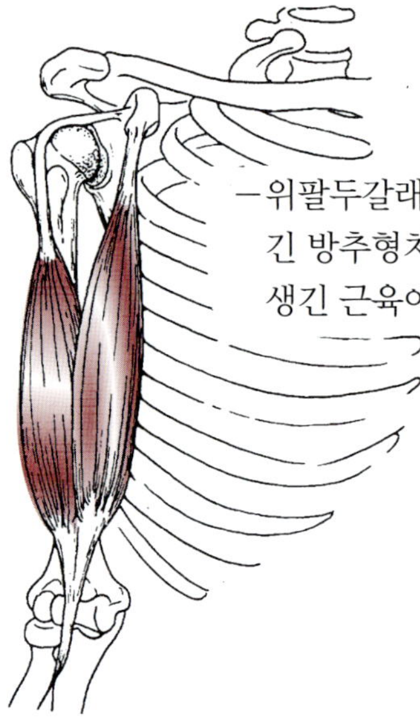

—위팔두갈래근은
긴 방추형처럼
생긴 근육이다.

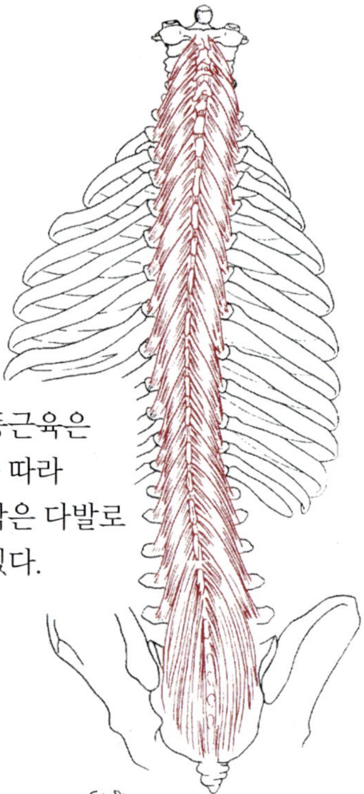

—깊은 등근육은
척주를 따라
짧고 작은 다발로
붙어 있다.

근섬유의 방향과 부착점에 따라 근육은 한 방향 혹은 여러 방향으로 작용할 수 있다.

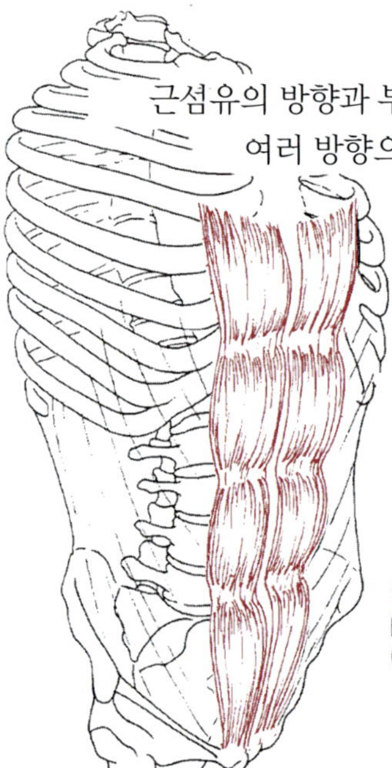

예: 배곧은근의 섬유는
서로 나란하게 주행한다.

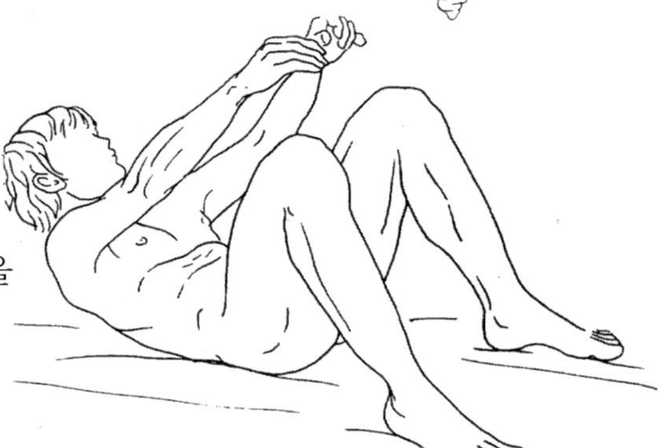

이 근육은 몸통을
굽힘시킨다.

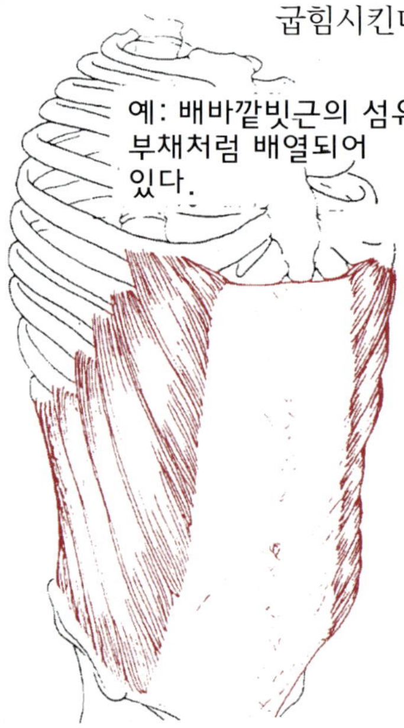

예: 배바깥빗근의 섬유는
부채처럼 배열되어
있다.

이 근육은 몸통의 앞쪽 굽힘, 옆굽힘 혹은
돌림을 일으킬 수 있다.

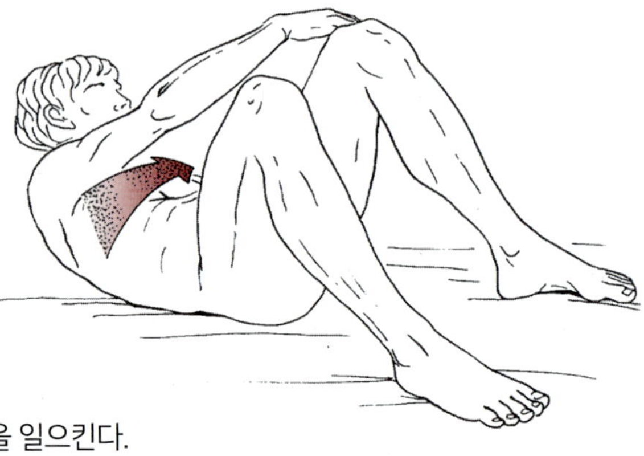

긴 근육은 대개 운동성이 좋다; 즉, 눈으로 쉽게 확인할 수 있는 운동을 일으킨다.
짧고 깊은 위치에 있는 근육(척추나 발에 부착하는 근육)은 대단위 운동보다는 정교하고 작은 크기의 움직임을 조정한다.

1 관절만 지나가고 그 관절에만 영향을 주는 근육은 **1 관절 근육**(monoarticular muscle)으로 불린다.
2개의 관절 이상을 지나가고 그들 관절에 영향을 주는 근육은 **다관절 근육**으로 불린다.

근육을 신장하기 위해서는, 그 근육의 작용과 반대되는 방향으로 근육을 움직이면 된다.

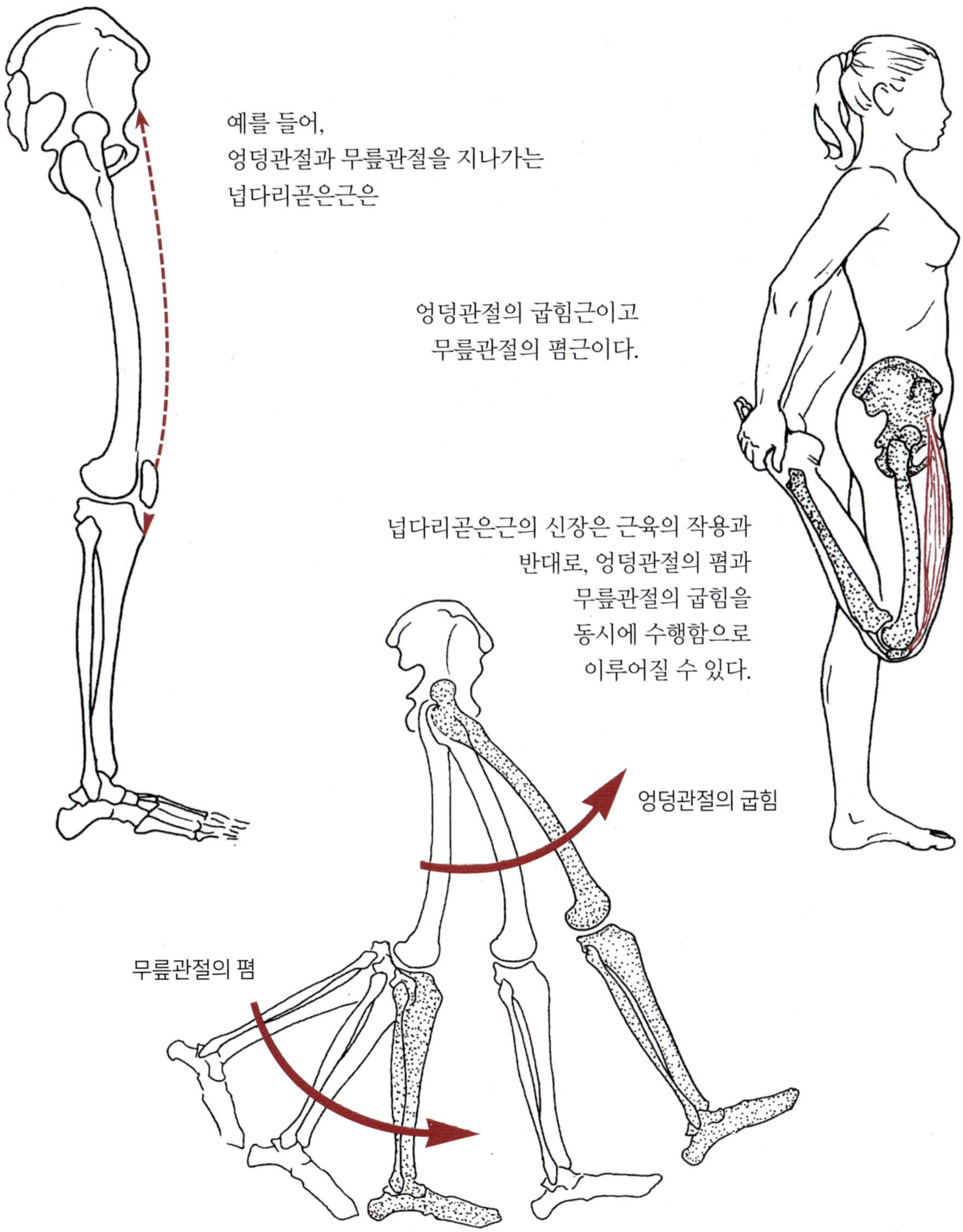

특정 움직임을 말할 때,
그 움직임을 일으키는 근육을 **작용근**(agonist)이라 하고,
그 움직임과 반대되는 움직임을 일으키는 근육을 **대항근**(antagonist)이라 부른다.

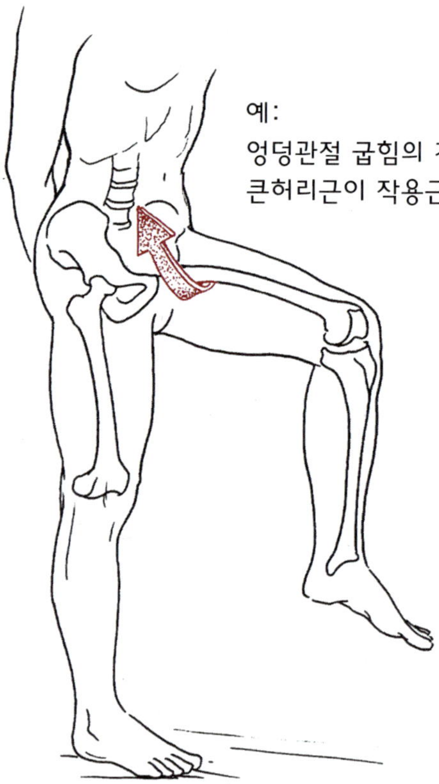

예:
엉덩관절 굽힘의 경우,
큰허리근이 작용근이다.

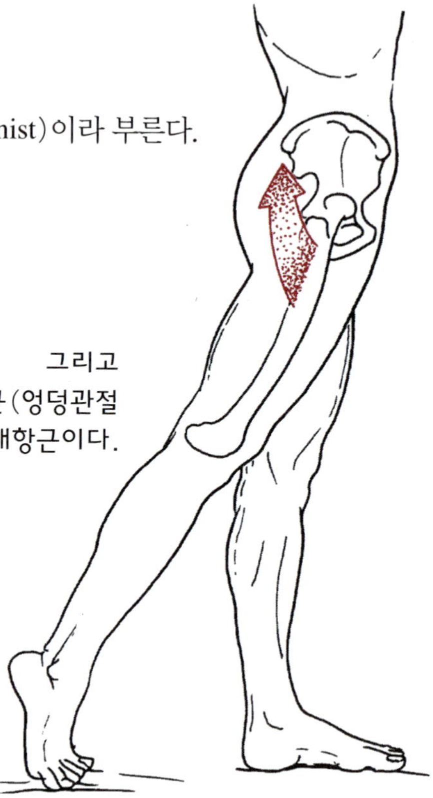

그리고
큰볼기근(엉덩관절
폄근)이 대항근이다.

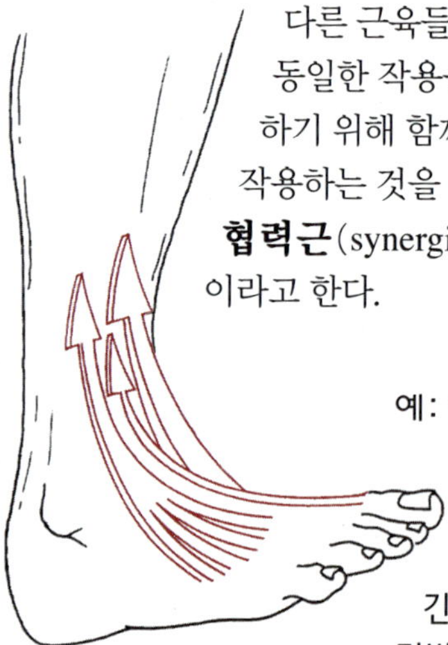

다른 근육들이
동일한 작용을
하기 위해 함께
작용하는 것을
협력근(synergist)
이라고 한다.

예: 발목 발등굽힘의 경우,
3개의 근육이
협력적으로 작용한다:
앞정강근,
긴엄지폄근, 그리고
긴발가락폄근.

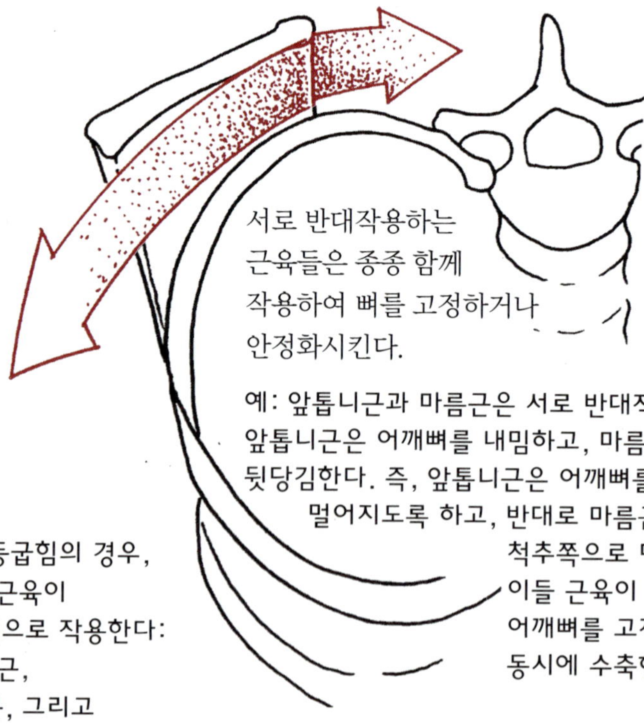

서로 반대작용하는
근육들은 종종 함께
작용하여 뼈를 고정하거나
안정화시킨다.

예: 앞톱니근과 마름근은 서로 반대작용을 한다;
앞톱니근은 어깨뼈를 내밈하고, 마름근은 어깨뼈를
뒷당김한다. 즉, 앞톱니근은 어깨뼈를 척추쪽에서
멀어지도록 하고, 반대로 마름근은 어깨뼈를
척추쪽으로 당긴다.
이들 근육이
어깨뼈를 고정하기 위해
동시에 수축한다.

근육이 수축할 때, 이는곳과 닿는곳이 서로 가까워지는 경향이 있다.

이런 경향이 반대하는 것을
저항(resistance)이라고 부른다.

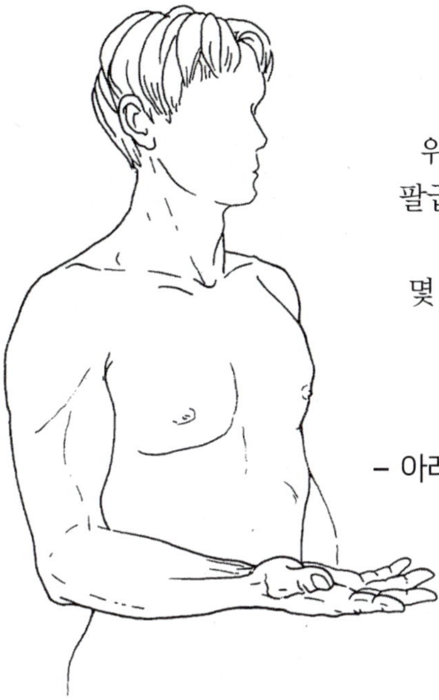

예를 들어,
위팔근과 위팔두갈래근은
팔굽관절의 주요 굽힘근이다.
이들의 작용은
몇 가지 유형의 저항에 의해
반대될 수 있다.

– 아래팔의 무게(중력)

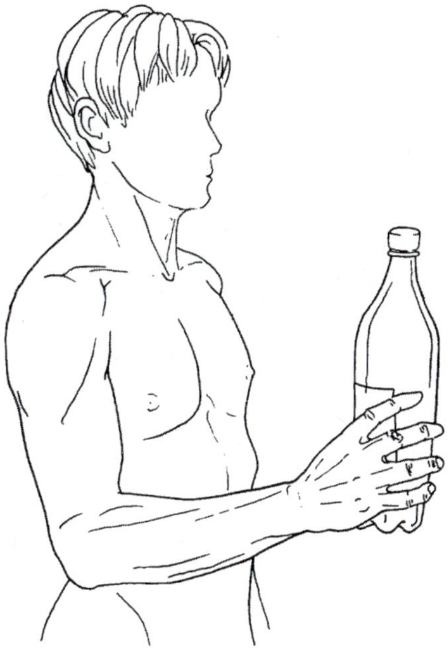

–아래팔에 연결된
외부 물체의
무게

–팔을 당기는 사람의 힘

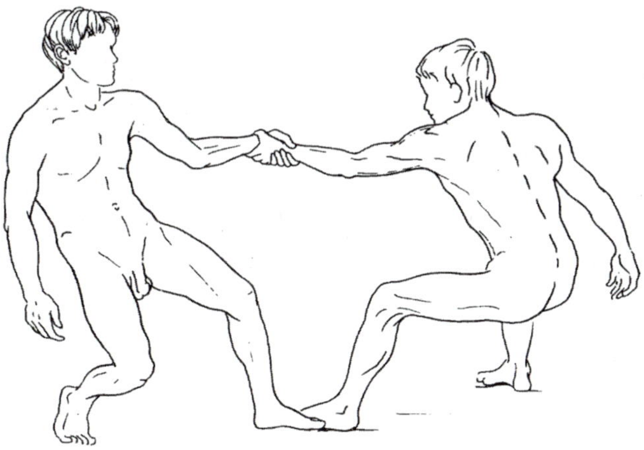

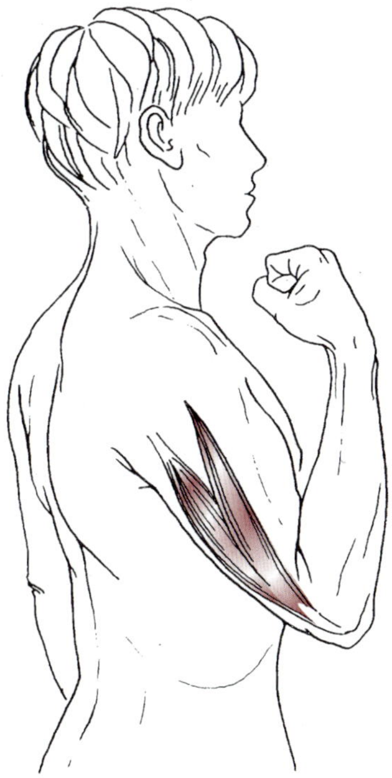

–대항근의 수축
(이 경우에서는,
주요 팔굽관절 폄근인
위팔세갈래근)

수축의 형태(Form of contraction)

근육이 수축할 때, 움직임이 일어난다.
그러나 근육 그 자체의 힘 말고도, 다른 힘에 의해서도 움직임이 일어날 수 있다.

예: 배곧은근은 몸통을 앞쪽으로 굽힘하는, 즉 복장뼈를 두덩뼈 쪽으로 움직이는 근육이다.

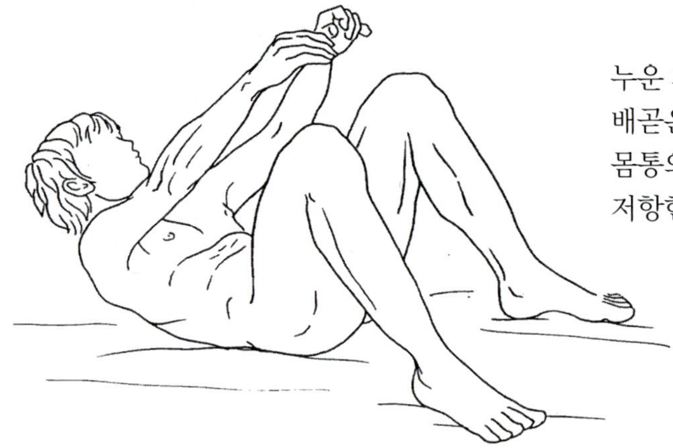

누운 자세에서,
배곧은근은 몸통을 굽힘하고,
몸통의 무게는 배곧은근의 굽힘에
저항한다.

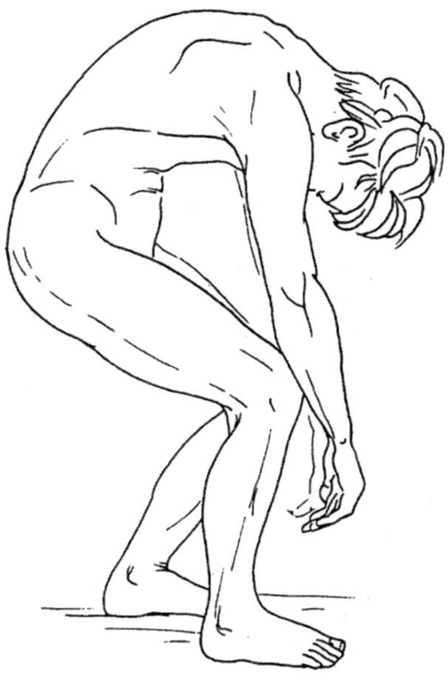

그러나 선 자세일 때,
배곧은근은 작용하지 않는다.
그 대신, 중력이 몸통을 앞쪽으로
굽힘시킬 것이다.

근육의 작용으로 움직임이 일어날 때,
그 근육의 부착점들은 서로 가까워진다.
이런 형태의 수축을 **구심성 수축**
(concentric contraction)이라고 한다.

위의 누운 자세의 예에서는,

몸통 굽힘근의 구심성 수축이 일어난다.

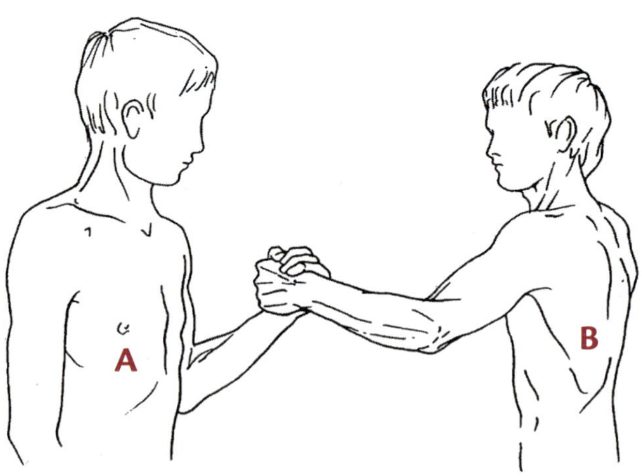

다른 예:
두 사람(A와 B)은 서로를 당기고 있다
(팔굽관절이 굽힘된다).
우리가 보듯이, A가 이기고 있다.
A의 팔굽관절 굽힘근이 **구심성 수축**을 하는 것이다.

어떤 경우에는, 근육 작용을 시작하지 않고도, 움직임이 일어날 수 있다; 근육은 그 작용에 제동을 거는 역할을 한다. 만약 근육의 제동 작용이 없다면, 작용(움직임)은 빠르게 일어날 것이다.

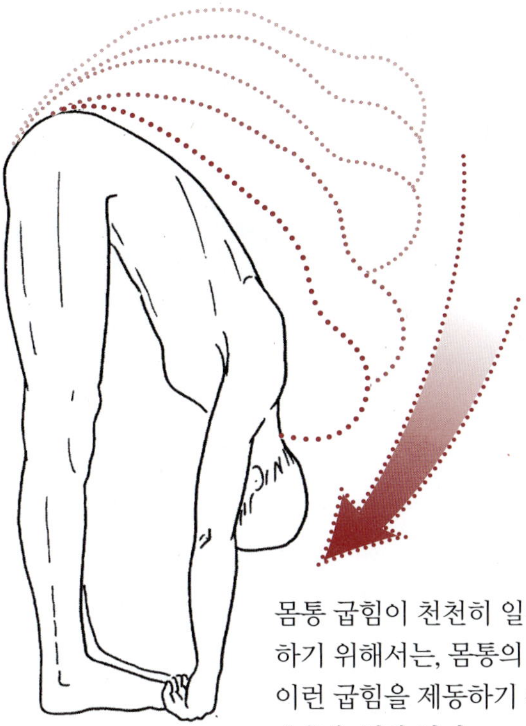

몸통 굽힘의 예로 다시 돌아가 보자.

선 자세에서, 몸통 굽힘근은 굽힘을 시작하지 않고, 중력이 몸통 굽힘을 시작한다. 만약 몸통 굽힘근이 작용하지 않으면, 몸통 굽힘은 몸통을 앞쪽으로 떨어지게 만들 것이다.

몸통 굽힘이 천천히 일어나도록 하기 위해서는, 몸통의 폄근이 이런 굽힘을 제동하기 위해 수축을 해야 한다.

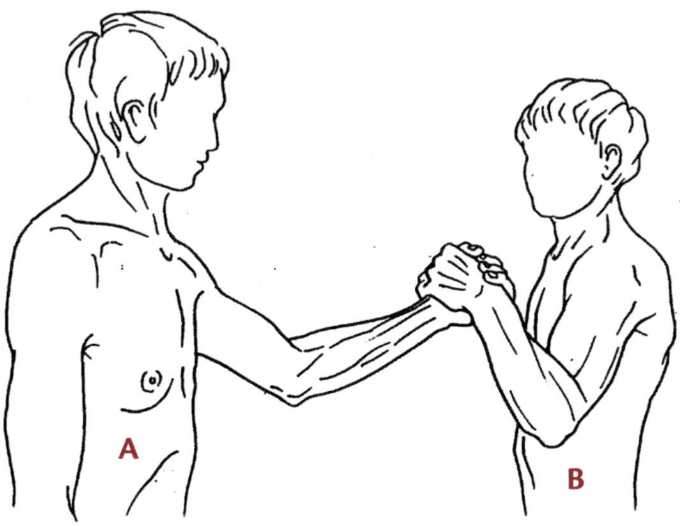

근육들(굽힘에 반대로 작용하는)이 제동 작용을 할 때, 그들의 수축을 **원심성 수축**(eccentric contraction) 이라고 부른다.
원심성 수축은 근육의 길이가 길어지면서 수축할 때 일어난다.

예:
A가 B의 당김에 지면서 저항할 때는 A의 팔굽관절 굽힘근이 **원심성 수축**을 하게 된다.

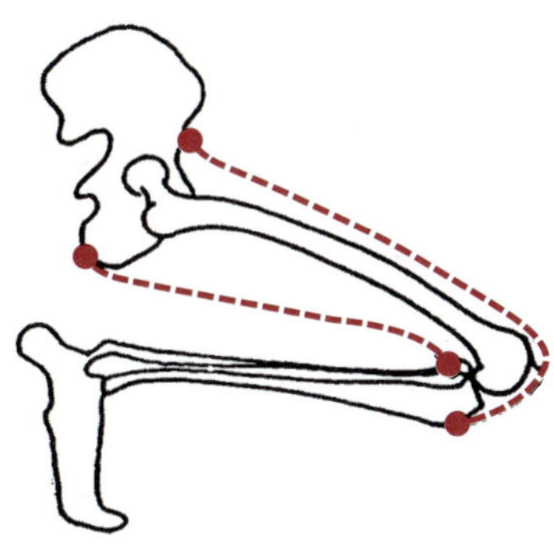

예: 넙다리곧은근과 뒤넙다리근이 함께 작용하여 엉덩관절과 무릎관절을 굽힘할 때(즉, 쭈그려 앉거나 발렛 동작인 "그랑 플리에"를 수행할 때), 관련된 뼈들이 그들의 위치를 변화시키지만,
이들 근육의 길이는 길어지지도 짧아지지도 않는다.
이때 엉덩관절과 무릎관절이 서로 상대방의 작용을 상쇄시킨다.

또한 근육이 수축하더라도 움직임이 일어나지 않을 수도 있다.

예를 들어,
허벅지를 굽힘한 후(엉덩관절 굽힘근의 구심성), 그 자세를 유지한다.

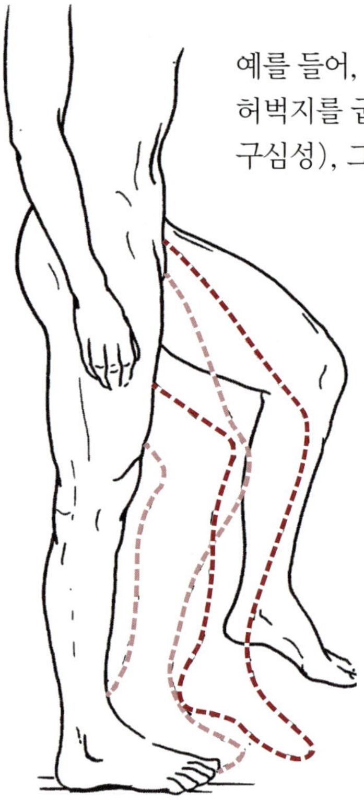

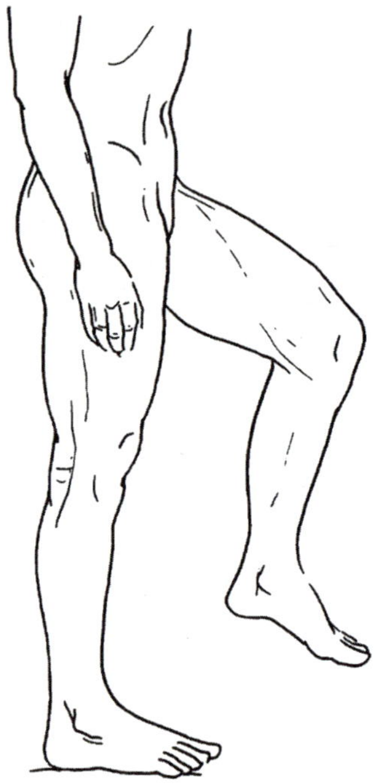

자세를 유지할 때, 더 이상이 움직임이 일어나지 않지만, 그 자세를 유지하기 위해서는 근육의 수축이 여전히 필요하다 (이 경우에는, 엉덩관절의 굽힘근).

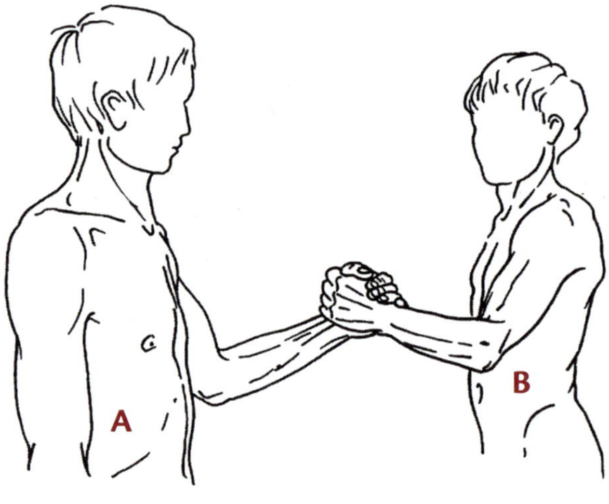

근 수축에 의해 자세가 고정될 때, 우리는 이런 수축을 **등척성 수축**(isometric contraction)이라고 부른다. 근육의 부착점들이 더 이상 움직이지 않는다.

A와 B의 힘이 균형을 이룬다: 이것은 **등척성 수축**이다.

실제 생활에서는, 다양한 움직임을 하는 동안, 다른 수축의 형태가 결합된다.

예를 들어, 만약 우리가 위의 그림을 무릎에 적용하면, 무릎을 신장할 때 다음의 상황이 일어날 것이다: 엉덩관절 굽힘근에서는 등척성 수축이 일어나고, 무릎관절 폄근에서는 구심성 수축(등장성 수축)이 일어난다.

제 2 장

몸통(The Trunk)

몸통은 인체의 중심 부위이다. 본 책에서, 우리는 내부장기에 대해서는 언급하지 않고, 그것들의 움직임만 살펴 볼 것이다.

몸통은 이중 기능으로 작용하고, 이것은 척주라는 뼈 구조물에 연결된다.

한편, 뱀이나 줄자의 움직임처럼, 몸통은 굽힘하고 곡선 운동을 수행할 수 있다(접이식 막대자의 움직임처럼 각운동을 수행하는 팔다리와는 달리).
몸통의 가동성은 26개의 관절로 이루어진 척주의 유연성에 의존한다.

다른 한편, 척주는 신경(척수와 신경뿌리[척수에서 나오는 신경])이 지나가는 터널 역할을 한다. 그러므로 척추의 약증은 관절 뿐만 아니라, 척수신경에도 영향을 미친다. 그래서 신체 움직임이 없을 때나 그리고 특히 하중을 운반할 때, 몸통은 척추 분절을 잘 정렬하고 안정화시켜야 한다.

이런 이중 기능은 주로 다관절 근육의 섬세하게 통합된 시스템에 의존한다.
이런 다관절 근육은 깊은 곳(많은 작은 다발로 구성된 근육)에 위치하거나 얕은 곳(대개 넓은 천처럼 배열된)에 위치할 수 있다.

골반의 움직임을 척주의 움직임과 별개로 분리하기 어렵기 때문에, 본 장에서는 골반의 움직임에 대해 설명하지 않을 것이다.

뼈 표식점(Landmarks)

가시적이고 촉진가능한 몸통의 뼈 표식점은 아래와 같다:

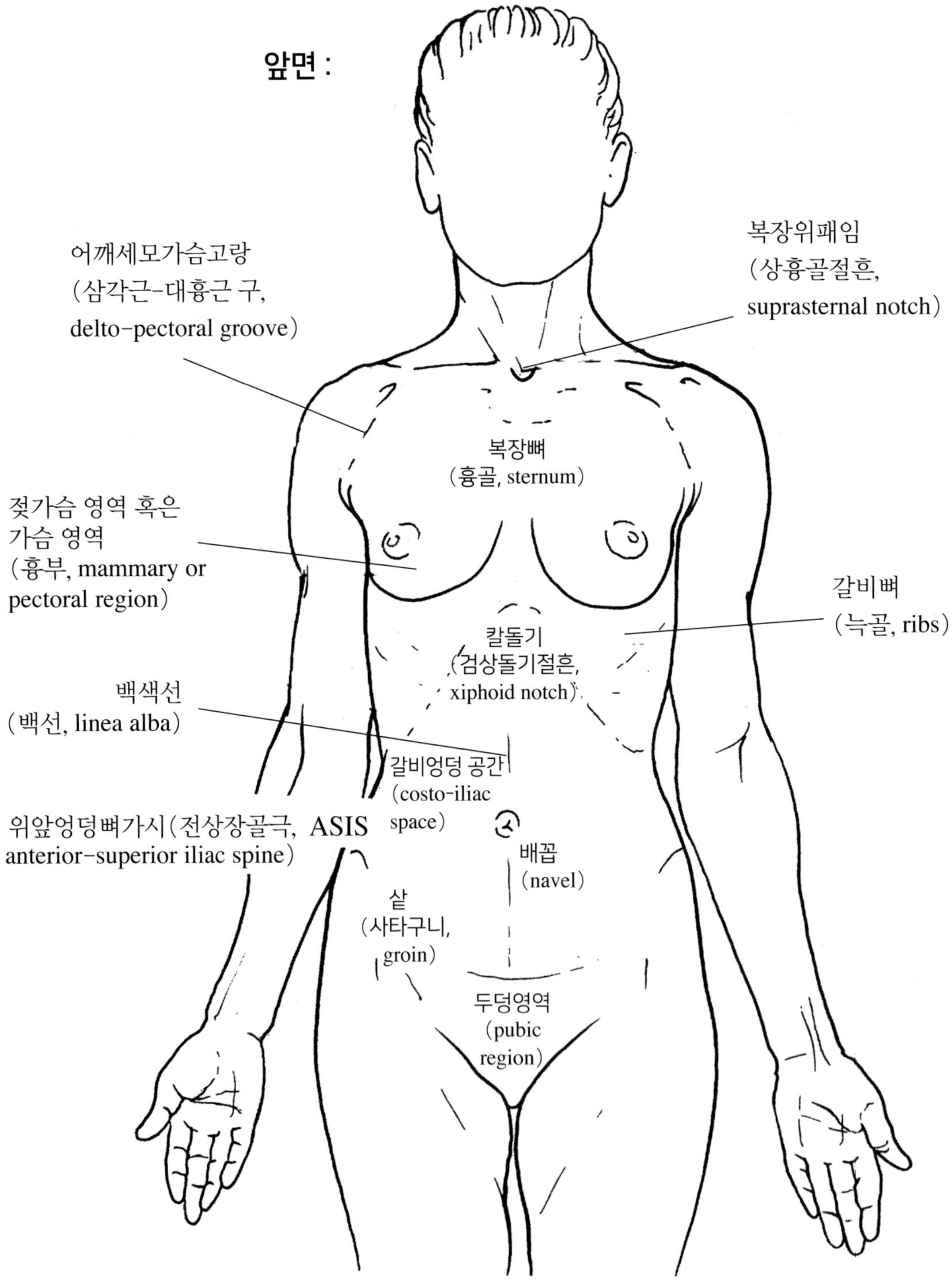

측면 :

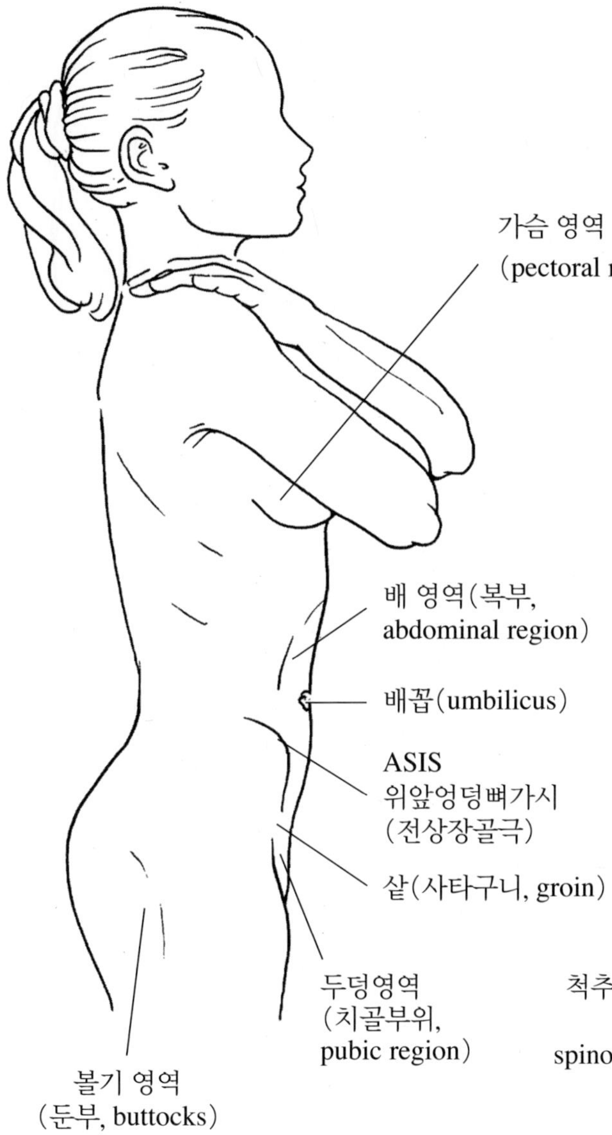
가슴 영역
(pectoral region)
배 영역(복부,
abdominal region)
배꼽(umbilicus)
ASIS
위앞엉덩뼈가시
(전상장골극)
샅(사타구니, groin)
두덩영역
(치골부위,
pubic region)
볼기 영역
(둔부, buttocks)

뒷면 :

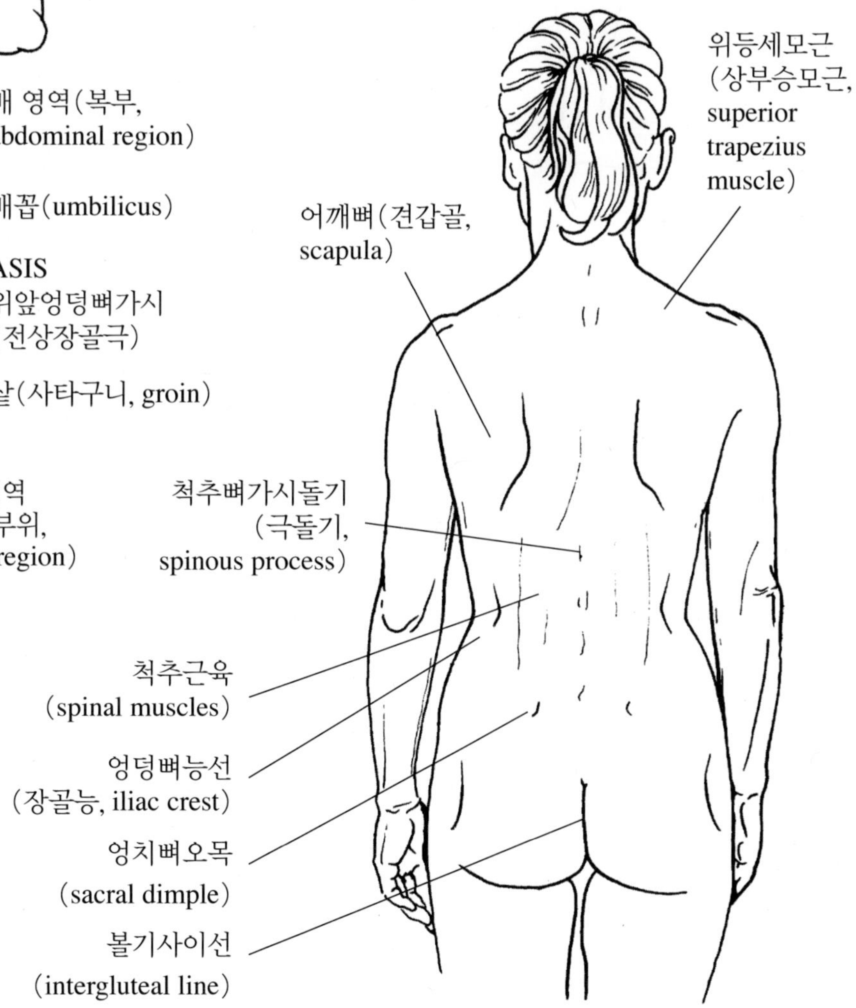
위등세모근
(상부승모근,
superior
trapezius
muscle)
어깨뼈(견갑골,
scapula)
척추뼈가시돌기
(극돌기,
spinous process)
척추근육
(spinal muscles)
엉덩뼈능선
(장골능, iliac crest)
엉치뼈오목
(sacral dimple)
볼기사이선
(intergluteal line)

몸통의 움직임(*Movements fo the trunk*)

척주의 가동성 덕분에, 몸통은 여러 방향으로 움직일 수 있다.
(p.10–12에서 보듯이)

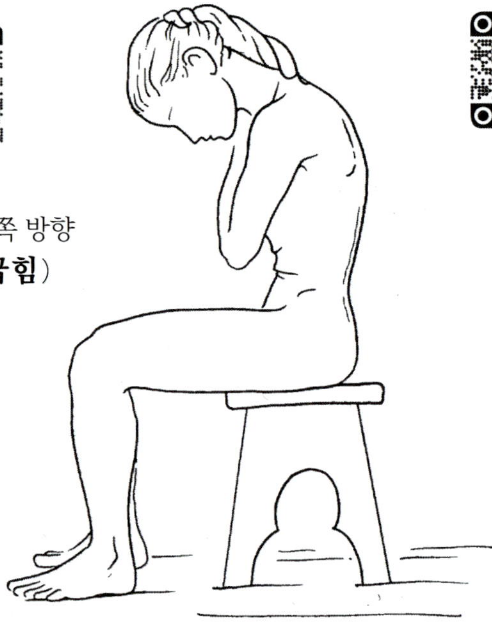

– 앞쪽 방향
(**굽힘**)

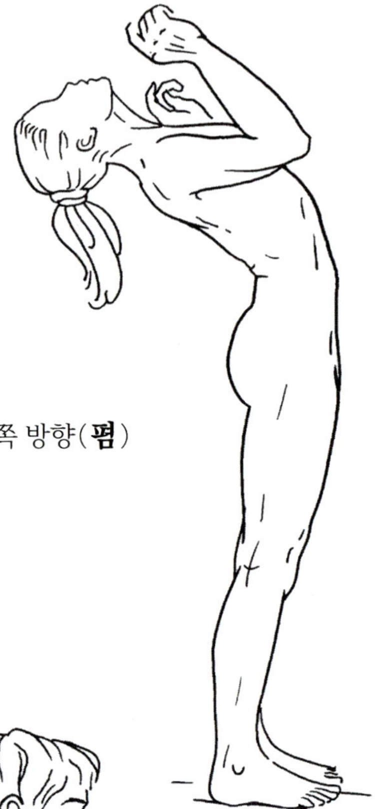

– 뒤쪽 방향(**폄**)

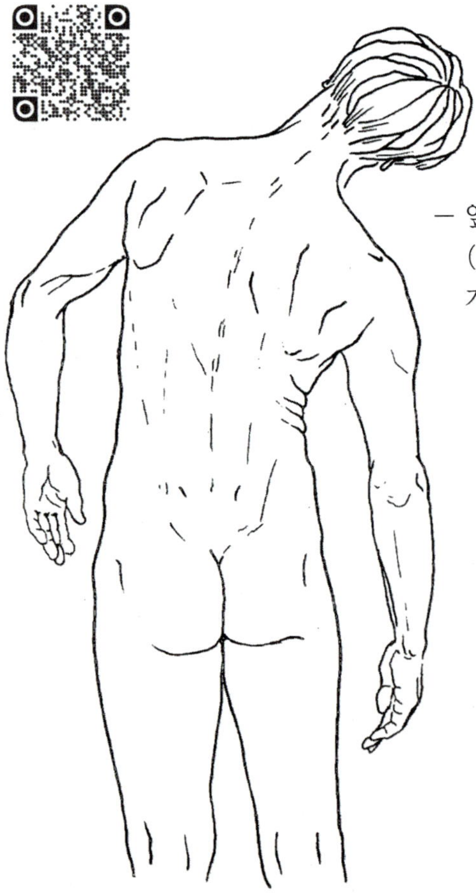

– 옆 방향
(**옆굽힘** 혹은
가쪽굽힘)

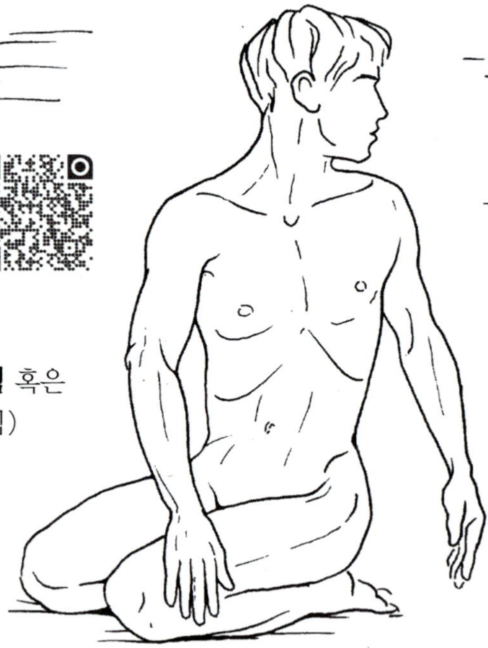

– 자신의 축을
중심으로
(**돌림**)

여러 요인 때문에,
움직임의 범위는 척추 레벨에 따라 달라진다:

– 척추뼈의 형태
– 척추사이원반의 두께(원반이 두꺼울수록, 가동성이 커진다.)
– 등뼈는 갈비뼈와 관절을 이루고 있기 때문에,
 등뼈의 가동성이 제한된다(p.60–65 참고).

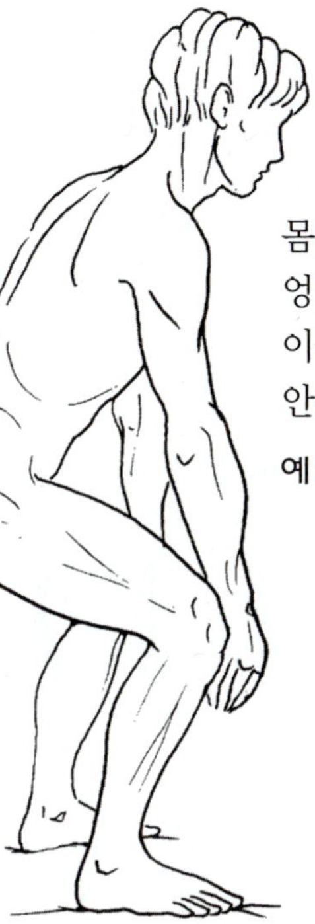

몸통이 단일 단위체로서
엉덩관절에서 움직이는 것과
이들 움직임을 혼동해서는
안된다.

예: 몸통의 굽힘 없이 일어나는 엉덩관절의 굽힘

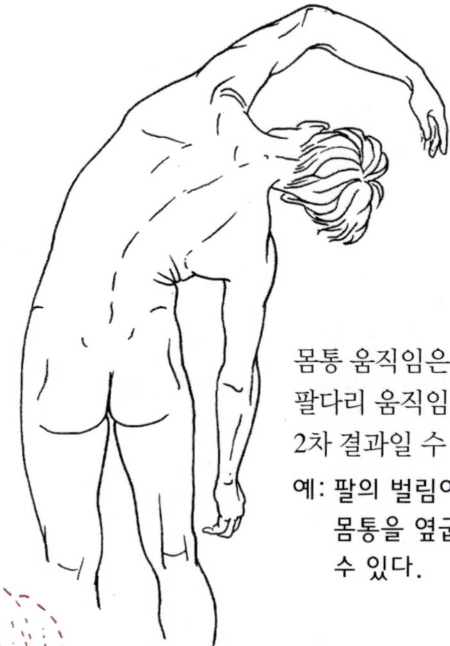

몸통 움직임은
팔다리 움직임의
2차 결과일 수 있다.

예: 팔의 벌림이 몸통을 옆굽힘시킬 수 있다.

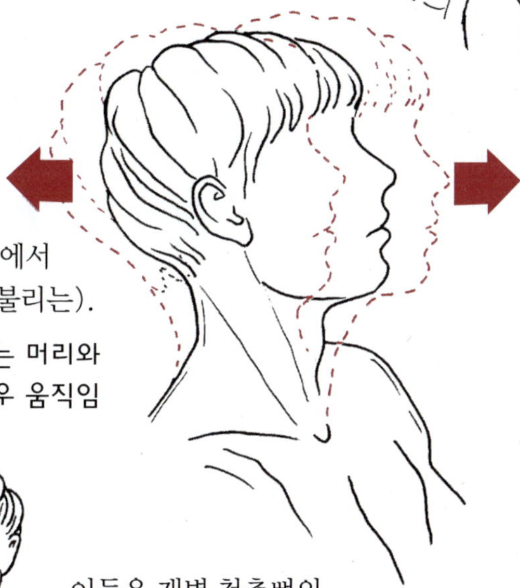

몸통은 병진운동을 위한
기반을 제공한다(댄스나 마임에서
아이솔레이션[분리운동]으로 불리는).

예: 훌라후프를 할 때 일어나는 머리와 골반의 앞뒤 혹은 좌우 움직임

종종 2개 이상의 몸통 움직임이
복합적으로 수행된다.

예: 돌림, 폄과 옆굽힘

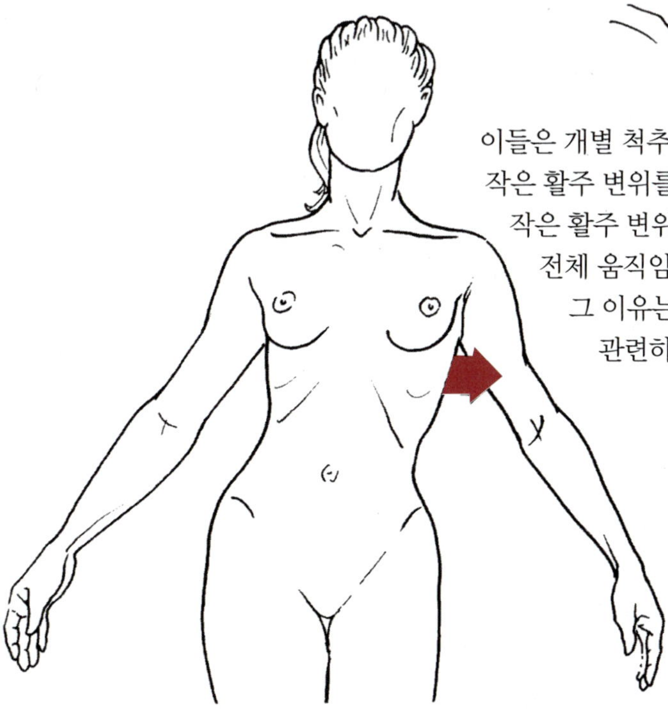

이들은 개별 척추뼈의
작은 활주 변위를 포함하지만,
작은 활주 변위들이 합쳐진
전체 움직임은 큰 편인데,
그 이유는 많은 척추뼈 분절이
관련하기 때문이다.

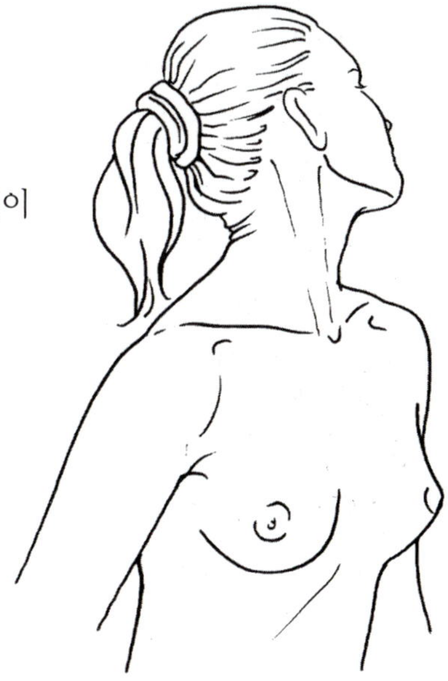

척주(*Vertebral Column*)

척주는 **몸통** 뼈대의 일부인 가동성이 좋은 뼈 기둥이다. 위에서 아래쪽으로 다음과 같이 여러 영역으로 구성된다:

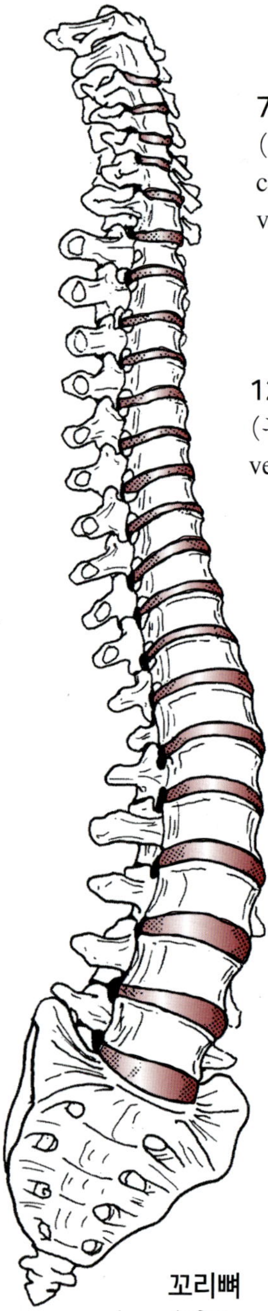

척주에는 여러 개의 특성을 가진 만곡이 있다:

– 엉치뼈, 뒤쪽으로 볼록한 만곡
– 허리뼈, 앞쪽으로 오목한 만곡(앞굽음증)
– 볼록한 등뼈 영역(뒤굽이)
– 오목한 목뼈 영역

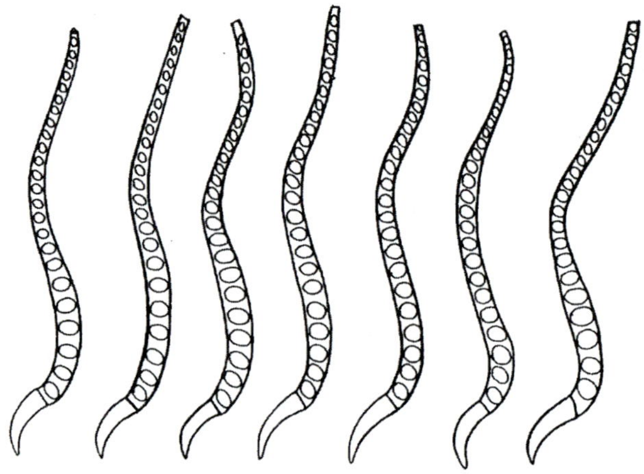

이들 만곡의 정확한 형태는 사람마다 다르다.

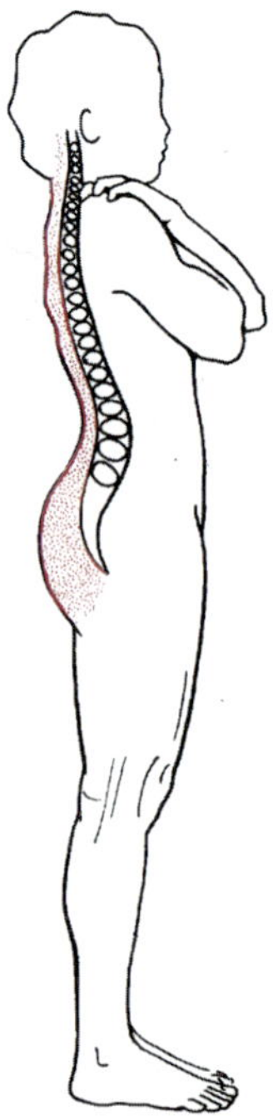

이런 만곡은 정상이다. 예를 들어, 뒤굽이가 거의 존재하지 않는 사람들도 일부 있다.

이들 만곡의 외형은 물렁조직에 의해 영향을 받을 수 있다.

예:
큰 엉덩이를 가진 사람은 작은 엉덩이를 가진 사람보다 허리뼈의 앞굽이가 크게 볼 수 있다. 그러나 이들 두 사람의 그림에서 보듯이, X 선 사진을 보면 두 사람의 허리뼈 만곡이 비슷함을 알 수 있다.

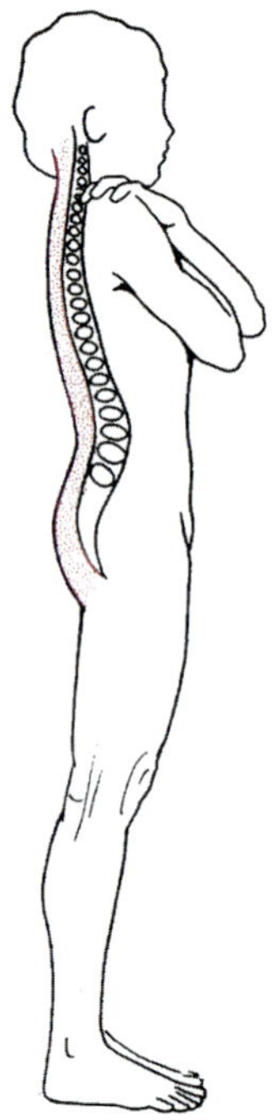

각 척추뼈 영역에서, 척추뼈는 위에서 아래쪽으로 숫자가 순차적으로 매겨진다.

편의성을 위해,
우리는 대개 글자 뒤에 숫자를 표기한다.

예:
C7 = 일곱 번째 목뼈;
T3 = 세 번째 등뼈;
L2 = 두 번째 허리뼈;
S1 = 첫 번째 엉치뼈 등.

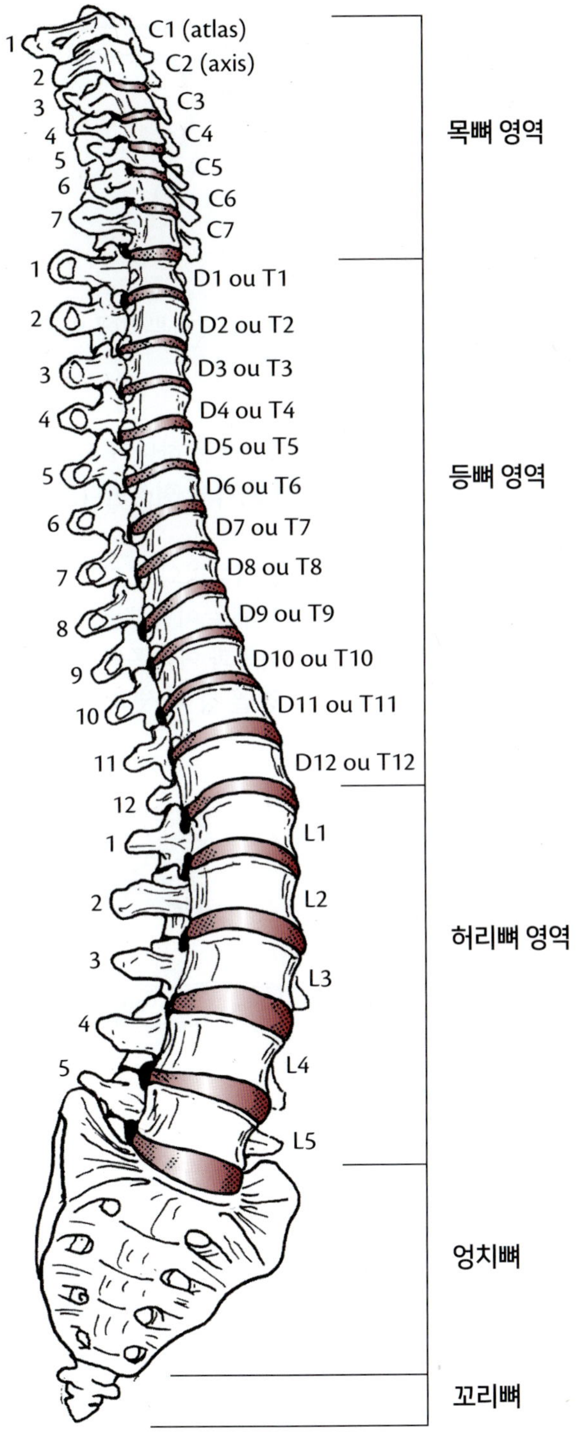

척주는 다음과 같은 다른 뼈대에 연결된다:

머리뼈바닥,
갈비뼈 및
골반(엉덩뼈) 등.

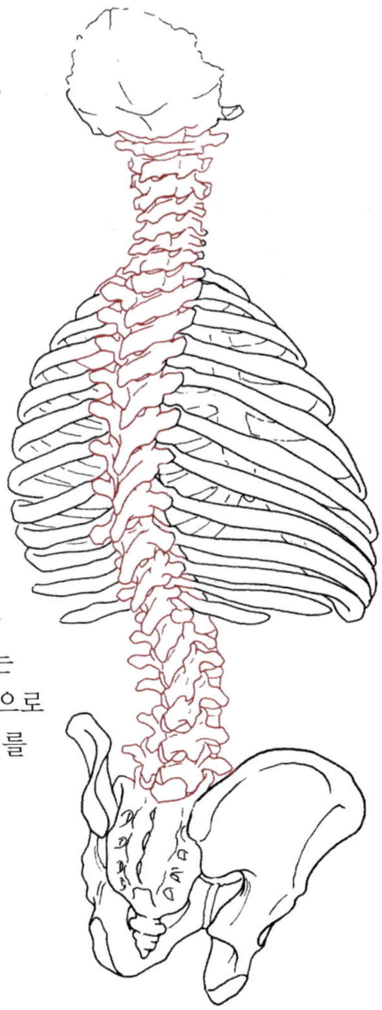

볼록한 등뼈 영역
(**후만증**)

허리뼈, 오목한 만곡
(**전만증**이란 용어는
정상 만곡보다 앞쪽으로
더 많이 휘어진 형태를
의미한다).

척추뼈 구조(*Vertebral structure*)

각 척추뼈는 2개의 주요 영역으로 구성된다:
커다란 척추뼈몸통(앞쪽)과 척추뼈고리(뒤쪽).

본 페이지는 전형적인 척추뼈를 보여준다.
척추뼈의 위치에 따라, 그들의 형태와
크기가 달라질 것이다(p.56-73 참고).

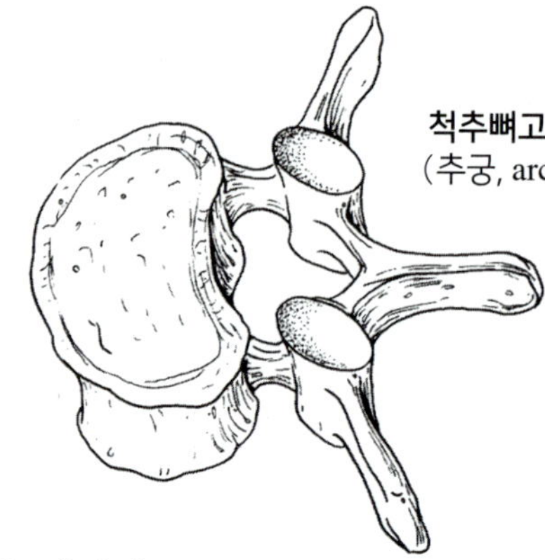

척추뼈고리는 많은 부분으로 나누어진다:

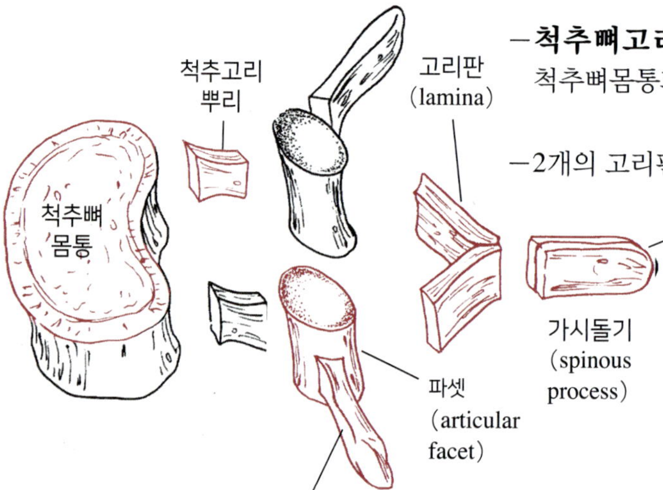

척추뼈몸통은
대략 원통형이고,
6개의 면으로
구성된다.

- **척추뼈고리**는 2개의 고리뿌리에 의해 척추뼈몸통과 연결된다.
- 2개의 고리판이 뒤쪽에서 하나가 되어 **가시돌기**를 형성한다.
- 고리뿌리와 고리판 사이의 두꺼운 이음부는 위쪽과 아래쪽의 **연골성 파셋**과
- 가쪽으로 돌출된 **가로돌기**를 가지고 있다.

위아래로 쌓인 척추뼈들의 구멍은
뼈성 파이프를 형성한다.
이것은 **척주관**(vertebral canal)이며,
이곳을 통해 척수가
지나간다.

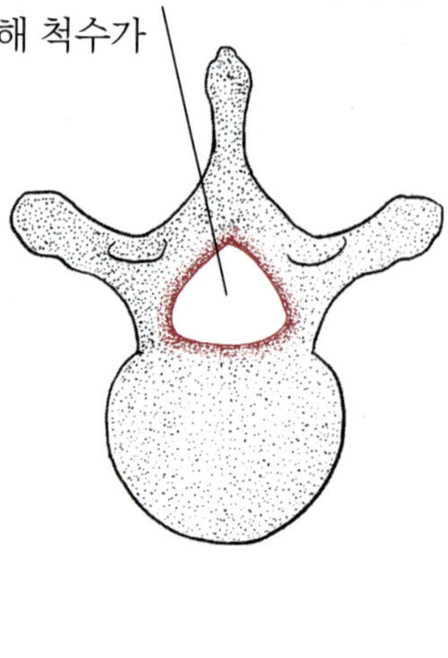

척추뼈몸통과 척추뼈고리
사이의 구멍은 척추뼈구멍으로
불린다. 이들 척추뼈구멍들이
위아래로 쌓여 **척주관**을
형성하고, 이곳을 **척수**가
통과한다.

이웃한 척추뼈 고리뿌리 사이에서
형성되는 공간은 **척추사이구멍**
(추간공, interverbral foramina)
으로 불리는 연속의 구멍을 형성한다.
척수신경이 척수로부터 나온 후,
척추사이구멍을 통과한다.

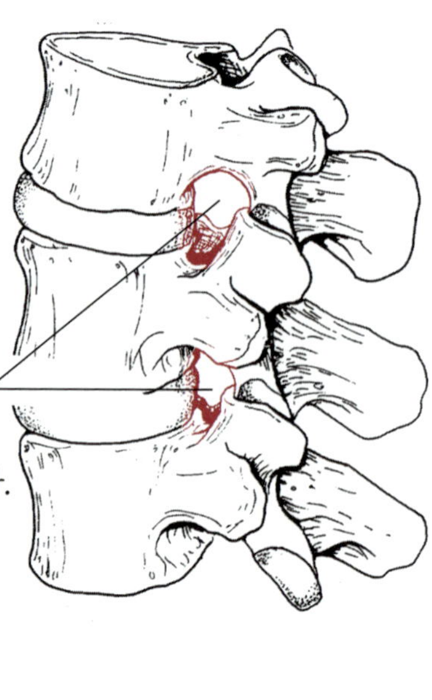

각 척추뼈는 3개의 관절에 의해 이웃한 척추뼈와 연결된다:

앞쪽에 위치하는
척추뼈몸통은
섬유연골성
척추사이원반
(intervertebral disc)에
의해 연결된다.

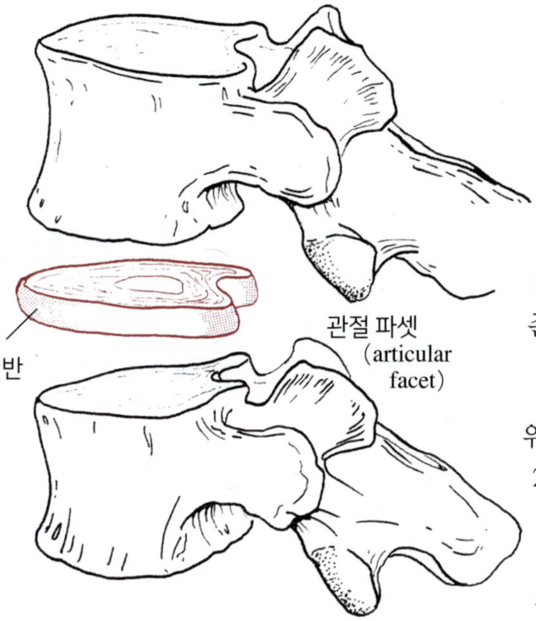

뒤쪽의 관절돌기사이에는
관절돌기사이관절
(zygapophyseal joint)이
존재한다.

위쪽 척추뼈에 있는
2개의 아래쪽 관절돌기는
아래쪽 척추에 있는
2개의 위쪽 관절돌기와
관절을 이룬다.

이들 파셋은 작고,
주로 움직임을 가이드한다.
그들은 연골로 덮여 있고,
관절주머니와 작은 많은 인대에
의해 유지한다(p.41 참고).

우리는 단면에서 2개의 물질로 이루어진
척추사이원반을 볼 수 있다:

–**섬유테**(섬유륜)로 불리는
주변 영역은 양파의 층처럼
배열된 섬유연골성 고리로 구성된다.

– 중심 부위에 있는 **속질핵**
(수핵, nucleus pulposus)은
젤성 물질로 구성된다.

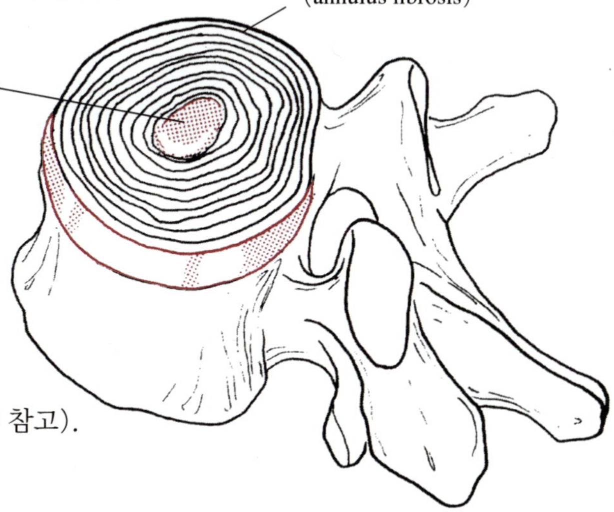

척추사이원반은 척추뼈 사이의
움직임을 허용하는 것 이외에,
충격 흡수장치와
무게 부하 장치로서 작용한다(p.44 참고).

*고리중쇠관절은 예외이다; p.73 참고.

척주의 인대(*Ligaments of the spinal column*)

척주의 길이를 따라 주행하는 3개의 인대가 존재한다.

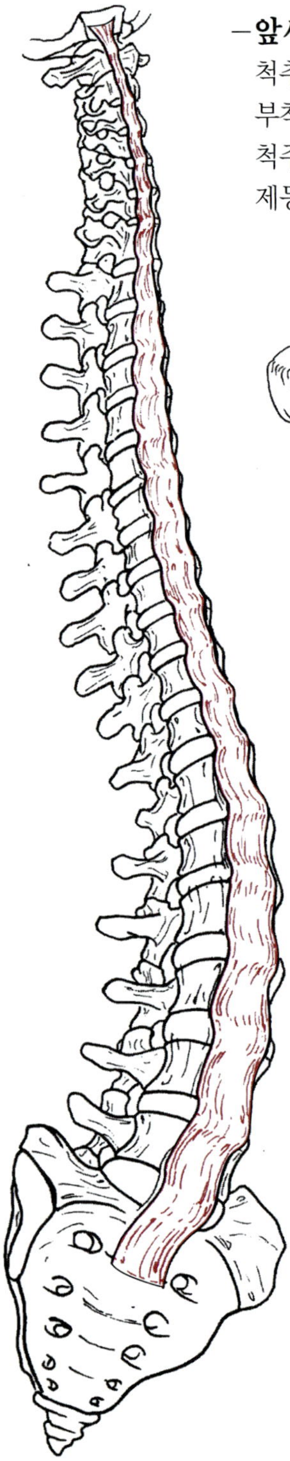

–**앞세로인대**(전종인대)는 척추뼈몸통의 앞쪽면에 부착된 인대로써 척주의 폄을 제동한다.

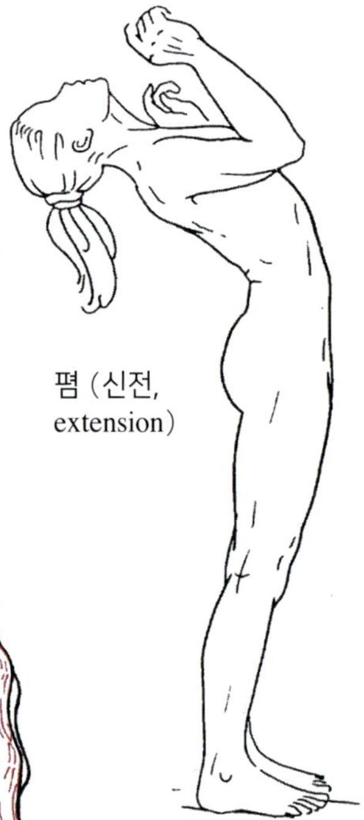

폄(신전, extension)

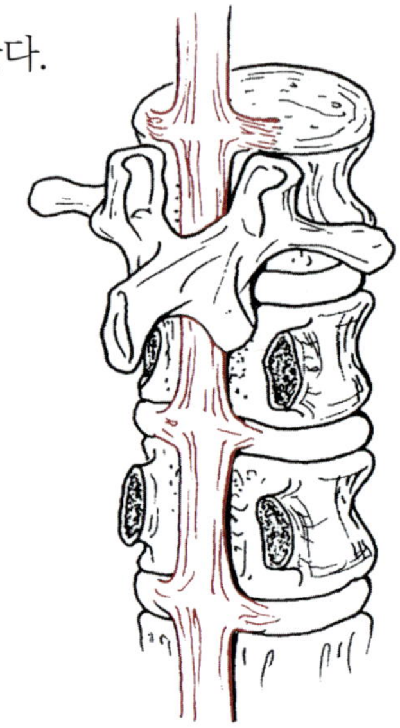

–**뒤세로인대**(후종인대)는 척추뼈몸통의 뒤쪽면에 부착되는 인대이고, 척주의 굽힘을 제동한다.

–그리고 **가시돌기위인대**는 (극상인대) 가시돌기의 끝부분을 주행하며, 척주의 굽힘을 제동한다.

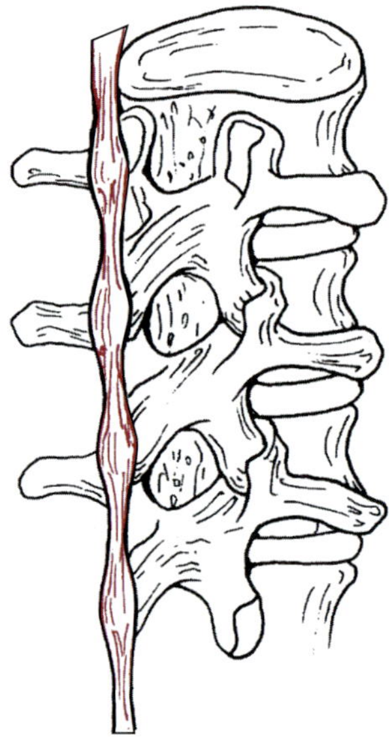

굽힘(굴곡, flexion)

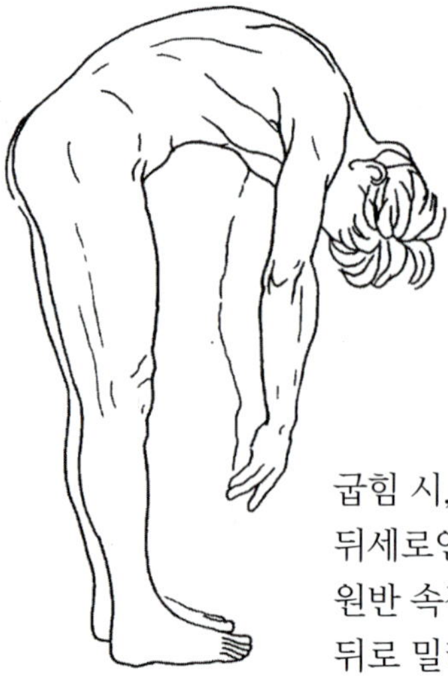

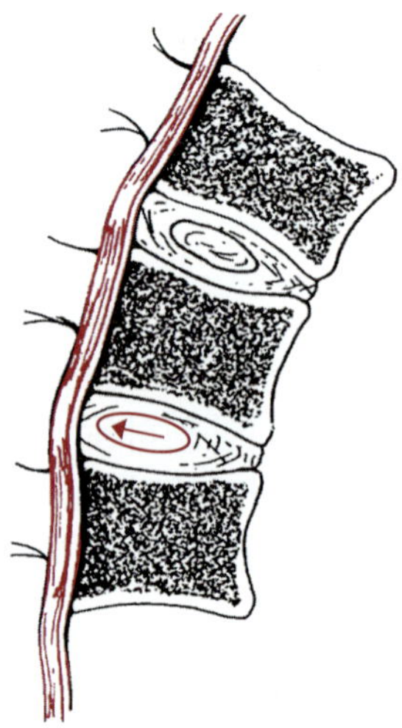

굽힘 시, 뒤세로인대는 원반 속질핵이 뒤로 밀리는 것을 막아준다.

기타 인대들은 짧은 인대이고,
개별 척추뼈의 뒤쪽 고리를 유지한다.

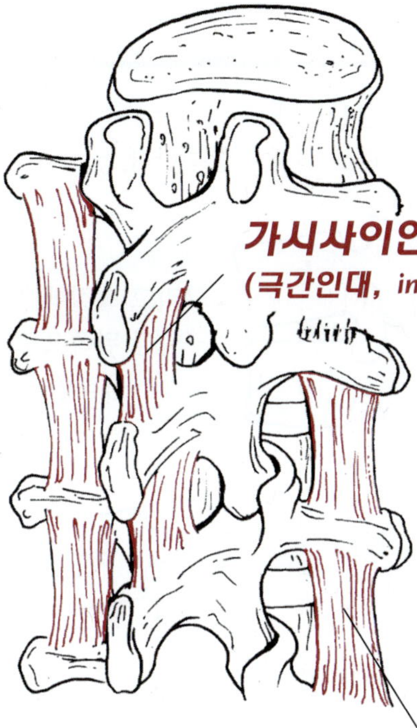

가시사이인대와 가로사이인대는
각각 가시돌기와 가로돌기를
연결한다.

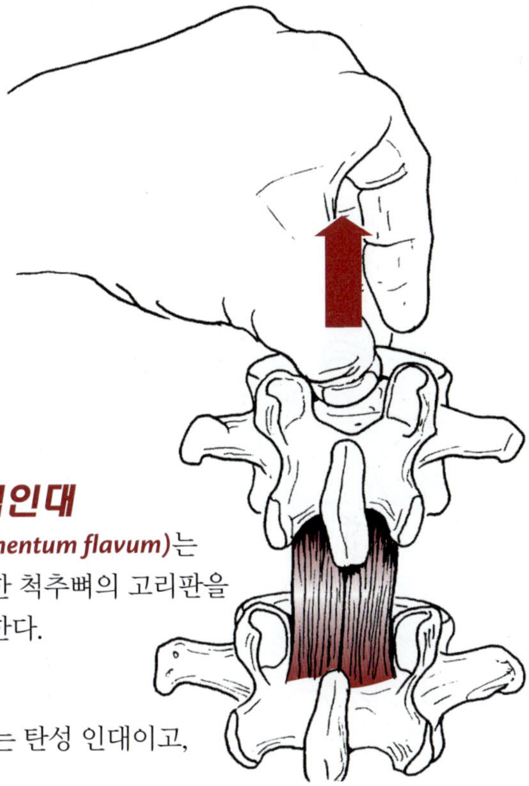

황색인대
(*ligamentum flavum*)는
이웃한 척추뼈의 고리판을
연결한다.

황색인대는 탄성 인대이고,

척추천자를 할 때
주사기가 통과할 수 있다.

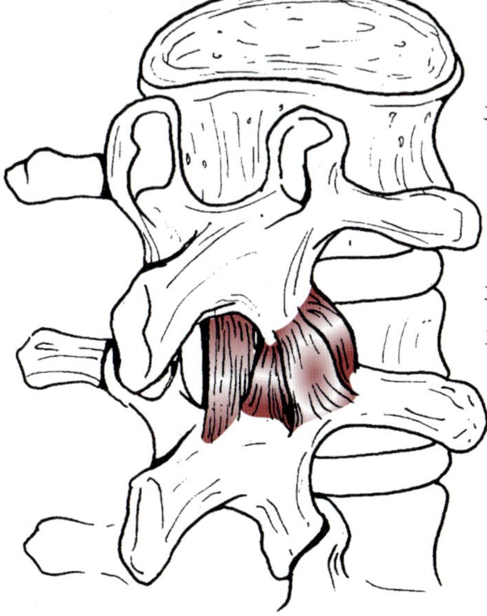

관절돌기의 파셋은
주변에 부착된 관절주머니에
의해 연결된다.
관절주머니의 내부는
황색인대의 연장 구조물과
뒤쪽에 있는 뒤쪽 인대에
의해 보강된다.

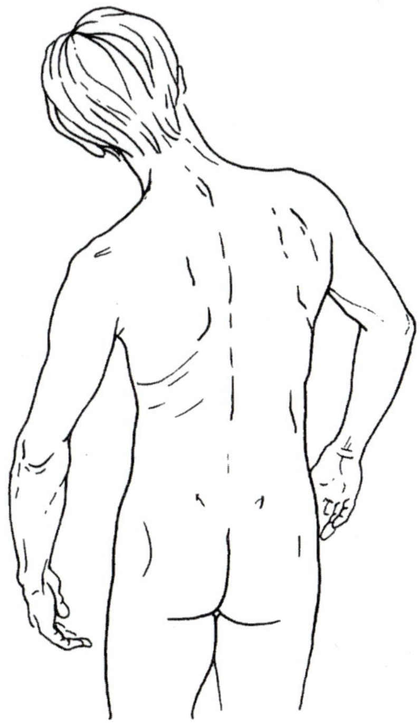

왼쪽 옆굽힘은
오른쪽 가로사이인대를
신장한다.

특정 영역에만 있는 다른 인대들은
나중에 언급될 것이다.

척추뼈의 움직임

(Movements of the vertebra)

우리는 척주를 가동성 연결(원반, 인대)을 가진 고정된 분절(척추뼈)의 연속으로 생각할 수 있다.

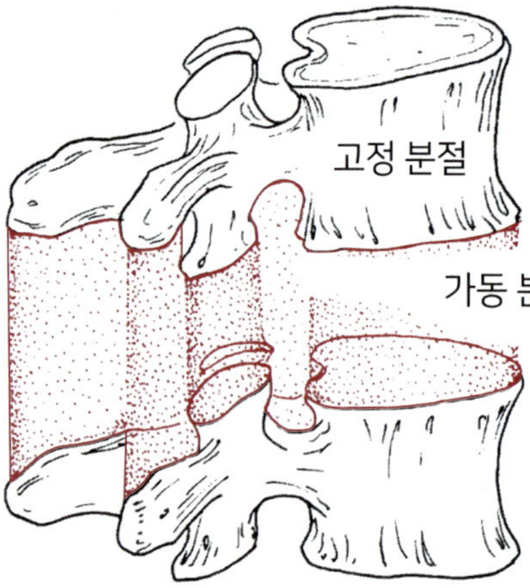

개별 척추뼈의 움직임은 전체 구조물이 3차원적으로 상당한 가동성을 가질 수 있도록 복합되어 있다.

가동성의 형태와 범위는 척주의 영역에 따라 다르고, 척추의 크기와 형태, 그리고 기타 요소에 좌우된다.

위쪽 척추뼈(B)가 가동 분절이고, 아래쪽 척추뼈(A)가 고정 분절이라고 가정했을 때, 움직임 동안 2개의 척추뼈 사이에서 어떤 일이 일어나는지를 살펴 보자.

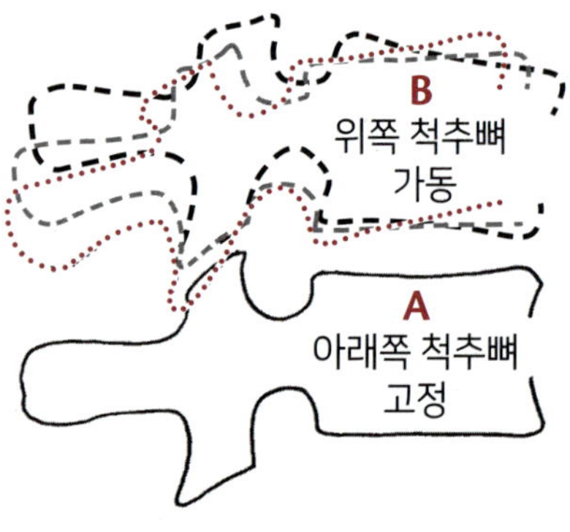

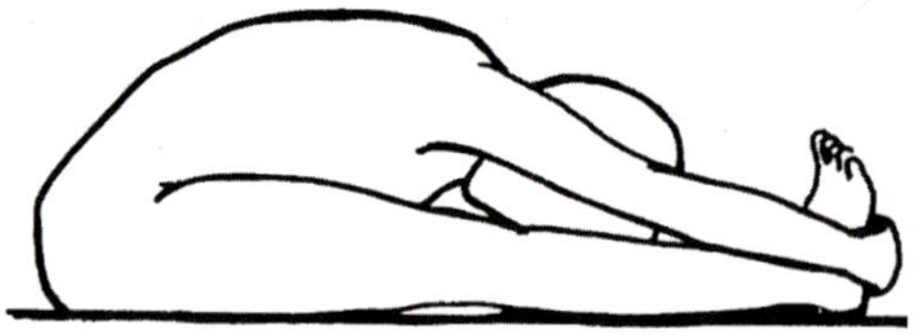

굽힘 시, B가 앞쪽으로 경사진다. 위쪽 관절파셋이 아래쪽 파셋 위에서 활주한다.

원반의 앞쪽은 압박되고, 뒤쪽은 팽창된다.

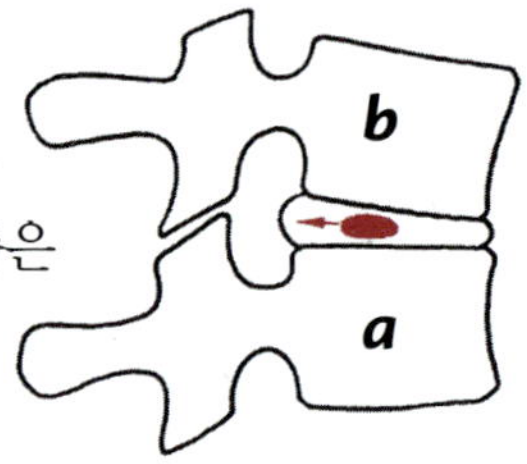

그리고 속질핵은 약간 뒤쪽으로 움직인다.

척추뼈고리의 여러 부분은 서로 분리되고, 이들 부분을 연결하는 인대는 신장된다.

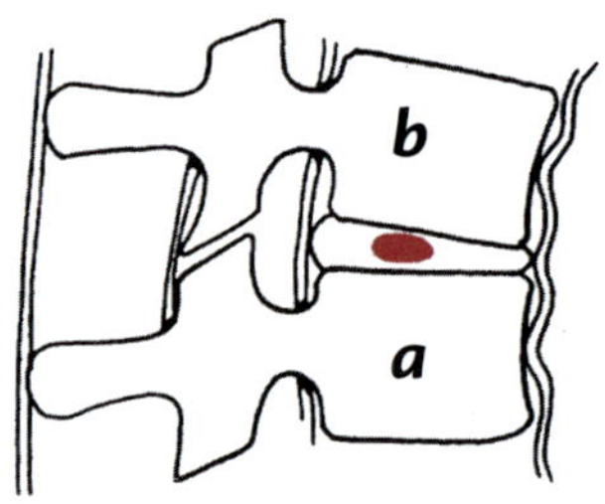

폄 시, 반대 현상이 일어난다. B가 뒤쪽으로 경사진다.

원반의 뒤쪽 부분이 압박되고,

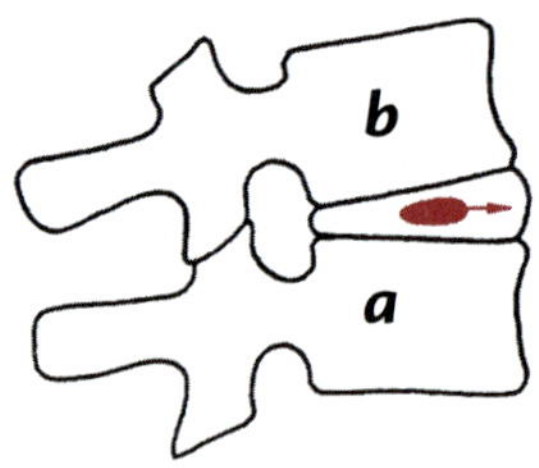

앞쪽 부분은 팽창된다.

그리고 속질핵은 앞으로 움직인다.

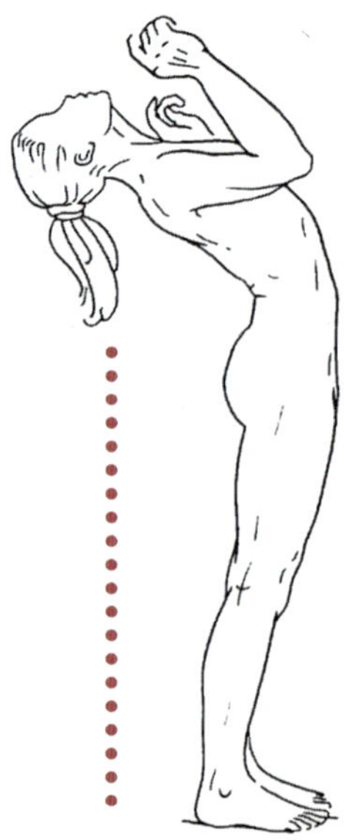

관절 파셋은 서로 압박되고, 척추뼈고리가 서로 가까워진다.

그리고 뒤쪽인대가 이완된다.

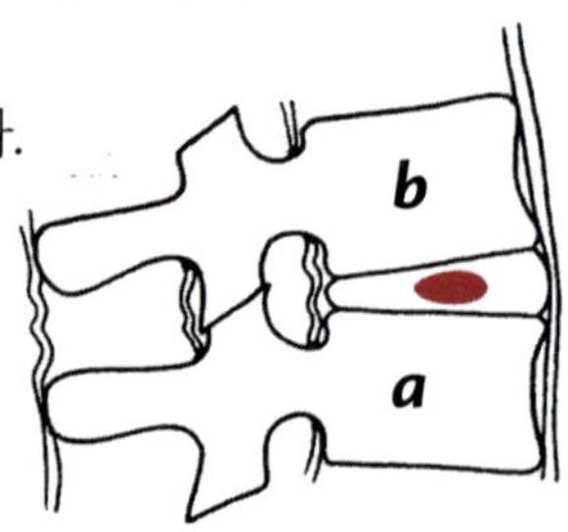

앞세로인대는 신장된다.

옆굽힘 시 무슨 일이 일어나는가?

예로, 왼쪽 옆굽힘을 생각해 보자.

A와 B의
왼쪽면이 서로
가까워지고,

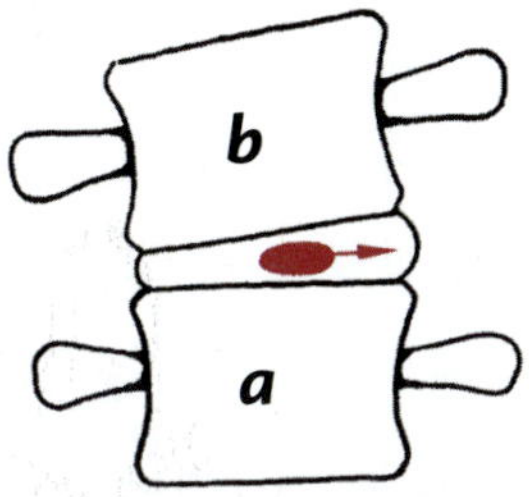

오른쪽면은 서로 멀어진다.

원반의 오른쪽면이
팽창된다(속질핵이
오른쪽으로 움직인다).

왼쪽에 있는 가로돌기와
파셋이 서로 가까워지고,
관련 인대가 느슨해진다.

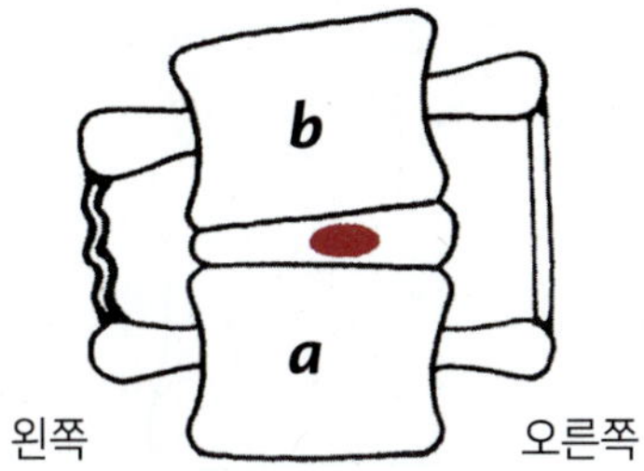

오른쪽의 구조물에서는
반대 현상이 일어난다.

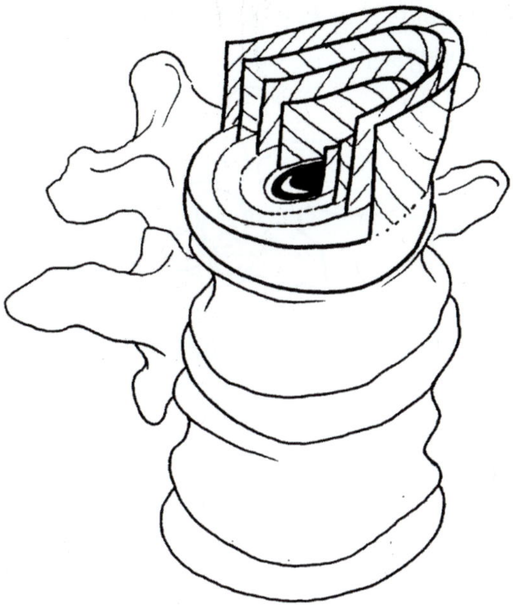

돌림 시,

층마다 교대로 배열된 원반의 섬유는 비틀림된다.

원반의 섬유는 층마다 교대로 다른 방향으로 움직인다.
즉 한 층은 신장되고, 그 다음 층은 이완된다.

비틀림의 효과와 섬유의 긴장 때문에,
척추뼈 사이의 간격이 감소된다.
그러므로 속질핵은 약간 압박된다.

연결된 모든 인대가 돌림에 의해 신장된다.

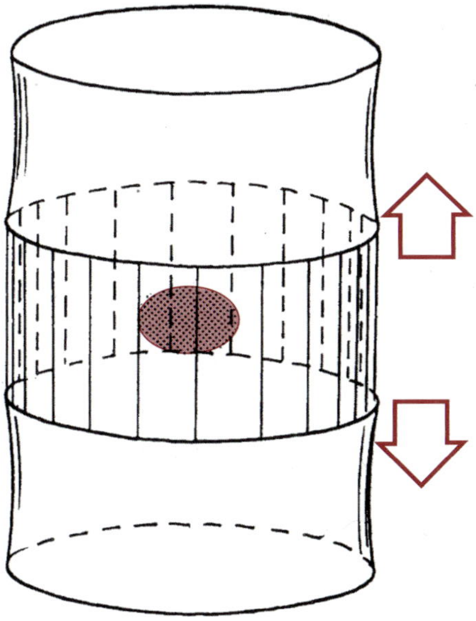

안정 자세

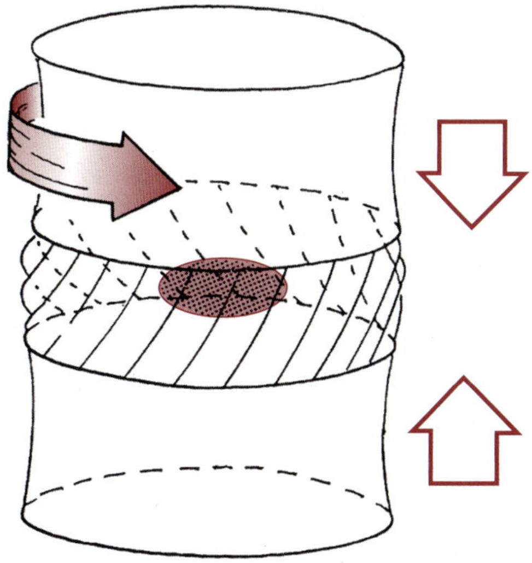

돌림

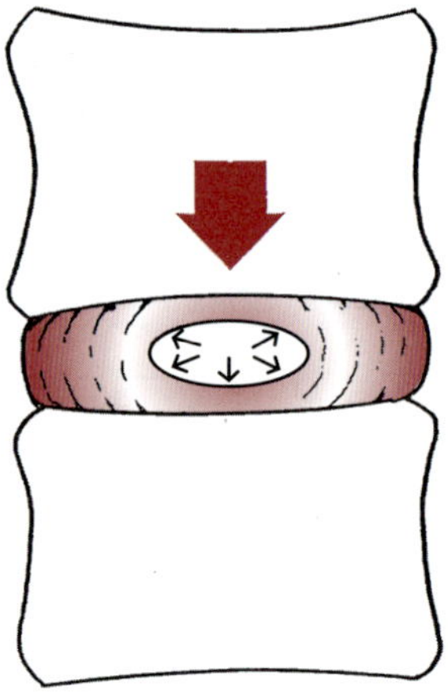

척추사이원반은 충격 흡수장치로 작용

원반은 종종 위의 척추뼈몸통으로부터 압박을 받는다.

속질핵은 중심에 위치하고 또 젤성 성분 때문에,
모든 방향으로 압박을 분산시키는 경향이 있다.

그 결과, 섬유테는 수평의 압박과 수직의 압박을 모두 받는다.

체액이 속질핵 안에 유지되는 한, 원반은 매우 효율적인 충격 흡수 장치로서 작용한다.

불행히도, 노화나 과도한 마모 때문에, 원반은 이런 특성을 부분적으로 소실할 수 있다. 즉, 섬유테에서 균열이 발생하고, 이 균열을 통해 속질핵이 빠져나갈 수 있다.

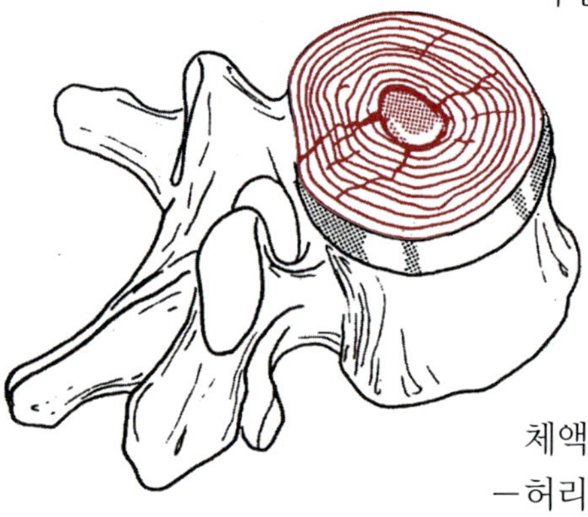

이런 상태를 **탈출된 원반** 혹은 **파열된 원반**이라고 한다. 이것은 만성 굽힘 움직임의 결과로 종종 일어나고, 굽힘되는 동안, 속질핵은 뒤쪽으로 이동하고, 그 쪽으로 체액이 빠져나갈 수 있다. 그런 다음 빠져나간 체액이 신경뿌리를 압박한다. 예를 들어,

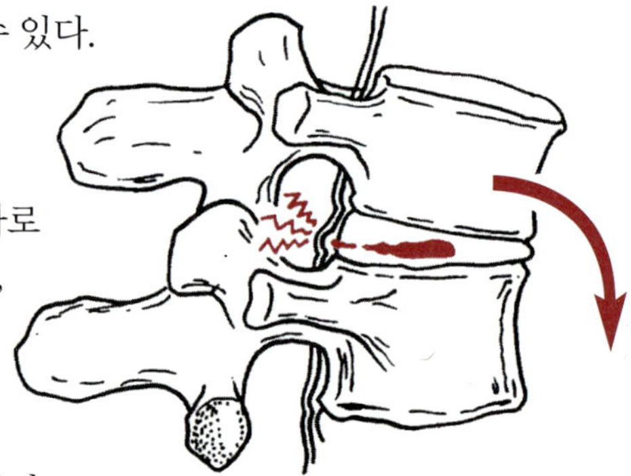

–허리뼈 영역의 궁둥신경이 속질핵에 의해 가장 심하게 압박을 받는다.
–이런 상황은 뒤세로인대의 심한 만성 긴장이나 갑작스런 긴장과 결합하여 **만성 허리통증**을 초래할 수 있다.

이런 문제를 피하기 위해서는, 굽힘 자세로 하중을 받지 않는 것이 중요하다.

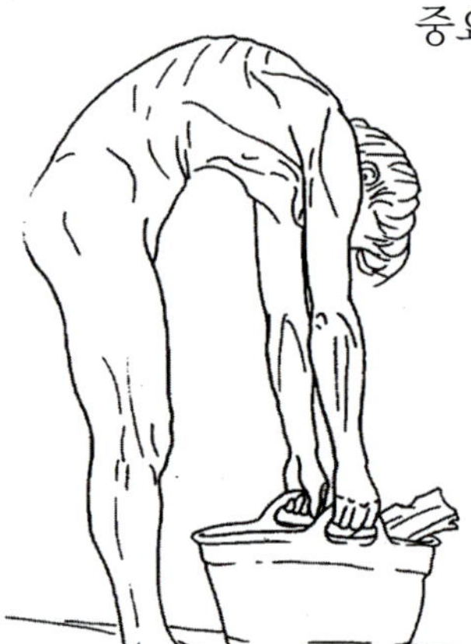

예를 들어, 허리뼈를 굽힘한 상태에서 무거운 물체를 들 때처럼.

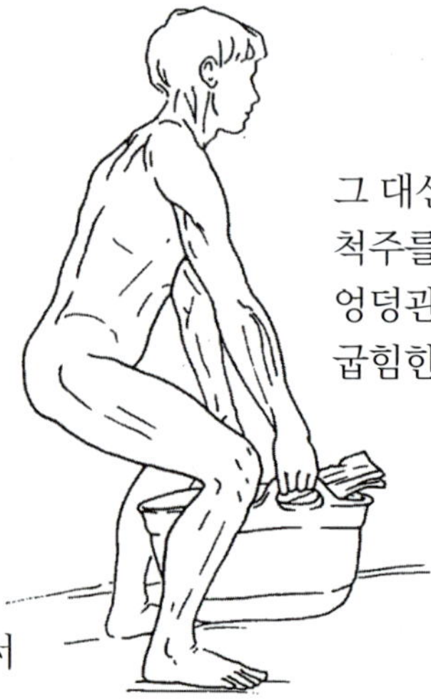

그 대신, 척주를 곧게 유지하고, 엉덩관절과 무릎관절만 굽힘한다.

사실, 어떤 종류의 운동에서도 하중된 허리뼈의 굽힘을 피하는 것이 우선적이다. 심지어 아무리 가벼운 하중이라도 허리를 굽힘한 상태에서 들어올려서는 안된다.

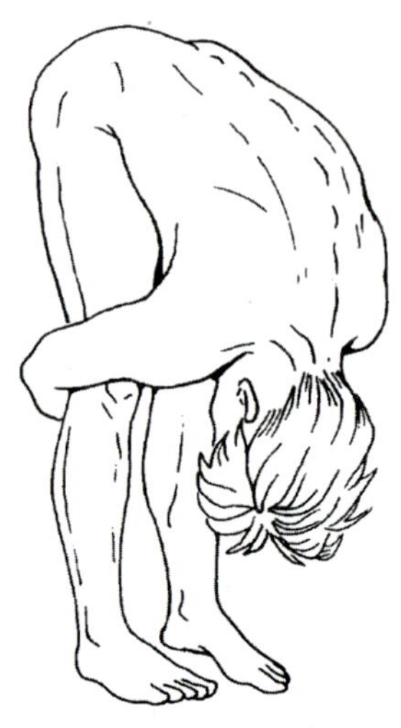

골반 (혹은 다리이음뼈)
(*Pelvis*)

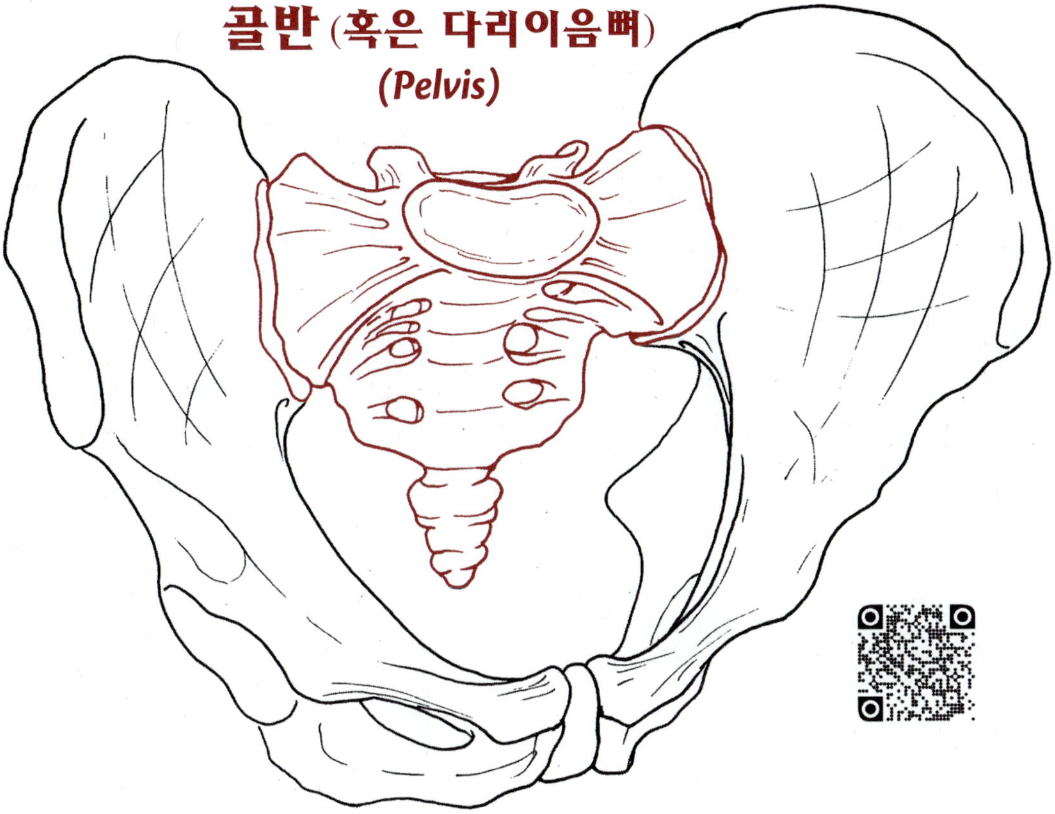

골반(대야를 의미하는)은 고리 모양의 구조물로서 4개의 주요 뼈에 의해 형성된다:
엉치뼈(천골, sacrum), 2개의 **볼기뼈**(관골, hip bone), 그리고 **꼬리뼈**(미골, coccyx).

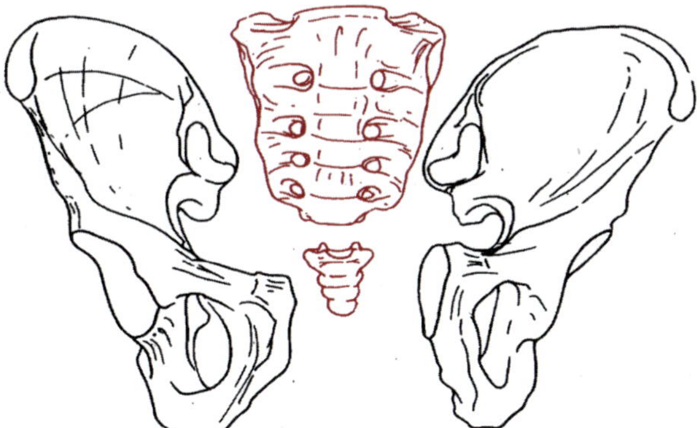

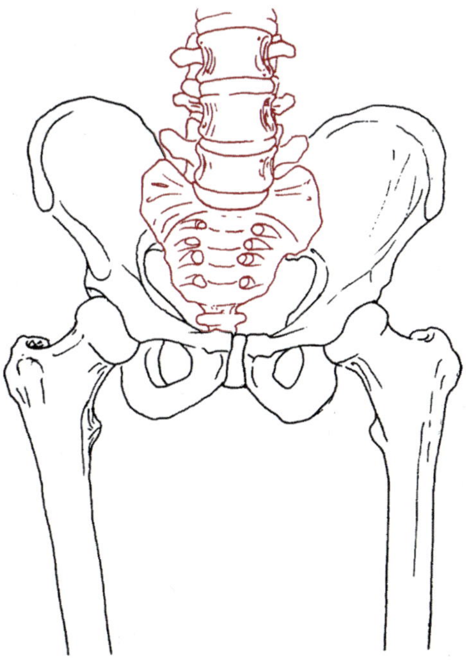

관련 근육(골반바닥 근육)과 인대들이 존재한다.

골반은 상체의 무게를 수용하고, 넙다리뼈와 연결된 관절을 통해 다리쪽으로 상체의 무게를 전달한다.

역으로, 골반은 걷거나 달리기를 할 때 다리로부터 오는 스트레스를 흡수해야 한다.

골반(다리이음뼈)–계속

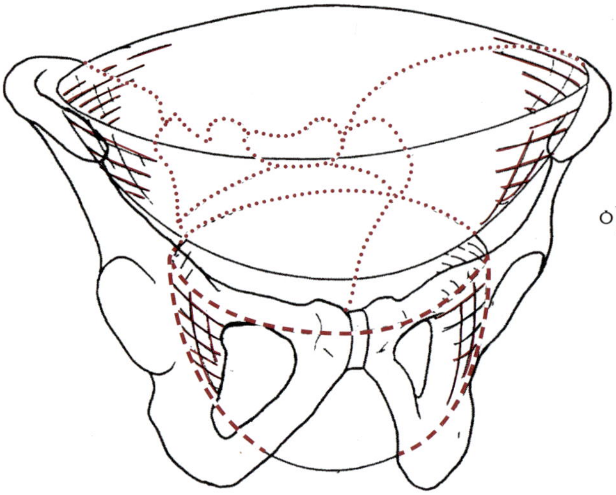

골반뼈의 형태는 위쪽의 **큰(가짜) 골반**과

아래쪽의 **작은(진짜) 골반**을 형성한다.

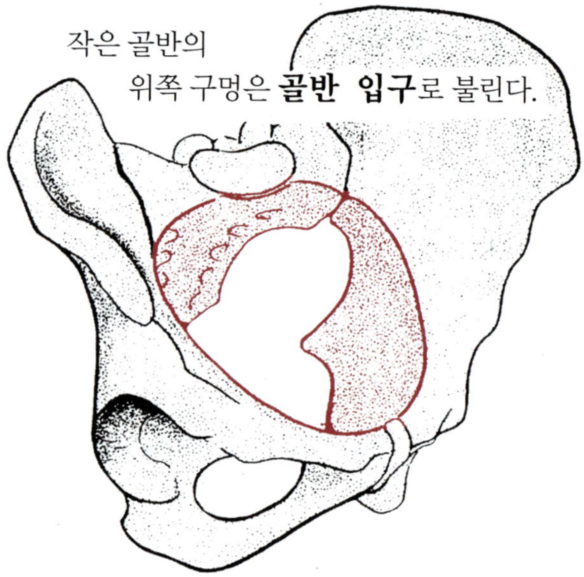

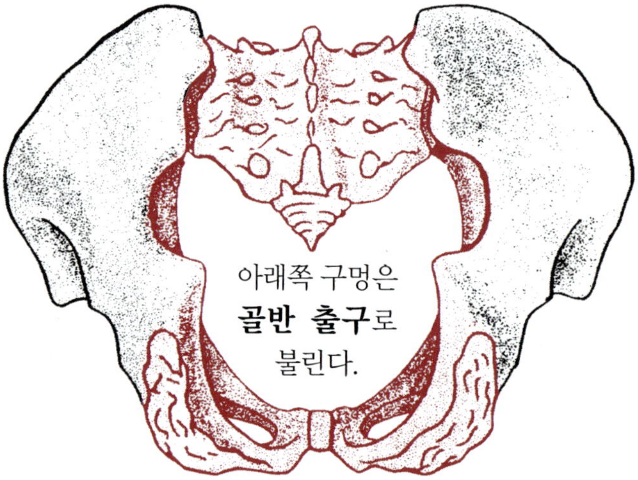

골반의 볼기뼈
(The hip bones of the pelvis)

볼기뼈는 납작한 뼈이며, 위쪽 부분과 아래쪽 부분으로 구성된다. 위쪽 부분과 아래쪽 부분은 서로 반대 방향으로 비틀려 있다(약간 프로펠라처럼 생김).
성인의 경우, 볼기뼈는 3개의 뼈가 융합된 것이다:

엉덩뼈(장골), **궁둥뼈**(좌골) 및 **두덩뼈**(치골).

이들 뼈는 Y자 모양의 연골들이 절구의 중심에서 융합한다.

볼기뼈는 2개의 면(안쪽면과 가쪽면)과 4개의 가장자리(위쪽, 아래쪽, 앞쪽 및 뒤쪽)를 가지고 있다.

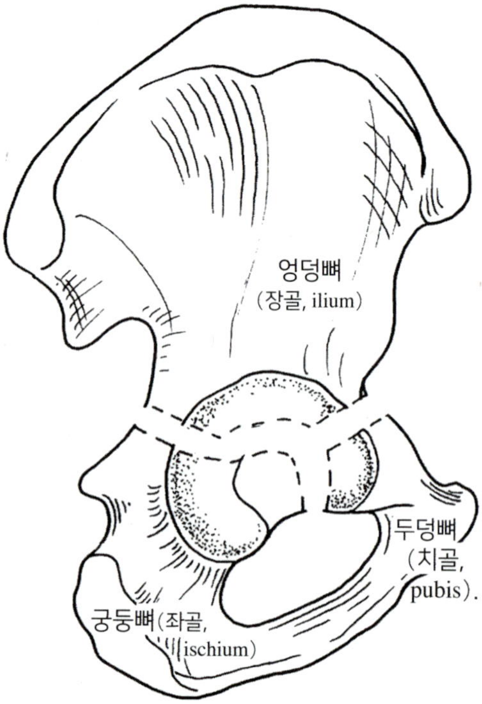

볼기뼈의 가쪽면에서
우리는 다음을 찾을 수 있다:

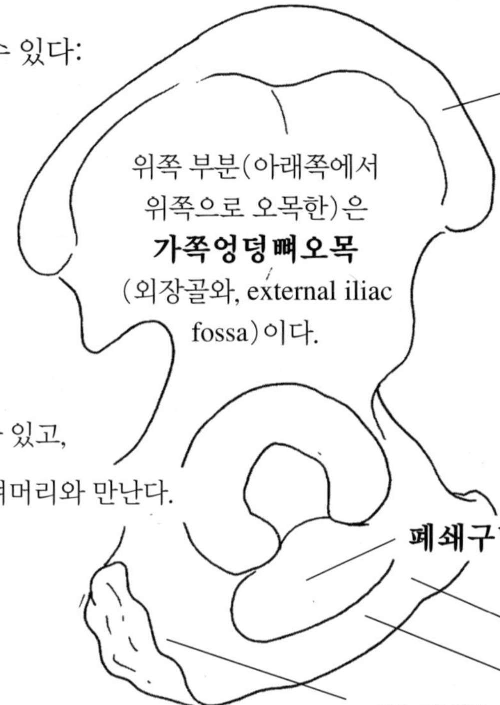

위쪽 경계면 혹은
엉덩뼈능선
(장골능, iliac crest)

위쪽 부분(아래쪽에서
위쪽으로 오목한)은
가쪽엉덩뼈오목
(외장골와, external iliac
fossa)이다.

중간 영역에는
절구로 불리는
오목한 구형의 형태가 있고,

이것은 넙다리뼈머리와 만난다.
(p.204 참고)

아래쪽 부위는
고리 형태의 뼈가 있고,

폐쇄구멍으로 불리는 구멍을 둘러싸고 있다.

앞쪽 부위는 두덩뼈이다.

뒤쪽 부위는
궁둥뼈이다.

궁둥뼈와 두덩뼈 사이의 영역:
궁둥-두덩가지
(ischio-pubic ramus).

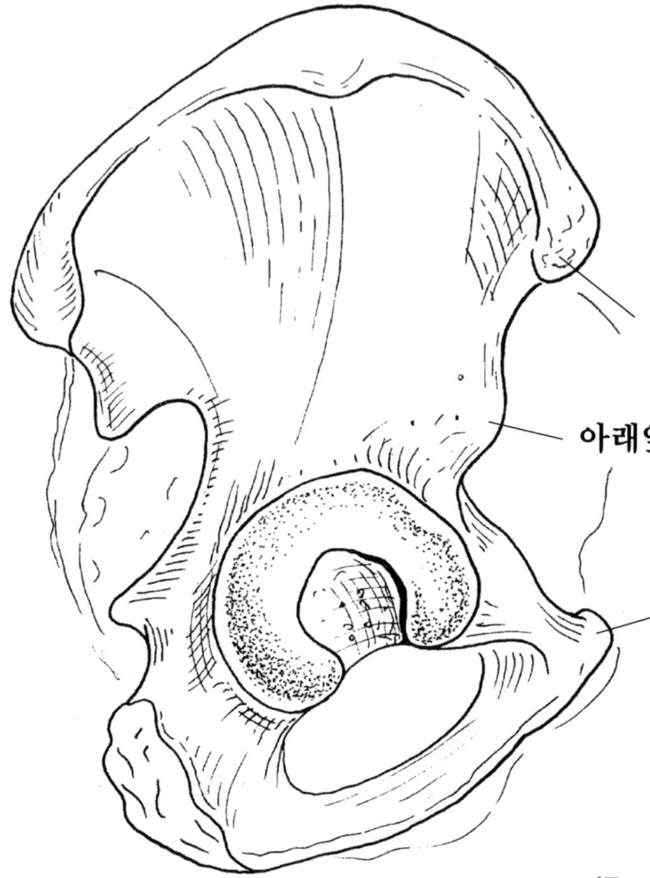

앞쪽 경계면은 많은 함몰 부위와 돌출 부위를
가지고 있다:

위앞엉덩뼈가시(상전장골극, ASIS):
엉덩뼈능선의 가장 앞쪽 부위

아래앞엉덩뼈가시(하전장골극, AIIS)

두덩결절
(치골결절, pubic tubercle)

뒤쪽면의 3/4 지점에서 바라봤을 때,
우리는 볼기뼈의 뒤쪽 경계면을 찾을 수 있다.
뒤쪽 경계면에도 다양한 돌출 부위와
함몰 부위가 있다.

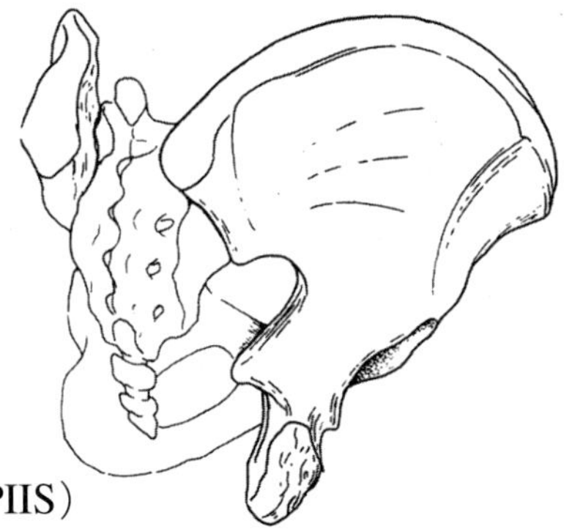

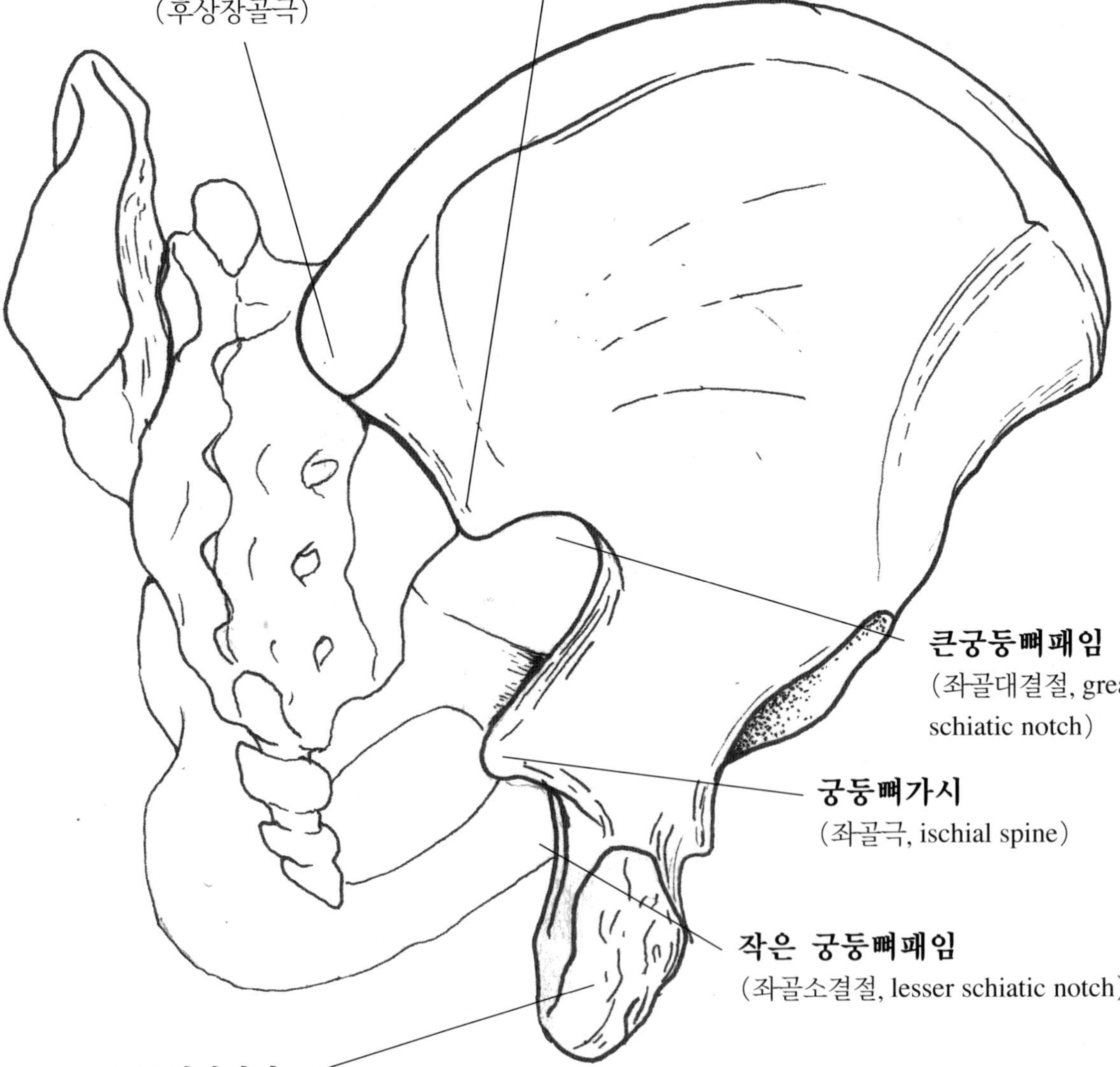

볼기뼈의 안쪽면에서
다음 부위를 찾을 수 있다:

안쪽엉덩뼈오목
(내장골와,
internal iliac fossa)

빗능선(**엉덩두덩선,**
iliopectineal line)은
작은골반과 큰골반 사이의
경계면을 형성한다.

두덩뼈의 앞쪽 부위에 위치한
관절면은 난원형이고,
연골에 의해 덮여 있으며,
2개의 두덩뼈가 결합한다.
이것은 **두덩결합의 관절면**이다.

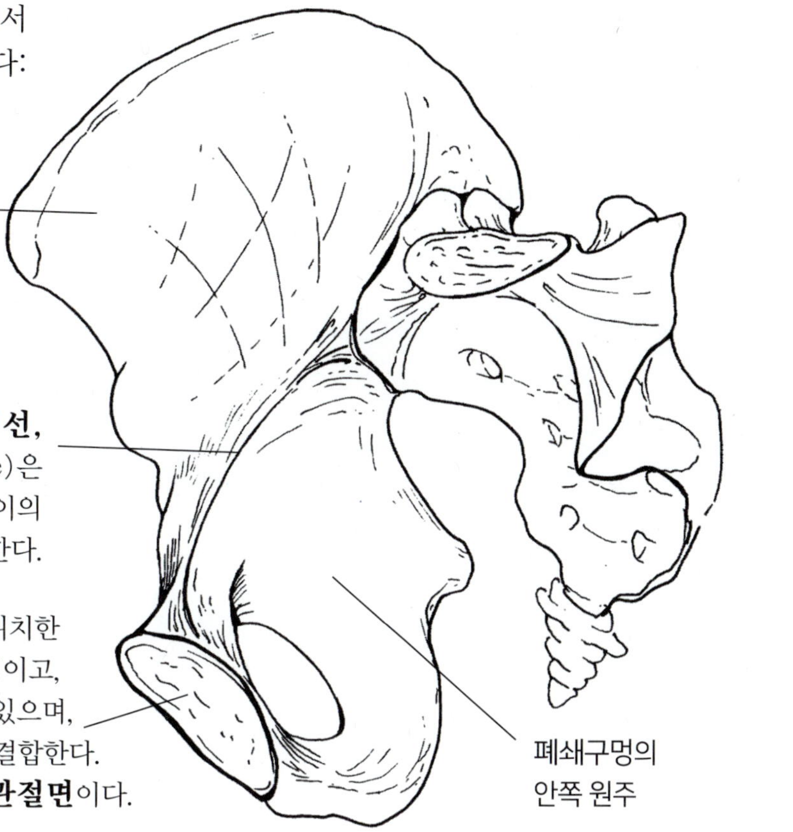

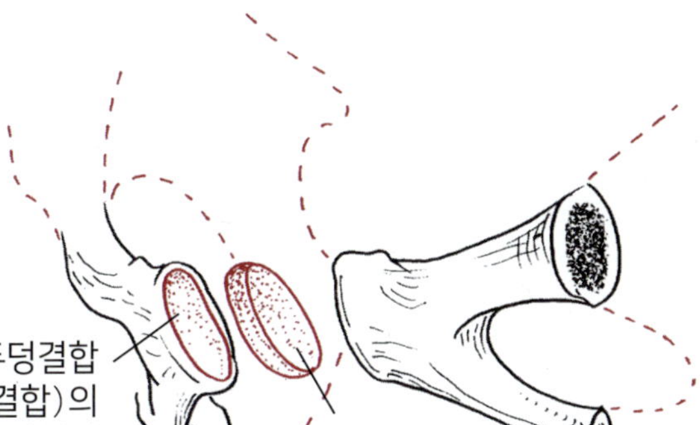

2개 두덩뼈 사이의 관절은 **두덩결합**으로 불린다.

2개의 두덩뼈 사이에 섬유연골성 원반이 존재하고,
이 원반은 관절면에 부착된다.

전체적 구조는 섬유성 띠에 의해 덮여 있고,
4개의 인대에 의해 보강된다:

앞쪽 인대, 뒤쪽 인대, 위쪽 인대 및
아래쪽 인대.

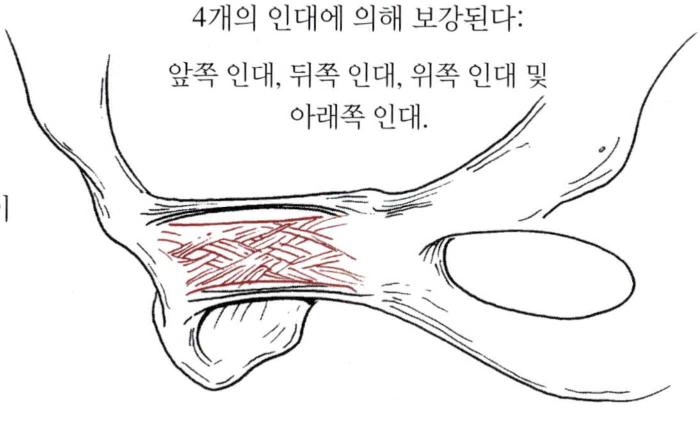

두덩결합은 가동성이 매우 적은 관절이다.
오직 작은 활주, 압박 및 비틀림의 움직임이
여기에서 가능하다.
출산 동안, 두덩결합은 느슨해져,
골반이 더 많이 벌어질 수 있다.

골반의 형태와 비율은 정상인△△들 사이에서도 상당히 다양하게 나타난다.

예를 들어,
골반입구는 둥근 형태일 수 있다.

혹은 어느 방향으로 납작할 수도 있다.
(중앙, 오른쪽)

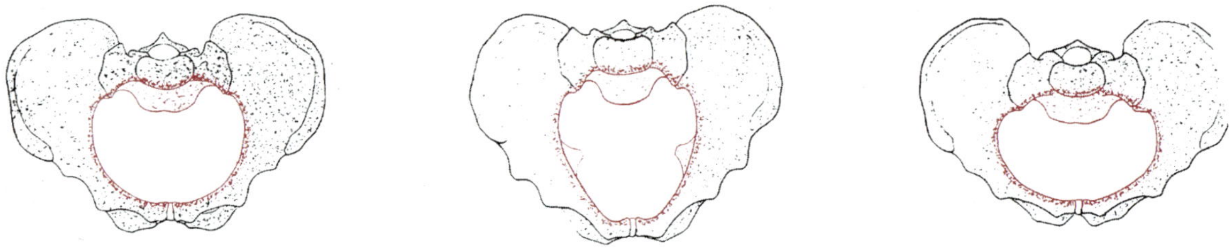

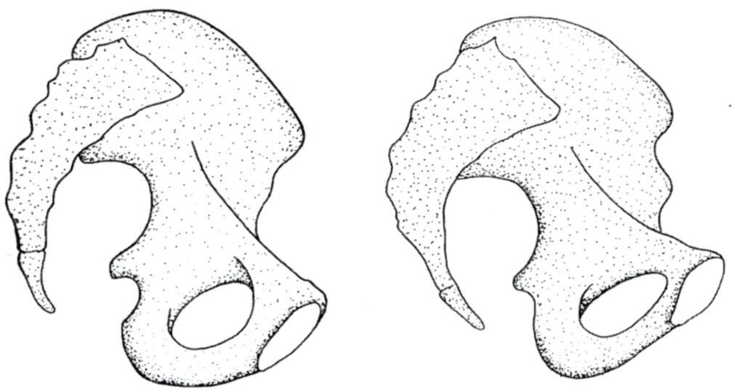

엉치뼈의 만곡은 크거나 작을 수 있고, 볼기뼈는 많이 발달되거나 적게 발달될 수 있다.

[측면]

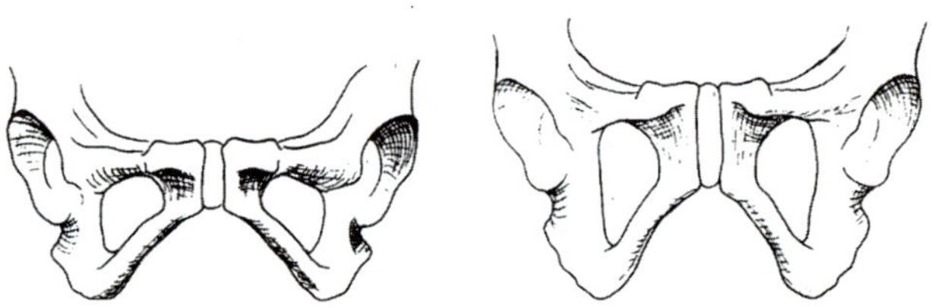

좌우 궁둥뼈거친면 사이의 간격이 더 크거나 작을 수 있다.

[앞면]

엉치뼈능선이나 위뒤엉덩뼈가시(PSIS)는 일부 사람에게서 더 튀어나올 수 있다. 이런 상태는 근육과 지방조직에 의한 패딩 부족으로 마루 운동(특히, 딱딱한 지면 위에서의 구르기)을 할 수 없게 만든다.

남성과 여성 사이에 뚜렷한 골반 형태의 차이점이 있다.

남성 골반은 좁은 편이고,
여성 골반은 넓은 편이어서
커다란 골반 입구과 골반 출구를
가진다.

이들 차이점은 여성의 임신과 출산
기능과 관련된다.

여성 골반

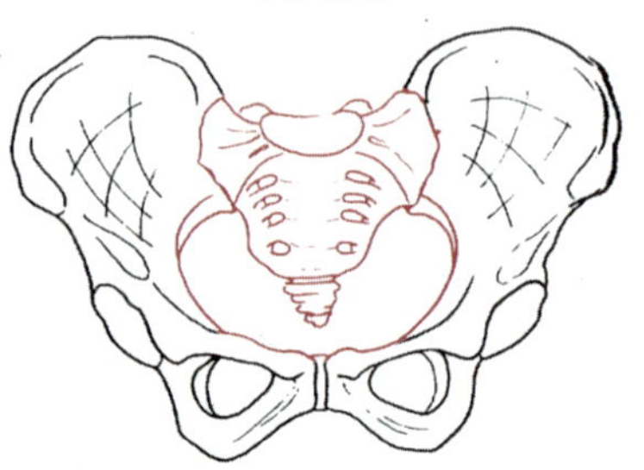

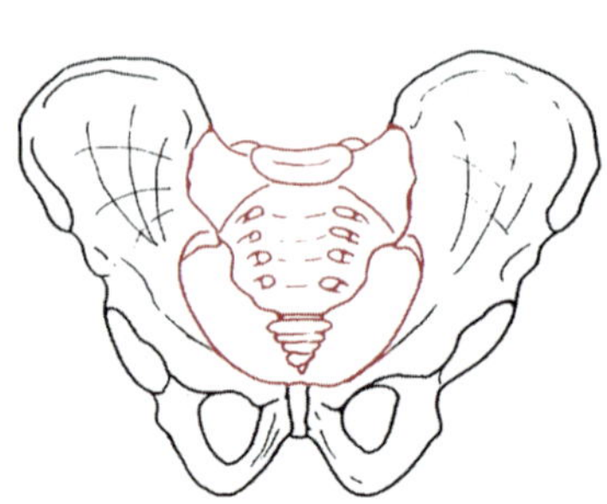

남성 골반

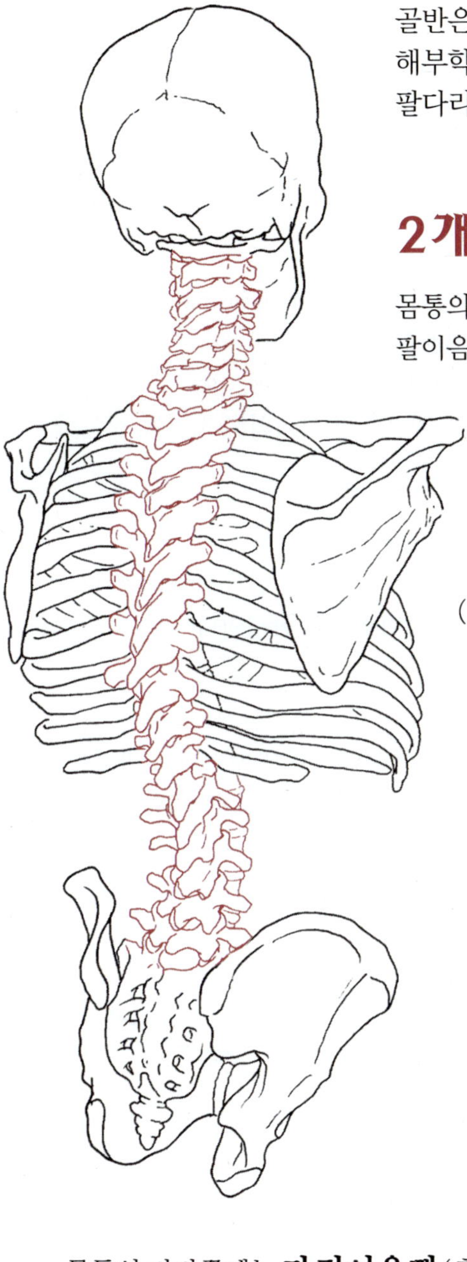

골반은 때때로 다리이음뼈로도 불린다.
해부학적으로, 이음뼈는 뼈와 관절의 구조물으로서
팔다리를 몸통에 연결한다.

2개의 이음뼈(*Two girdles*)

몸통의 위쪽에는 **팔이음뼈**가 존재하며, 갈비뼈 위에 놓여 있다.
팔이음뼈는 복장뼈, 2개의 빗장뼈, 그리고 2개의 어깨뼈로 구성된다.

팔이음뼈를 통해, 팔이 몸통에 연결된다.

팔이음뼈의 주요 특징은 가동성이다.
팔이음뼈는 관절을 통해 척주에 연결되지 않고,
그 대신, 가슴우리에 연결된다.
(더 많은 정보를 알고 싶으면,
p.113-118 참고)

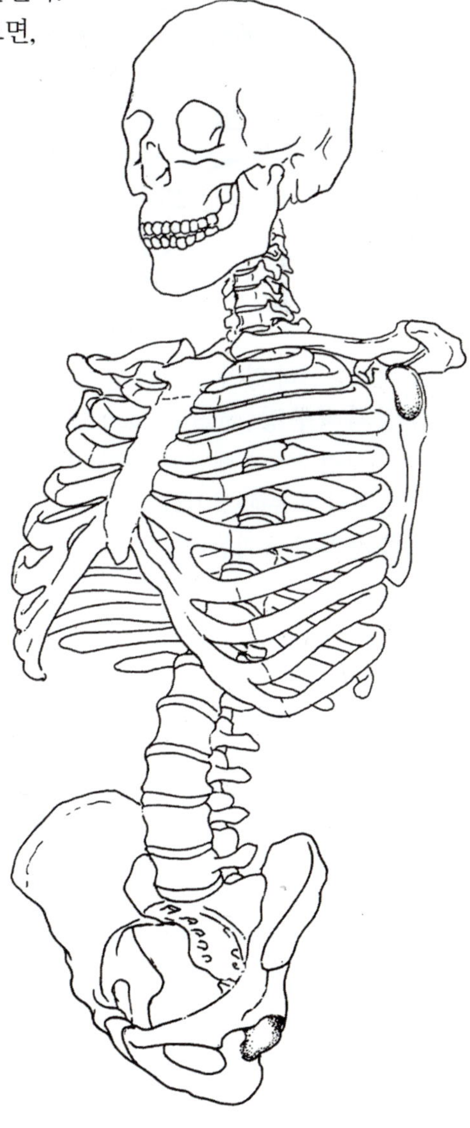

몸통의 바닥쪽에는 **다리이음뼈**(혹은 골반)가 있으며,
이것은 엉치뼈와 2개의 볼기뼈로 구성된다.

다리이음뼈를 통해 다리가 몸통에 연결된다.
이들 뼈 사이의 관절이 매우 적은 가동성이기 때문에,
다리이음뼈는 매우 안정된 구조물이다.
다리이음뼈는 엉치허리관절을 통해 몸통에 연결된다.
엉치허리관절은 다리이음뼈를 척주에 연결시킨다.
(더 많은 정보를 알고 싶으면, 본 장의 p.45-55 참고)

엉치뼈(천골, Sacrum)

엉치뼈는 양쪽 엉덩뼈 사이에 위치하고, 골반고리 중 뒤쪽 부분에 해당하는 쐐기 형태의 뼈이다.
엉치뼈는 5개의 척추뼈(S1-S5)가 확장되고 융합된 것이며,
개별 엉치뼈가 육안으로 확인될 수 있다.

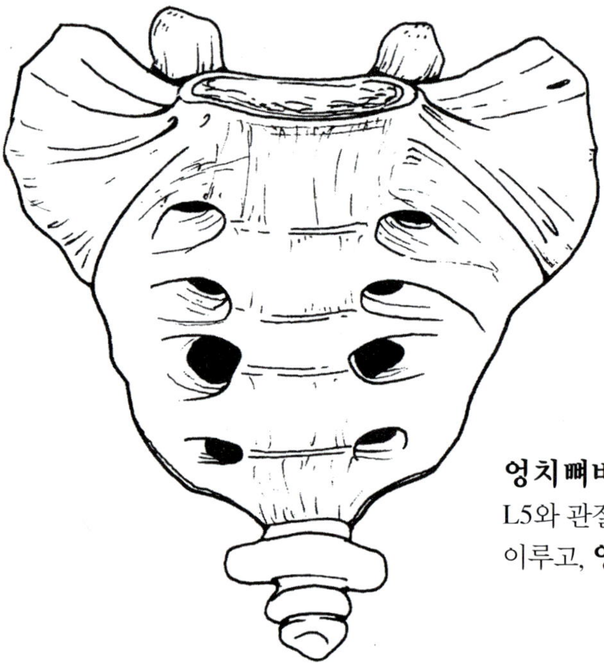

엉치뼈곶(천골갑, sacral promontory)은 S1의 위앞쪽 모서리다. 이것은 엉덩두덩선과 함께, 큰골반과 작은골반 사이의 경계면을 짓는다.

앞쪽면은 매끈하면서 오목하다. 앞쪽면에는 4개의 **가로능선**(transverse ridges)이 있으며, 척추사이원반의 잔재이다.

엉치뼈바닥(Sacrum base)으로 불리는 S1의 위쪽면은 L5와 관절을 이룬다. S5의 아래쪽면은 꼬리뼈와 관절을 이루고, **엉치뼈끝**(apex of sacrum)으로 불린다.

각 가로능선의 양쪽 끝에는 한 쌍의 **앞엉치뼈구멍**(anterior sacral foramina) (척추사이구멍에 해당되는)이 있다. 이들 구멍을 통해 엉치신경의 **앞쪽가지**가 통과한다.

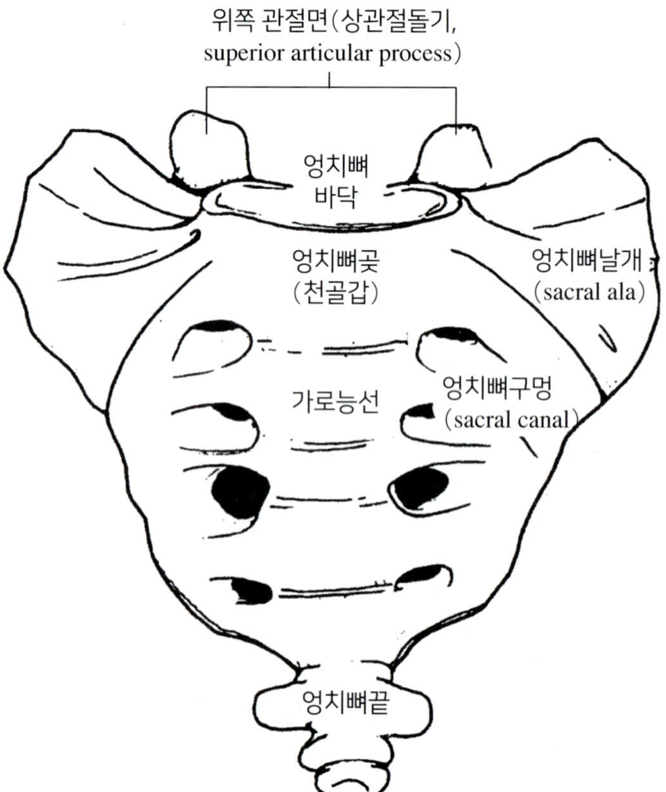

엉치뼈의 볼록한 뒤쪽면은 울퉁불퉁한 거친면이다. **뒤엉치뼈구멍**이 **앞엉치뼈구멍**과 연결된다; 이곳을 통해 엉치신경의 뒤쪽가지가 나온다. **정중엉치뼈능선**과 양쪽 **가쪽엉치뼈능선**은 각각 엉치뼈 가시돌기와 가로돌기의 잔재이다. 척수는 **엉치뼈관**을 통해 들어간다.

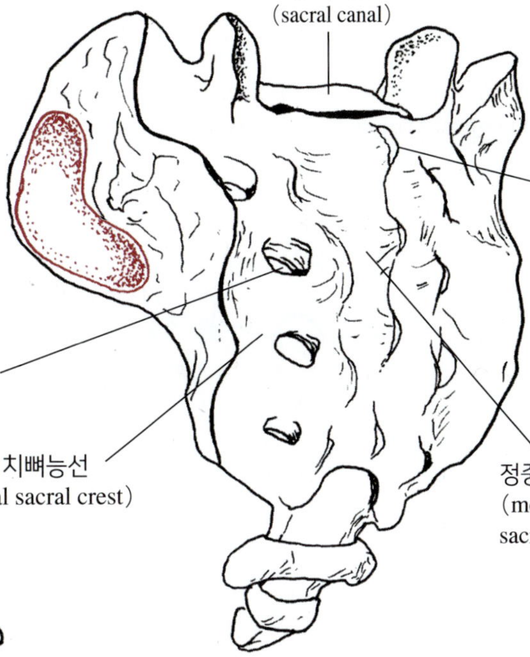

엉치뼈의 귀모양 관절면은 측면에서 가장 잘 관찰된다.

이것은 엉덩뼈의 **귀모양 관절면**과 관절을 이룬다.

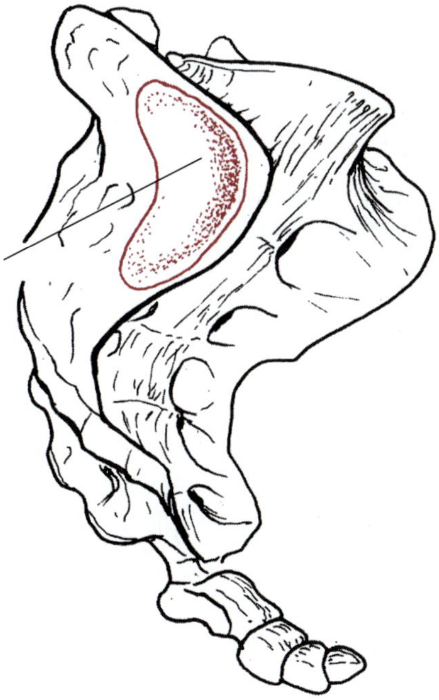

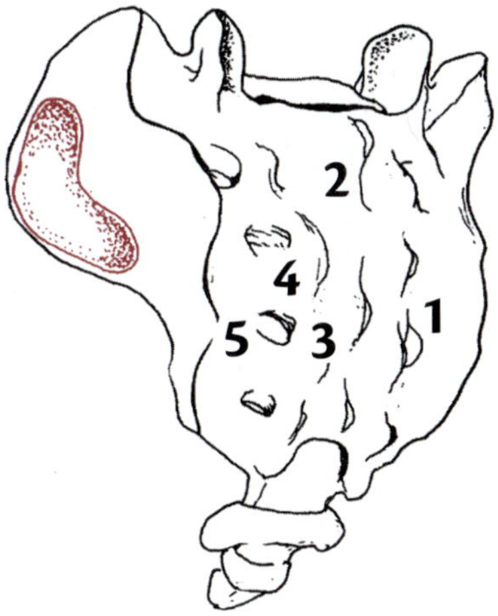

꼬리뼈(미골, Coccyx)

꼬리뼈는 작은 삼각형 모양의 뼈로서, 3-5개의 꼬리뼈가 융합된 것이다 (각각의 꼬리뼈는 개별적으로 분리될 수 없다).

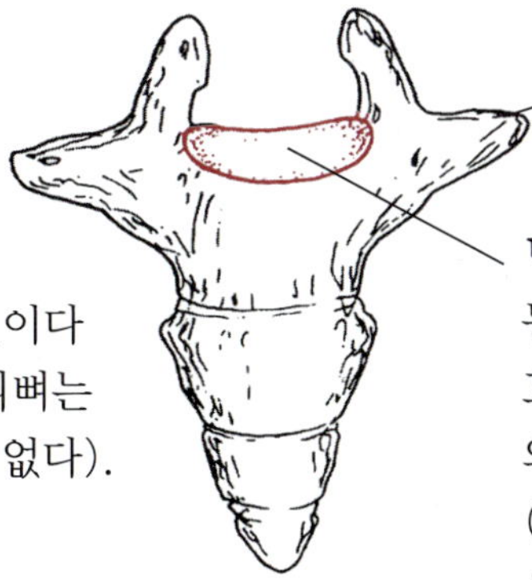

꼬리뼈는 **난원형의 관절면**을 통해 엉치뼈와 관절을 이룬다. 꼬리뼈는 관절주머니와 인대에 의해 지지를 받는다. (종종 꼬리엉치관절이 융합되기도 한다.)

엉치엉덩관절(천장관절, *Sacroiliac joint*)

이 관절은 엉덩뼈와 엉치뼈의 위쪽 부분에 있는 2개의 귀모양 관절면으로 구성된다.

엉치뼈의 귀모양 관절면은 약간 오목하다.

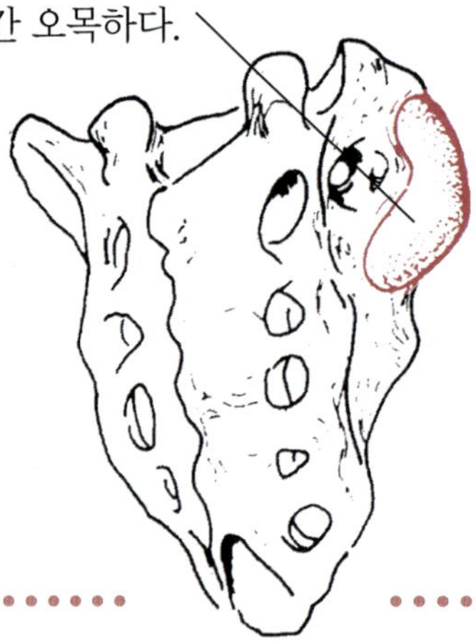

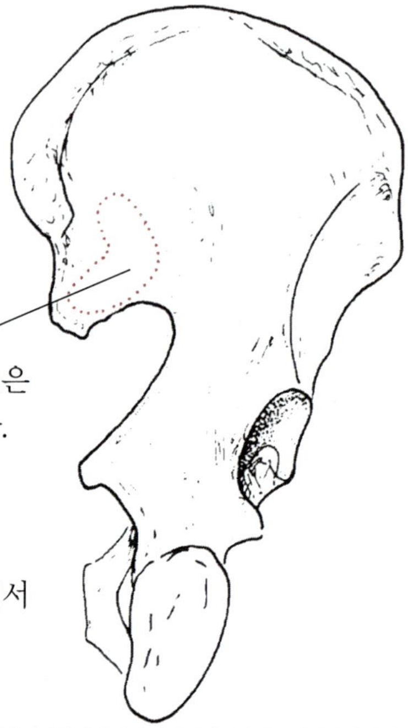

볼기뼈의 귀모양 관절면은 약간 볼록하다.

특히, 아래쪽 부분에서 볼록하다.

이런 배열은 엉치뼈와 2개의엉덩뼈 사이의 중요한 움직임인, 뉴테이션과 카운트뉴테이션을 허용한다.

뉴테이션(nutation) 시, 엉치뼈바닥이 앞쪽과 아래쪽으로 경사진다.

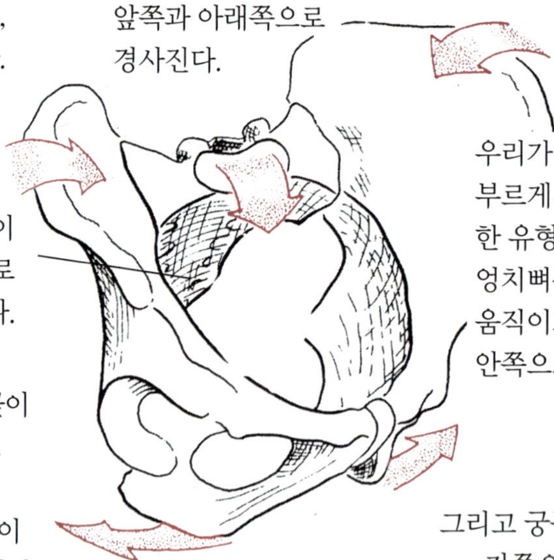

그리고 엉치뼈끝이 뒤쪽과 위쪽으로 경사진다.

우리가 골반의 모음이라고 부르게 될 움직임의 한 유형에서, 엉치뼈는 뉴테이션으로 움직이고, 엉덩뼈날개가 안쪽으로 당겨진다.

그리고 궁둥뼈거친면이 가쪽으로 움직인다.

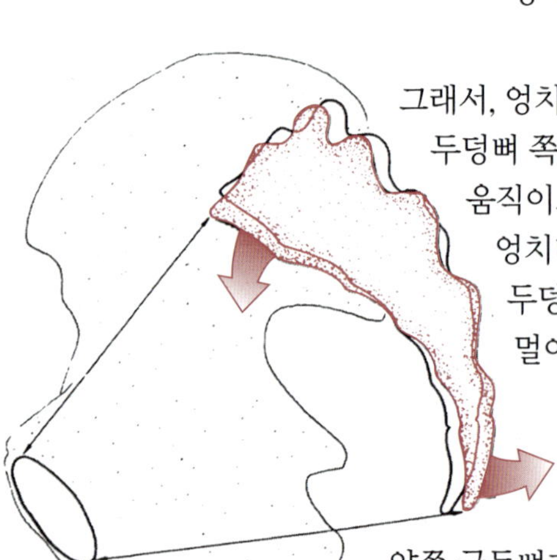

그래서, 엉치뼈곶이 두덩뼈 쪽으로 움직이고, 엉치뼈끝이 두덩뼈에서 멀어진다.

양쪽 궁둥뼈가 서로 멀어질 때, 그들이 사이의 간격이 증가한다.

요약하면:

엉덩뼈가 모음되는 동안,
골반 출구의 앞뒤 직경은 증가하고,
골반 입구의 앞뒤 직경은 감소한다.

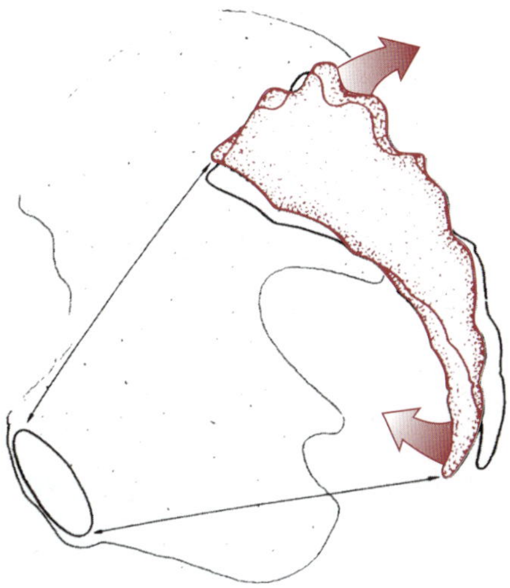

골반의 벌림이라고 불리는 반대 움직임이
일어나는 동안, 엉치뼈는
카운트뉴테이션(counternutation)하여,
엉치뼈바닥은 뒤위쪽으로 경사지고,
엉치뼈끝은 앞아래쪽으로 경사진다.
양쪽 엉덩뼈날개는 정중선에서
벌어지고, 양쪽 궁둥뼈는
서로 가까워진다.

요약하면:
벌림 동안,
골반 입구의 앞뒤 직경은
더 커지고,
골반 출구의 앞뒤 직경은
작아진다.

골반 입구와 골반 출구 사이의 치수 변화는 특히, 출산 때 일어난다.
골반 안으로 아기가 들어올 때 엉치뼈는 카운트뉴테이션할 것이고,
아기가 골반 밖으로 나올 때 뉴테이션이 일어날 것이다.

엉치엉덩인대(천장인대, *Sacroiliac ligaments*)

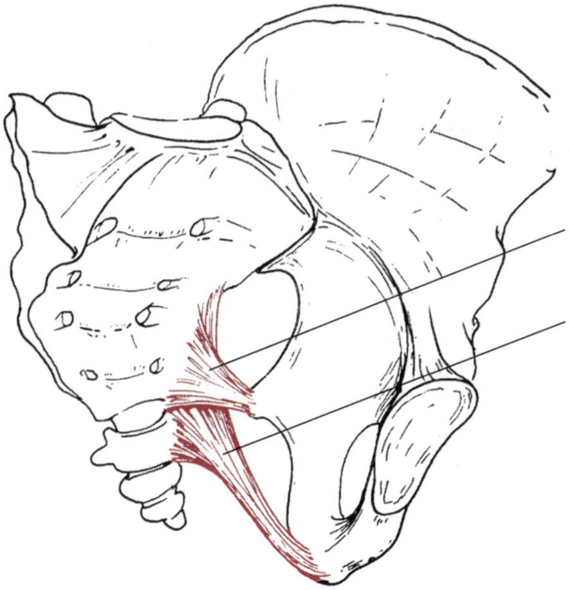

각 엉치엉덩관절은 **관절주머니**와
강한 **인대** 네크워크에 의해 보강된다:

앞쪽에 2개의 근막이 있다. (그림에 없음)

아래쪽에 있는
엉치가시인대(천극인대, sacrospinous ligament)는
엉치뼈와 궁둥뼈가시와 연결하고, 반면
엉치결절인대(천결인대, sacrotuberous ligament)는
엉치뼈와 궁둥뼈거친면을 연결한다.

이들 인대는 골반의 모음에
반대작용(저항)하는 경향이 있다.

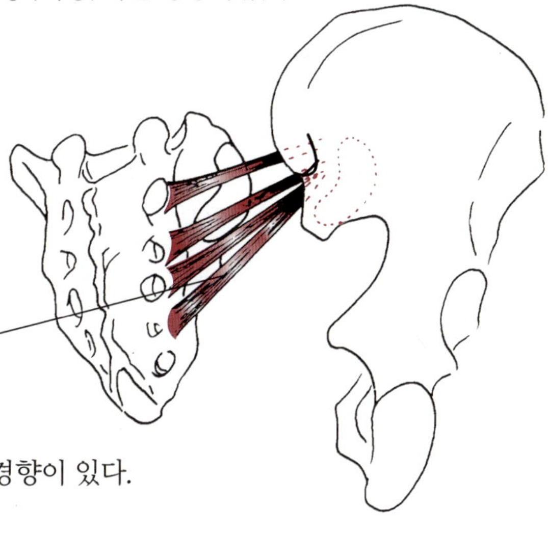

엉덩뼈와 가쪽엉덩뼈능선을
연결하는 일련의
뒤엉치엉덩인대(후천장인대,
posterior sacroiliac ligament)가 존재한다.

이들 인대는 골반의 벌림에 반대작용(저항)하는 경향이 있다.

허리뼈(요추) (*Lumbar spine*)

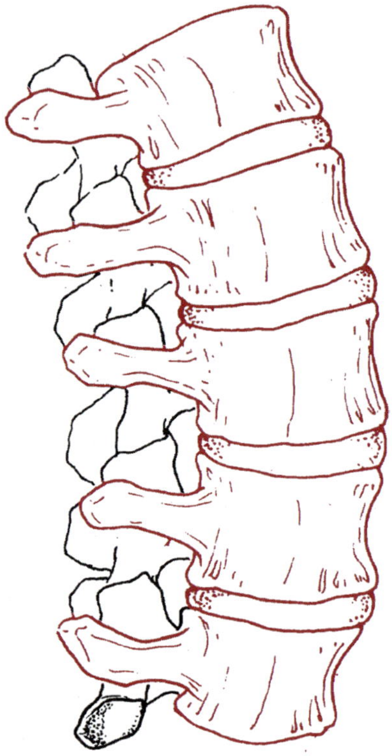

이것은 엉치뼈 위에 있는 다음의 구조물이다.
허리뼈 만곡은 뒤쪽으로 오목하다.
이것은 골반과 갈비우리 사이의 허리 부위이다.

허리뼈(*Lumbar vertebrae*)

허리뼈는 큰 편이고,
아래쪽으로 내려갈수록 더 커진다.

원반은 두껍고,
원반의 높이는 척추뼈몸통의 1/3에 해당한다.
이렇게 두꺼운 허리뼈 원반 때문에 가동성이 증가한다.

허리뼈몸통은 크고,
리마콩(lima bean)처럼 생겼다.
그들은 뒤쪽으로 오목하다.

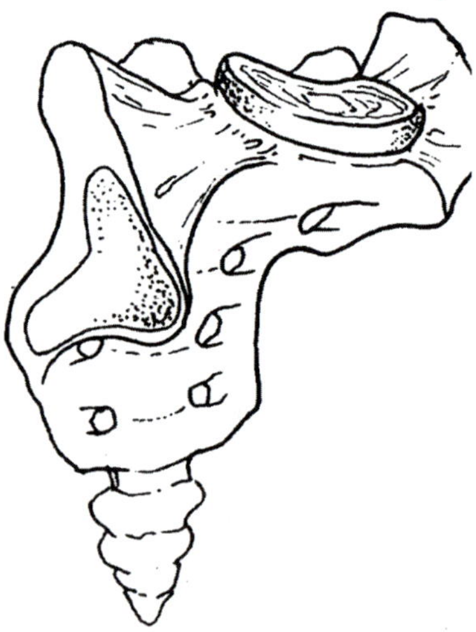

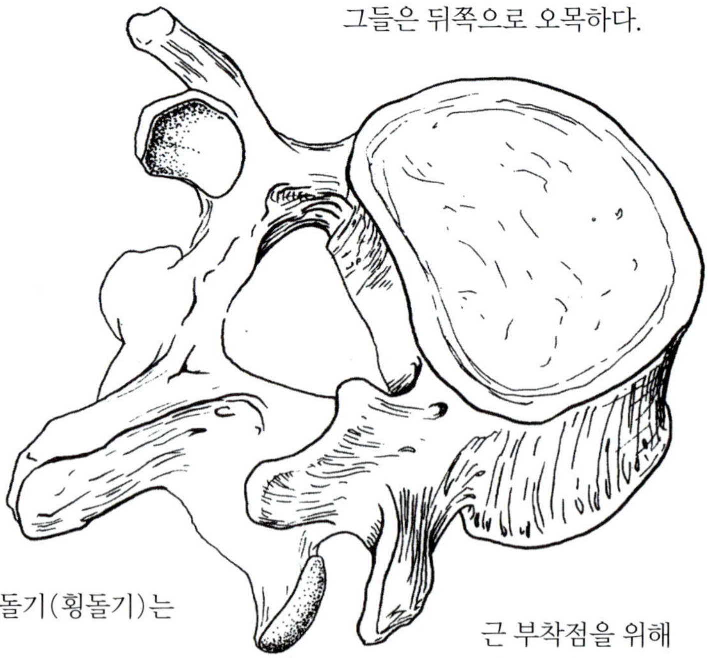

허리뼈의 가로돌기(횡돌기)는
긴 편이고,

근 부착점을 위해
가로돌기 끝에
뚜렷한 결절을 가진다.

허리뼈의 관절돌기는
척추뼈몸통에서 위쪽과
아래쪽으로
튀어나와 있고,

그 사이에
협곡이라
불리는
좁은 영역을
가진다.

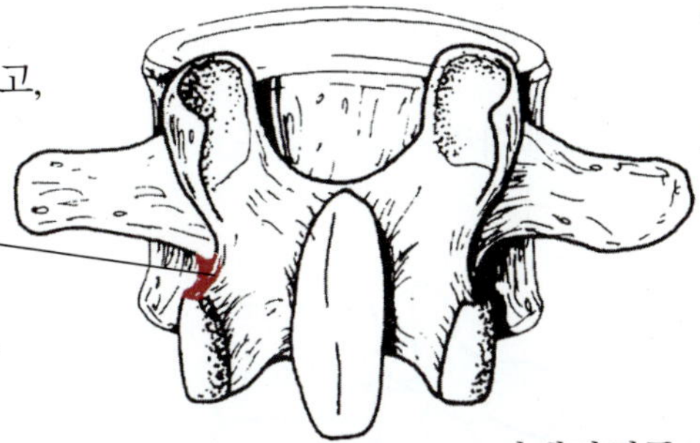

허리뼈의 위관절돌기는
오목한 원통형을 가진다.
위관절돌기는 안쪽
(그리고 약간 뒤쪽)
으로 향한다.

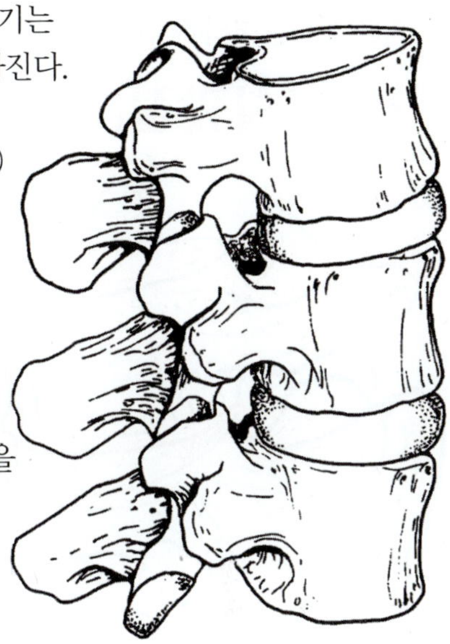

아래관절돌기는 볼록한 원통형을
가진다. 그들은 가쪽(그리고
약간 앞쪽)으로 향한다.
아래관절돌기는 이웃한
관절돌기와 관절을 이루고,
아래위로 층을 쌓듯이 놓여 있다.

관절돌기의 파셋은 수직 방향이고,
어느 정도 시상면 상에 위치한다.*

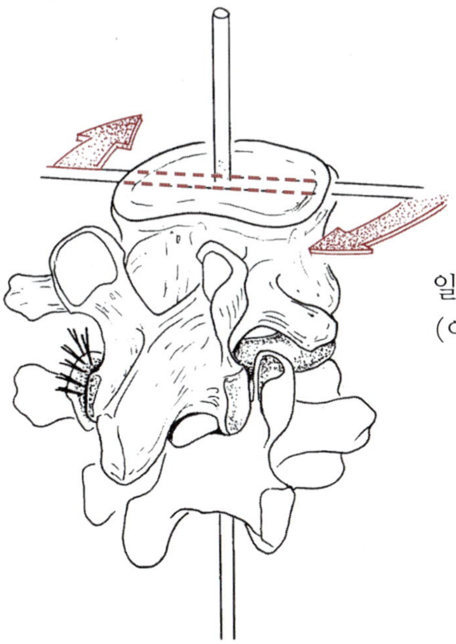

이런 특성 때문에
허리뼈에서
돌림이 거의
일어나지 않는다
(아래).

그러나, 아래의 움직임을 촉진한다:

굽힘
(굴곡)

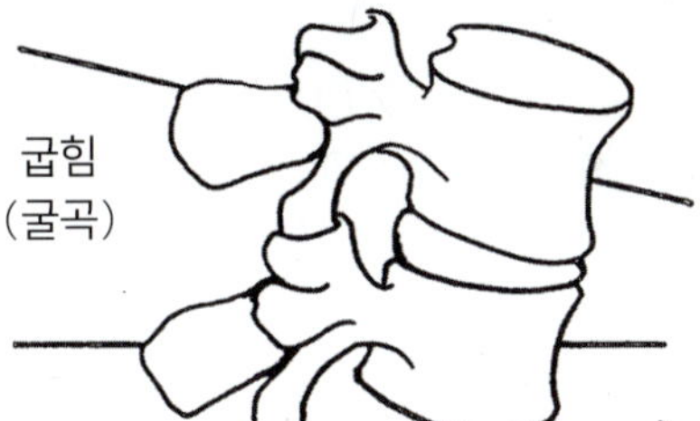

폄(신전)

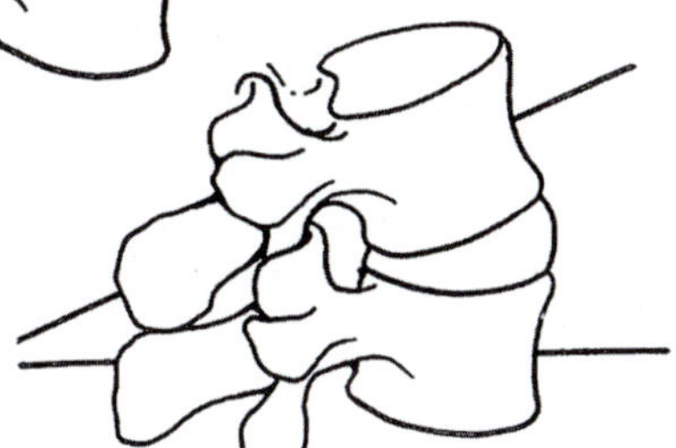

옆굽힘
(측방굴곡)

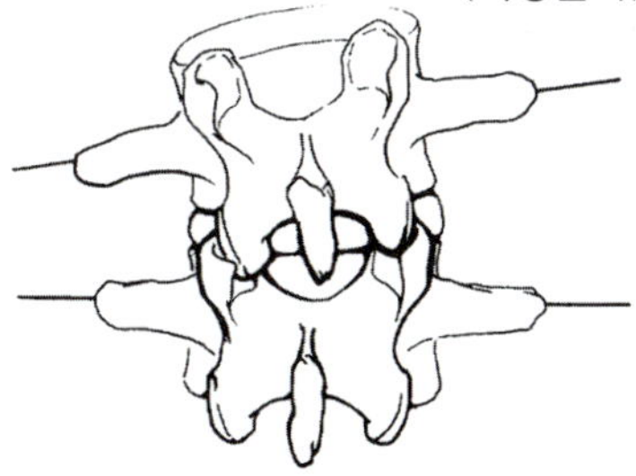

*위쪽 레벨의 허리뼈는 시상면에 위치한다.
아래쪽 레벨로 내려올수록, 허리뼈는 조금 더 이마면으로 향한다.
허리엉치이음부의 관절파셋은 거의 이마면상에 위치한다.

허리뼈의 가동성을 요약해 보면:
굽힘, 폄 및 옆굽힘의 가동범위가 좋고,
돌림의 가동범위는 많이 제한된다.

엉치뼈와 5번 허리뼈사이에서, 다음을 발견할 수 있다.

허리엉치관절(요천관절) *(Lumbosacral joint)*

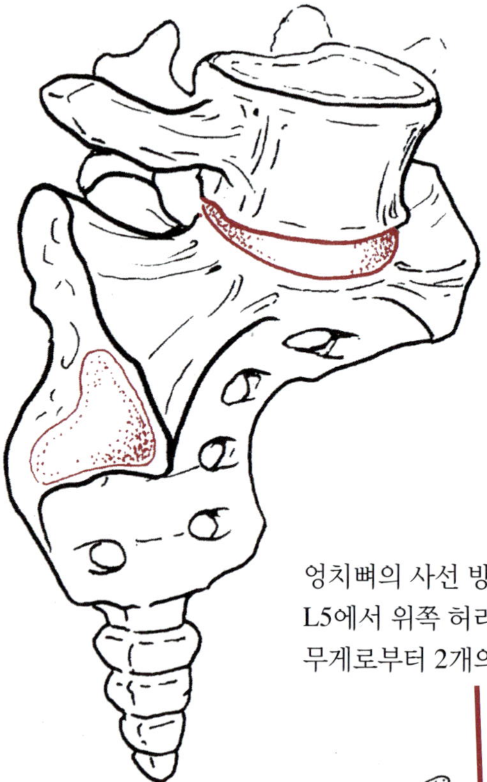

엉치뼈바닥은 사람에 따라 다양한 각도로 앞쪽으로 경사져 있다. (일부 사람에게서는 상당히 심하게 경사져 있다.)

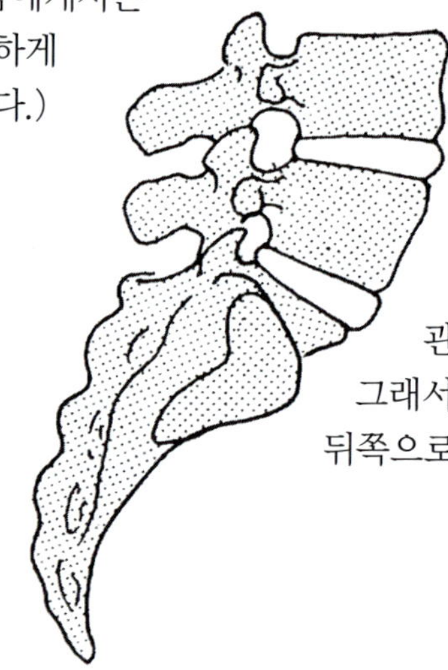

또한 L5의 몸통과 L5-S1사이 원반은 뒤쪽보다 앞쪽이 약간 더 두꺼운 편이다. (이것은 L4/L5 관절에서도 적용된다.) 그래서 허리엉치관절은 뒤쪽으로 오목하다.

엉치뼈의 사선 방향 때문에, L5에서 위쪽 허리뼈몸통의 무게로부터 2개의 수직 힘 성분이 생긴다.

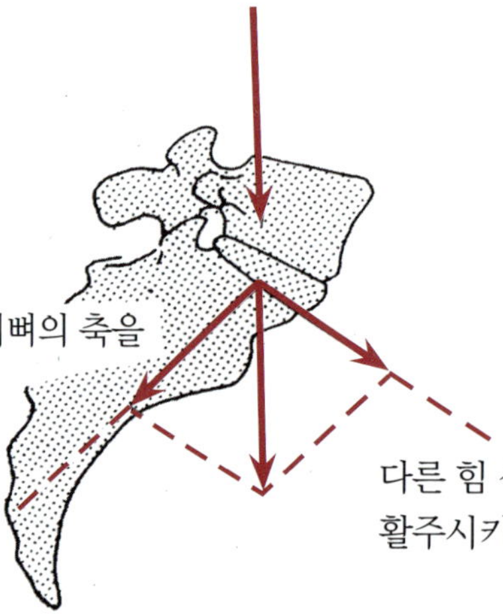

하나의 힘 성분은 엉치뼈의 축을 따라 생성된다.

다른 힘 성분은 L5가 전방으로 활주시키는 경향이 있다.

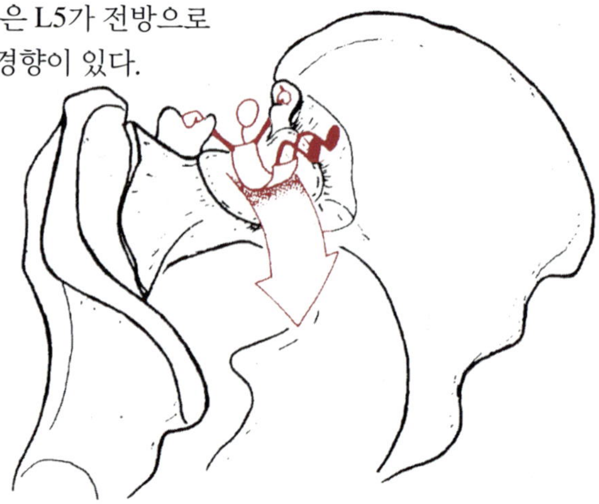

엉치뼈바닥의 경사가 크다면, 두 번째 힘 성분(활주시키는 힘)이 더 커질 것이다.

한편, 많은 사람이 생각하듯이, 실제로 L5가 엉치뼈바닥 위에서 안정을 취하지 못할 것이다. L5가 앞쪽으로 활주하길 원한다.

활주하는 경향은 S1의 관절파셋과 L5의 아래관절돌기 사이의 접촉력에 의해 저항을 받는다.

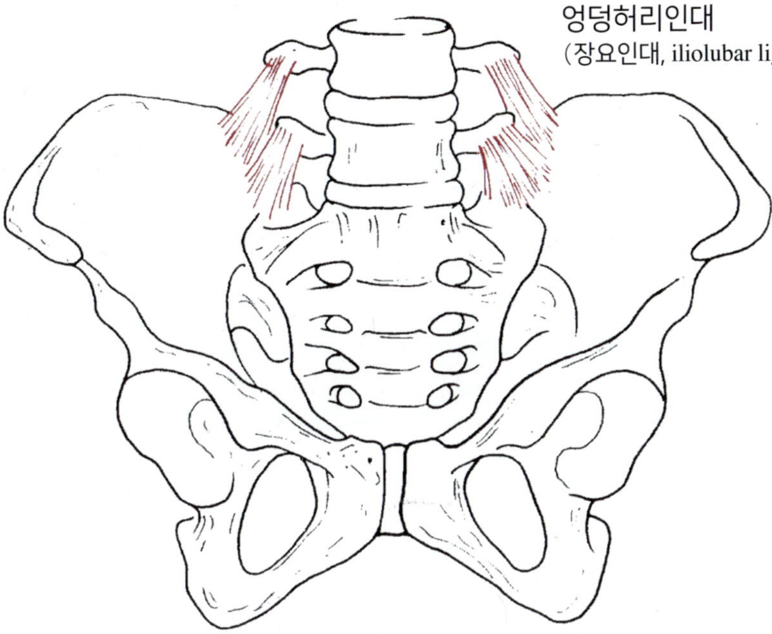

L5와 L4의 가로돌기와
엉덩뼈능선을 이어주는
엉덩허리인대가 존재한다.

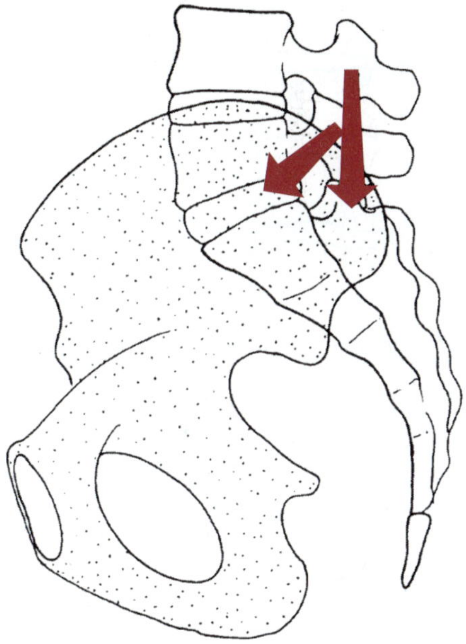

이들 인대는 옆굽힘에
반대 작용하는 경향이 있다.

측면에서 봤을 때, 여러분은 L4의 가로돌기에서
시작하는 인대는 뒤아래쪽으로 향하고,
또 L5의 가로돌기에서 시작된 인대는
앞아래쪽으로 주행하는 사실을 알게 될 것이다.

그 결과, 허리뼈를 굽힘할 때,
L4의 인대는 신장되고,
L5의 인대는 느슨해진다.

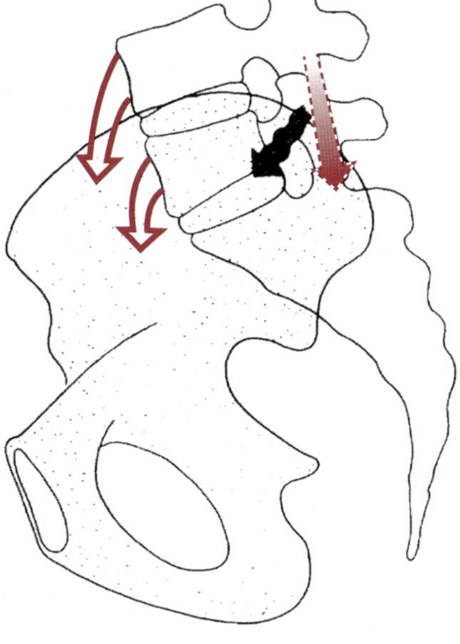

반면, 폄을 할 때는
반대 현상이 일어난다.

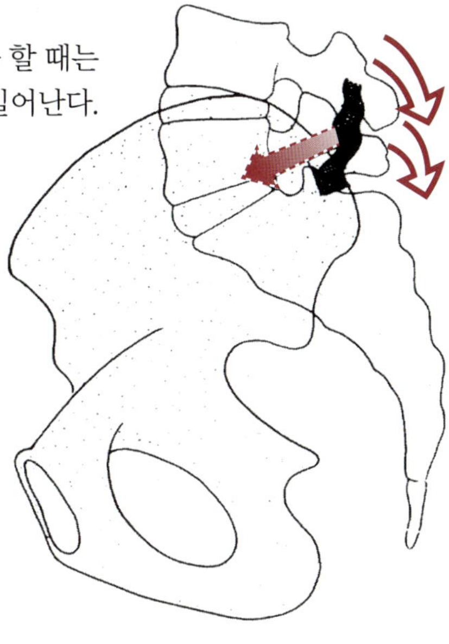

등뼈(흉추, *Thoracic spine*)

등뼈는 갈비뼈와 관절을 이룬다.
등뼈는 12개의 뼈로 구성된다.

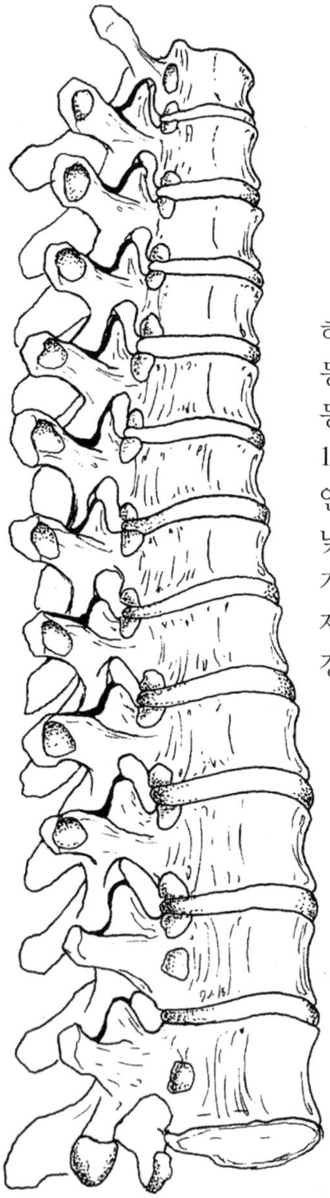

허리뼈와는 달리, 등뼈의 원반 두께는 등뼈몸통의 1/6 정도 밖에 안된다; 낮은 원반 두께는 가동범위를 제한하는 경향이 있다.

등뼈 몸통의 뒤쪽은 갈비뼈와 관절을 이루는 관절오목을 가지고 있다.
T1은 몸통의 위쪽에 원형의 관절오목과 아래쪽에 반원형의 관절오목을 하나씩 가지고 있다.
T2-T9는 각각 반원형의 위관절오목과 아래관절오목을 가지고 있다.
T10-T12는 하나의 관절오목만 가지고 있다.

등뼈몸통 (*Thoracic vertebrae*)

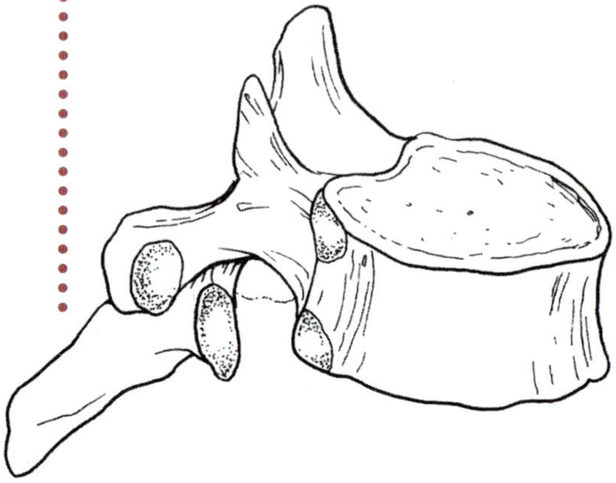

등뼈몸통은 원통형이고, 몸통의 단면은 거의 둥근 형태이다.

등뼈 영역에서, 관절돌기의 파셋은 둥글고 납작한 편이다.

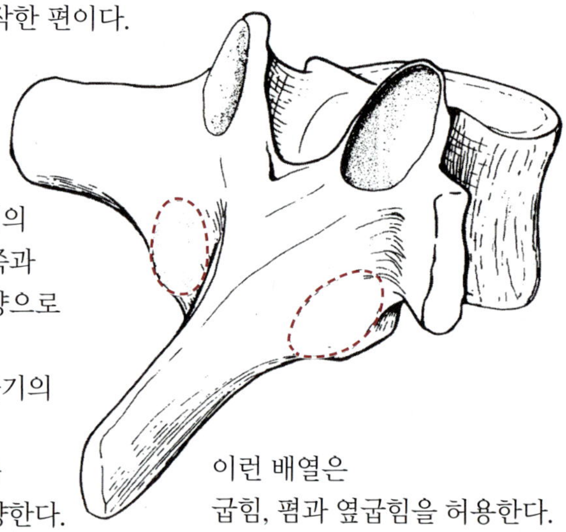

위관절돌기의 파셋은 뒤쪽과 위가쪽 방향으로 향하고, 아래관절돌기의 파셋은 앞아래쪽과 안쪽으로 향한다.

이런 배열은 굽힘, 폄과 옆굽힘을 허용한다.

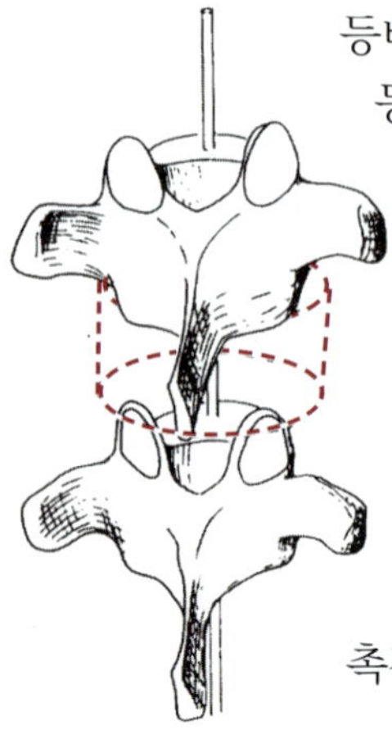

등뼈의 운동축이 등뼈몸통의 중심을 통과하기 때문에, 이들 파셋은 원의 둘레 근처에 위치하게 된다.

이것은 움직임을 촉진한다.

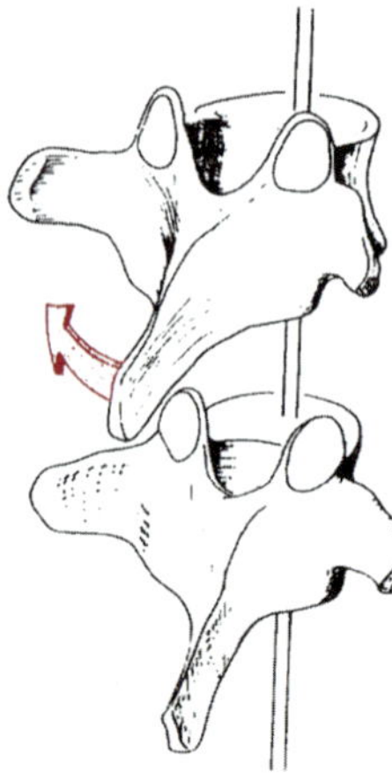

등뼈의 고리판은 납작한 직사각형 모양이고,
그들의 폭보다 길이가 더 크다. 그들은 지붕 위의
기왓장처럼, 층층이 겹쳐져 쌓여 있다.

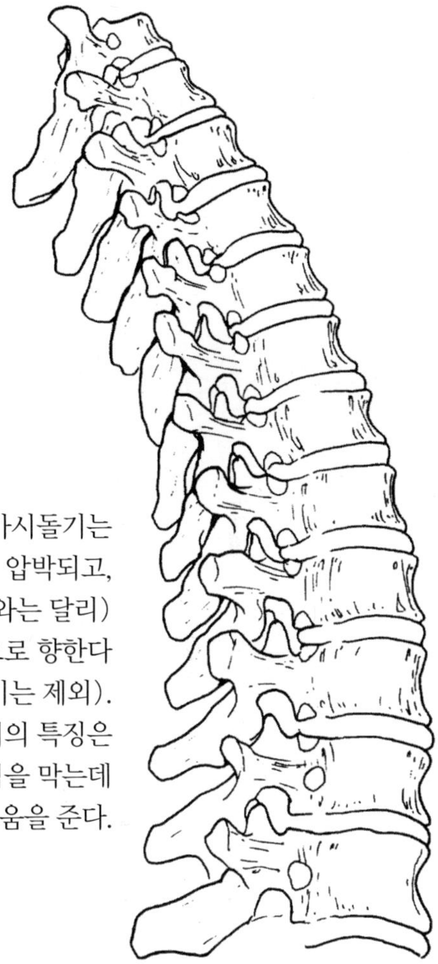

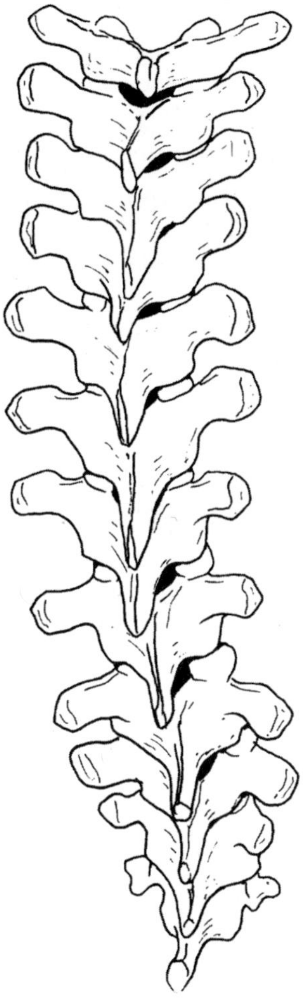

등뼈의 가로돌기는
위에서 아래로 내려갈수록 작아지고(왼쪽),
T1에서 T10까지의 가로돌기는
갈비뼈결절과 관절을 이루는
앞쪽 파셋을 가지고 있다.

등뼈의 가시돌기는
매우 긴 편이고, 가쪽으로 압박되고,
(허리뼈와는 달리)
아래쪽으로 향한다
(T11과 T12의 가시돌기는 제외).
이런 등뼈 가시돌기의 특징은
젖힘을 막는데
도움을 준다.

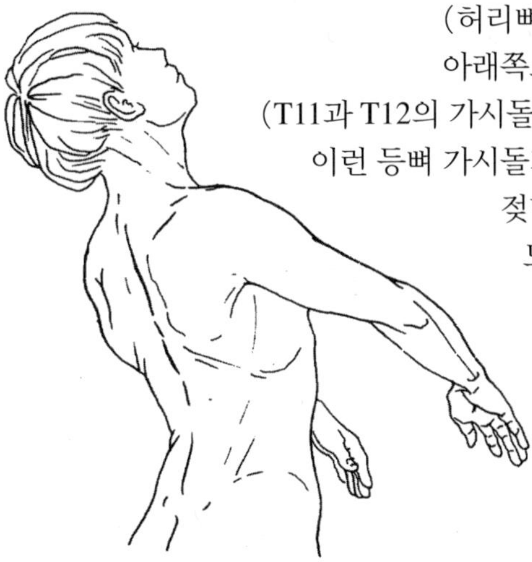

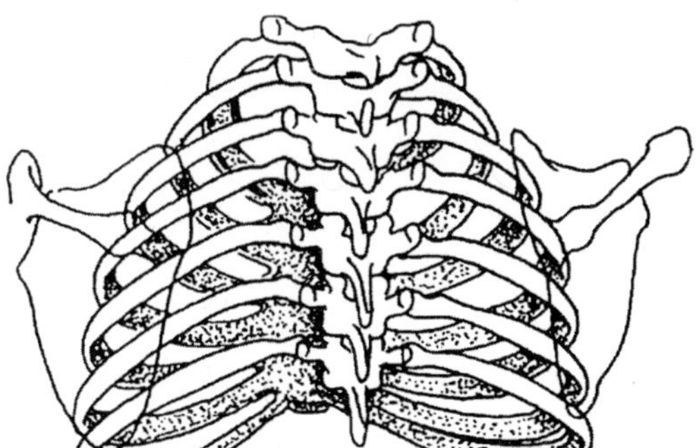

등뼈가 갈비우리에 부착하기 때문에,
등뼈의 가동성이 제한된다.

이것은 특히 어깨뼈 사이의 T1–T7에서 확연하다. 그리고
T1–T7에 해당하는 갈비뼈(참갈비뼈)는 가동성을 거의 허용하지
않는 짧은 갈비연골을 통해 복장뼈에 직접 연결된다.

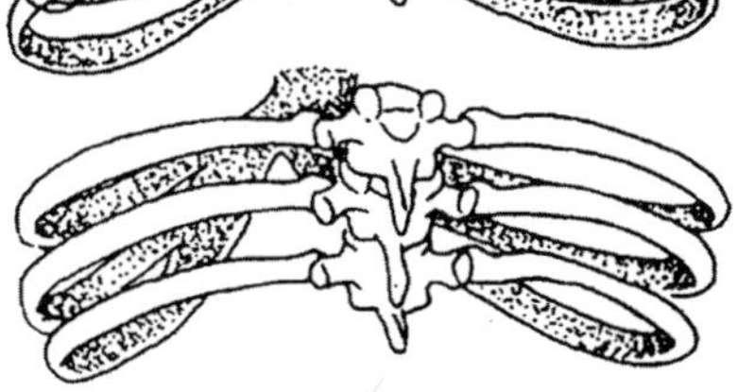

8번, 9번 및 10번 갈비뼈(거짓갈비뼈)는 복장뼈에 직접 연결되기
보다는 7번 갈비뼈의 갈비연골에 연결되는 긴 갈비연골을
가지고 있다. 8번, 9번 및 10번 갈비뼈의 가동성은 큰 편이다.

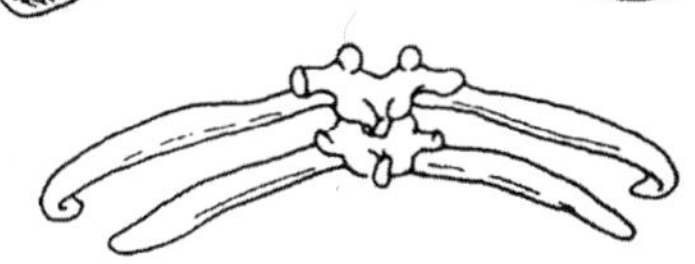

11번과 12번 갈비뼈(뜬갈비뼈)는 앞쪽 부착점이 없어서,
갈비뼈 중에서 가동성이 가장 크다.

가슴우리(흉곽) (Thoracic Cage)

가슴우리는 뒤쪽의 등뼈, 앞쪽의 갈비뼈와 복장뼈로 구성된다.

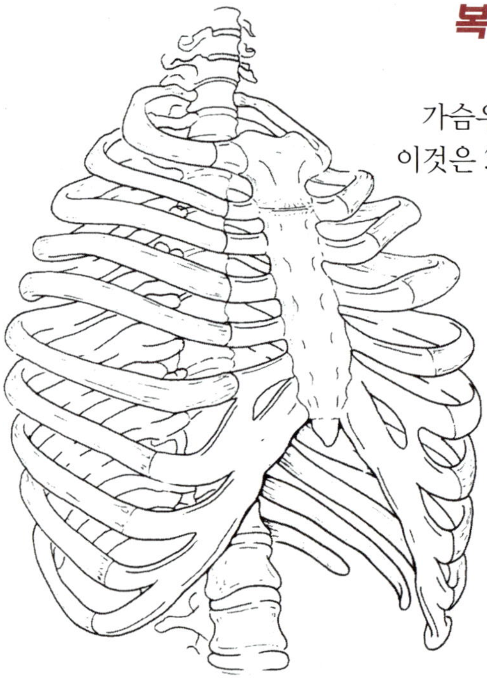

복장뼈(흉골, sternum)

복장뼈는 납작한 뼈이고,
가슴우리의 앞쪽면에 위치한다.
이것은 3개의 부분으로 구성된다:

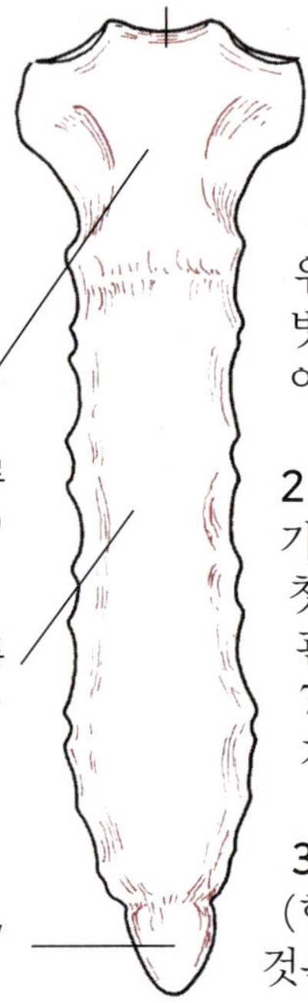

1. 복장뼈자루:
복장뼈자루의
위쪽 부분은
빗장뼈와 관절을
이룬다(p.113 참고).

2. 복장뼈몸통:
가쪽 모서리에
첫 7개 갈비뼈와
관절을 이루는
7개의 패임을
가지고 있다.

3. 칼돌기
(항상 존재하는
것은 아니다.)

갈비뼈(늑골, rib)

갈비뼈는 길고 납작한 뼈이고, 비틀려 있다.
각 갈비뼈는 3개의 부분을 가진
뒤쪽끝단(머리, 목 및 결절),
몸통 및 앞쪽끝단(갈비연골과
관절을 이루는)으로
구성된다.

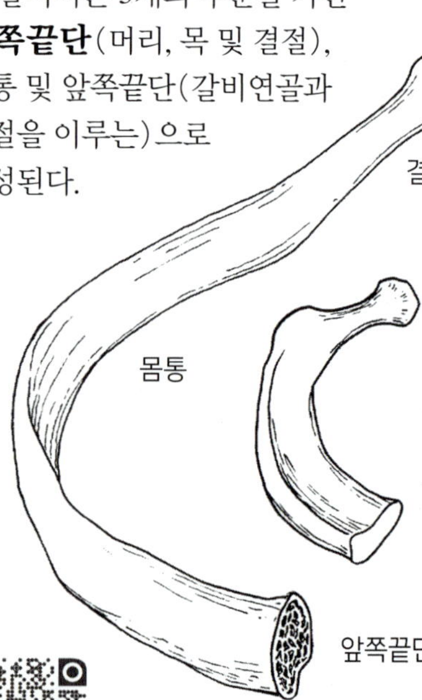

첫 번째 갈비뼈는
가장 작다.
이것은 위에서
볼 때 납작하다.

갈비뼈는 3가지 패턴으로 휘어져 있다:

A. 위에서 볼 때,
갈비뼈의 모서리는
양동이손잡이처럼 생겼다.

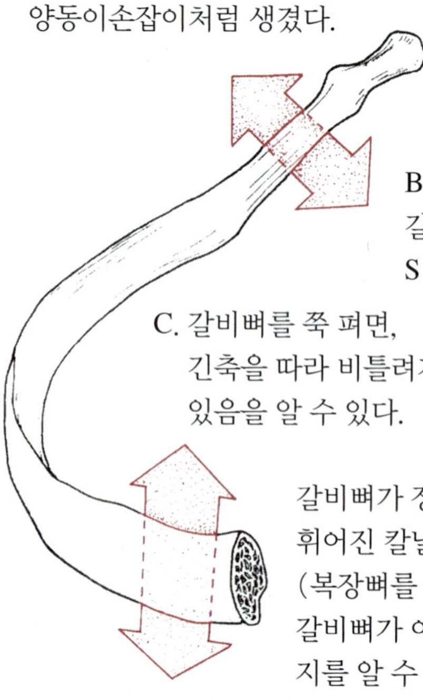

B. 앞에서 볼 때,
갈비뼈는 이태릭체
S 자처럼 생겼다.

C. 갈비뼈를 쭉 펴면,
긴축을 따라 비틀려져
있음을 알 수 있다.

갈비뼈가 장력을 받을 때,
휘어진 칼날처럼 바뀐다.
(복장뼈를 절개하면,
갈비뼈가 어떻게 움직이는
지를 알 수 있다).

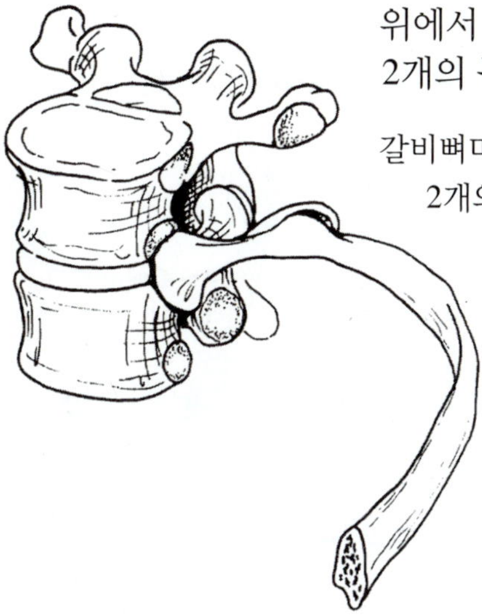

위에서 보듯이, 대부분의 갈비뼈는
2개의 등뼈와 관절을 이룬다:

갈비뼈머리에 있는 2개의 파셋은
2개의 등뼈몸통과 연결하고,
갈비뼈결절은 가로돌기와
연결한다.

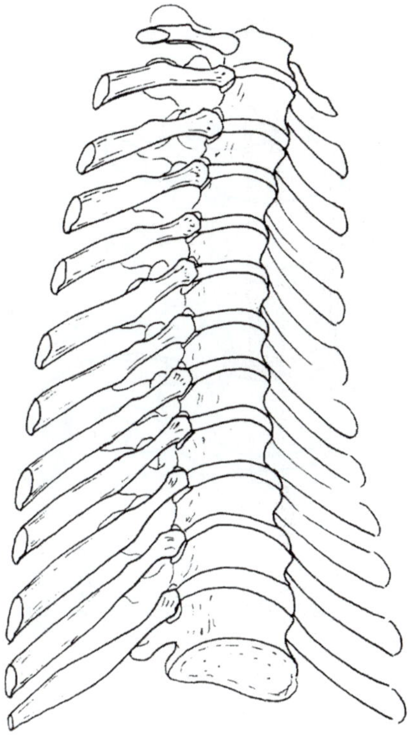

예외는
1번, 11번 및 12번 갈비뼈이며,
이들은 1개의 등뼈몸통과
만나고, 11번과 12번 갈비뼈는
가로돌기와 만나지 않는다.

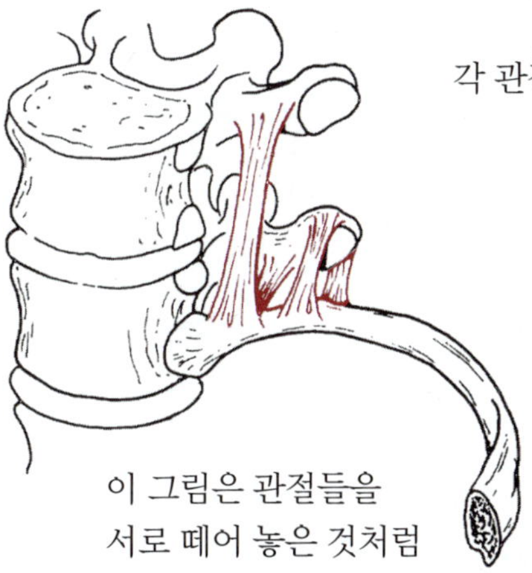

각 관절은 수많은 작은 인대들에
의해 고정된다.

이 그림은 관절들을
서로 떼어 놓은 것처럼
묘사하고 있다.

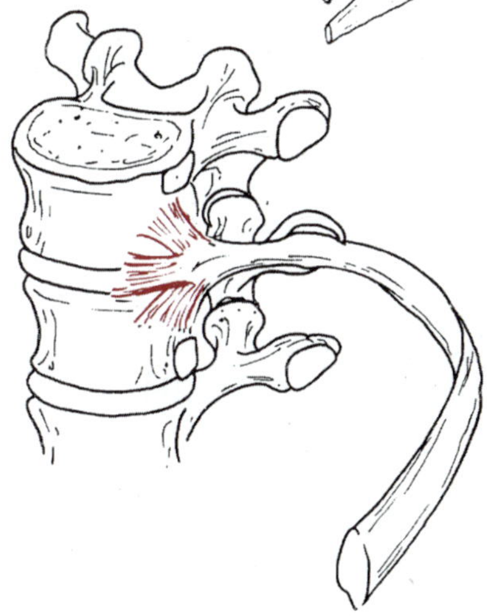

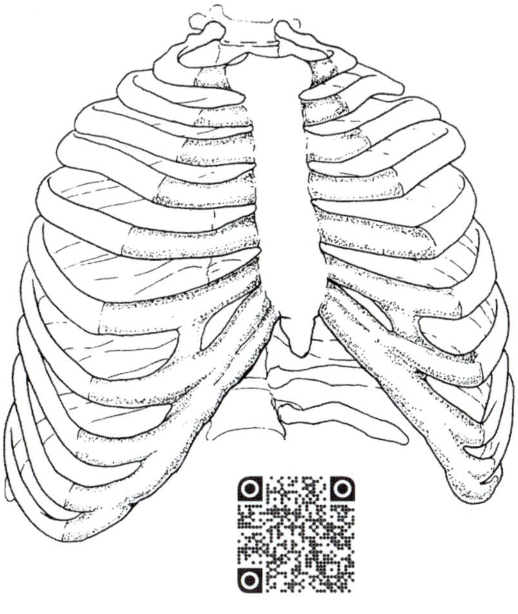

앞에서 보면, 각 갈비뼈는 **갈비연골**을 통해 복장뼈에 부착하고 있다. 갈비연골은 가슴우리의 탄성을 증가시킨다.

첫 7개의 갈비뼈(1-7번 갈비뼈)는 짧고, 복장뼈에 직접 부착한다. 이들 갈비뼈는 **참갈비뼈**로 불린다.

그 다음 3개 갈비뼈(8-10번 갈비뼈)는 길고, 7번 갈비뼈에 부착한다. 이들 갈비뼈는 **거짓갈비뼈**로 불리며, 큰 가동성을 가지고 있다.

나머지 2개 갈비뼈(11-12번 갈비뼈)는 연골을 가지고 있지 않고, **뜬갈비뼈**로 불린다.

갈비뼈의 움직임

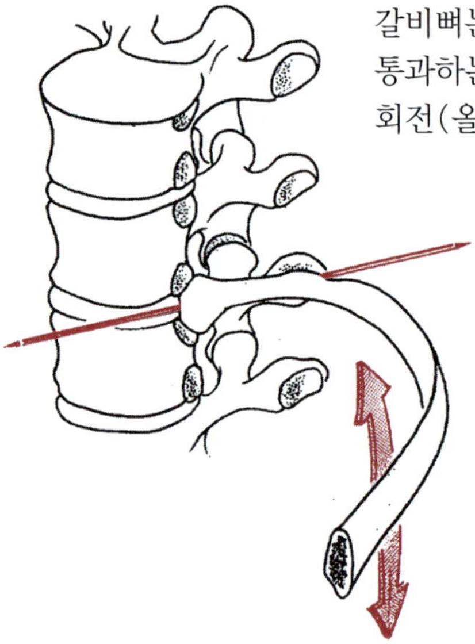

갈비뼈는 2개 관절의 중심을 통과하는 축을 중심으로 회전(올림과 내림)한다:

- 한 관절은 2개의 파셋이 등뼈몸통과 관절을 이룬다.
- 다른 관절은 등뼈의 가로돌기와 관절을 이룬다.

갈비뼈의 움직임은 양동이손잡이의 움직임과 비교될 수 있다.

갈비뼈가 위쪽이나 아래쪽으로 움직일 때, 가슴우리(양동이)의 직경이 변한다.

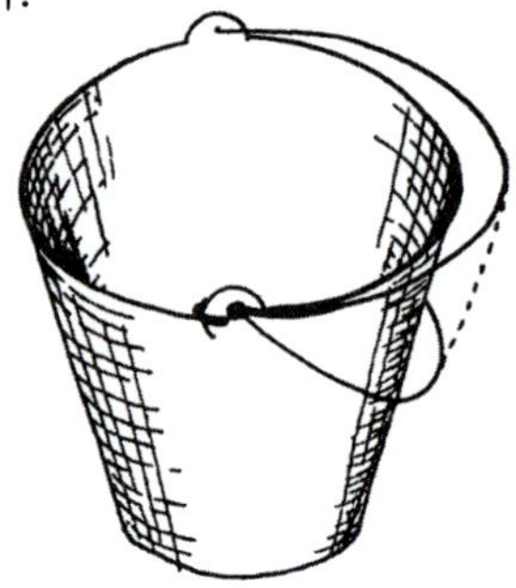

다른 레벨에서는, 등뼈의 형태가 변하기 때문에 이들 관절의 공간적 관계도 변한다.

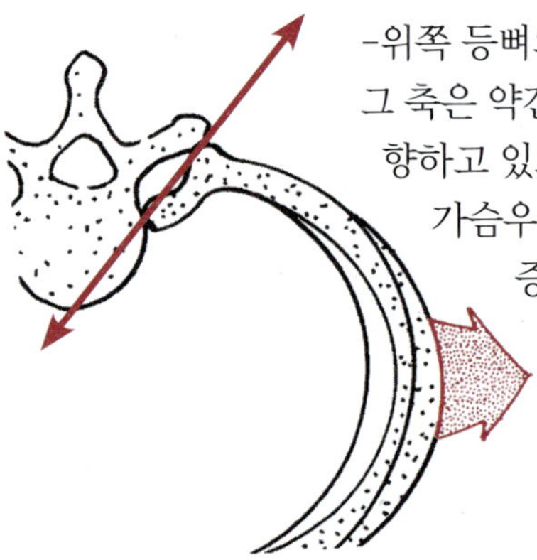

-위쪽 등뼈의 경우, 그 축은 약간 더 가쪽으로 향하고 있고, 갈비뼈의 올림은 가슴우리의 앞쪽 직경을 증가시킨다.

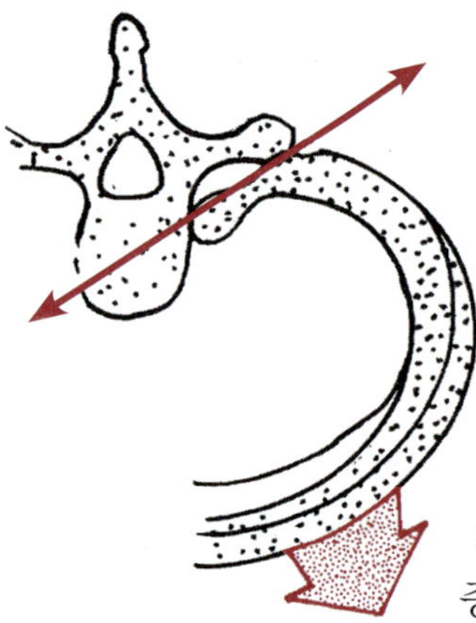

-이와 반대로, 아래쪽 등뼈의 경우는, 그 축이 약간 더 뒤쪽으로 향하게 되어, 갈비뼈의 올림 시 가슴우리의 가쪽 직경이 증가한다.

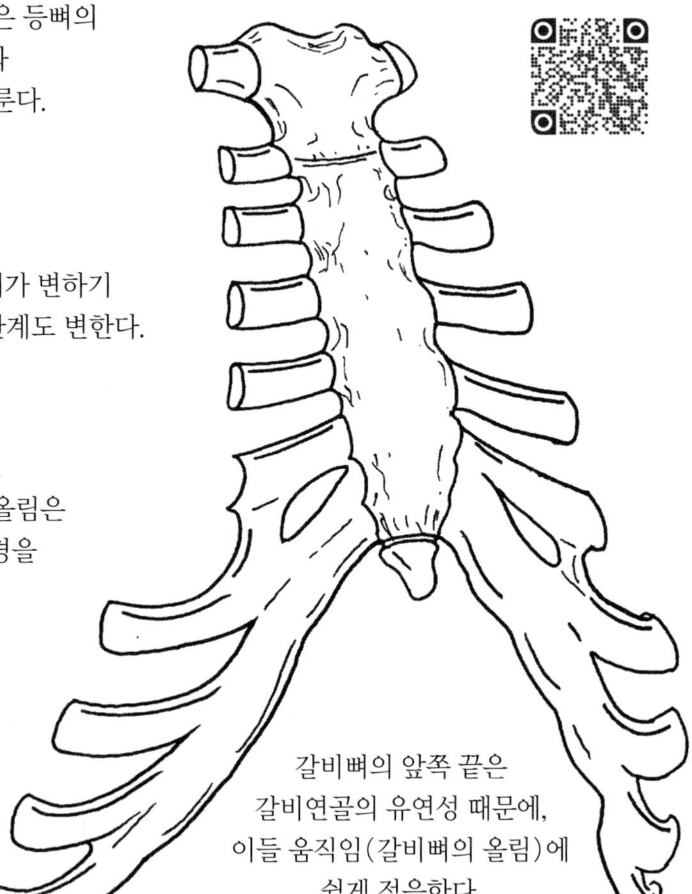

갈비뼈의 앞쪽 끝은 갈비연골의 유연성 때문에, 이들 움직임(갈비뼈의 올림)에 쉽게 적응한다.

갈비연골은 갈비뼈의 레벨에 따라 달라진다.

그러나, 갈비연골의 유연성은 노화로 인해 감소되어 가슴우리의 전반적인 가동성이 줄어든다.

흉식 들이 쉬기 때, 갈비뼈가 올라간다.
그러므로, 위쪽 가슴우리의 직경은
앞쪽 방향으로 증가되고, 반면 아래쪽
가슴우리의 직경은 가쪽 방향으로 증가된다.

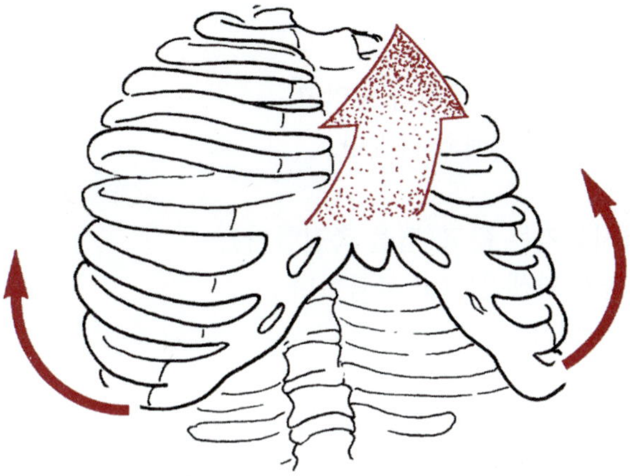

흉식 내쉬기 때에는
갈비뼈가 내려가는
반대 현상이 일어난다.
갈비연골은 들이 쉬기 때
약간 비틀리고
(그들의 축이
비틀리기 때문),
그 후 내쉬기 때
정상 형태로
되돌아온다.

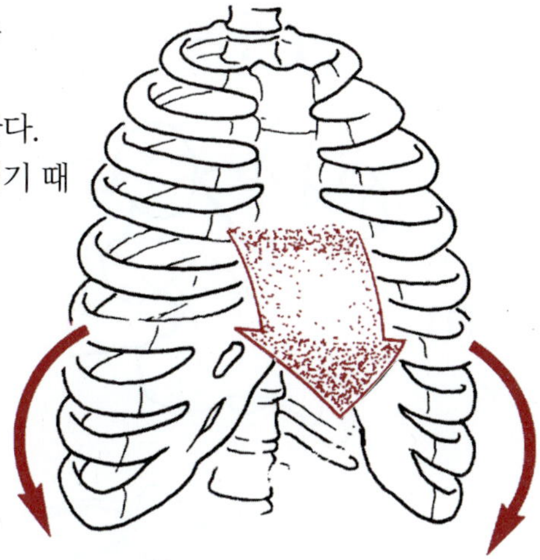

분명한 것은, 척추 움직임도 갈비뼈의 움직임 방향에 영향을 준다:

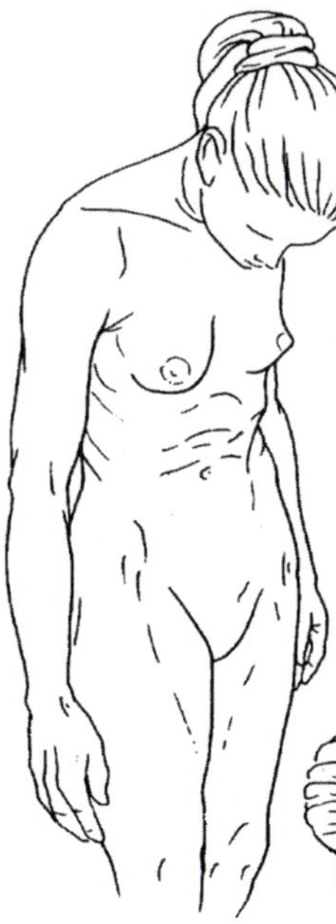

– 등뼈를 굽힘할 때,
갈비뼈들의
앞쪽 부분은
서로 가까워진다.

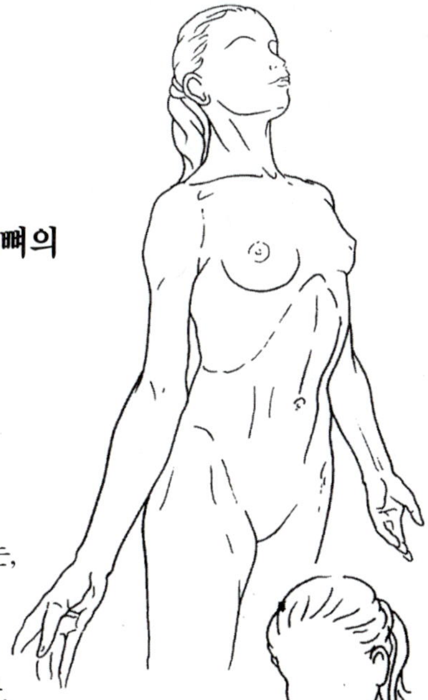

– 그리고
등뼈를 폄을 할 때는,
갈비뼈의
앞쪽 부분들이
서로 멀어지게 된다.

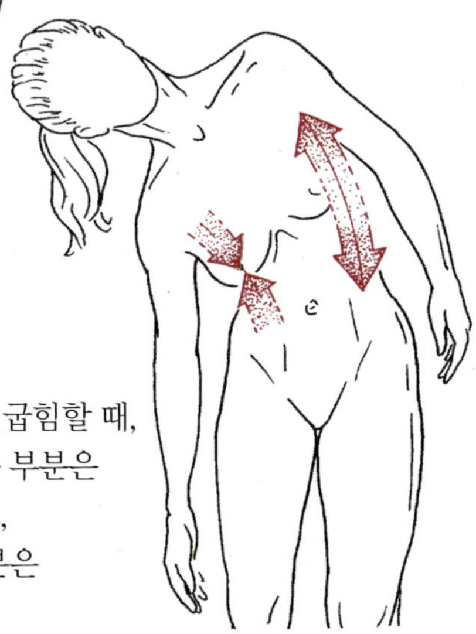

– 오른쪽으로 옆굽힘할 때,
갈비뼈의 오른쪽 부분은
서로 가까워지고,
반대로 왼쪽 부분은
서로 멀어진다.

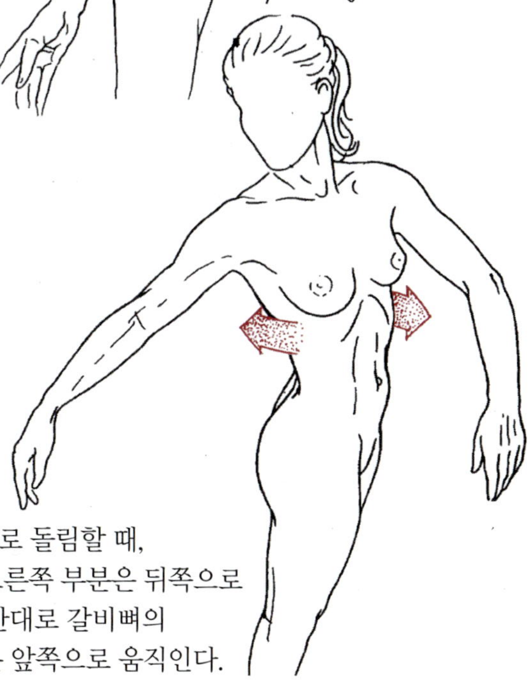

– 오른쪽으로 돌림할 때,
갈비뼈의 오른쪽 부분은 뒤쪽으로
움직이고, 반대로 갈비뼈의
왼쪽 부분은 앞쪽으로 움직인다.

등뼈–허리뼈 이음부(흉요접합부) (*Thoracolumbar Junction*)

T11

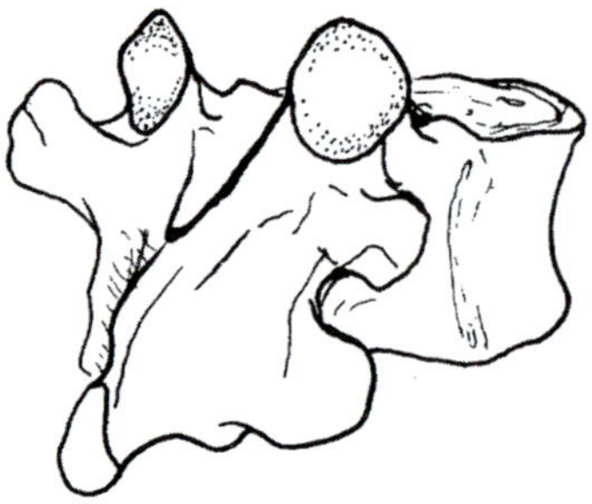

T12

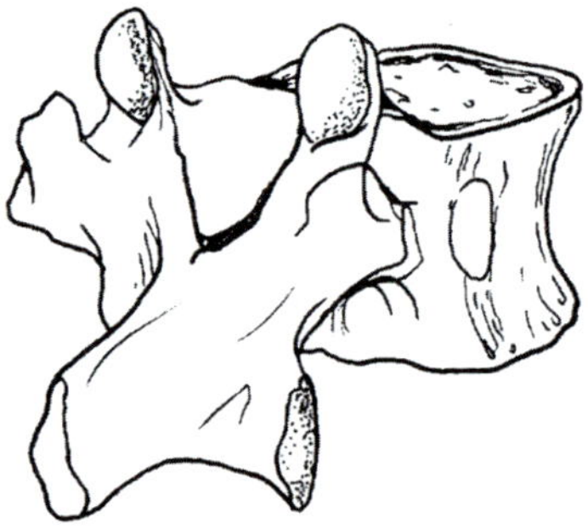

L1

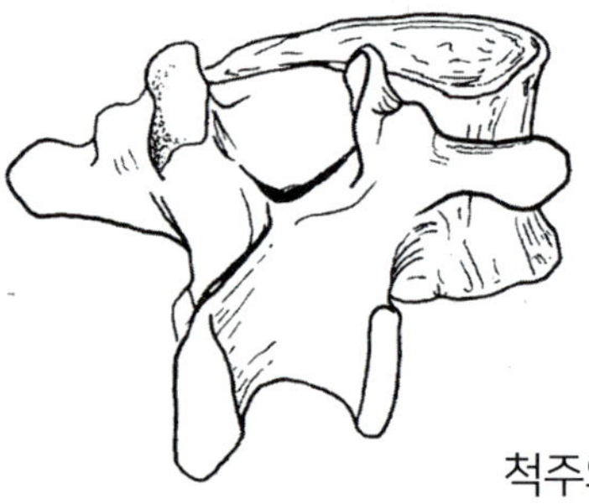

등뼈와 허리뼈 사이의 이음부는
몇 가지 재미있는 특징을 가진다.

T12의 위쪽 절반은 T11 등뼈와 닮았고,
아래쪽 절반은 L1 허리뼈와 닮았다.

즉, T12의 가시돌기는 짧고(폄을 촉진한다),
아래쪽 관절돌기 파셋은 크고 볼록하다
(돌림을 제한한다).

T12/L1인 등뼈와 허리뼈 사이 이음부의 가동성은
좋은 가동범위의 굽힘, 폄 및 옆굽힘을 가졌지만,
돌림의 가동범위는 매우 제한적이다.

T11과 T12의 등뼈가 뜬갈비뼈에 부착되고,
또 T11의 가시돌기와 아래관절돌기의 형태 때문에,
T11/T12에서 일어나는 가동범위는
모든 움직임 방향에서 좋은 편이다:
굽힘, 폄, 옆굽힘 및 돌림

척주의 아래쪽에서부터 시작하면,
T11/T12가
첫 번째 중요한 돌림 관절이다.

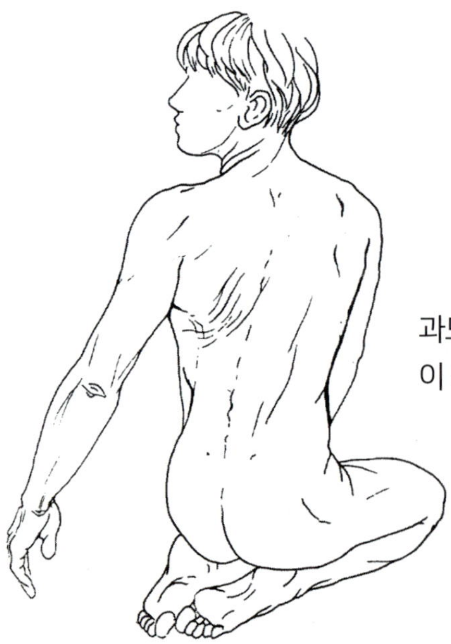

과도한 돌림은
이 지점에서 가능하다.

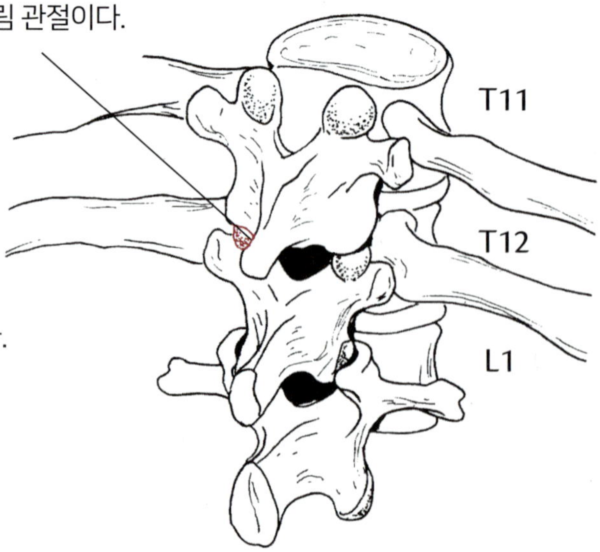

목뼈(경추, Cervical Spine)

목뼈는 목의 뼈대를 형성한다.
우리는 2 영역을 공부할 것이다.

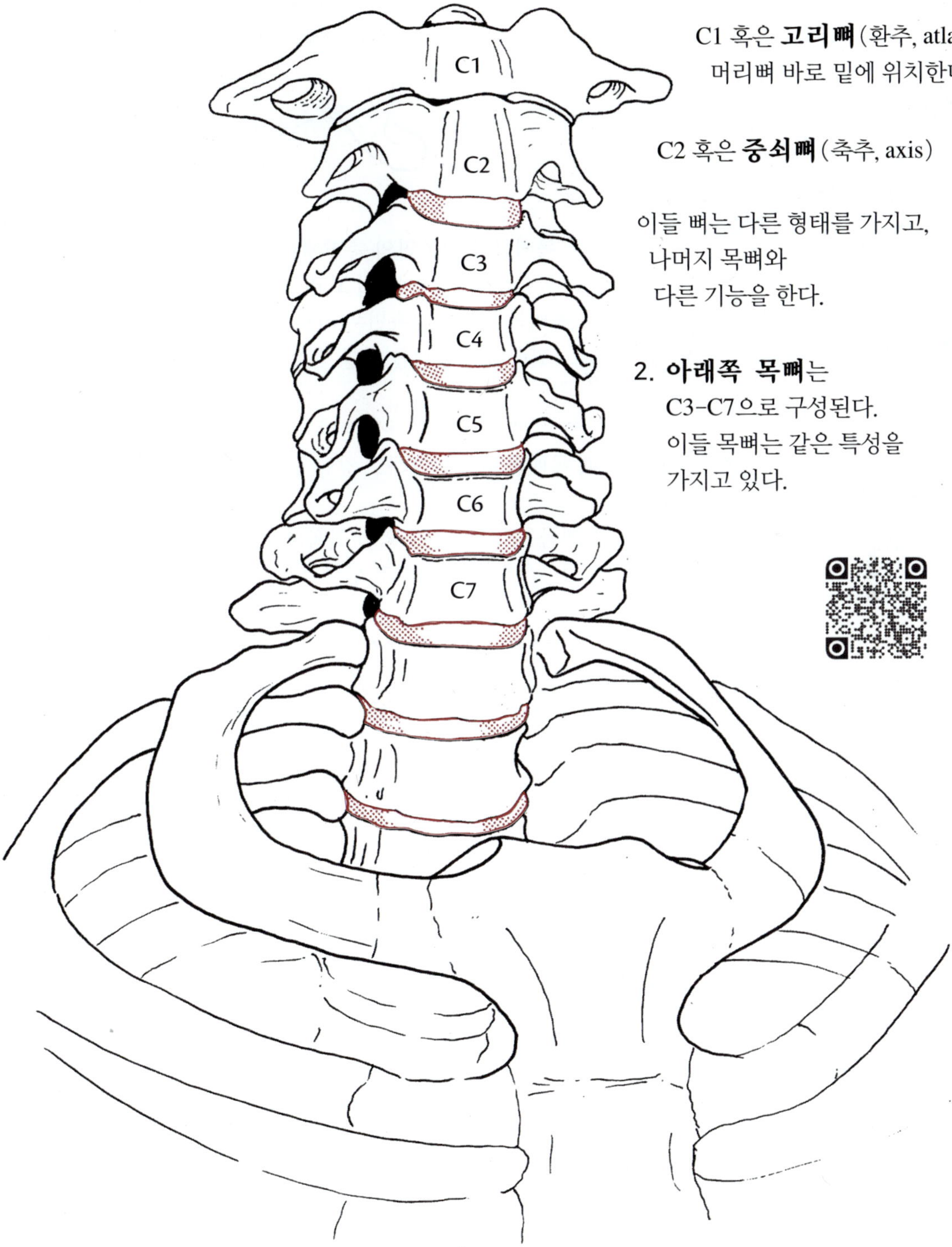

1. **뒤통수밑 목뼈** 영역은
2개의 목뼈로 구성된다:

C1 혹은 **고리뼈**(환추, atlas)는
머리뼈 바로 밑에 위치한다.

C2 혹은 **중쇠뼈**(축추, axis)

이들 뼈는 다른 형태를 가지고,
나머지 목뼈와
다른 기능을 한다.

2. **아래쪽 목뼈**는
C3–C7으로 구성된다.
이들 목뼈는 같은 특성을
가지고 있다.

목뼈(*Cervical vertebra*)

목뼈몸통은
작은 편이다.

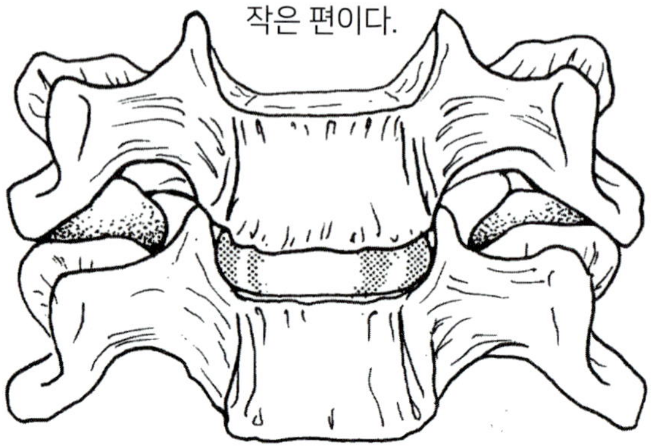

목뼈 척추사이원반의 두께는
목뼈몸통 두께의 1/3 정도이다.

이들 두 요소가 가동성을
증가시키는 경향이 있다.

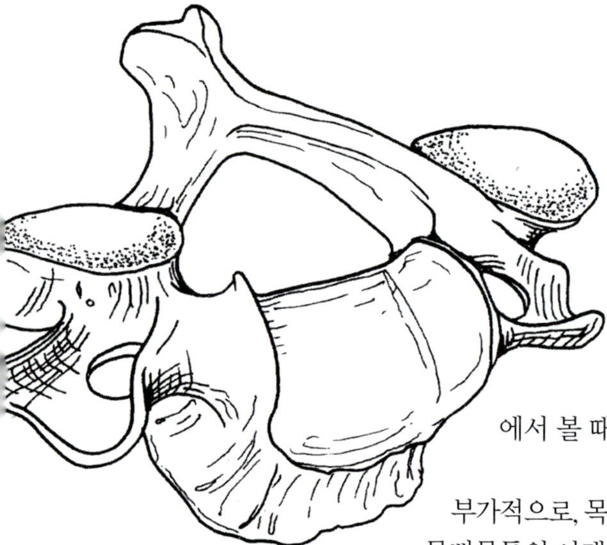

목뼈몸통 위쪽면의 측면에는 위로 솟은 돌기가 있다(이들 돌기는 **갈고리돌기**로 불린다).
목뼈몸통의 아래쪽면은 바로 밑 목뼈몸통의 위쪽면과 관절을 이룰 수 있는 형태를 띠고 있다.

이런 뼈 형태는 안정성 뿐만 아니라 가동성을 제공한다. 측면에서 볼 때 목뼈몸통은 위아래로 쌓인 형태를 띤다.

부가적으로, 목뼈몸통의 위쪽면은 약간 볼록하고 앞쪽으로 경사져 있다.
목뼈몸통의 아래쪽면은 약간 오목하고 뒤쪽으로 경사져 있다.

목뼈 가시돌기의 길이는 다양하다:

중간 목뼈,
특히 C4의
가시돌기가
짧은 편이고,

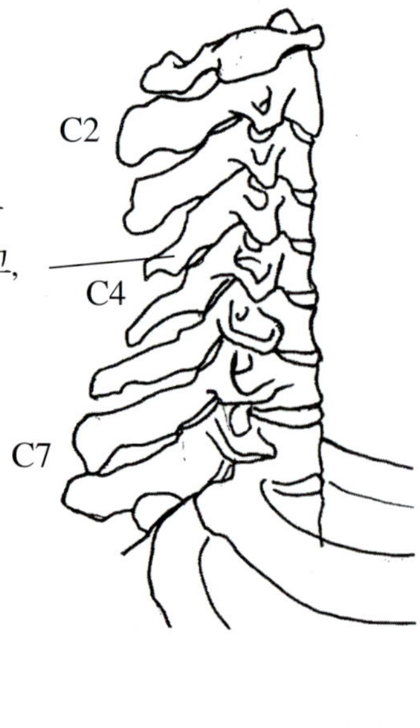

이것에 의해
목뼈의 폄
가동범위 커진다.

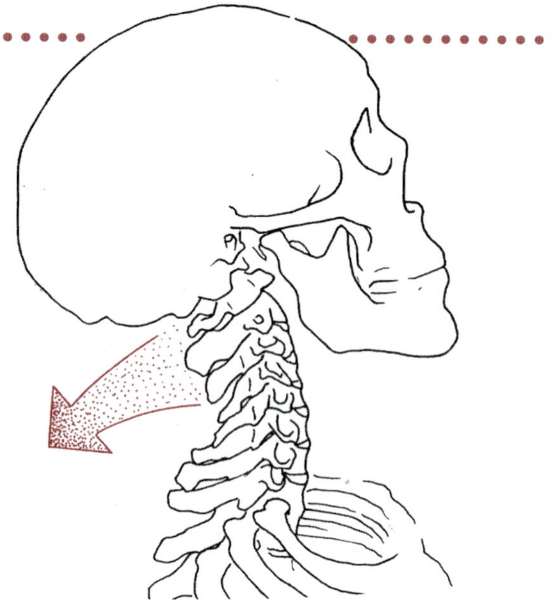

그러나 아래쪽 목뼈(C6와 C7)에서는 폄이 많이 제한되는데,
그 이유는 이들 목뼈의 가시돌기가 길어서 폄을 제한하기
때문이다.

각 목뼈의 가로돌기는
2개의 뿌리를
가지고 있다:

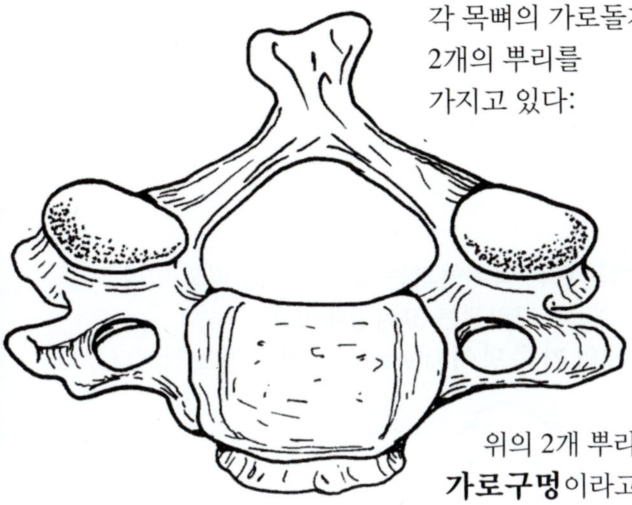

하나는 목뼈몸통에서
나오고, 다른 하나는
고리뿌리(pedicle)에서 나온다.

위의 2개 뿌리는 합쳐져서,
가로구멍이라고 불리는 안쪽 구멍과
작은 가쪽고랑을 형성한다.

이들 뿌리는 두껍고, 그들이 접촉할 때
옆굽힘을 제한하는 경향이 있다.

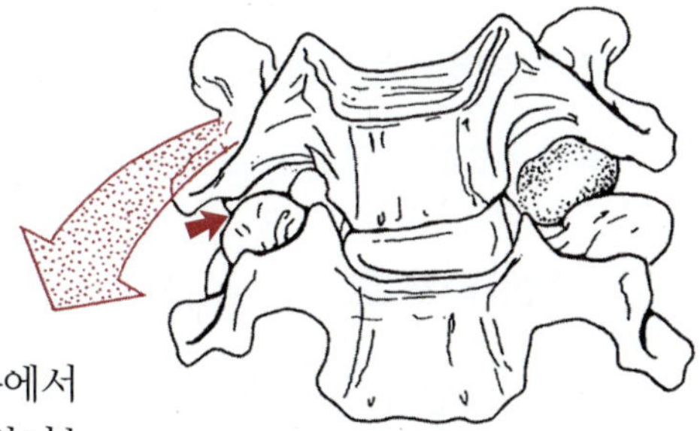

척추동맥은
C1에서 C6까지의
가로구멍들을
통과한다.
척수신경은
가쪽고랑을
통과한다.

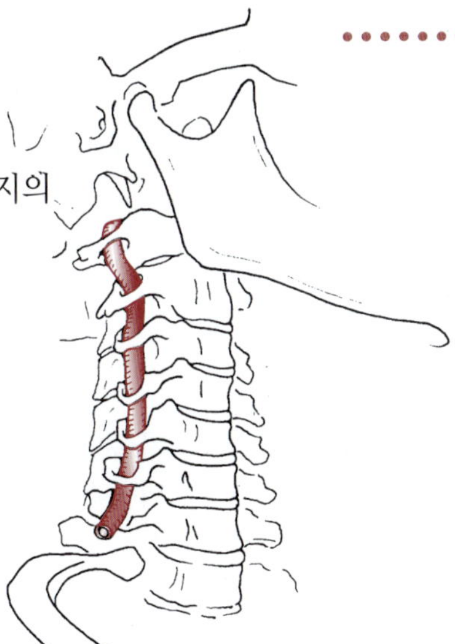

그 결과, 목뼈의 올바른 정렬은
이들 물렁조직을 보호하는데
중요한 역할을 한다.

위관절돌기 파셋은
45°의 각도로
경사져서
뒤위쪽으로 향하고,

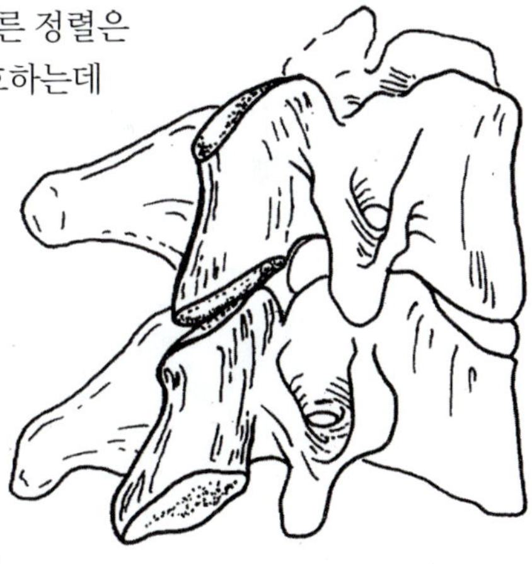

아래관절돌기 파셋도
45°의 각도로 경사져서 앞아래쪽으로 향한다.

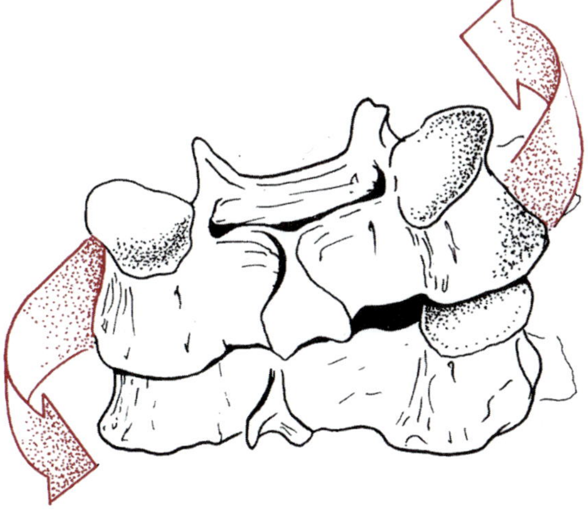

목뼈의 옆굽힘은 항상 어느 정도의 돌림을 동반한다.

예를 들어, 왼쪽 옆굽힘을 하면, 왼쪽 파셋이 아래쪽과
약간의 뒤쪽으로 움직이고, 반대로 오른쪽 파셋은
위쪽과 약간의 앞쪽으로 움직인다.

이들 두 움직임의 결합으로 약간의 왼쪽 돌림이
일어나게 된다.

뒤통수밑척추 (Suboccipital spine)

뒤통수밑척추는 위쪽 목뼈에 해당된다.
이 영역은 머리를 끄덕이는 "예"와 머리를 돌리는 "아니오"와 같이, 머리의 독자적인 움직임이 일어난다.

이 영역은 2개의 독특한 목뼈로 구성된다: 고리뼈(C1)와 중쇠뼈(C2).

고리뼈(환추) (Atlas)

고리뼈는 1번째 척추뼈이다.

고리뼈는 다른 목뼈들과는 다른 형태를 띠고 있다.
고리뼈는 고리형태이고,
강한 2개의 **가쪽덩이**(lateral mass)에 의해 보강된다.

앞쪽은 **앞활**이다
(고리뼈는 목뼈몸통이 없음).

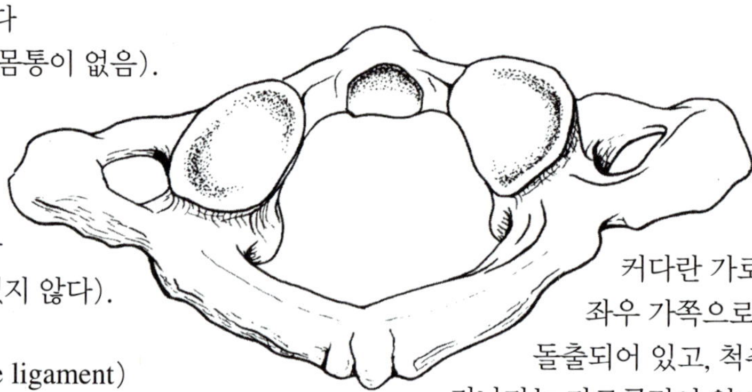

뒤쪽은 **뒤활**이다
(고리뼈는 가시돌기를 가지고 있지 않다).

커다란 가로돌기가
좌우 가쪽으로
돌출되어 있고, 척추동맥이
지나가는 가로구멍이 있다.

고리뼈의 가로인대(transverse ligament)
는 고리뼈를 앞쪽 부위와
뒤쪽 부위로 나눈다.

앞쪽 부위는 중쇠뼈의 치아돌기를
둘러싸고 있다(p.72 참고)

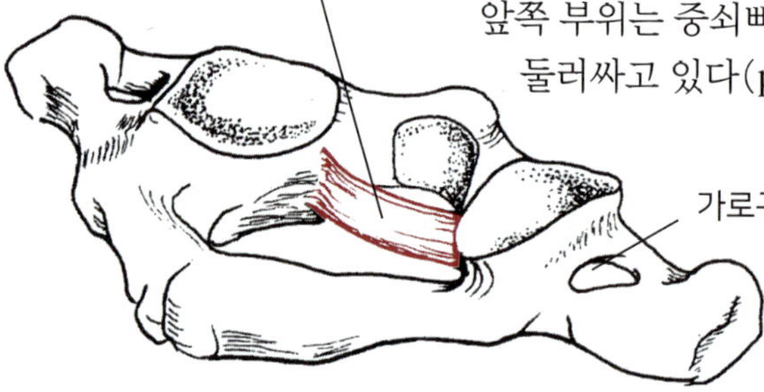

뒤쪽 부위는 척수가 통과하는
척추뼈구멍이 있다.

가쪽덩이의 위쪽면은
뒤통수뼈융기와 관절을
이루는 파셋을 가지고 있고,
가쪽덩이의
아래쪽면은
중쇠뼈와 **관절을 이루는 파셋**을 가지고 있다.

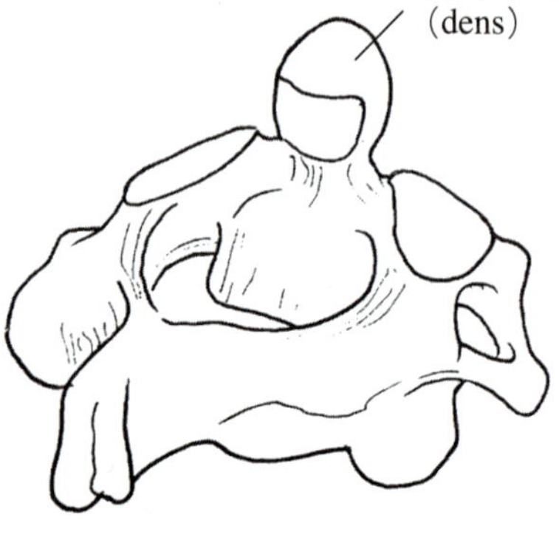

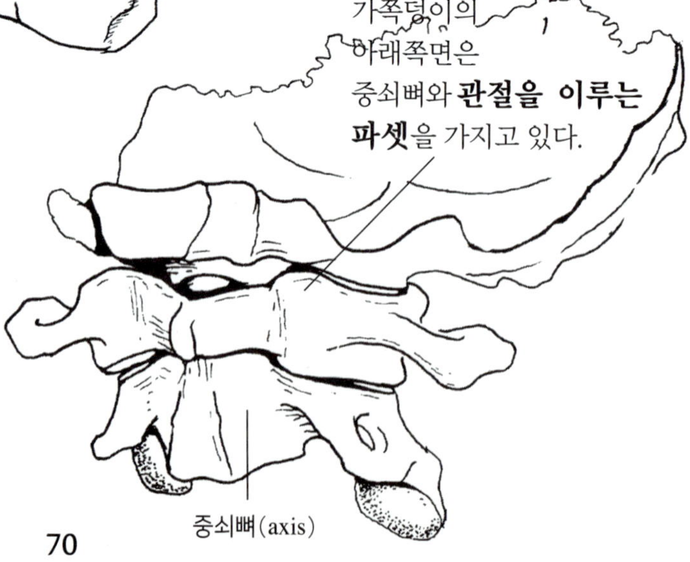

뒤통수뼈(후두골, *occipital bone*)

뒤통수뼈는 머리뼈의 뒤아래쪽 부분이다.

큰구멍(foramen magnum)은 척수가 뇌와 합쳐지기 위해 머리뼈로 들어가는 큰 구멍이다.

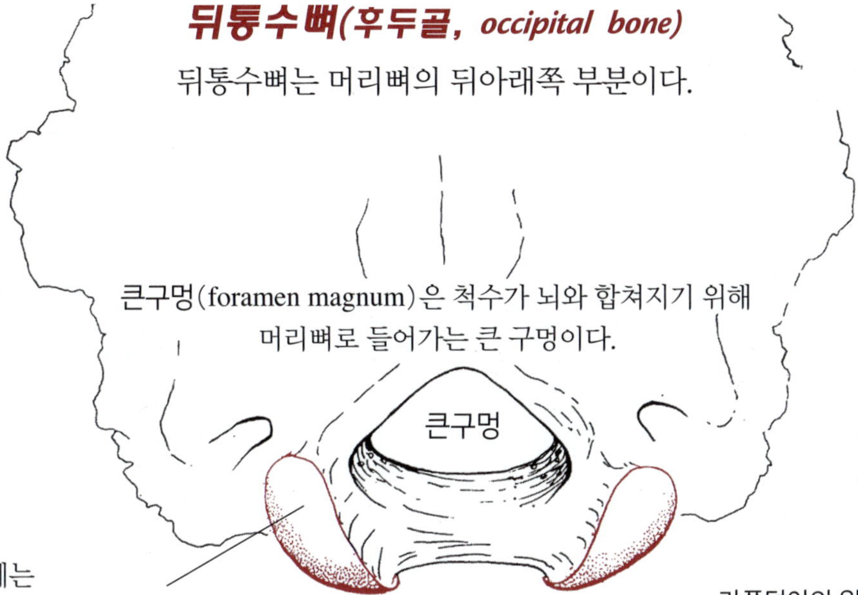

큰구멍의 측면에는 난원형의 볼록한 **뒤통수뼈융기** (occipital condlye)가 위치하는데, 이것은 연골로 덮여 있다;

가쪽덩이의 위쪽면
(superior lateral mass)

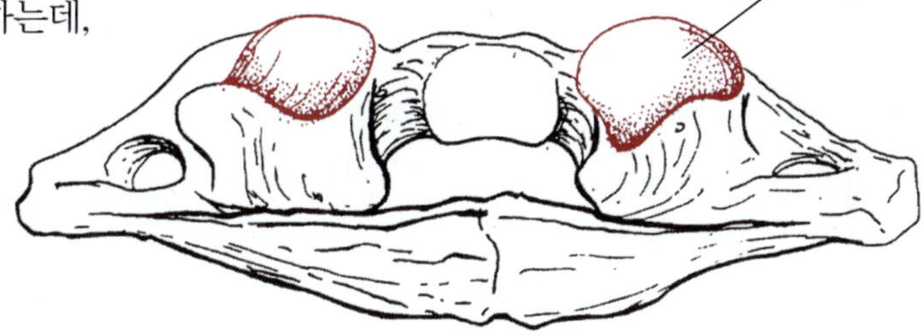

뒤통수뼈융기와 관절면을 이루는 고리뼈의 위쪽면 (가쪽덩이)은 오목한 형태이다.

이들 관절면은 머리뼈 속에 중심점을 둔 가상 구체의 바깥쪽에 위치한다. 그래서, 뒤통수고리관절은 모든 방향의 움직임을 허용하는 절구관절처럼 보일 수 있다.

그러나, 관절면의 형태(좌우 길이보다 앞뒤 길이가 더 긴)와 인대들 때문에, 굽힘/폄이 잘 일어나고, 다른 움직임은 제한된다.

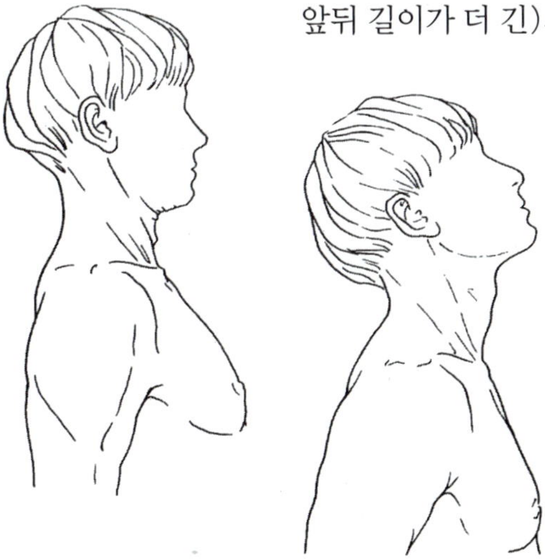

고리뼈와 뒤통수뼈를 연결하는 인대들은 4 개다: 가쪽인대(2개), 앞쪽인대 및 뒤쪽인대. 그리고 똑같은 인대들이 중쇠뼈와 고리뼈를 연결하여, 고리중쇠관절의 안정성을 돕는다.

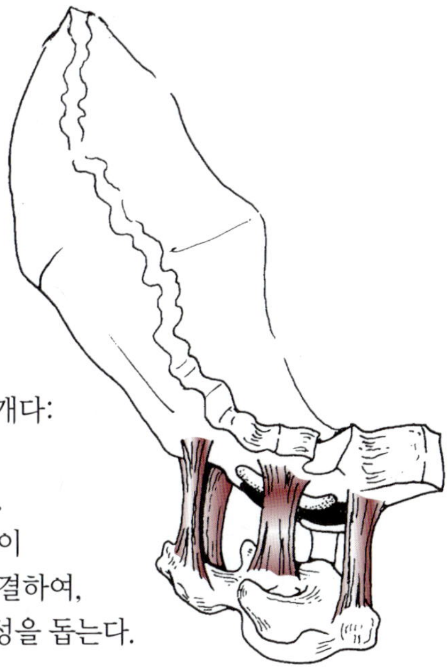

중쇠뼈, 그리고 고리뼈와 중쇠뼈의 연결

중쇠뼈(축추, axis)는
2번째 목뼈이고, 고리뼈와 관절을
이루는데 도움을 주는 치아돌기를 제외하고는,
전형적인 목뼈의 형태를 띤다.

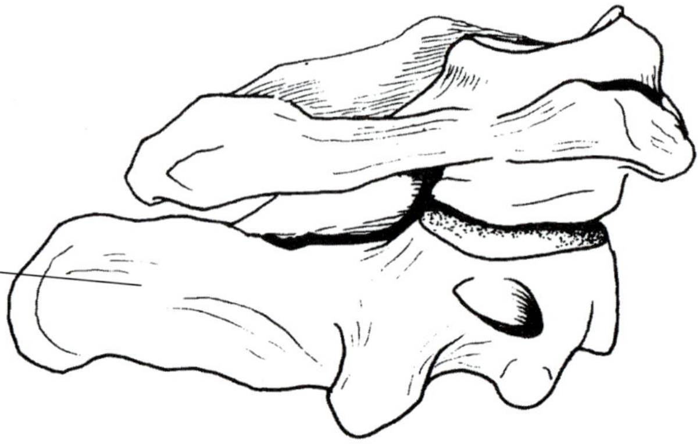

그래서, 중쇠뼈와 고리뼈 사이에는
척추사이원반이 존재하지 않는다
(p.16 가동관절 참고).

목뼈몸통의 각 측면은
고리뼈의 가쪽 파셋과 관절을
이루는 난원형의
볼록한 관절면을
가진다.

중쇠뼈의 몸통은 페그 형태의
돌기를 가진다:
이 돌기는 **치아돌기**(dens,
odontoid process)로 불린다.
치아돌기는 핀(pin)처럼
생겼으며, 고리뼈의
앞쪽 부분에
안착된다.

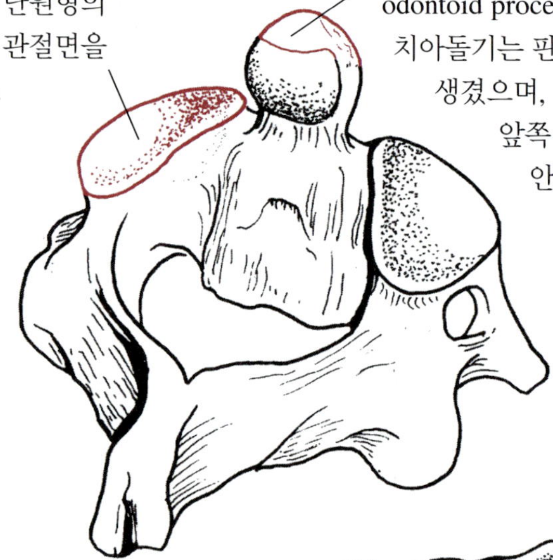

고리뼈와 중쇠뼈의 관절면은
양쪽 모두 볼록하여,
서로에 대해 관절면의
일치성이 떨어진다.
이 부위는 영구적인 가동성을
가진 경첩관절이다.

고리뼈와 치아돌기 사이에는
2개의 관절이 존재한다:

– 치아돌기의 앞쪽면은
고리뼈의 앞쪽활과 만난다.

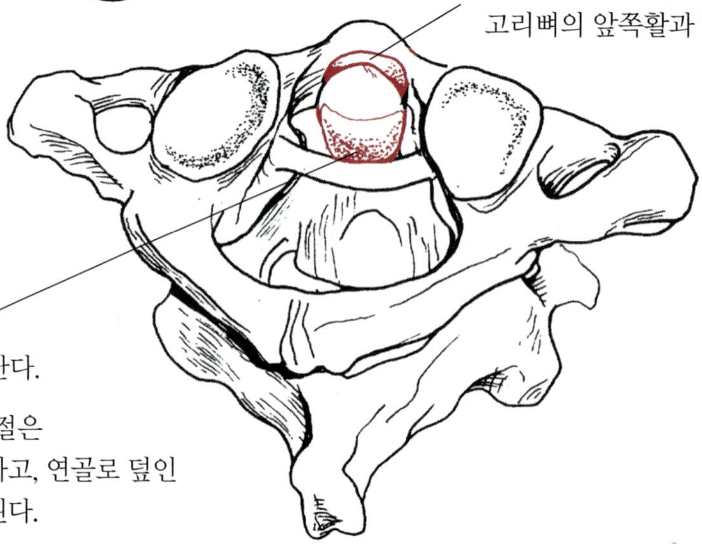

– 치아돌기의 뒤쪽면은
고리뼈의 가로인대와 만난다.

그러므로, C1–C2의 중쇠관절은
치아돌기를 중심으로 회전하고, 연골로 덮인
고리형태의 구조물로 구성된다.

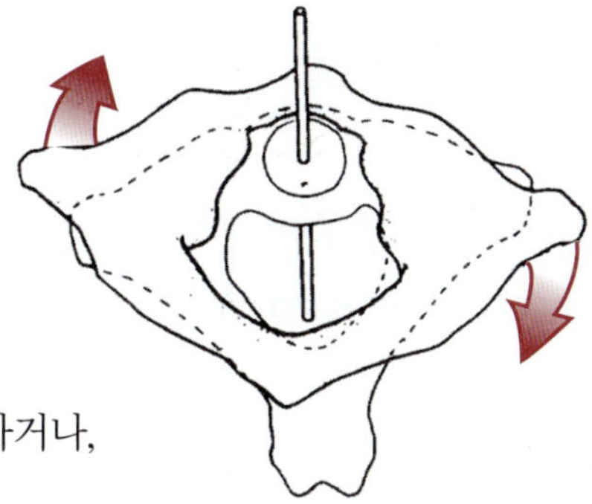

고리뼈(C1)는 중쇠뼈(C2)를 누르면서 그 축을 중심으로 회전한다.

이 레벨에서, 돌림은 가장 중요한 움직임이다.
("아니오"를 말할 때의 머리 돌림)

중쇠뼈에 대한 고리뼈의 돌림은 돌림과 활주운동으로 구성된다:

돌림의 축은 치아돌기를 통과하거나,

혹은 고리뼈와 중쇠뼈의
한쪽 관절 파셋을 지나간다.

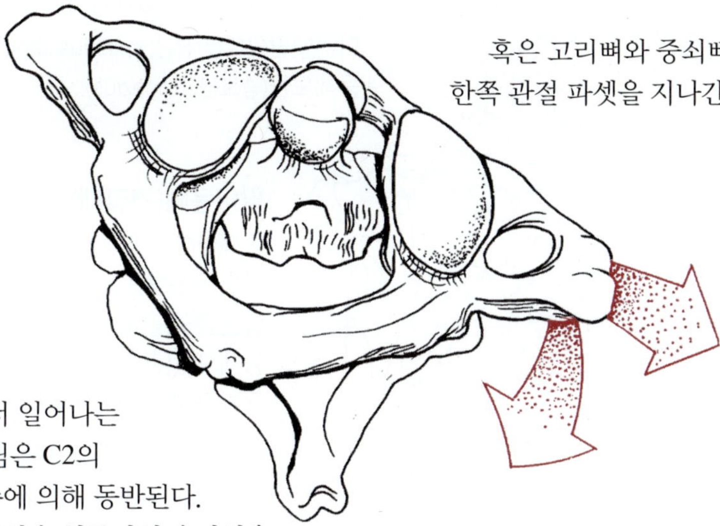

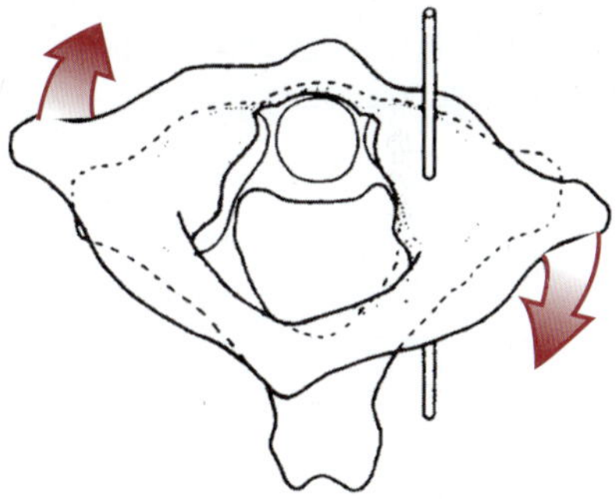

C2 위에서 일어나는
C1의 돌림은 C2의
가쪽 활주에 의해 동반된다.
이런 움직임은 척주관의 온전성을
보존하는데 도움을 준다.

C1과 C2의 관절 파셋이 모두 볼록하기
때문에, 돌림 동안, C1은 C2 쪽으로
약간 더 가까이 움직인다.

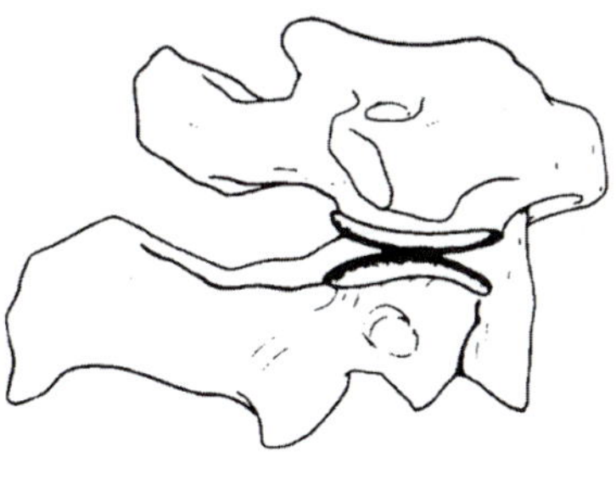

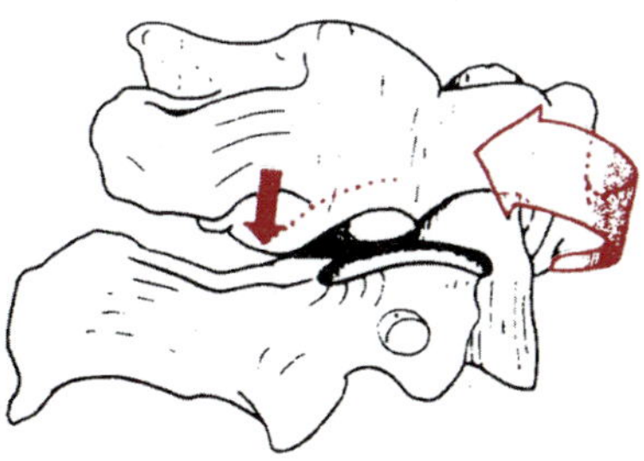

C2와 C1 사이에는
앞쪽 인대(그림에서 보이지 않음)와
뒤쪽 인대 뿐만 아니라,

뒤통수뼈에서
C2의 몸통과
치아돌기까지
연결되는
인대들이 존재한다
(여기에서, 인대들은
화살표로 표현되고
있다).

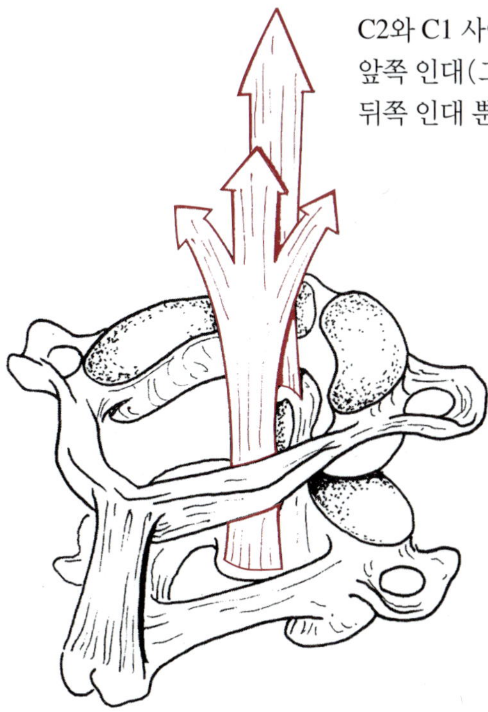

몸통 근육과 그들의 뼈 부착점 *(Muscles of the trunk and their bony attactments)*

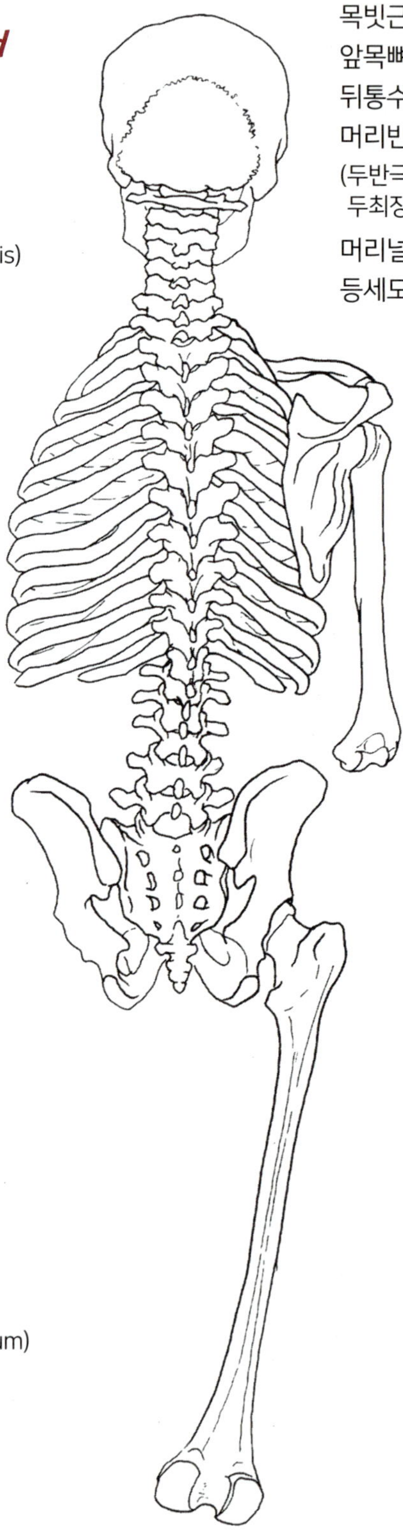

갈비뼈:

등가장긴근(흉최장근, longissimus thoracis)
엉덩갈비근(장늑근, iliocostalis)
뒤톱니근(후거근, serratus posterior)
넓은등근(광배근, latissimus dorsi)
목갈비근(사각근, scalenus)
갈비사이근(늑간근, intercostal muscles)
갈비올림근(늑거근, levator costarum)
가슴가로근
(흉횡근, transversus thoracis)
가로막(횡격막, diaphragm)
배 근육(abdominal muscle)

척추뼈:

척추 근육(spinal muscles)
널판근(판상근, splenius)
어깨올림근(견갑거근, levator scapula)
뒤톱니근(후거근, serratus posterior)
마름근(능형근, rhomboid)
넓은등근(광배근, latissimus dorsi)
등세모근(승모근, trapezius)
목긴근(경장근, longus colli)
앞목뼈 근육(pre-cervical muscle)
목갈비근(사각근, scalenus)
갈비올림근(늑거근, levator costarum)
가로막(횡격막, diaphragm)
허리근(요근, psoas)
허리네모근(요방형근, quadratus lumborum)
배 근육(복부근, abdominal muscle)

머리뼈:

(주로, 뒤통수뼈와 관자뼈)
목빗근(흉쇄유돌근, SCM)
앞목뼈 근육(pre-cervical muscle)
뒤통수아래근(깊은 목 근육)(suboccipital muscle)
머리반가시근과 머리가장긴근
(두반극근, semispinalis capitis /
두최장근, longissimus capitis)
머리널판근(두판상근, splenius capitis)
등세모근(승모근, trapezius)

팔이음뼈(견갑대)와 위팔뼈:

어깨올림근(견갑거근, levator scapula)
마름근(능형근, rhomboid)
넓은등근(광배근, latissimus dorsi)
등세모근(승모근, trapezius)
목빗근(흉쇄유돌근, SCM)

다리이음뼈(골반대):

허리뼈의 근육
(muscles of the lumbar spine)
넓은등근(광배근, latissimus dorsi)
허리근(요근, psoas)
허리네모근(요방형근, quadratus lumborum)
배 근육(abdominal muscle)
골반바닥 근육
(골반저근, pelvic floor muscles)

넙다리뼈:

허리근(요근, psoas)

몸통과 목의 뒤쪽 근육(Posterior mucles of trunk and neck)

몸통의 뒤쪽에는 여러 층으로 이루어진 무수히 많은 근육들이 존재한다.
가장 깊은 층 근육은 오직 척추뼈에만 부착하고,
한 분절에서 그 다음 분절까지 연결되는 작은 다발을 구성한다.

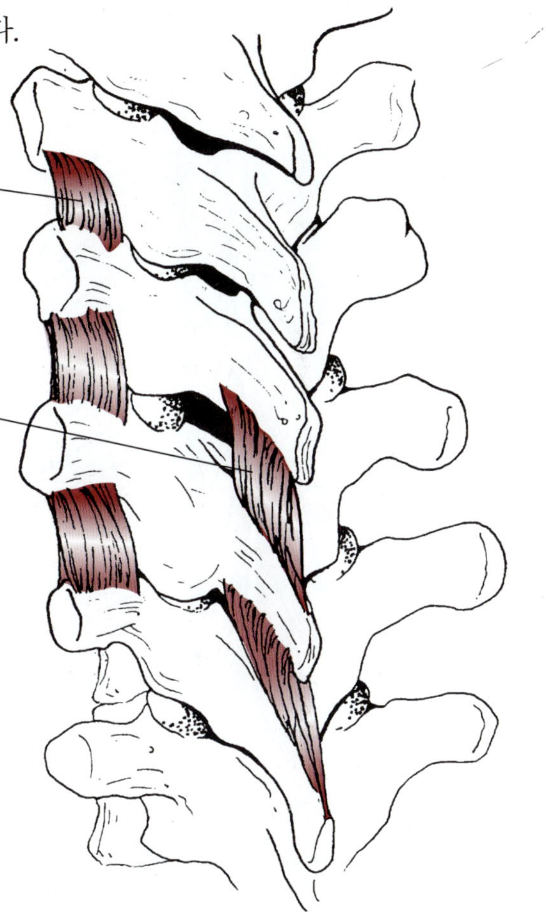

가로사이근(횡돌기간근, *intertransversalis*)

가로사이근은 이웃한 한 분절사이의 가로돌기를 연결하며, 가로사이인대의 뒤쪽에 위치한다.

작용: 옆굽힘

가시사이근(극돌기간근, *interspinalis*)

가시사이근은 이웃한 한 분절 사이의 가시돌기를 연결하며, 가시인대의 좌우 측면에 위치한다.

작용: 폄

신경지배:
척수신경(C3–S4)의 뒤쪽 가지

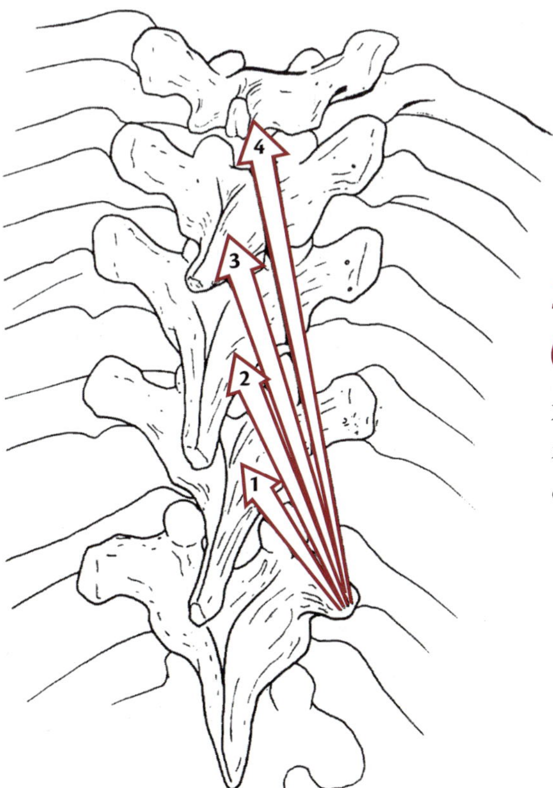

가로가시근
(횡돌기극근, *transversospinalis*)

가로가시근은 엉치뼈에서 중쇠뼈까지 척주 전체 길이를 따라 척추뼈의 뒤쪽에 부착한다.
이들 근육은 가로돌기에서 시작하는 3개의 다발로 구성된다:

- 돌림근은 바로 위쪽 척추뼈의 고리판에 부착한다.
- 뭇갈래근은 2~4개 레벨의 위쪽 척추뼈 가시돌기에 부착한다.
- 반가시근은 다른 층(위의 두 근육)들을 덮으면서, 4~6개 레벨의 위쪽 척추뼈 가시돌기에 부착한다.

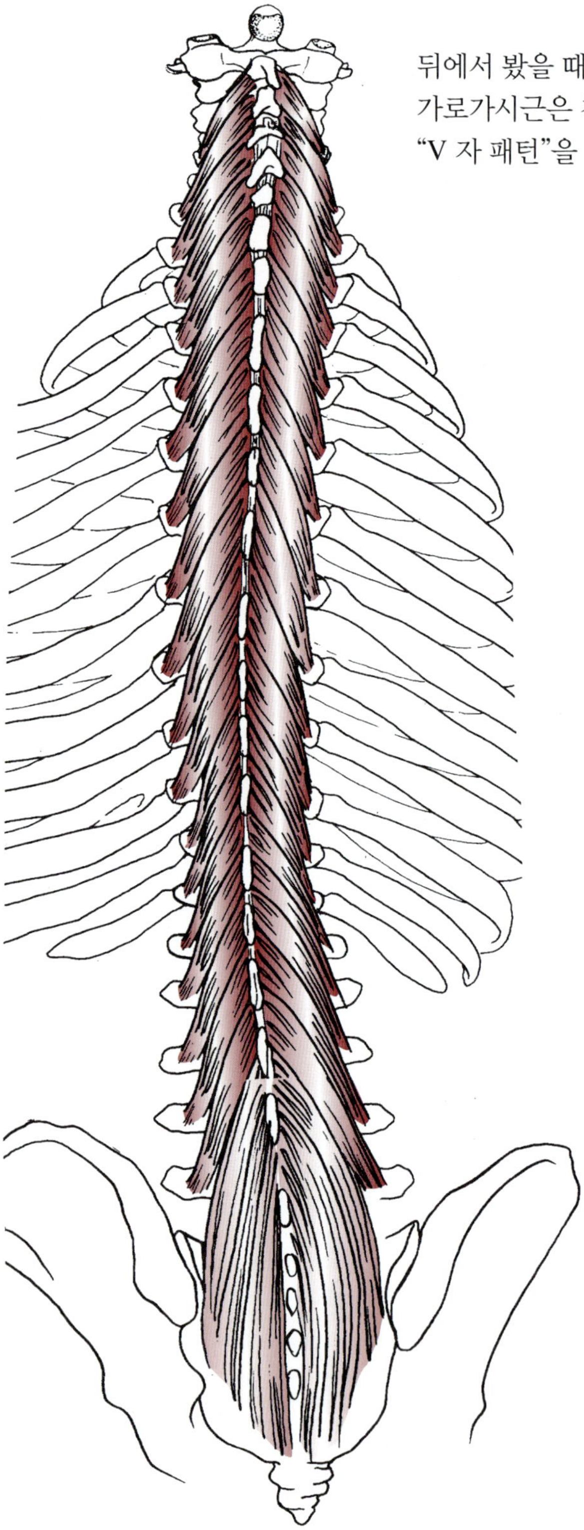

뒤에서 봤을 때,
가로가시근은 척주 뒤쪽을 따라
"V 자 패턴"을 형성한다.

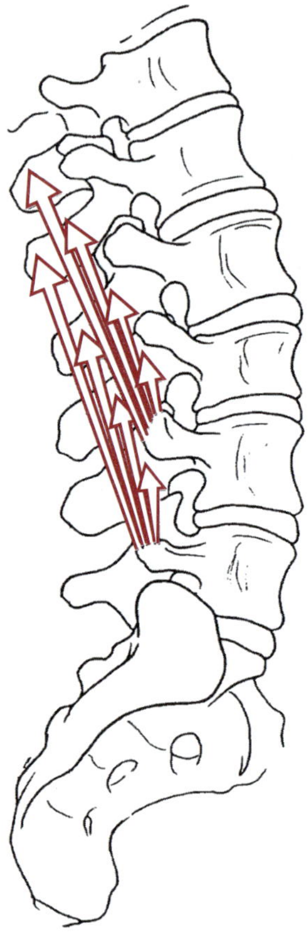

작용:

근육들은 대각선 방향으로
주행한다:

– 아래쪽에서 위쪽:
양쪽 근육이 수축할 때,
척추뼈를 폄시킨다.

– 안쪽에서 가쪽: 옆굽힘

– 앞쪽에서 뒤쪽:
척추뼈의 돌림
(수축하는 근육의
반대쪽으로 돌림한다).

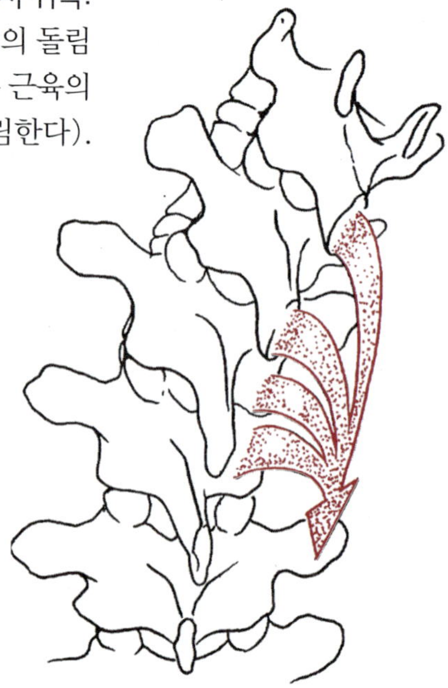

신경지배:
척수신경(C3-S4)의 뒤쪽 가지

몸통을 똑바로 유지하는 깊은 척추 근육의 역할
(Role of deep spinal muscles in keeping trunk erect)

척추의 볼록한 쪽 시상 만곡에 위치하는 근육은 사슬의 반응을 유도한다.

근전도 연구에 따르면, 가로가시근의 활동과 중요성은 특히, 척주의 길어짐(척주의 일자화) 측면에서 볼 때 척추의 레벨에 따라 달라진다.

- 척주의 길어짐은 등뼈의 후방으로 볼록한 만곡이 가장 뚜렷하게 일어나는 T6 주변에서 중요하다.
- 등뼈의 후방 만곡은 T12에서 가장 덜 뚜렷하다.
- 허리뼈의 후방으로 오목한 만곡이 가장 두드러지는 영역인 L3 주변에서, 척주의 길어짐이 가장 덜 뚜렷해진다.

여기에서 볼 수 있듯이, 가로가시근의 작용은 척추가 가장 뒤쪽으로 볼록한 지점에서 더 우세하다는 것이다.

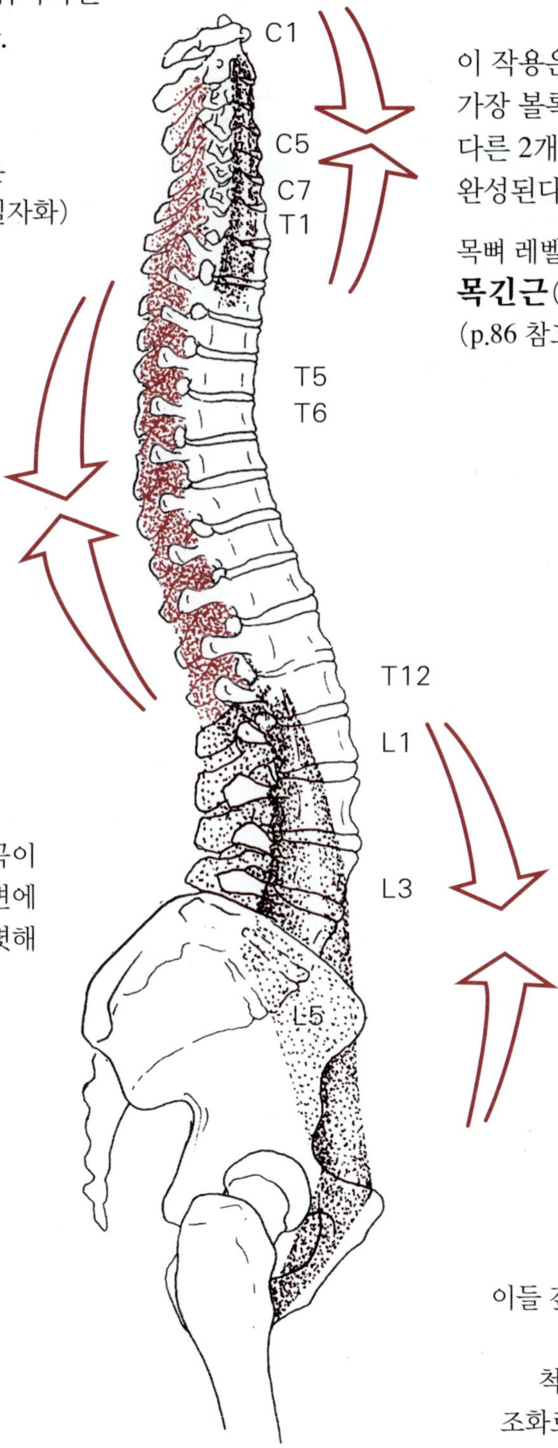

이 작용은 척추의 전방에서 가장 볼록한 지점에 있는 다른 2개 근육의 작용에 의해 완성된다:

목뼈 레벨에서는
목긴근(경장근)
(p.86 참고)

허리뼈 레벨에서는
허리근(요근)
(p.94 참고)

우리가 알 수 있듯이, 이들 깊은 척추 근육 그룹들은 안정성을 유지하고, 척추뼈와 척추사이원반의 조화로운 정렬을 유지시킨다.

깊은 목 근육(*Deep neck muscles*)

이들 근육은 가로가시근과 비슷하지만, 뒤통수뼈에 부착한다는 점이 다르다.

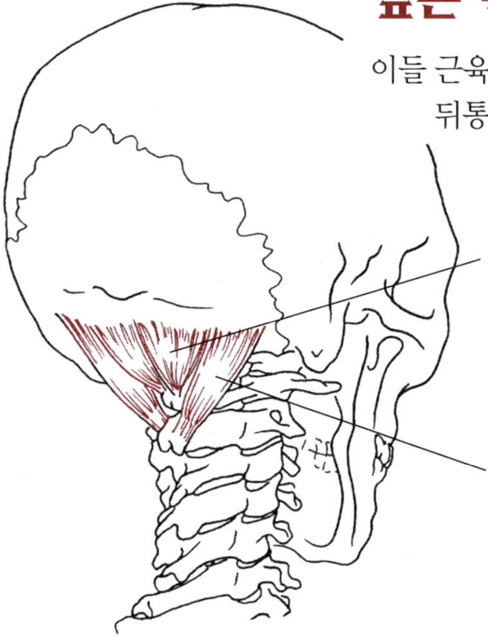

작은뒤머리곧은근

(소후두직근, *rectus capitis posterior minor*)은

C1의 뒤쪽활에서 아래뒤통수뼈능선까지 이어진다.

큰뒤머리곧은근

(대후두직근, *rectus capitis posterior major*)은

C2의 가시돌기에서 시작하여 작은뒤머리곧은근 닿는곳의 바로 가쪽에 부착한다.

위머리빗근

(상두사근, *obliquus capitis superior*)은

C1의 가로돌기에서 시작하여 큰뒤머리곧은근 닿는곳의 바로 가쪽(관자뼈 꼭지돌기의 바로 뒤쪽)에 부착한다.

작용:

이들 3개 근육은 양쪽 근육이 수축할 때, C1-C2 관절의 폄을 일으키는데 도움을 준다.

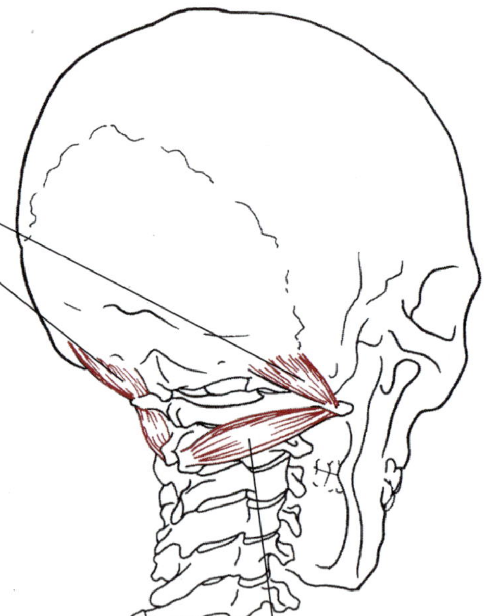

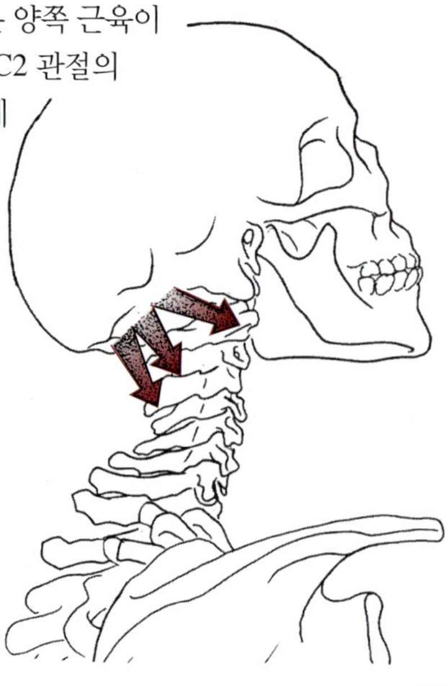

아랫머리빗근

(하두사근, *obliquus capitis inferior*)

아랫머리빗근은 C2의 가시돌기에서 시작하여 C1의 가로돌기에 부착한다.

작용:

C2에 대한 C1의 폄, 옆굽힘 및 돌림

(그림에서는 보이지 않음)

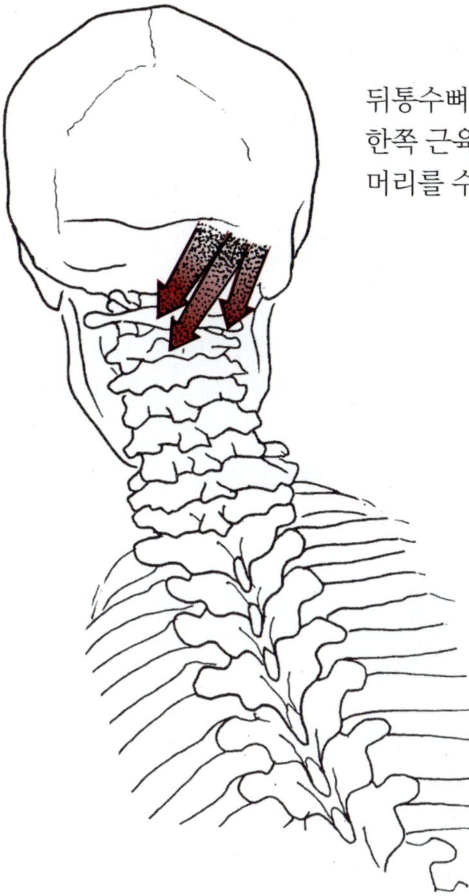

뒤통수뼈에 부착하는 이들 3 근육(앞 페이지)은
한쪽 근육이 수축하면,
머리를 수축한 근육 쪽으로 옆굽힘시킨다.

가장 가쪽에 부착된 위머리빗근이
머리를 옆굽힘시키는데
가장 효율적으로
작용한다.

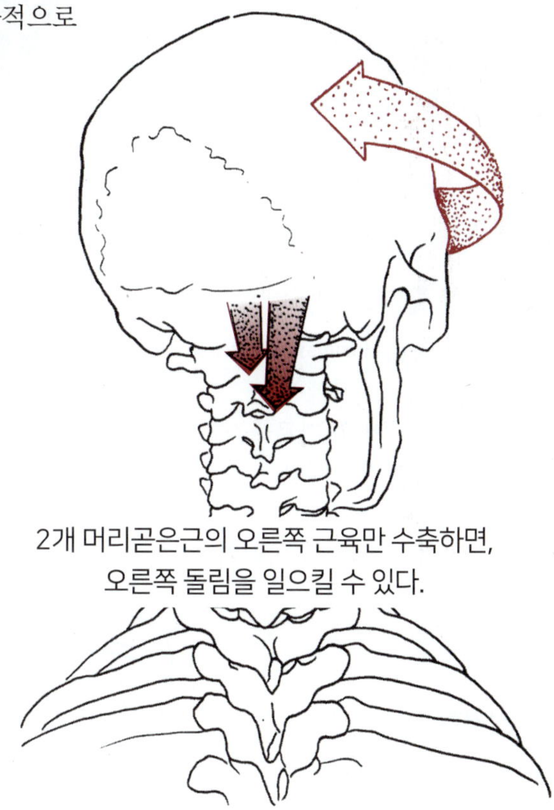

2개 머리곧은근의 오른쪽 근육만 수축하면,
오른쪽 돌림을 일으킬 수 있다.

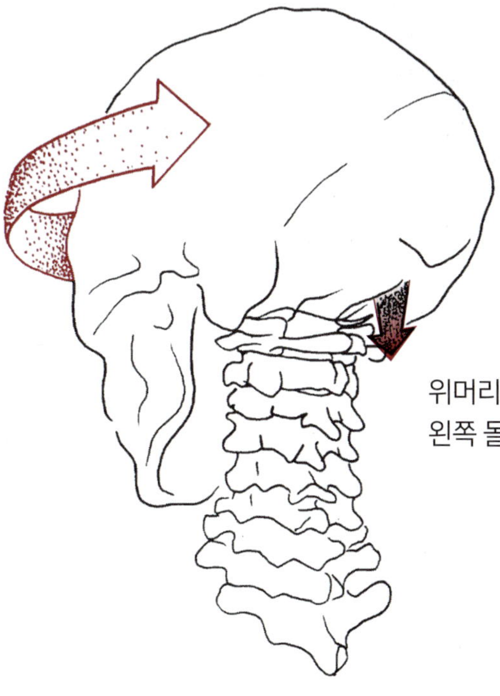

위머리빗근의 오른쪽 근육만 수축하면,
왼쪽 돌림을 일으킬 수 있다.

이들 깊은 근육은 크기가 작기 때문에
제한된 지렛대 작용을 갖지만, 정교한 움직임을 일으킬 수 있다.
이들 근육이 깊은 앞 목뼈 근육(p.87 참고)과 함께 작용하면,
목에 대한 머리의 올바른 방향을 조절할 수 있다.

등과 목의 중간층 근육(*Intermediate back and neck muscles*)

이 페이지에서 보이는 뒤쪽 근육그룹은 앞 페이지에서 설명된 근육보다 얕은층을 형성한다. 이들 근육은 종종 엉치척추근육 혹은 척주세움근으로 불린다.

이들 근육은 3개의 그룹으로 나누어진다: 엉덩갈비근(가장 가쪽에 위치), 가장긴근과 가시근(가장 안쪽에 위치; p.82 참고). 이들 각각의 근육은 다시 3개의 그룹으로 나누어진다.

(가장긴근을 잘 볼 수 있도록 오른쪽 엉덩갈비근이 제거됨).

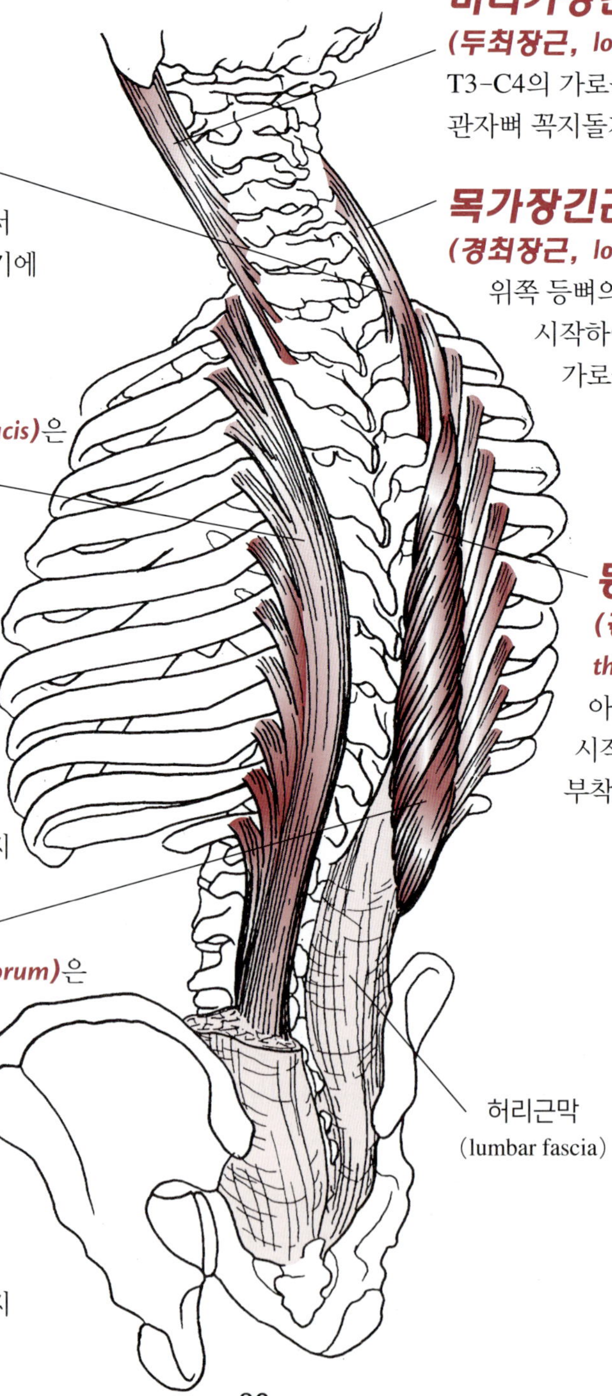

목엉덩갈비근

(경장륵근, *iliocostalis cervics*)은 위쪽 6개 갈비뼈에서 시작해 아래쪽 목뼈의 가로돌기에 부착한다.

등가장긴근

(흉최장근, *longissimus thoracis*)은 허리뼈 가로돌기에서 시작하여 등뼈의 가로돌기와 9번과 10번 갈비뼈의 뒤쪽에 부착한다. 이 근육은 등뼈와 갈비뼈가 만나서 생긴 고랑을 채워준다.

신경지배:
척수신경(C2-L5)의 뒤쪽 가지

허리엉덩갈비근

(요장륵근, *iliocostalis lumborum*)은 엉덩뼈능선에서 시작하고, 허리근막(천 모양의 치밀한 결합조직으로 구성된)을 통해 아래쪽 갈비뼈에 부착한다.

신경지배:
척수신경(C4-L3)의 뒤쪽 가지

머리가장긴근

(두최장근, *longissimus capitis*)은 T3-C4의 가로돌기에서 시작하여 관자뼈 꼭지돌기에 부착한다.

목가장긴근

(경최장근, *longissimus cervicis*)은 위쪽 등뼈의 가로돌기에서 시작하여 아래쪽 목뼈의 가로돌기에 부착한다.

등엉덩갈비근

(흉장륵근, *iliocostalis thoracis*)은 아래쪽 6개 갈비뼈에서 시작해 위쪽 6개 갈비뼈에 부착한다.

이들 근육의 주요 작용은
척추의 폄이다.
폄은 더 깊은 레벨의 작용을 완성한다.

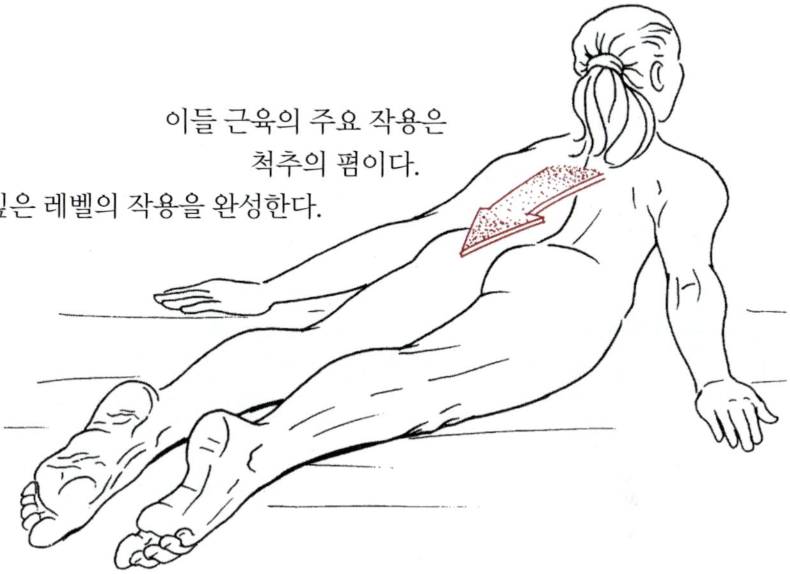

편측 근육이 수축하면,
옆굽힘(특히, 허리엉덩갈비근이 그들의
위치 때문에 옆굽힘에 가장 큰 영향을 준다.)과
돌림이 일어난다.

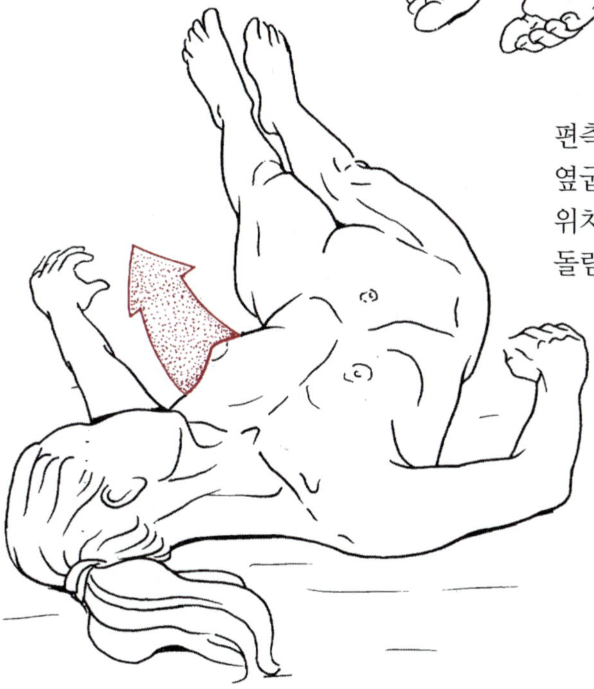

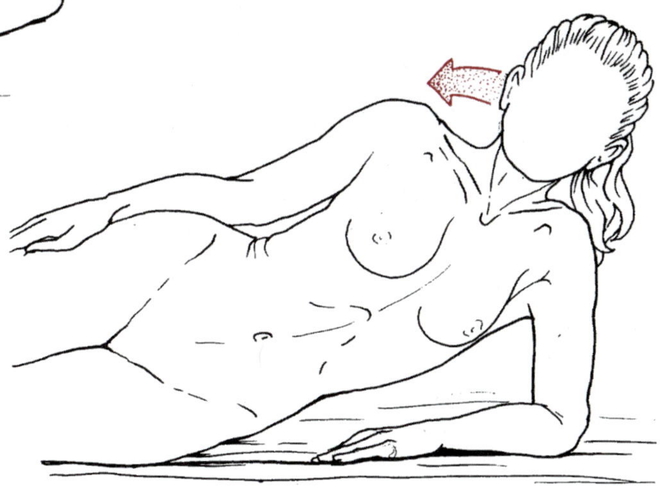

신경지배:
척수신경(C2–L5)의 뒤쪽 가지

머리가장긴근은
머리의 폄(양쪽 근육이 수축할 때)이나
옆굽힘(편측 수축을 할 때)에 기여한다.

척주의 길이를 따라 위치한 두 번째 층의 근육은 앞 페이지에서 설명된 근육을 덮고 있다.

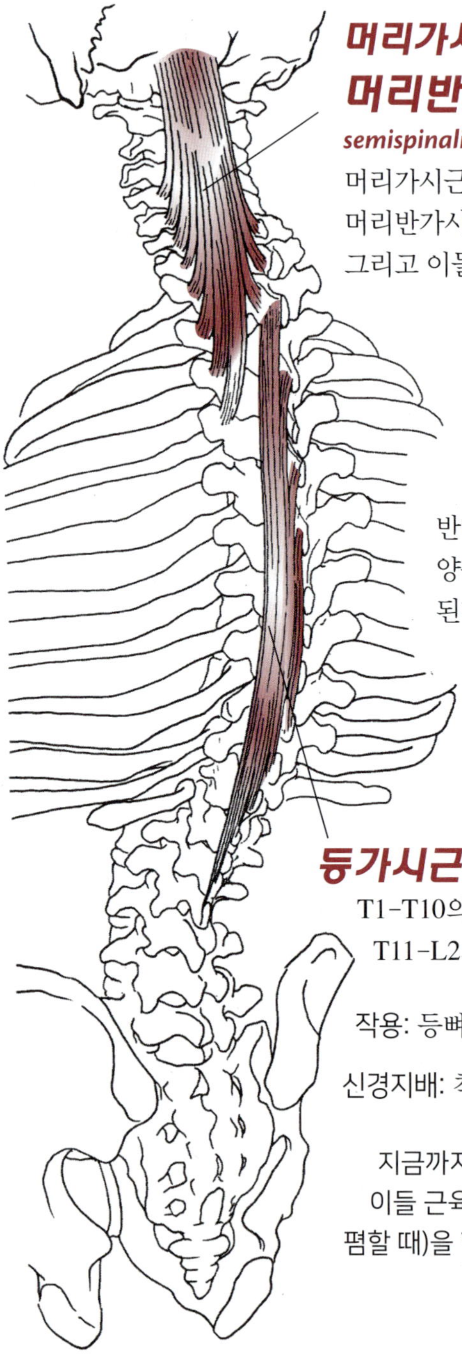

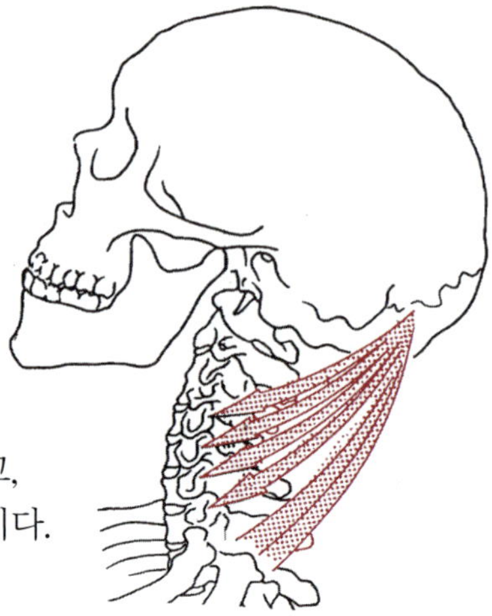

머리가시근(두극근, *spinalis capitis*)과 **머리반가시근(두반극근, *semispinalis capitis*)**은 함께 고려될 수 있다. 머리가시근의 이는곳은 C7–T1의 가시돌기이고, 머리반가시근의 이는곳은 C4–T4의 가로돌기이다. 그리고 이들 근육의 닿는곳은 뒤통수뼈이다.

작용: **목뼈가 고정**되고, 이들 근육이 양측으로 수축하면, 머리가 폄된다. 목뼈가 고정되고 편측으로 수축하면, 머리의 옆굽힘과 돌림이 일어난다.

반대로, **머리가 고정**되고, 양측이 수축하면, 목뼈가 일자로 된다(앞굽음이 감소된다).

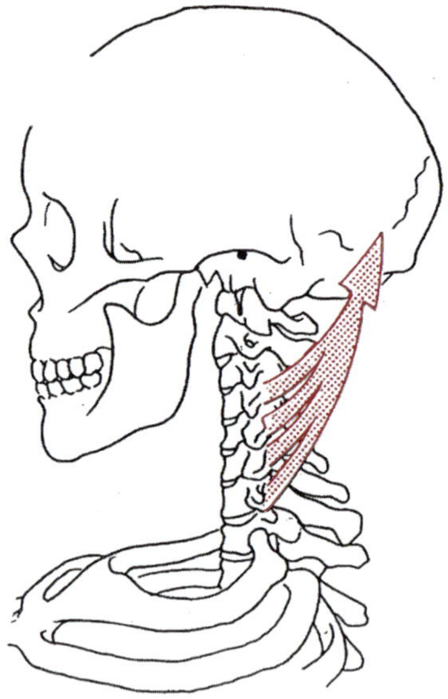

신경지배: 척수신경(C1–L5)의 뒤쪽 가지

등가시근(흉극근, *spinalis thoracis*)은 T1–T10의 가시돌기에서 시작하여 T11–L2의 가시돌기에 부착한다.

작용: 등뼈를 폄시킨다.

신경지배: 척수신경(C2–T10)의 뒤쪽 가지

지금까지 설명된 등 근육들은 **척추 근육**이라고 불리는 깊은 층 근육을 형성한다. 이들 근육은 짧은 지레대팔을 가지고 있어서 특정 활동(예, 수평 자세에서 척추를 폄할 때)을 할 만큼 강한 힘을 내지 못한다. 그러나, 그들은 매우 정교하게 작용한다. 수직 자세에서, 그들은 척주를 일자로 유지하고, 모든 척추 레벨에서 약간씩 서로를 균형시키기 위해 함께 작용한다. 사람이 선 자세를 취할 때, 그들은 거의 지속적으로 작용한다. 그 이유는 그들이 장시간의 신장함에도 피로하지 않고 작용할 수 있는 매우 능동적인 근육이기 때문이다. 예를 들어, 이들 근육의 도움으로 하루종일 머리를 목 위에 유지시킬 수 있는 것이다.

머리널판근
(두판상근, *splenius capitis*)

머리널판근은 C7–T3/4의 가시돌기와 목덜미인대에서 시작하여 꼭지돌기와 그의 이웃한 뒤통수뼈에 부착한다.

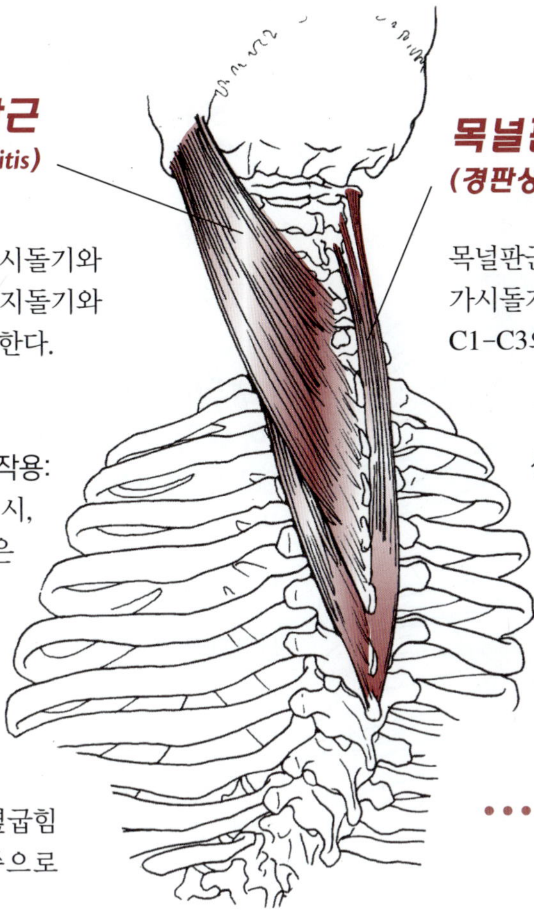

목널판근
(경판상근, *splenius cervics*)

목널판근은 T5–T7의 가시돌기에서 시작하여 C1–C3의 가로돌기에 부착한다.

작용:
– 양측 수축 시, 이들 근육은 머리와 목뼈를 폄한다.

– 편측 수축시, 이들 근육은 머리와 목뼈를 옆굽힘하고, 머리와 목뼈를 반대쪽으로 돌림한다.

신경지배:
척수신경(C2–C8)의 뒤쪽 가지

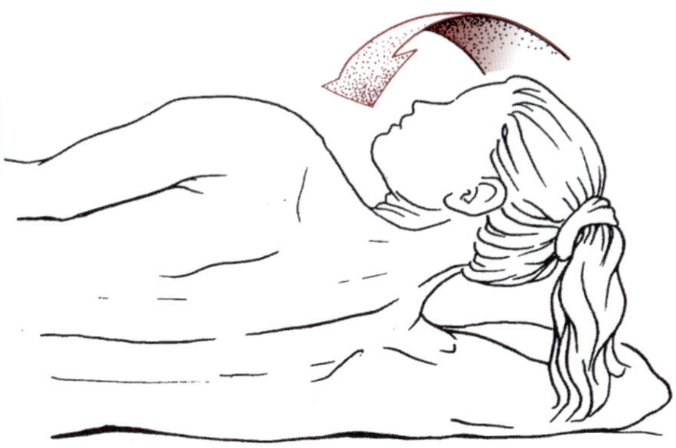

어깨올림근
(견갑거근, *levator scapula*)

어깨올림근(p.126 참고)은 C1–C4의 가로돌기에서 시작하여 어깨뼈의 안쪽면에 부착한다.

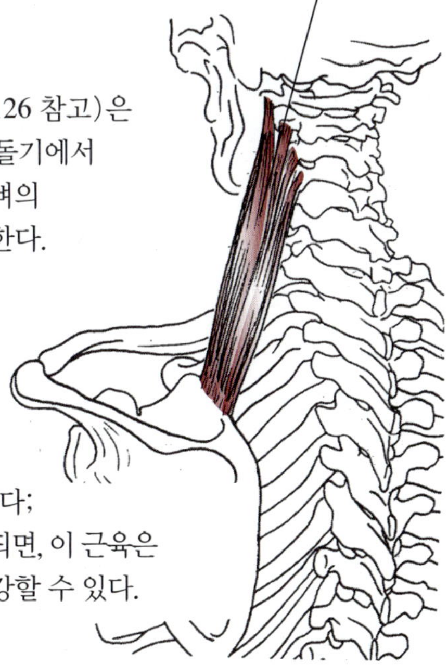

작용:
주로 어깨뼈에 작용한다; 그러나 어깨뼈가 고정되면, 이 근육은 목널판근의 작용을 보강할 수 있다.

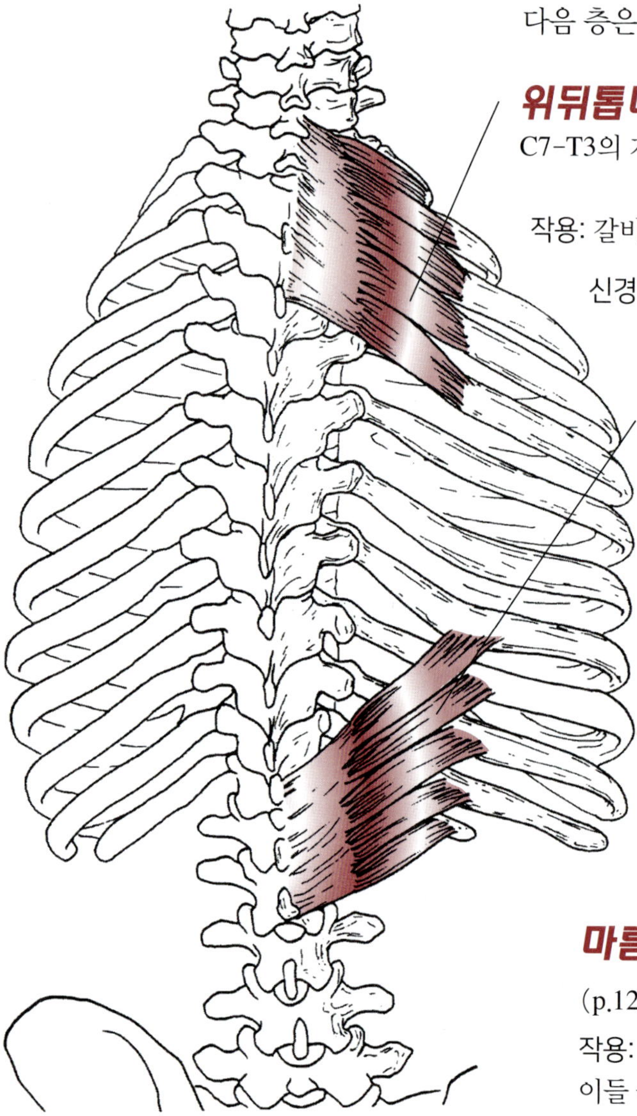

다음 층은 **뒤톱니근**(후거근, serratus posterior)을 형성한다.

위뒤톱니근(상후거근, *serratus posterior superior*)은

C7-T3의 가시돌기에서 시작하여 첫 5개 갈비뼈에 부착한다.

작용: 갈비뼈를 들어올리고, 들이 쉬기에 도움을 준다.

신경지배: 첫 4개 갈비사이근(T1-T4)의 가지

아래뒤톱니근 (하후거근, *serratus posterior inferior*)은

T12-L2의 가시돌기에서 시작하여
마지막 4개 갈비뼈에 부착한다.

작용: 갈비뼈를 내림하고, 내쉬기에 도움을 준다.

신경지배: 마지막 4개의 갈비사이근의 위쪽 가지

다음의 3개 근육은 주로 어깨관절에 작용하기 때문에, 나중에 설명될 것이다. 그러나 어깨관절이 고정되면, 이들 근육은 척추에 작용할 수 있다.

마름근(능형근, *rhomboids*)

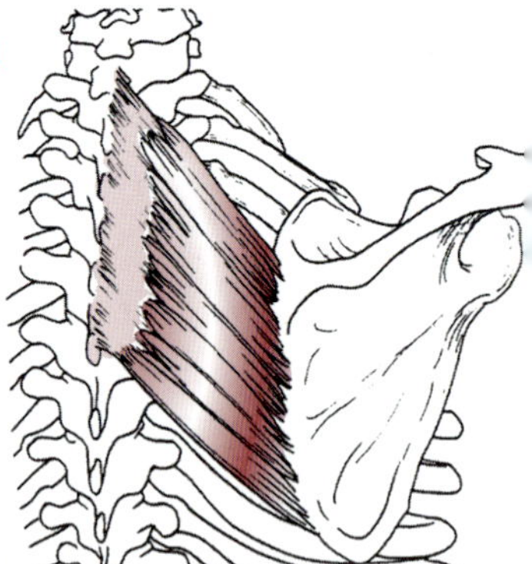

(p.126 참고)

작용: 어깨뼈가 고정되면,
이들 근육은 척추뼈를
가쪽으로 당긴다.

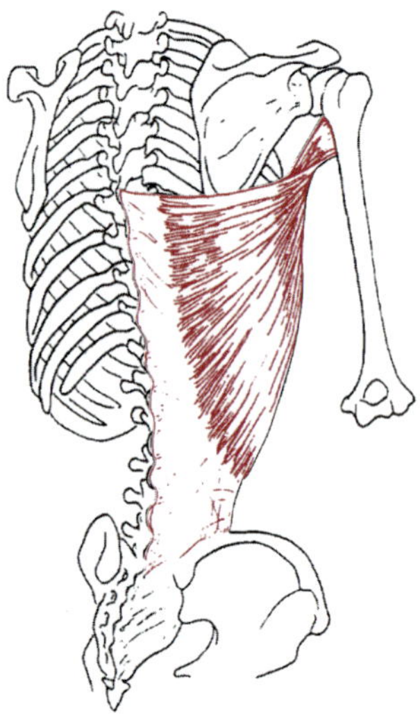

넓은등근 (광배근, *latissimus dorsi*)

(p.134 참고)

작용: 양측 수축 시,
이 근육은 등뼈-허리뼈를
폄한다.

넓은등근이 뒤아래쪽 몸통을
둘러감싸기 때문에, 특정 운동 동안
몸통의 구조적 온전성을
보존하는데 도움을 준다.

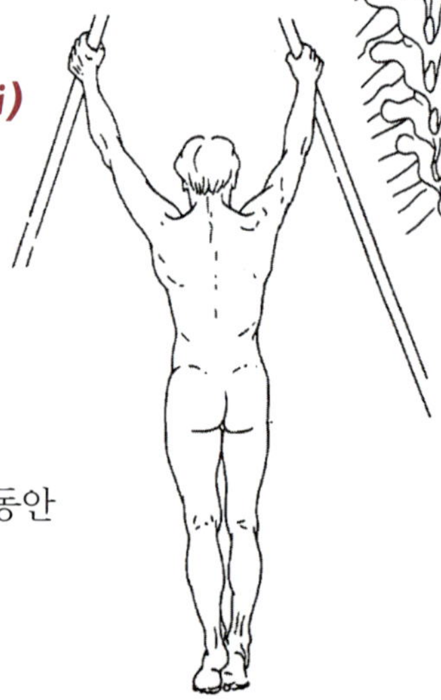

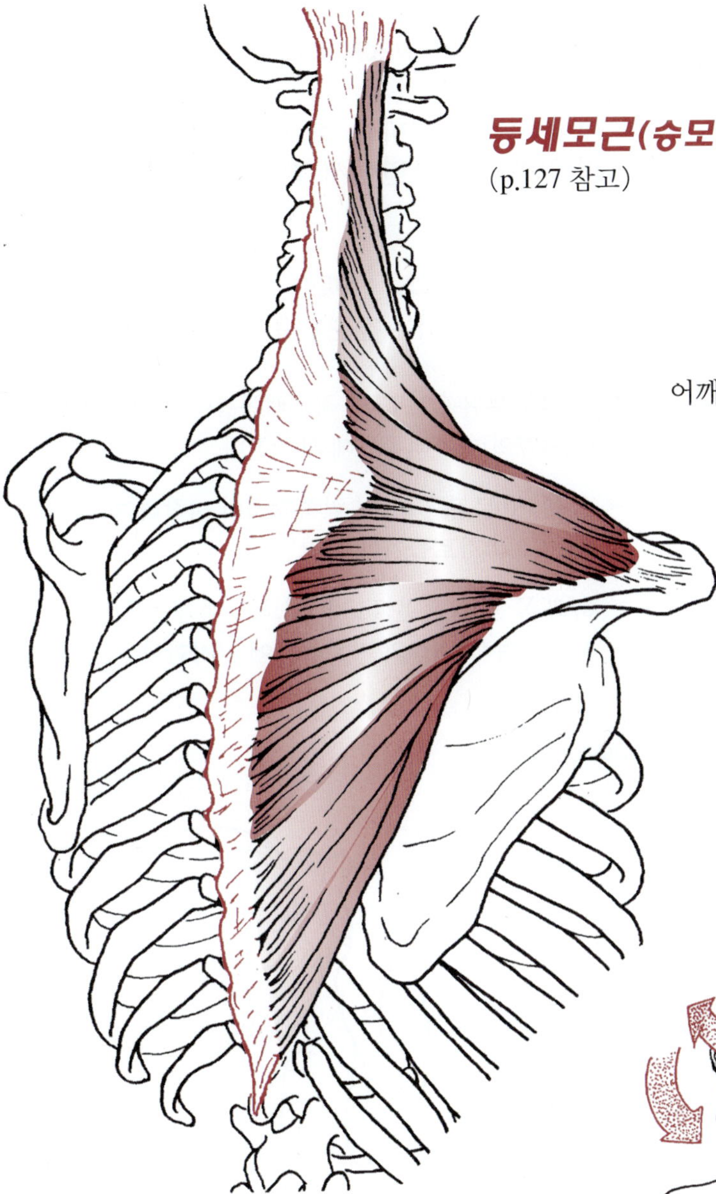

등세모근(승모근, *trapezius*)

(p.127 참고)

작용:
양측 수축 시,
어깨뼈와 어깨 주위 뼈들이
고정되면,
목을 폄시킨다.

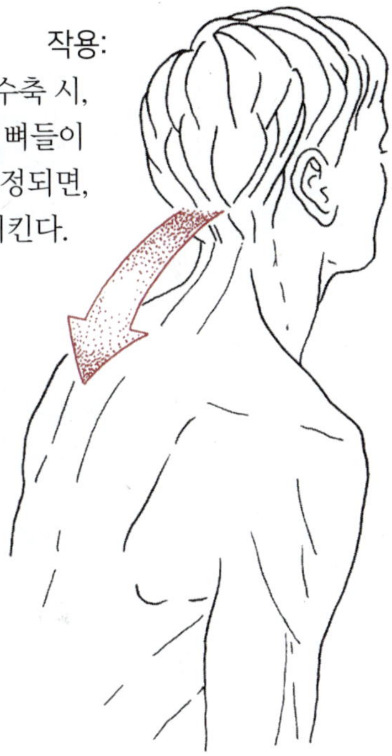

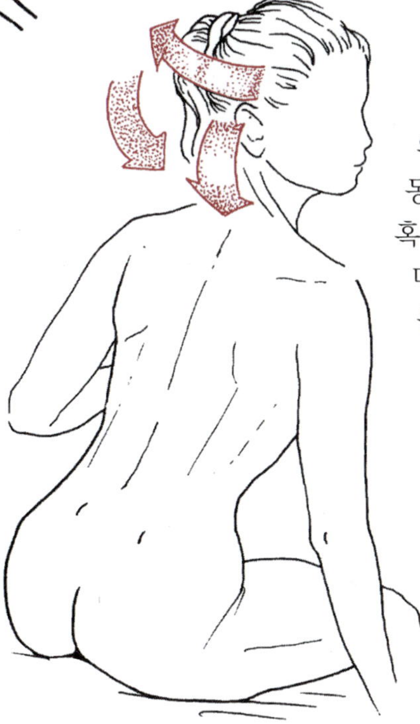

– 편측 수축 시,
위등세모근은
동측 옆굽힘을 도울 수 있고,
혹은
머리를 반대쪽으로
돌림시킬 수 있다.

목의 앞쪽과 가쪽 근육(*Anterior and lateral neck muscles*)

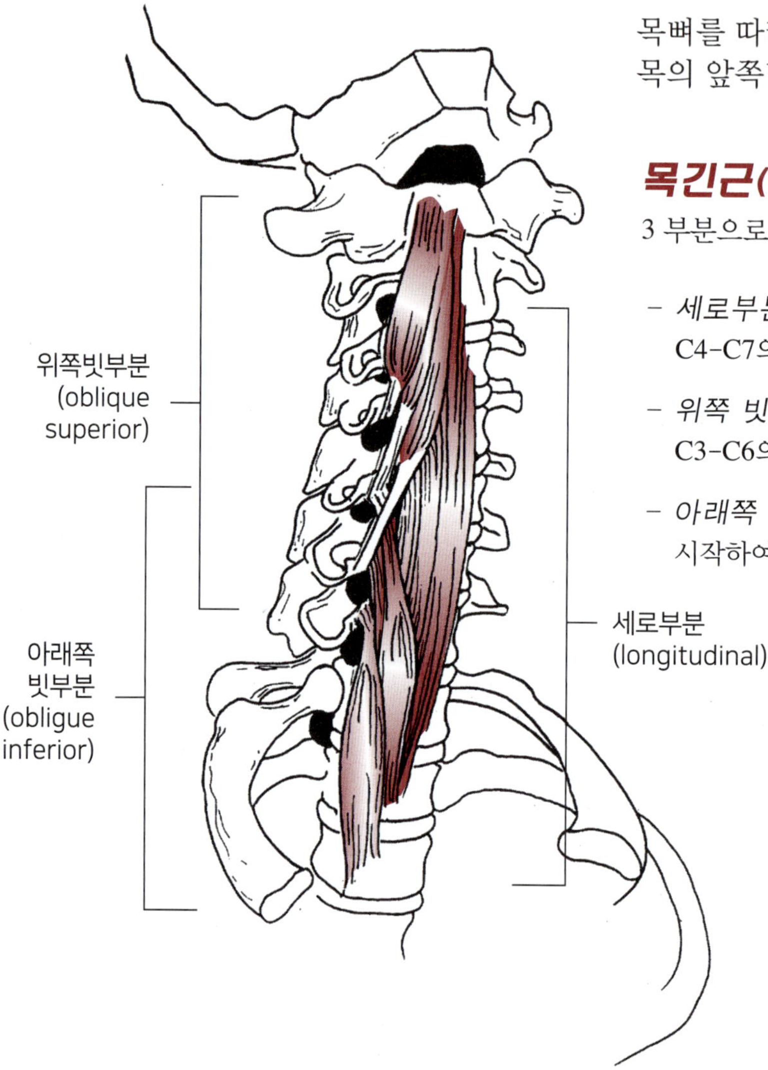

목뼈를 따라 주행하는 몇몇 깊은 근육들은 목의 앞쪽면과 측면에서 발견될 수 있다.

목긴근(*경장근, longus colli*)은

3 부분으로 구성되는 깊은 근육이다:

- *세로부분*은 C2–T3의 척추뼈몸통에서 시작하여 C4–C7의 척추뼈몸통에 부착한다.
- *위쪽 빗부분*은 C1의 앞쪽활에서 시작하여 C3–C6의 가로돌기에 부착한다.
- *아래쪽 빗부분*은 T1–T3의 척추뼈몸통에서 시작하여 C5–C7의 가로돌기에 부착한다.

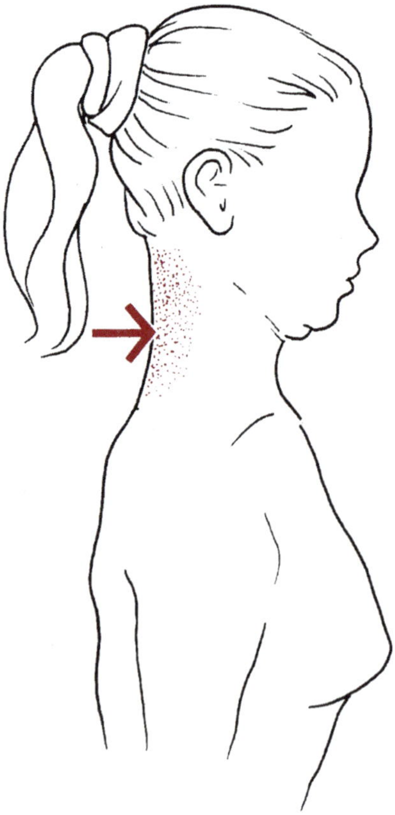

작용:

– 목긴근의 양측 수축 시,
머리를 굽힘하고
목뼈를 일자로 정렬시킨다;

– 편측 수축 시,
머리의 옆굽힘과 굽힘을 돕는다.

신경지배: 목신경얼기(C2–C8)

다음의 근육들은
목뼈와 뒤통수뼈(머리뼈바닥의
뒤쪽 부분에 있는 뼈)에 부착한다.

앞머리곧은근(전두직근, *rectus capitis anterior*)

앞머리곧은근은 뒤통수뼈에서 시작하여
고리뼈의 앞쪽에 부착한다.

작용:
고리뼈에 대한 머리의 굽힘(양측 수축 시)과
돌림(반대측 근육 수축 시)

신경지배: 목신경얼기(C1)

가쪽머리곧은근(외측두직근, *rectus capitis lateralis*)

가쪽머리곧은근은
뒤통수뼈의 목돌기
(jugular process)에서
시작하여 고리뼈의
가로돌기에 부착하는
작은 근육이다.

작용:
- 고리뼈에 대한
  머리의 굽힘
  (양측 수축 시)과
- 옆굽힘
  (편측 수축 시)

머리긴근(두장근, *longus capitis*)

머리긴근은 C3-C6의 가로돌기에서 시작하여
앞머리곧은근 부착점의 바로 앞쪽인
뒤통수뼈에 부착한다.

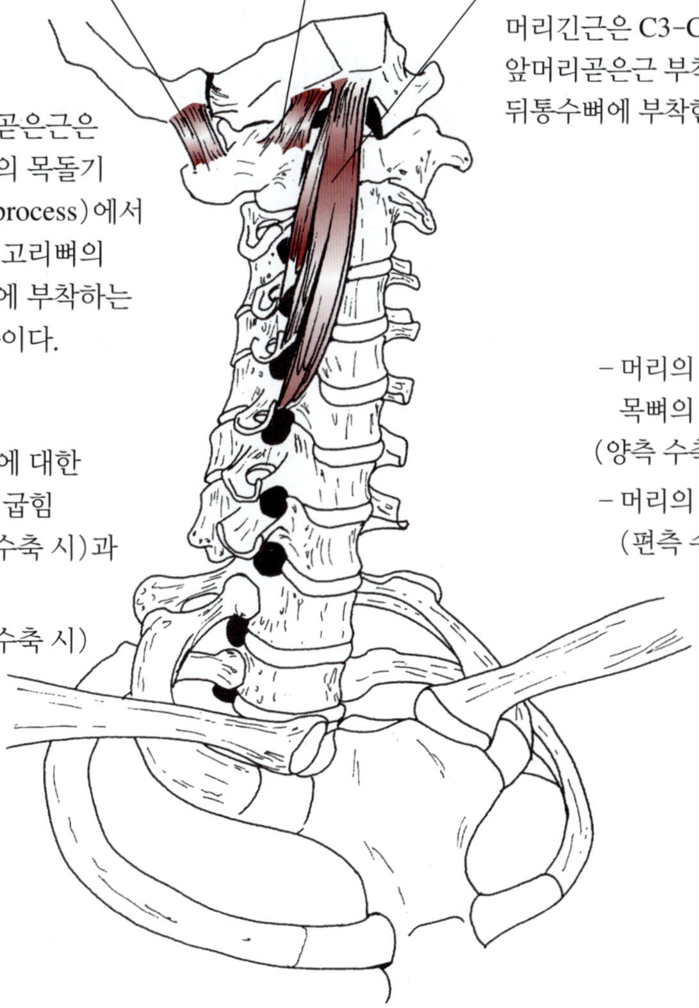

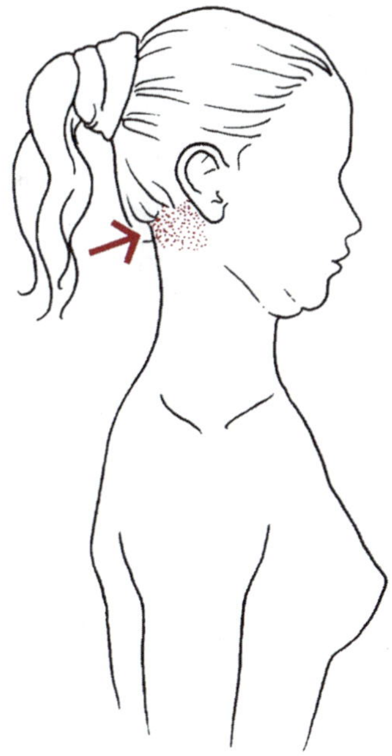

작용:
- 머리의 굽힘과
  목뼈의 일자화
  (양측 수축시)와
- 머리의 옆굽힘
  (편측 수축시)

신경지배: 목신경얼기(C1-C4)

목긴근과 머리긴근은 목갈비근과 함께 작용하여 목뼈를 안정화시킨다.
그리고 목뼈는 들이 쉬기 동안에 고정된다(p.89 참고).

다음 근육들은 목뼈에서 첫 2개의 갈비뼈로 주행한다.

목갈비근(사각근, scalenus)은 3개의 근육으로 구성된다:

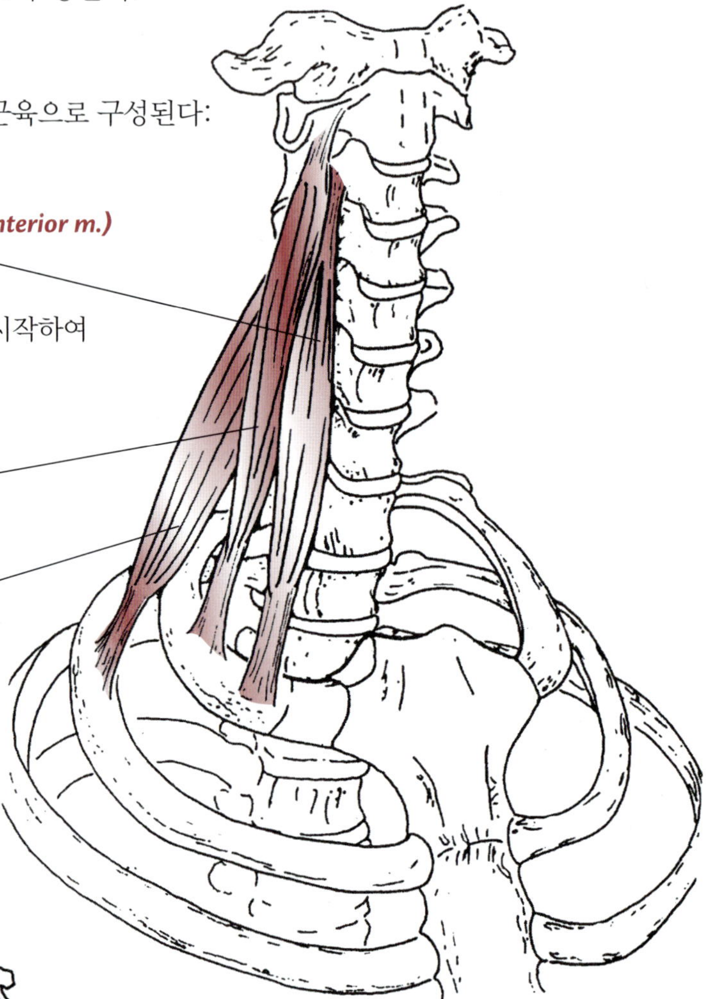

앞목갈비근(전사각근, scalenus anterior m.)

앞목갈비근과 중간목갈비근은
각각 C3-C6과 C2-C7의 가로돌기에서 시작하여
첫 번째 갈비뼈의 앞쪽에 부착한다.

중간목갈비근
(중사각근, scalenus medius m.)

뒤목갈비근
(후사각근, scalenus posterior m.)

뒤목갈비근은C4-C6의 가로돌기에서
시작하여 2번째 갈비뼈의
가쪽면에 부착한다.

신경지배: 팔신경얼기(C4-C8)

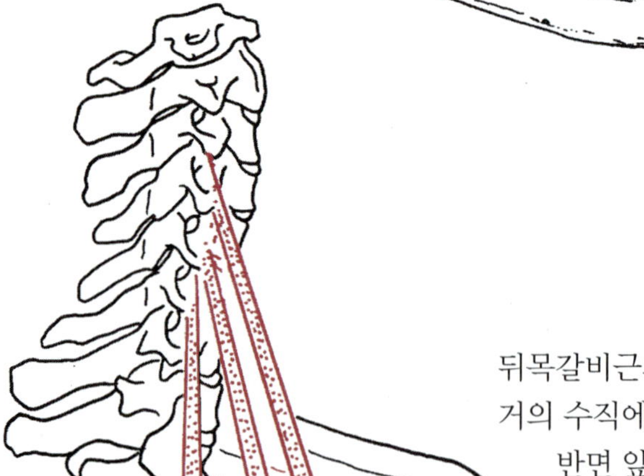

뒤목갈비근의 주행 방향은
거의 수직에 가깝고,
반면 앞목갈비근의 주행방향은
앞쪽의 사선방향이다.

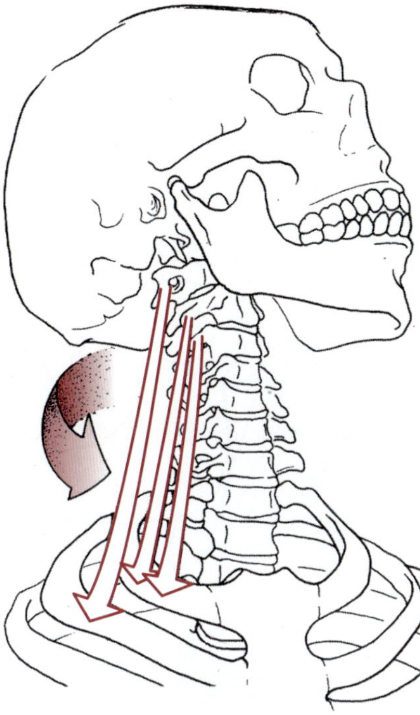

작용:

갈비뼈가 고정될 때,
목갈비근의 편측 수축(특히 뒤목갈비근)은 목뼈의 옆굽힘; 중간목갈비근과 앞목갈비근은 약간의 반대쪽 돌림을 일으킨다.

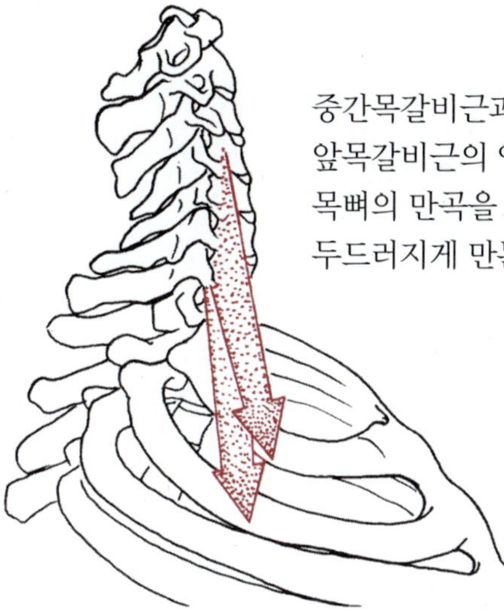

중간목갈비근과 앞목갈비근의 양측 수축은 목뼈의 만곡을 두드러지게 만든다.

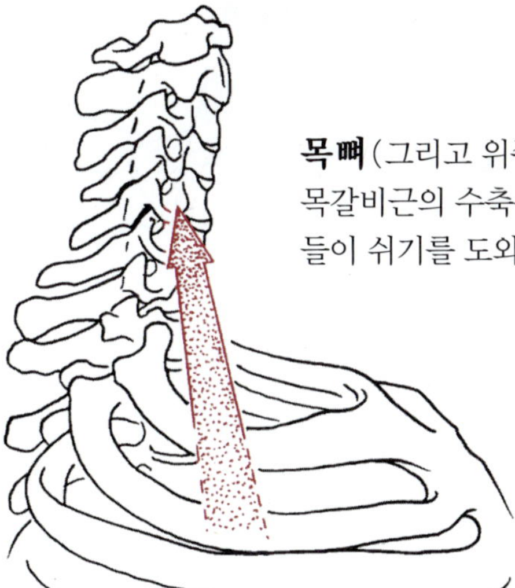

목뼈(그리고 위쪽 등뼈)**가 고정되면,**
목갈비근의 수축은 첫 2개의 갈비뼈를 올림시켜, 들이 쉬기를 도와준다.

목긴근과 목갈비근은 들이 쉬기를 할 때 목뼈를 고정시키는 중요한 작용을 한다.

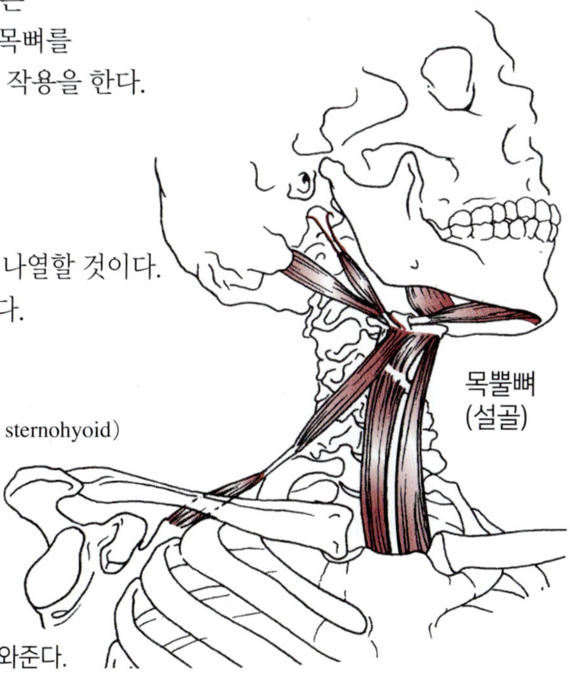

여기에서, 우리는 목뿔뼈의 아래쪽 근육과 위쪽 근육을 간단하게 나열할 것이다.
본 책은 목뿔뼈와 그와 관련된 근육을 자세히 다루지 않을 것이다.

목뿔위근(설골상근):

- **혀밑근**(설하근, hypoglossus)
- **턱끝목뿔근**(설골근, geniohyoid)
- **턱목뿔근**(악설골근, mylohyoid)
- **두힘살근**(악이복근, diagastric)
- **붓목뿔근**(경돌설골근, stylohyoid)

목뿔아래근(설골하근):

- **복장목뿔근**(흉골설골근, sternohyoid)
- **방패목뿔근**
  (갑상설골근, thyrohyoid)
- **어깨목뿔근**
  (견갑설골근, omohyoid)

기타 작용 중에서도, 이들 근육은 목과 가슴우리 위에서 머리의 굽힘을 도와준다.

앞쪽 페이지들에서 언급된 근육들의 가층에는 다른 근육이 위치한다:

목빗근(흉쇄유돌근, *sternocleidomsastoid*)

목빗근(SCM)은 목의 앞쪽에 있는 가장 크고
가장 중요한 근육이다.

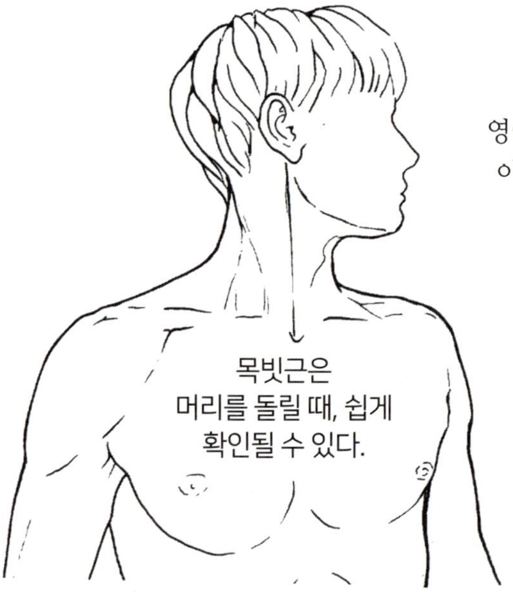

영어 이름의 의미하듯이,
이 근육은 2개의 이는곳
(복장뼈와 빗장뼈)을
가지고 있다.

목빗근은 꼭지돌기와
위뒤통수선에서
부착한다.

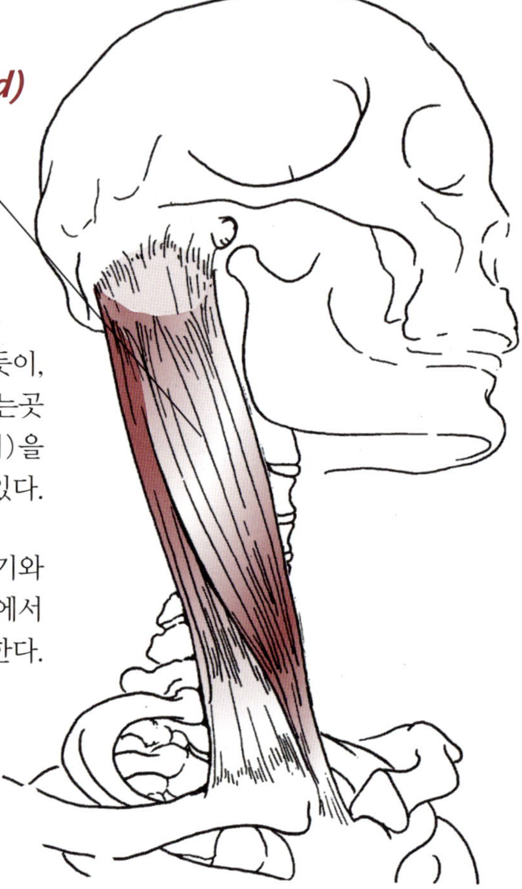

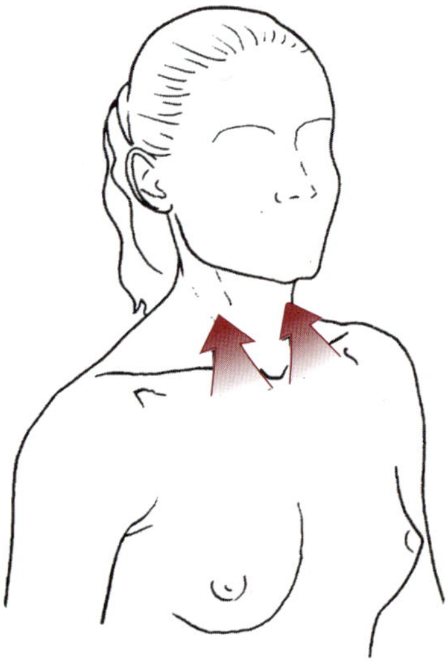

작용:
머리뼈가 고정될 때,
SCM은 복장뼈와
빗장뼈를 올림하여,
들이 쉬기를 도와준다.

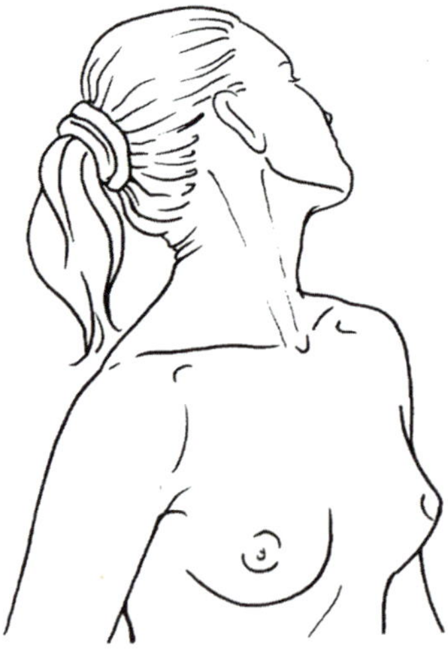

SCM이 편측 수축 시,
가슴우리가 고정되면,
머리의 동측 옆굽힘과 반대측
돌림이 일어나고,
또 폄이 일어난다.

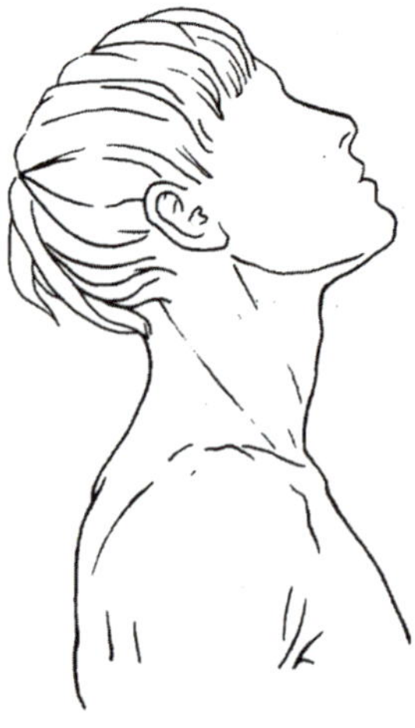

양측 수축 시,
머리의 폄이
일어나서,
목뼈의
앞굽이를 더욱
증가시킨다.

신경지배:
척수더부신경(11번 뇌신경)과
목신경얼기(C1–C2)

가슴우리의 근육(*Muscles of the thorax*)

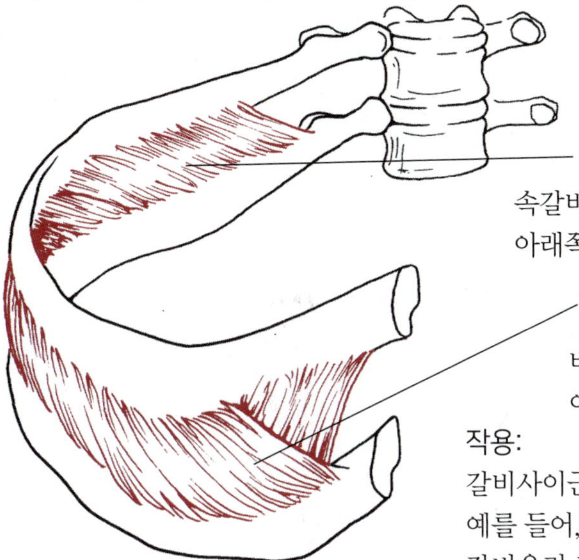

갈비사이근(외늑간근, intercostal muscle)

갈비사이근은 이웃한 두 갈비뼈 사이의 공간을 차지하고,
얇은 2개의 층으로 배열된다.

속갈비사이근(내늑간근, internal intercostalis)

속갈비사이근의 섬유는 아래쪽과 뒤쪽으로 주행하여
아래쪽 갈비뼈의 위쪽면에 부착한다.

바깥갈비사이근(외늑간근, external intercostalis)

바깥갈비사이근은 아래쪽과 앞쪽으로 주행하여
아래쪽 갈비뼈의 위쪽면에 부착한다.

작용:
갈비사이근은 근육 시트를 형성하여, 가슴우리의 형태를 유지시킨다.
예를 들어, 앞목갈비근과 같은 근육이 첫 번째 갈비뼈를 당길 때,
갈비우리 전체가 당기지는데, 그 이유는 갈비사이근 때문이다.

신경지배: 1번-11번의 갈비사이신경

갈비올림근(늑거근, *levatores costarum*)

갈비올림근은 등뼈의 가로돌기에서 시작하여
1-2개 아래쪽에 있는 갈비뼈의 결절에 부착한다.

작용:
어느 쪽 뼈가 고정되는지에 따라
갈비뼈의 올림이나 등뼈의 돌림을 돕는다.

신경지배: 척수신경의 뒤쪽가지

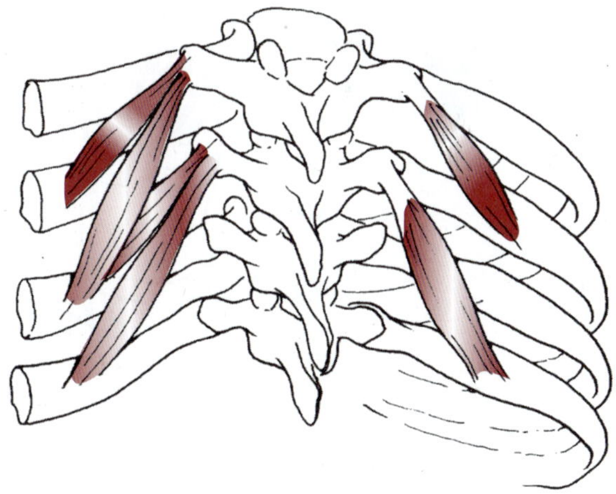

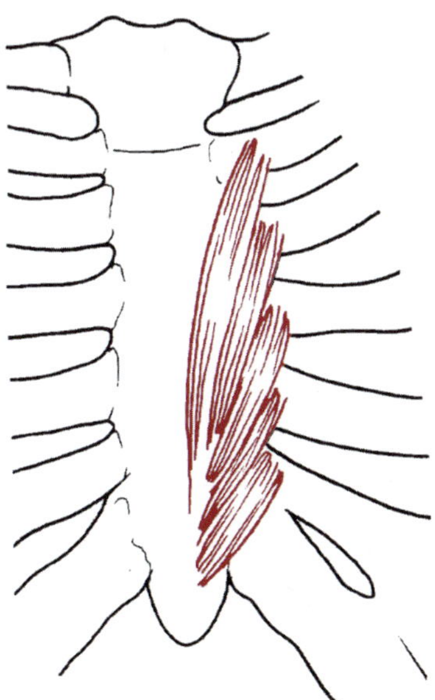

가슴가로근(흉횡근, *transversus thoracis*)

가슴가로근은 복장뼈 아래 부분과
칼돌기의 뒤쪽면에서 시작하여 위가쪽으로 주행한 후,
2번-6번 갈비뼈의 갈비연골에 부착한다.

작용:
2-6번 갈비뼈를 내림하고, 내쉬기를 돕는다.

신경지배: 2-6번 갈비사이신경

큰가슴근(대흉근)과 **앞톱니근**(전거근)은
어깨 근육(p.123, 133 참고)에서 설명될 것이다.

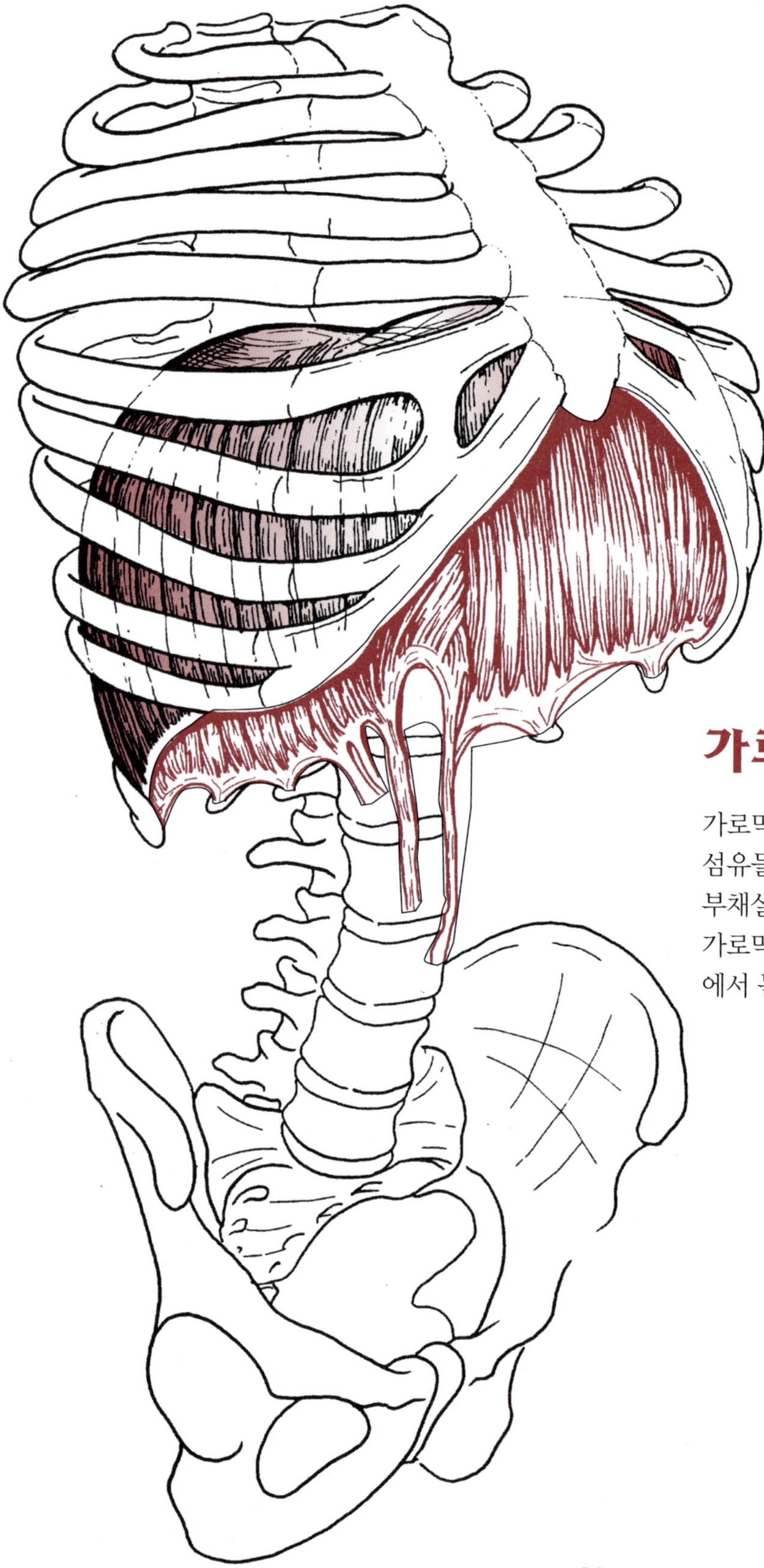

가로막(횡격막, *Diaphragm*)

가로막은 크고 납작한 근육이고,
섬유들이 가슴우리 안에서
부채살처럼 퍼져 있다.
가로막은 가슴안(흉강)과 배안(복강) 사이
에서 돔처럼 펼쳐져 있다.

가로막은 자신의 중심힘줄에 부착한다.
중심힘줄은 강한 섬유조직으로 되어 있고,
약간 3잎 클로버처럼 생겼다.

중심힘줄의 중간 부위와 척주 근처에는 아래대정맥, 식도 및 내림대동맥 등이 통과하는 3개의 큰 구멍이 있다.

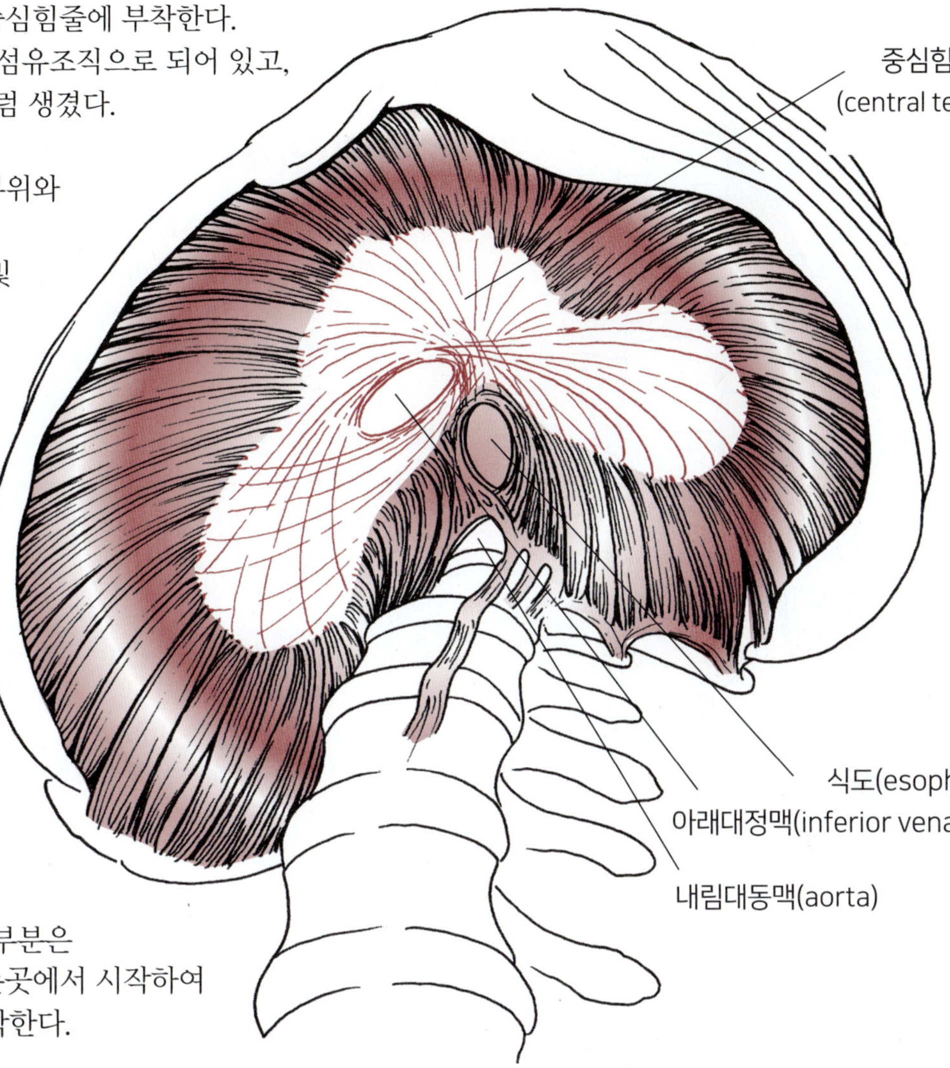

가로막의 근육 부분은
3개의 주요 이는곳에서 시작하여
중심힘줄에 부착한다.

- 복장뼈 이는곳: 칼돌기
- 갈비뼈 이는곳: 7-12번 갈비뼈와 갈비연골의 깊은 면; 부착점의 섬유들은 배가로근의 섬유와 합류한다.
- 척추뼈 이는곳: "오른쪽 다리"와 "왼쪽 다리"로 구성되며, 오른쪽 다리는 L1-L3의 몸통에서 시작하고, 왼쪽 다리는 L1-L2의 몸통과 5개의 활꼴인대(궁상인대)에서 시작한다.
  - 하나의 정중 활꼴인대는 양쪽 다리를 정중선에서 이어주고, 대동맥이 배로 들어오는 부위를 덮는다.
  - 쌍으로 된 안쪽 활꼴인대는 L1의 몸통에서 가로돌기까지 뻗어 있다. 이것은 큰허리근 위에서 아치를 형성한다.
  - 쌍으로 된 가쪽 활꼴인대는 L1의 가로돌기에서 12번 갈비뼈까지 뻗어 있고, 허리네모근 위에서 아치를 형성한다.

작용: 가로막은 들이 쉬기의 주요 근육이다(p.102 참고)

신경지배: 가로막신경(C3-C5)

몸통의 뒤쪽 근육

허리뼈의 측면에서 시작하는 2개의 근육, 큰허리근과 허리네모근(요방형근, quadratus lumborum)을 볼 수 있다.

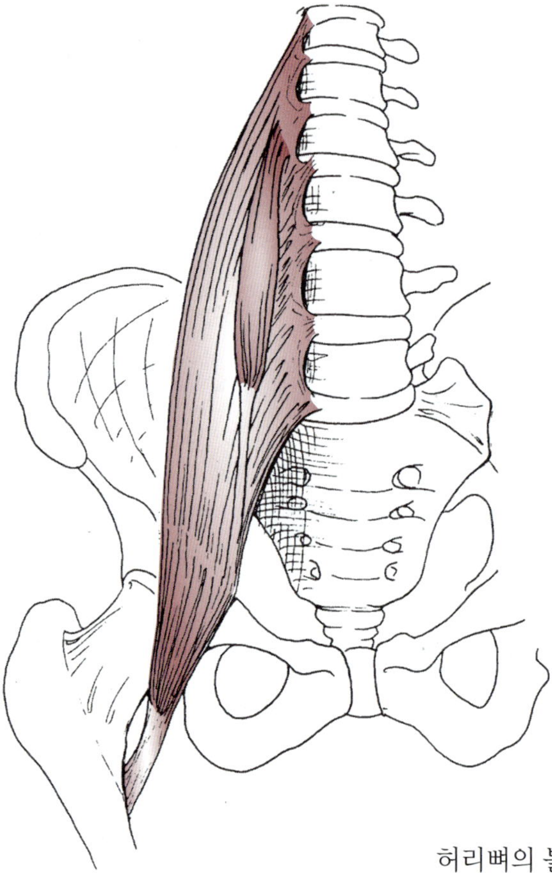

큰허리근(대요근, psoas major)

큰허리근은 엉덩관절 근육(p.236)에서 설명하겠다. 여기에서는 허벅지가 고정되었을 때 척추뼈가 어떻게 작용하는지에 설명하겠다.

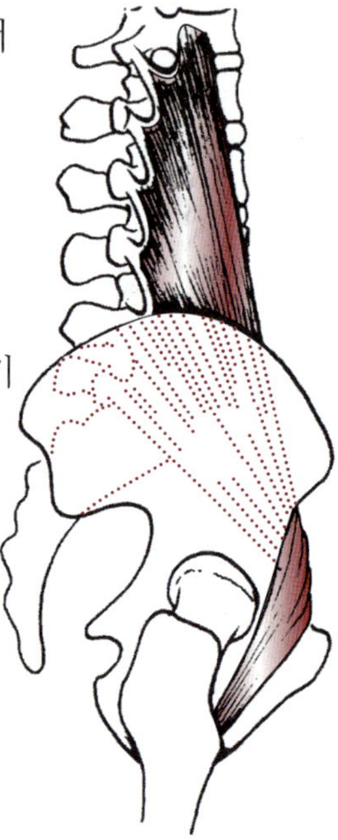

-양측 수축:

큰허리근의 섬유가 비스듬하게 주행하기 때문에, 앞굽이증을 증가시키는 허리 근육으로 간주되어 왔다.

그러나 우리는 이런 다관절 근육(8개의 관절을 지나가고, 8개 중 6개의 척추사이관절이다.) 이 허리뼈의 각 레벨에 복잡한 작용을 가지고 있음을 알 수 있다.

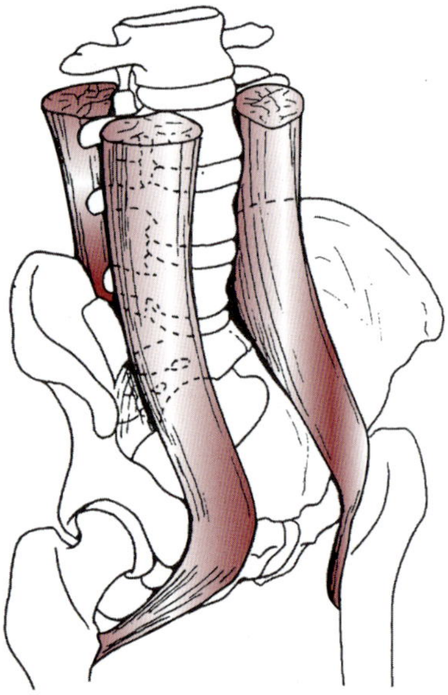

허리뼈의 볼록한 면을 구성하는 여러 레벨에 부착하기 때문에, 이 근육은 가로가시근과 함께 작용하여, 허리뼈의 앞굽이를 줄여준다(허리뼈를 일자화시킨다). 이들 근육이 함께 수축함으로써, 4개의 근육다발이 앞굽이를 증가시키기 보다는 허리뼈를 일자로 만들어준다. 이것은 근전도 연구를 통해 알 수 있다.

신경지배: 허리신경얼기(L1-L3)

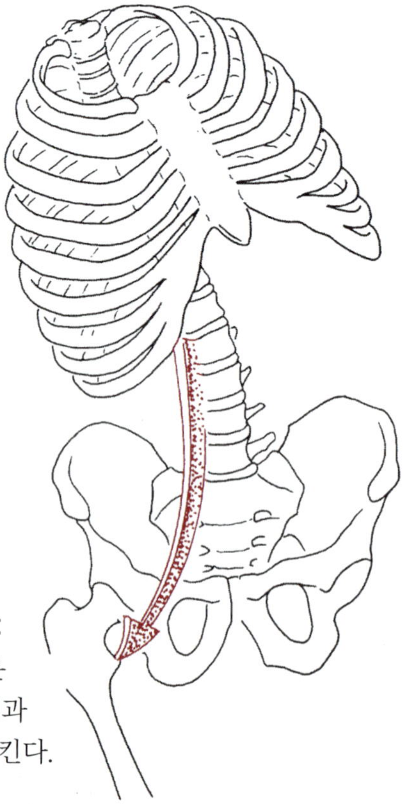

-편측 수축:

큰허리근의 편측 수축은 허리뼈의 옆굽힘, 굽힘과 반대쪽 돌림을 일으킨다.

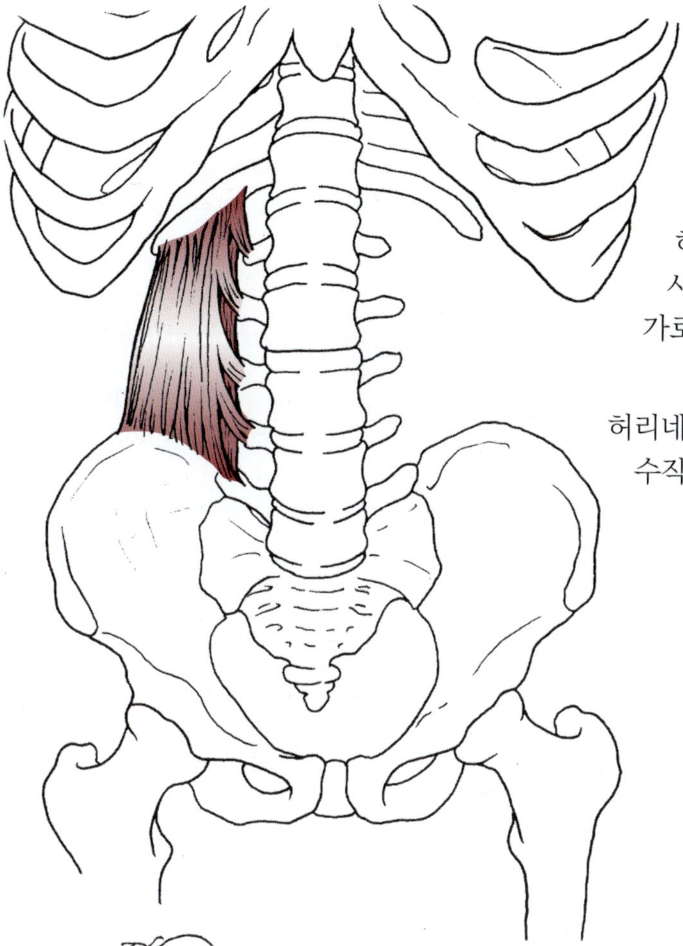

허리네모근(요방형근, *quadratus lumborum*)

허리네모근은 엉덩뼈능선의 뒤쪽에서 시작하여 12번 갈비뼈와 L1-L5의 가로돌기에 부착한다.

허리네모근은 수직 섬유와 빗섬유로 구성된다.

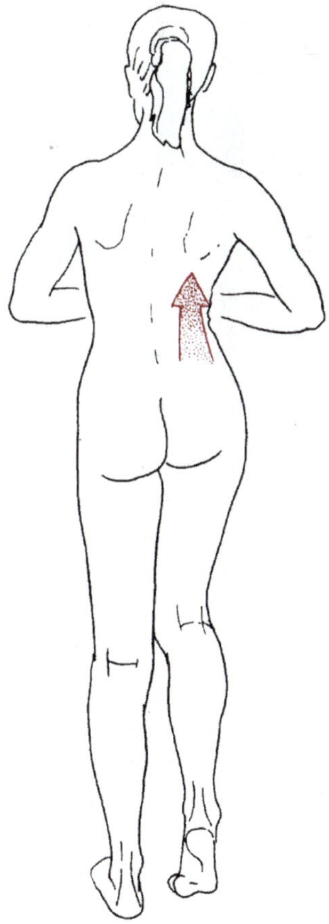

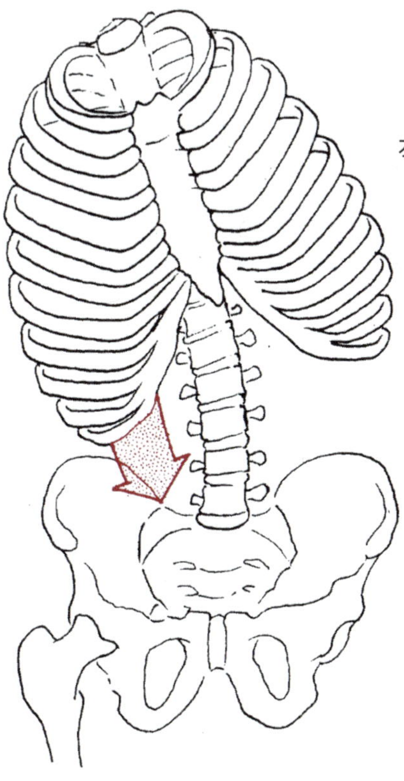

작용:
골반이 고정되면, 이 근육은 12번 갈비뼈와 다른 갈비뼈를 아래쪽으로 당긴다.

이것은 허리뼈와 갈비우리를 옆굽힘시킨다.

이 근육은 호기근으로도 작용한다.

갈비뼈와 척추뼈가 고정되면, 허리네모근은 수축하는 쪽의 골반을 위로 올림한다.

신경지배: 허리신경얼기(T12/L1-L3)

배근육(Abdominal muscles)

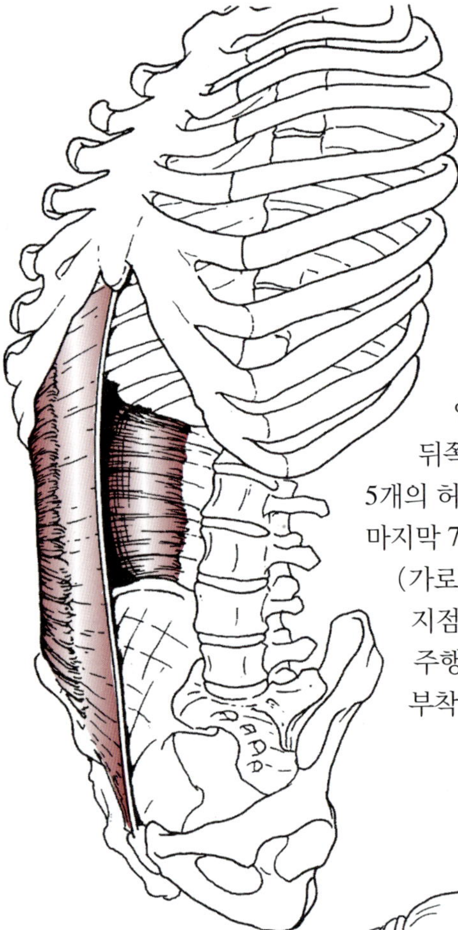

배벽(복벽, abdominal wall)

배벽 안에는 4쌍의 근육이 있다. 이들 근육은 갈비우리와 골반 사이의 공간(앞쪽, 양쪽 측면, 그리고 뒤쪽)을 채우고 있다.

배가로근(복횡근, transverse abdominis)

배가로근은 4개의 근육중 가장 깊은 곳에 있는 근육이다. 이 근육은 샅고랑인대와 엉덩뼈능선에서 시작하여 뒤쪽으로 주행한 후, 5개의 허리뼈에 부착한다; 마지막 7개 갈비뼈의 안쪽면 (가로막의 섬유와 합류하는 지점)에서 시작하여 앞쪽으로 주행한 후 백색선에 부착한다.

이 그림은 배가로근의 아래쪽 절반을 보여주고 있다.

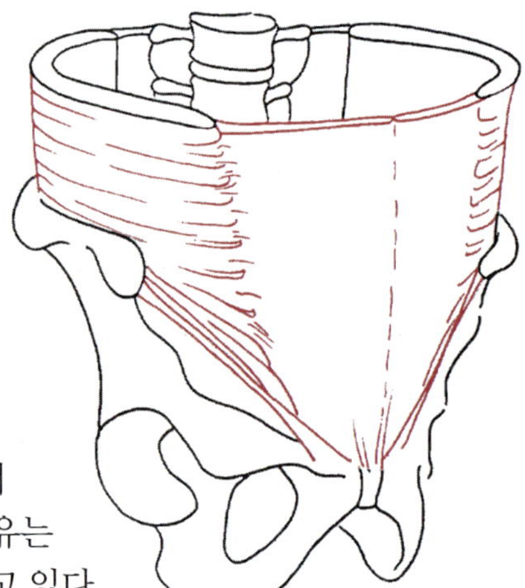

이 그림에서 배가로근의 섬유는 수평으로 주행하고 있다. 그들 섬유는 앞쪽으로 주행하여 넓은 널힘줄에 부착한다.

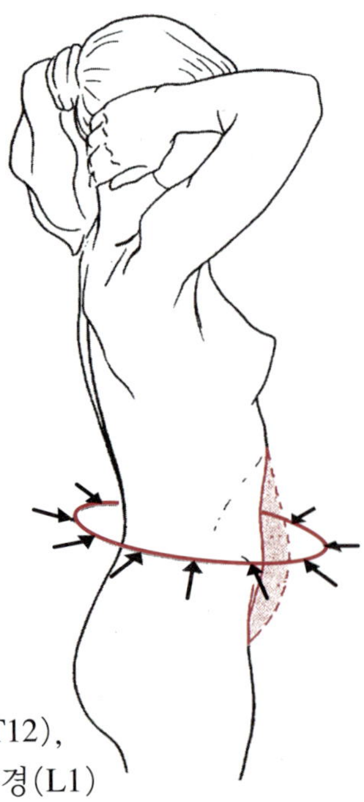

작용:

이들 원형 섬유의 수축은 복부의 직경을 감소시킨다.

척추뼈가 고정되면, 배를 안쪽으로 당긴다. 앞쪽에 위치한 널힘줄이 고정되면, 허리뼈의 앞굽이를 증가시킨다.

양 손을 배의 측면에 위치시킨 후 기침을 하면, 배가로근의 작용을 쉽게 알 수 있다.

신경지배: 갈비사이신경(T7–T12), 엉덩샅굴신경과 엉덩아랫배신경(L1)

배속빗근(내복사근, *internal oblique*)

배속빗근은 배가로근과 배바깥빗근 사이에 위치한다.
이것은 살굴인대와 엉덩뼈능선, 그리고
뒤쪽의 허리등근막(lumbodorsal fascia)에서
시작하여

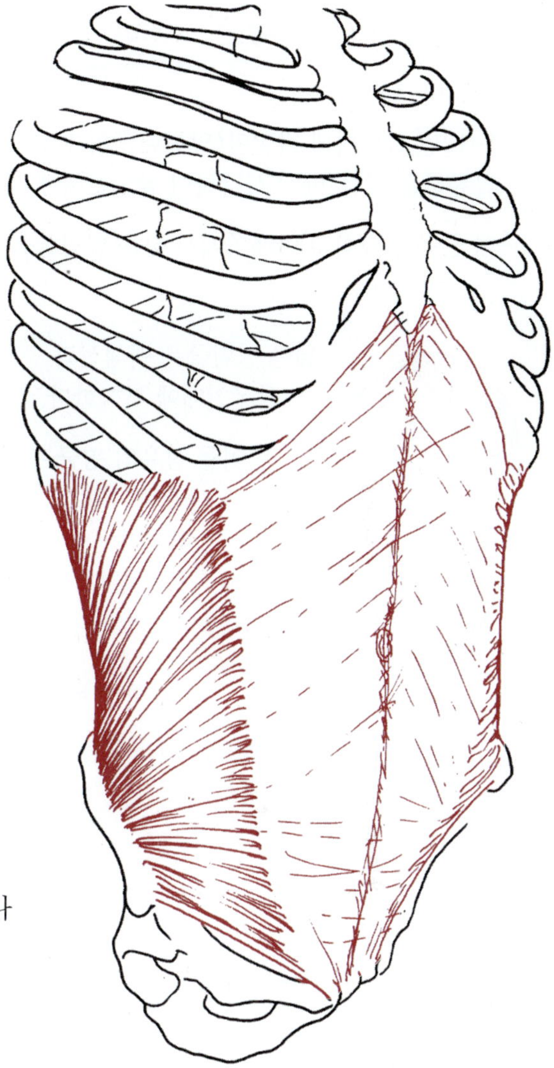

– 마지막 4개 갈비뼈와
앞쪽에 위치한
넓은 널힘줄에 부착한다.

– 섬유는 그들의 위치에 따라
다양한 방향으로 주행하지만,
평균적으로 볼 때
앞위쪽 방향으로 주행한다.

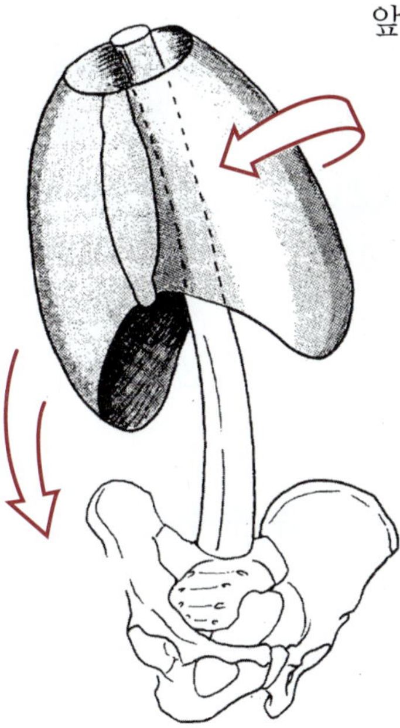

작용:

–편측 수축 시,

척추와 갈비우리의 옆굽힘이나
동측 돌림이 일어난다.
골반이 고정되면,
갈비뼈의 작용을 일으키고,
반대로 갈비뼈가 고정되면,
골반의 작용을 일으킨다.

–골반이 고정되면, 양측 수축 시

– 복부를 압박하고 몸통의 굽힘을 돕는다.

– 척추와 골반이 고정되면, 갈비뼈를 아래쪽으로
내림하면서 뒤쪽으로 움직인다.
이것은 이 근육이 내쉬기에 어떻게 관련되는지를
보여준다(그림으로 설명되지 않음).

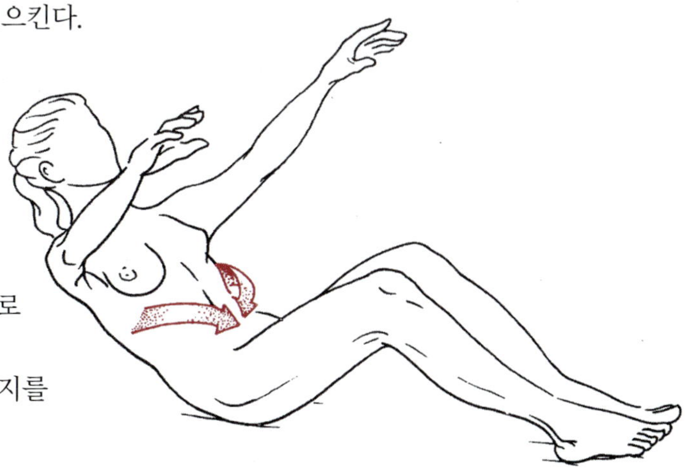

신경지배: 갈비사이신경(T9–T12),
엉덩샅굴신경과 엉덩아랫배신경(L1)

배바깥빗근(외복사근, *external oblique*)

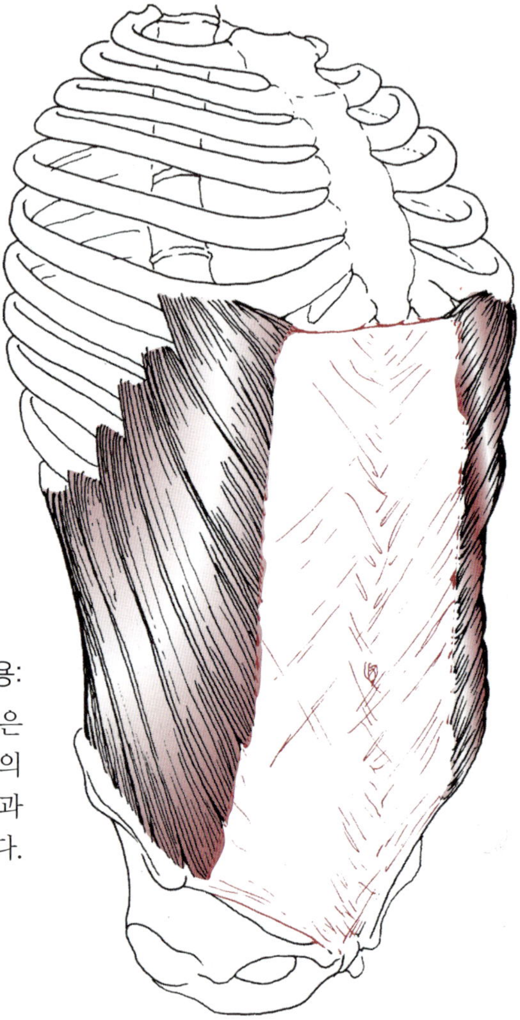

배바깥빗근은

- 5–12번 갈비뼈의 바깥면(앞톱니근의 섬유와 합류하는 지점)에서 시작하여 샅굴인대에 부착한다.
- 이 근육은 앞쪽과 아래쪽에서 넓은 널힘줄을 형성하고,

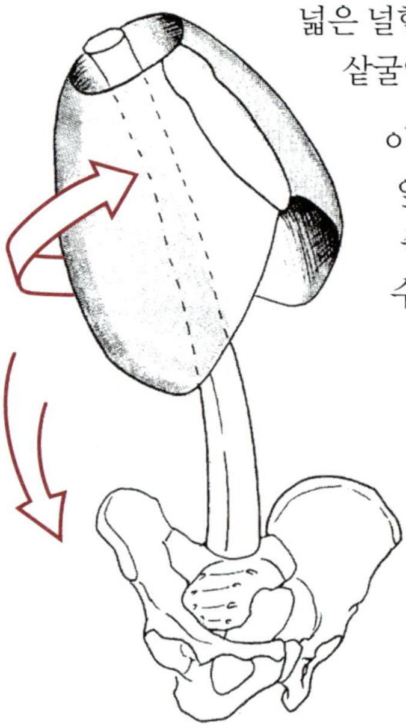

넓은 널힘줄은 백색선과 샅굴인대에 부착한다.

이들 섬유의 평균 주행 방향은 앞아래쪽이다.
즉, 배속빗근의 섬유와 수직을 이룬다.

작용:

– **배바깥빗근의 편측 수축**은 척추와 갈비우리의 옆굽힘과 반대쪽 돌림을 일으킨다.

– **배바깥빗근의 양측 수축**은 몸통의 굽힘을 일으킨다.

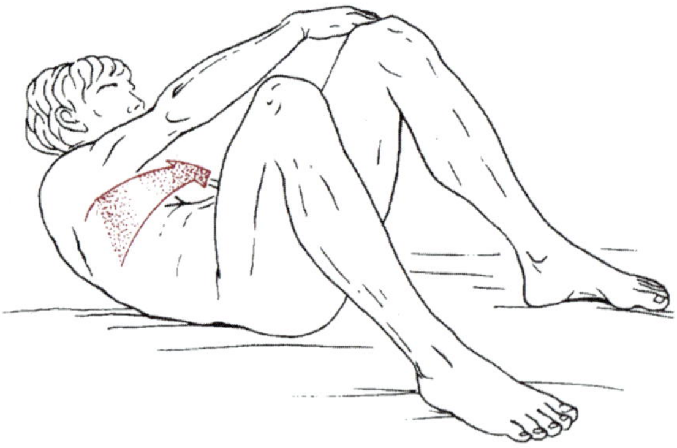

골반이 고정되면, 갈비뼈를 내림하여 호기근으로 작용한다(여기에서는 설명되지 않음).

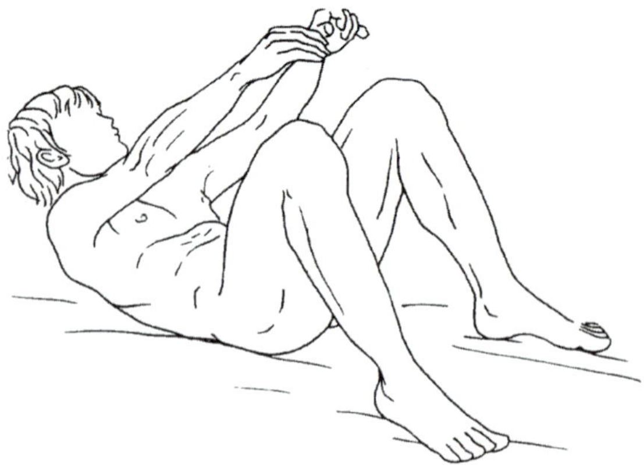

배바깥빗근과 배속빗근의 공동 수축은 몸통의 돌림을 일으킨다.
예를 들어, 몸통의 왼쪽 돌림(굽힘도 함께)은 왼쪽 배속빗근과 오른쪽 배바깥비빗근의 동시 수축으로 일어난다.

신경지배: 갈비사이신경(T5–T12), 엉덩샅굴신경과 엉덩아랫배신경(L1)

배곧은근
(복직근, *rectus abdomonis*)

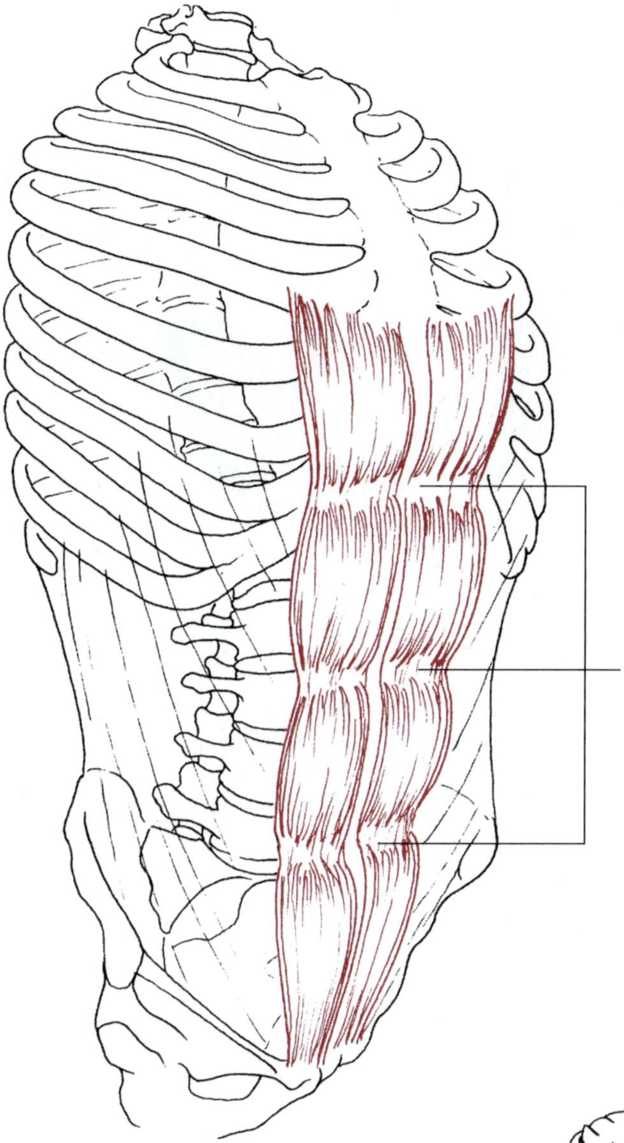

배곧은근은 앞에 위치하는 근육이며,
앞에서 설명한 3개 배근육의 널힘줄에 의해
형성된 배곧은집의 내부에 위치한다.

이 섬유는 엉덩뼈능선과
두덩결합에서 시작하여
칼돌기와 5-7번 갈비뼈에 부착한다.

배곧은근은 3개의 나눔힘줄에 있는
배곧은집의 앞쪽층에 부착한다.
나눔힘줄은 배곧은근이 수축할 때,
가로고랑처럼 보일 수 있다.

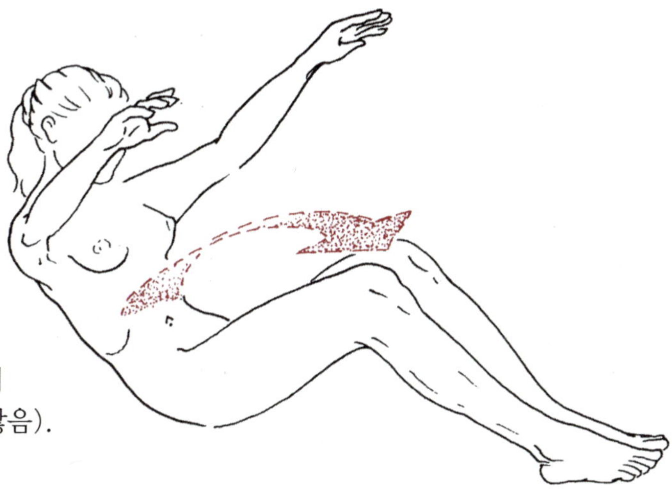

작용:

복장뼈가 골반 쪽으로 움직임이기 때문에,
대표적인 몸통 굽힘근이다.

배곧은근은 골반을 뒤쪽으로 경사시킴으로써
몸통을 굽힘할 수 있다(여기서는 설명되지 않음).

신경지배: 갈비사이신경(T5-T12),
엉덩샅굴신경과 엉덩아랫배신경(L1)

골반가로막
(Pelvic diaphragm)

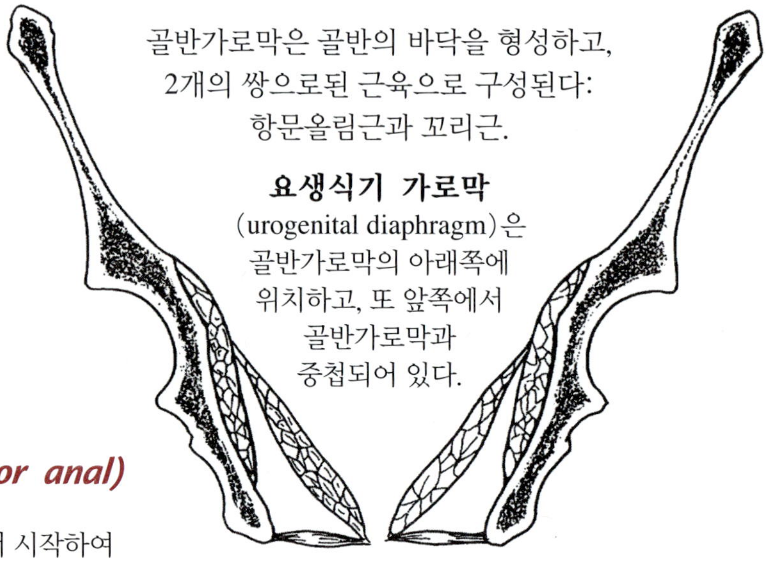

골반가로막은 골반의 바닥을 형성하고, 2개의 쌍으로된 근육으로 구성된다: 항문올림근과 꼬리근.

요생식기 가로막 (urogenital diaphragm)은 골반가로막의 아래쪽에 위치하고, 또 앞쪽에서 골반가로막과 중첩되어 있다.

항문올림근(항문거근, levator anal)

항문올림근은 속폐쇄근을 덮는 근막에서 시작하여 두덩뼈몸통의 뒤쪽에서 궁둥뼈가시까지 이어지는 선을 따라 주행한다.

이 근육의 좌우측에서 시작되는 섬유들은 아래안쪽으로 주행한 후, 정중선에서 서로 만난다. 일부 뒤쪽 섬유들은 꼬리뼈와 아래쪽 엉치뼈에 부착한다.

항문올림근은 항문관을 위해 구멍을 가지고 있다.

여성 골반에서는 이 근육의 앞부분이 다르고, 외음부를 위한 입구를 가지고 있다. (그림에서 볼 수 있듯이) 남성 골반의 경우는 이 영역이 닫혀 있다(그림 없음).

신경지배: 엉치신경얼기(S3)의 더부가지

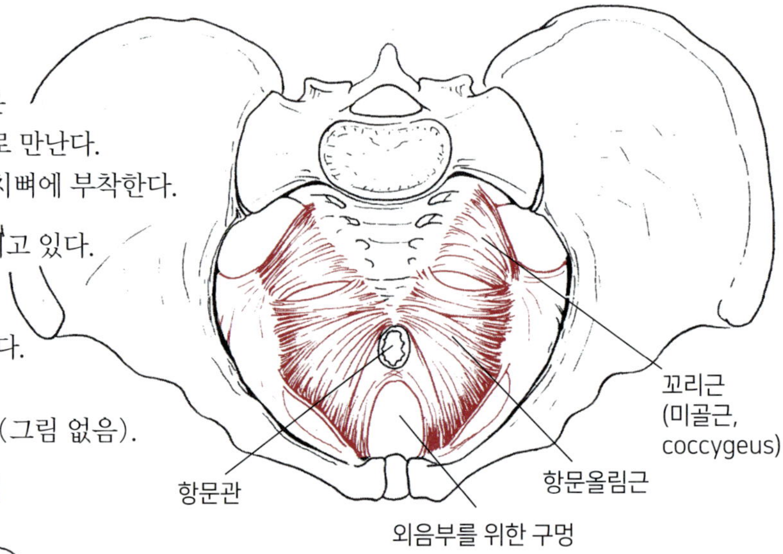

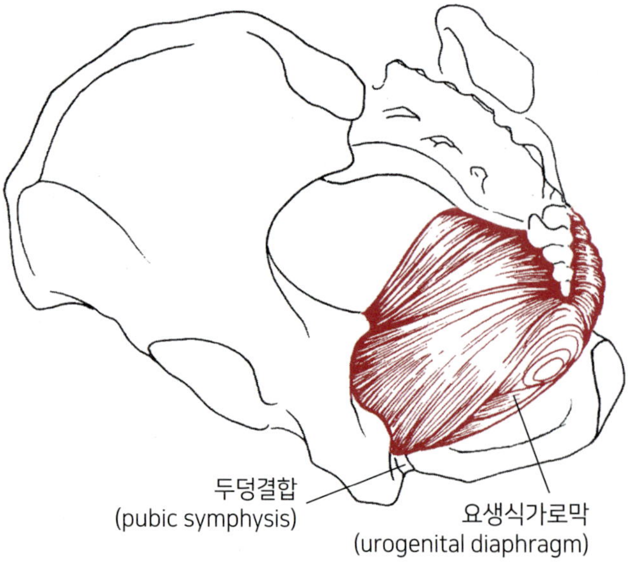

꼬리근(미골근, coccygeus)

꼬리근은 항문 뒤쪽에 위치하고, 궁둥뼈가시에서 시작하여 꼬리뼈와 아래쪽 엉치뼈에 부착한다.

작용: 이들 두 근육은 골반장기의 무게를 지탱하고, 용변과 관련된 작용을 한다. 이들 근육은 엉치뼈를 뒤쪽으로 회전시킨다.

신경지배: 음부신경(S4)의 더부가지

노트: 이들 근육은 넙다리뼈에 부착하지 않기 때문에, 다리에 대한 골반의 위치를 조정하는데 어떤 역할도 하지 않는다.

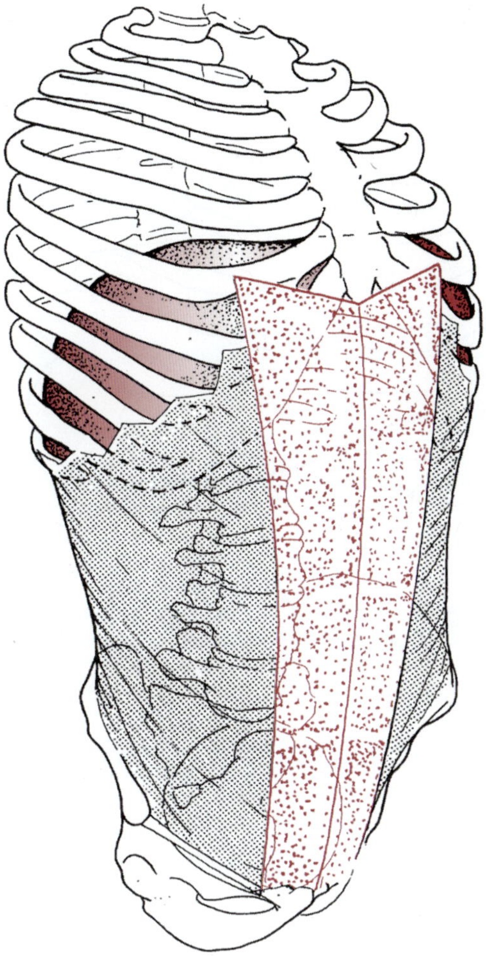

배안(복강, Abdominal Cavity)

배안은 가슴우리의 아래쪽에 위치하고,
복부 장기를 가지고 있다.

배안의 경계:

- 위쪽 경계는 가로막, 아래쪽 갈비뼈, 갈비연골과 복장뼈
- 뒤쪽 경계는 허리뼈
- 가쪽과 앞쪽 경계는 배 근육
- 아래쪽 경계는 골반, 골반가로막과 요생식기 가로막

호흡 시 가로막과 배근육
(Diaphragm and abdominal muscles in respiration)

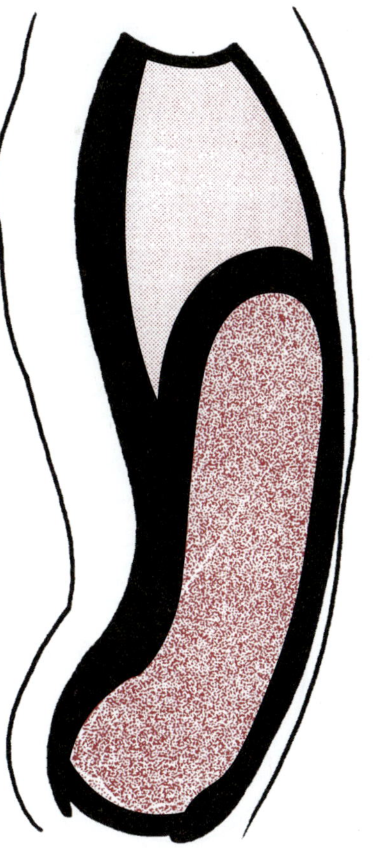

몸통에는 2개의 큰 공간(가슴안과 배안)이 있는데
다른 기능을 한다:

- 배안은 액체로 채워진 유연한 컨테이너에 비유될 수 있다:
  형태가 변할 수 있지만 체적에는 변함이 없다
  (즉, 비압박성 구조물)

- 이와 반대로, 가슴안은 형태와 체적이 변할 수 있는
  가스로 채워진 컨테이너에 비율될 수 있다.

가로막은 이들 공간 사이에 위치하고 움직이는 플런저와 같다.
배근육과 공동작용할 때, 가로막은 많은 활동 동안(호흡, 말하기, 기침, 용변 활동, 출산 및 딸꾹질 등) 두 공간의 형태, 체적 및 압력을 조절하는데 도움을 준다.

배안(복강) – 계속

가로막과 배근육이 호흡을 할 때 어떻게 작용하는가?

들이 쉬기(들숨, inspiration)

정상 들이 쉬기 시,
가로막의 수축은 가로막의 돔을 내려,
가슴우리와 폐의 용적을
증가시킨다.

이런 용적의 증가는
폐의 내압을 감소시키고,
이것은 다시 외부에서 공기가
폐안으로 들어오게 만든다.

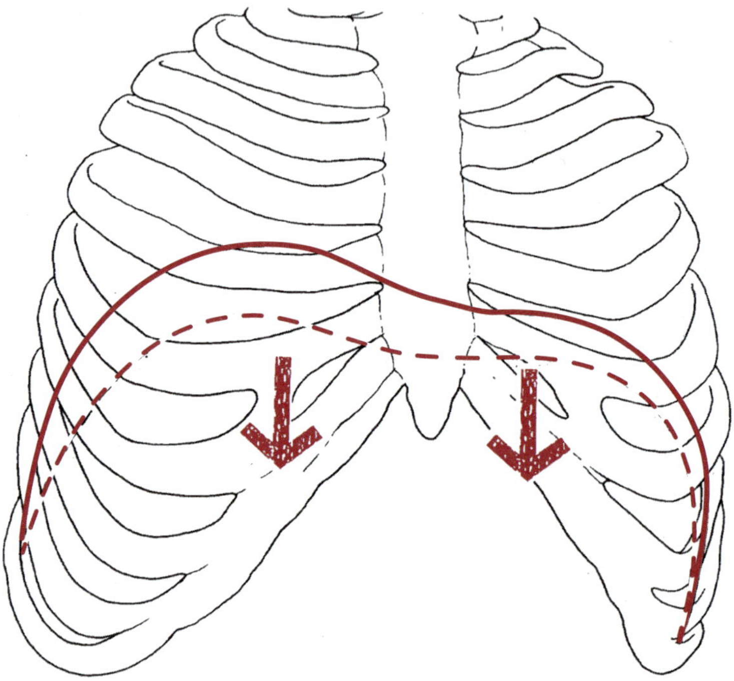

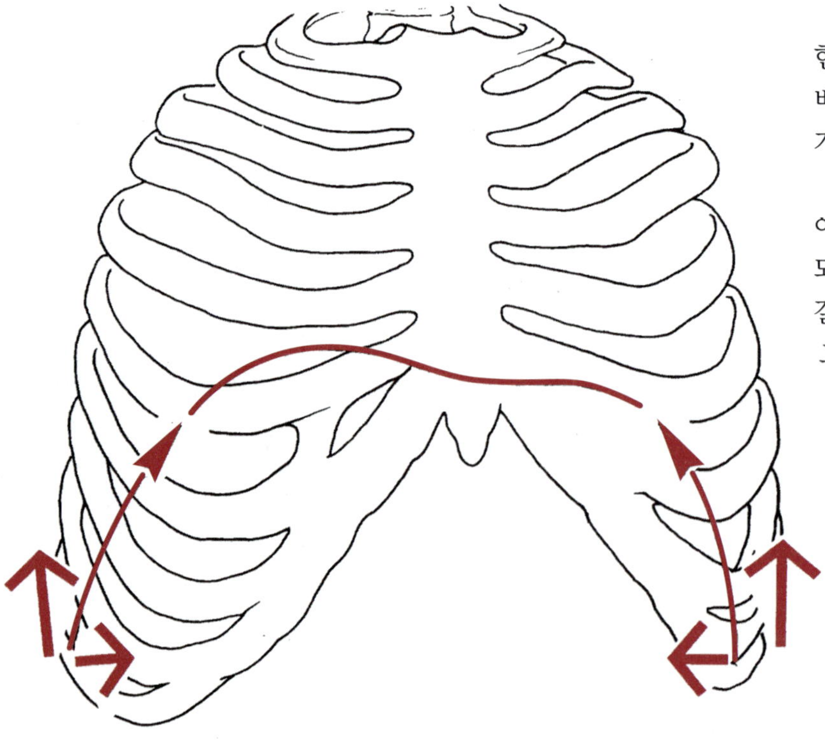

한편, 배근육이 수축하면,
배의 모양을 유지하면서
가로막의 하강을 막는다.

이런 경우, 중심힘줄이 고정점이
되고, 가로막의 수축은
갈비뼈를 올림시키는데,
그 이유는 다음과 같다:

(a) 가로막 섬유가
위안쪽 방향이고,

(b) 복부 장기의 가쪽 압박;
이것은 장기들이
위쪽으로부터 압박되는
효과를 갖는다.

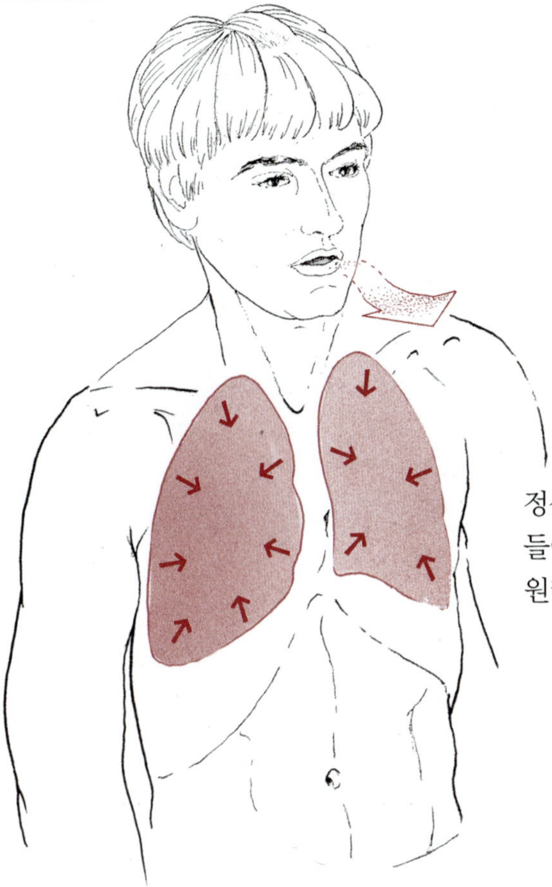

내쉬기(날숨, expiration)

정상 내쉬기 동안에는 가로막은 이완하고,
들이 쉬기 때 신장되었던 폐가 자신의 탄성에 의해
원래 크기로 돌아간다.

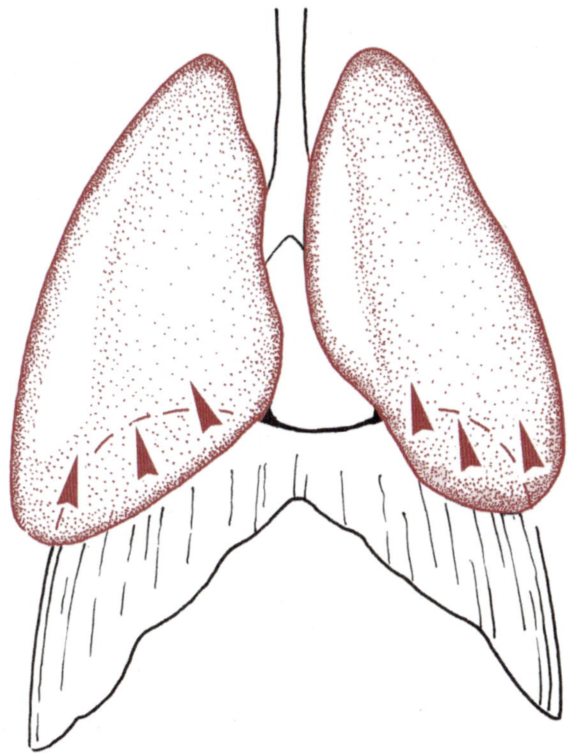

폐 용적의 감소는
폐조직의 압박을 증가시켜
코나 입을 통해 공기를 배출시킨다.
그러나, 폐는 완전하게 줄어들지 않는다.

강제 내쉬기 때, 호기근(특히 배근육)이 수축하여 복부 장기를 압박하여 가슴우리와 아래쪽 갈비쪽인 위쪽으로 이동시킨다. 이로 인해 폐 용적이 줄어들고 폐조직의 압박이 증가하여 공기를 밖으로 배출하게 된다.

아무리 강하게 내쉬기를 하더라도, 폐 속에는 항상 일부의 공기가 남는데, 이것을 잔기량이라 부른다.

제 3 장

어깨 (The Shoulder)

어깨는 팔이 가슴우리에 부착되는 곳이다. 엉덩관절과는 달리, 어깨에는 2개 이상의 관절이 관련된다.

이런 복잡한 구조는 2개의 중요한 기능을 가진다:

- 어깨는 손과 팔이 원하는 큰 움직임을 할 수 있도록 매우 유연해야 한다.
- 어깨는 특정 동작(무거운 물건 들기, 저항을 밀어내기 등)을 위한 강하고 안정된 고정점을 제공해야 한다.

어깨의 주요 관절은 위팔뼈머리와 어깨뼈 관절오목 사이의 **오목위팔관절**이다. 그러나 어깨뼈 자체는 가동성이 큰 뼈이고, 가늘고 긴 빗장뼈에 의해서만 축성 뼈대에 연결된다.

그래서, 또 다른 2개의 관절이 어깨의 움직임에 관여한다:

- 하나는 빗장뼈 먼쪽과 어깨뼈 봉우리돌기 사이의 **봉우리빗장관절**이고,
- 다른 하나는 빗장뼈 안쪽과 복장뼈자루 사이의 **복장빗장관절**이다.

그러므로 어깨는 위의 세 관절에다 중요한 활주관절이 합쳐져서 구성된다.
우리는 기능적 영역을 구분할 수 있다:

- **어깨가슴관절** 과
- **어깨위팔관절**.

뼈 표식점(Landmarks)

어깨에서 육안으로 확인하고
촉진이 가능한 뼈 표식점은 다음과 같다:

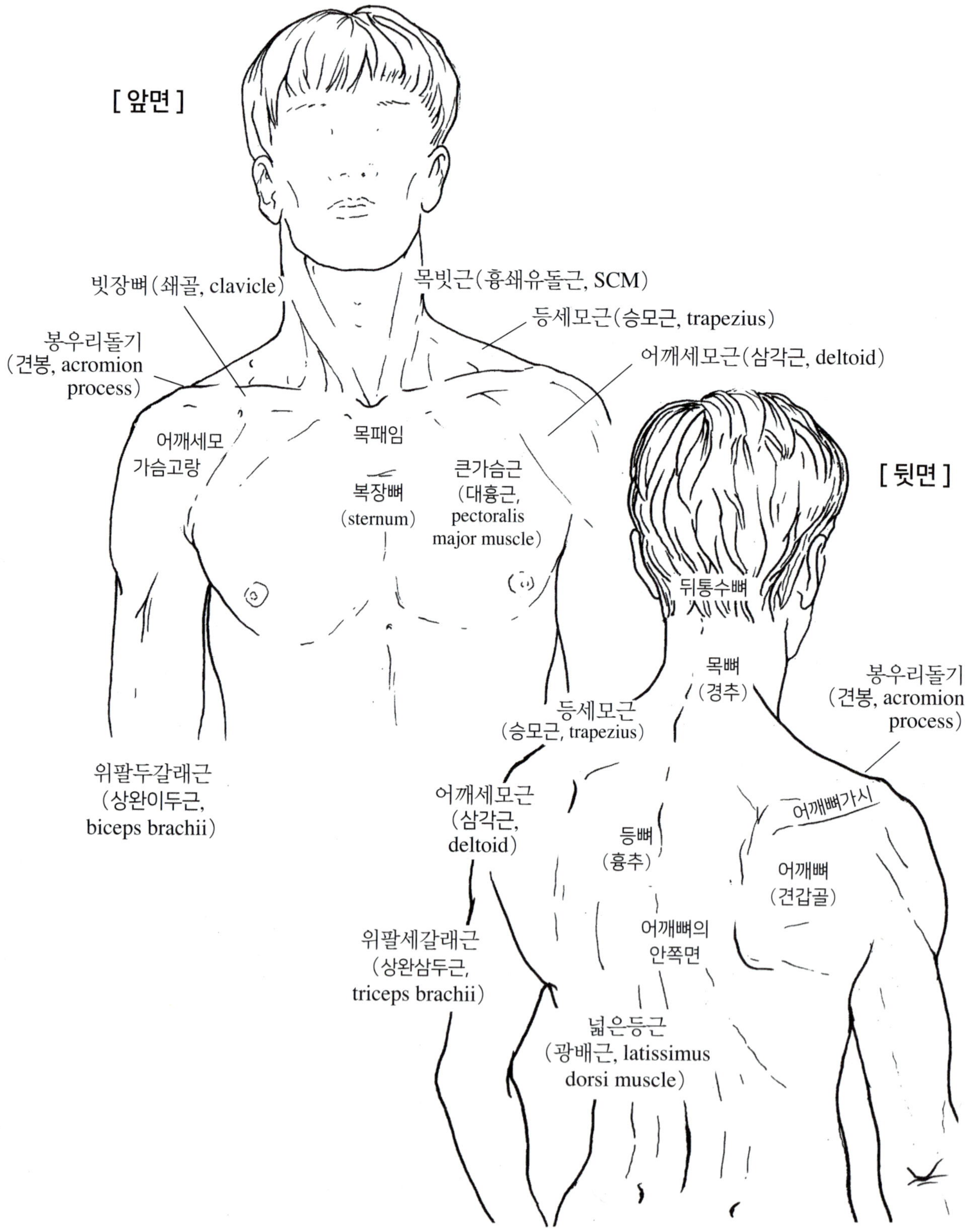

[측면, 어깨 높이]

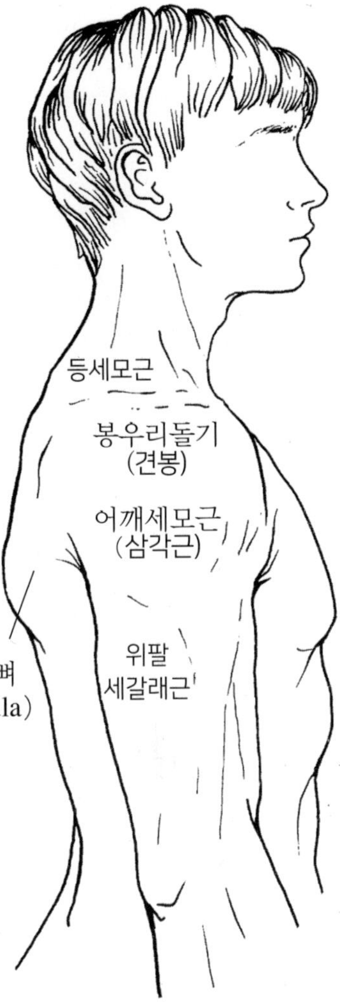

[측면, 위에서 본]

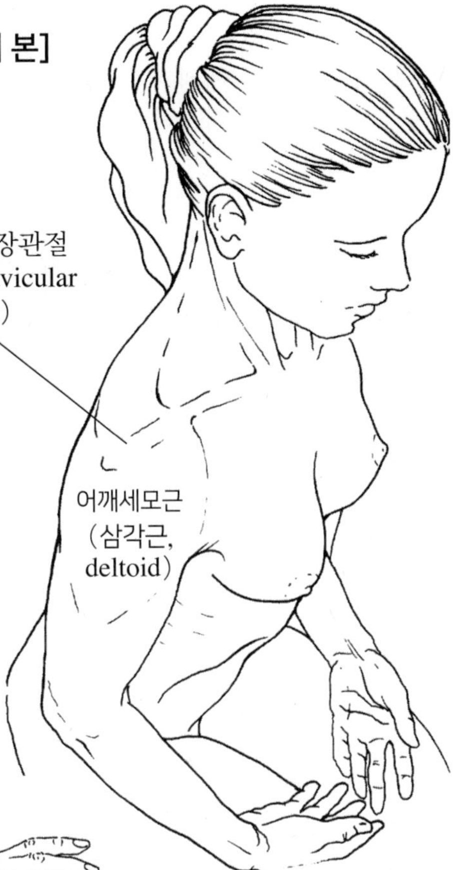

[측면, 아래에서 본]

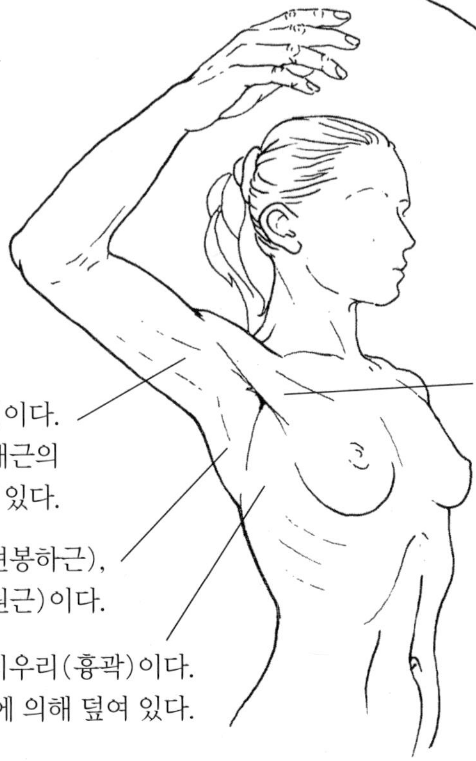

겨드랑이는 팔을 위로 올렸을 때 볼 수 있다.
겨드랑이의 경계는 다음과 같다:

– 위쪽 경계는 위팔뼈머리이다.
부리위팔근(오구상완근)과 위팔두갈래근의
짧은갈래에 의해 덮여 있다.

– 뒤쪽 경계는 어깨밑근(견봉하근),
넓은등근(광배근) 및 큰원근(대원근)이다.

– 아래쪽 경계는 갈비우리(흉곽)이다.
앞톱니근(전방거근)에 의해 덮여 있다.

앞쪽 경계는
큰가슴근(대흉근,
pectoralis major)이다.

어깨의 전반적 움직임(*Global movement of shoulder*)

2 종류의 움직임이 있다. 그 이유는 2개의 기능적 영역이 개별적으로 움직이거나 함께 움직이기 때문이다. 먼저, 우리는 가슴우리에 대해 어깨가 어떻게 움직이는지를 관찰 할 수 있다.
이들 움직임이 어깨를 다음과 같이 만든다:

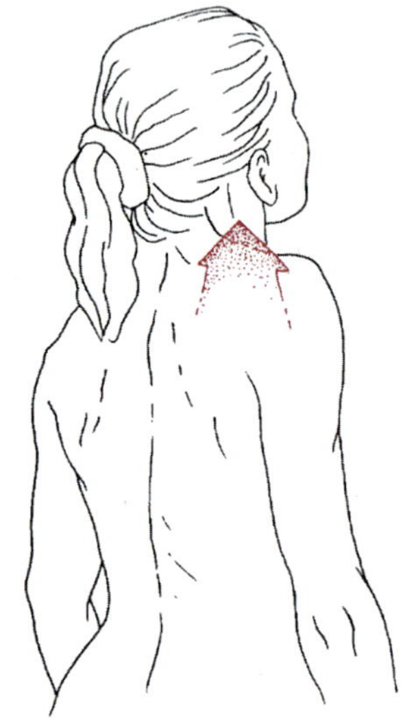

위로 올린다: **올림**

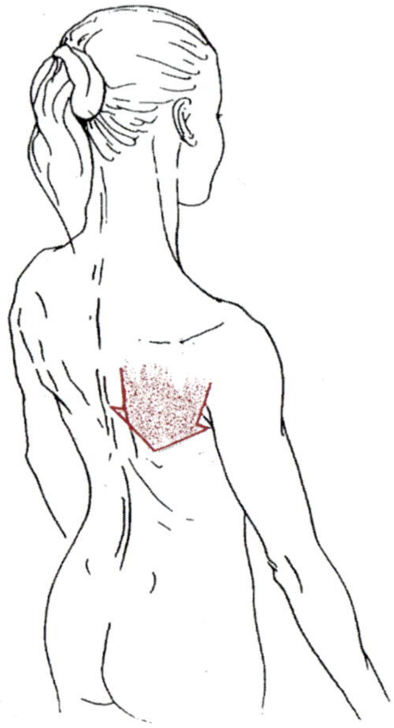

아래로 내린다: **내림**

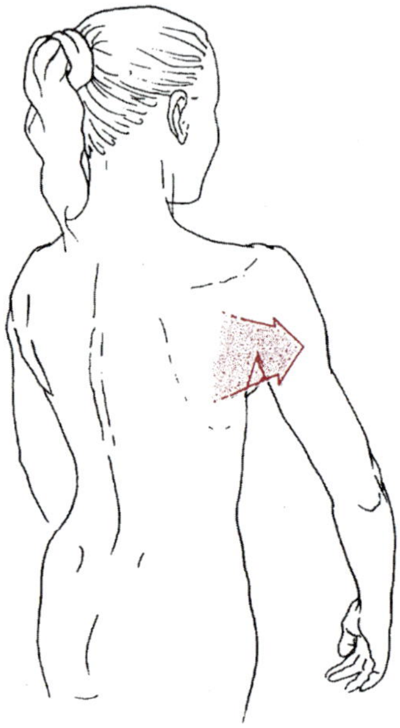

척추에서 멀어지도록 한다
(이 움직임은 어깨를 앞쪽으로
가져가는 것이다): **벌림**

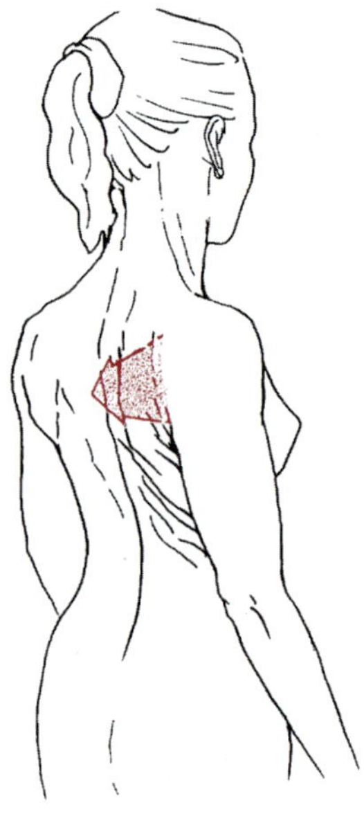

척추 가까이로 움직인다:
모음

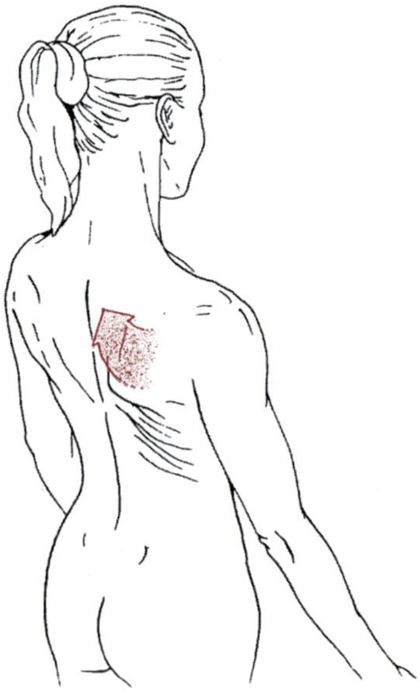

어깨뼈 아래각을
정중선 쪽으로 움직인다:
안쪽돌림(아래쪽돌림)

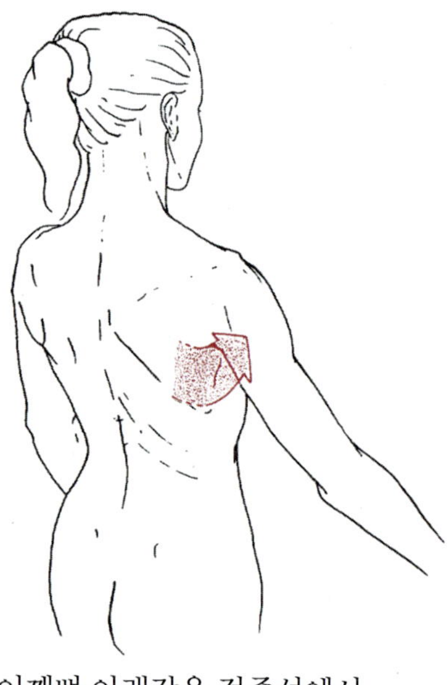

어깨뼈 아래각을 정중선에서
떨어지도록 움직인다:
가쪽돌림(위쪽돌림)

두 번째로,
우리는 어깨뼈와 팔의 복합 작용이
팔을 어느 방향으로 움직이게 하는지를 볼 수 있다:

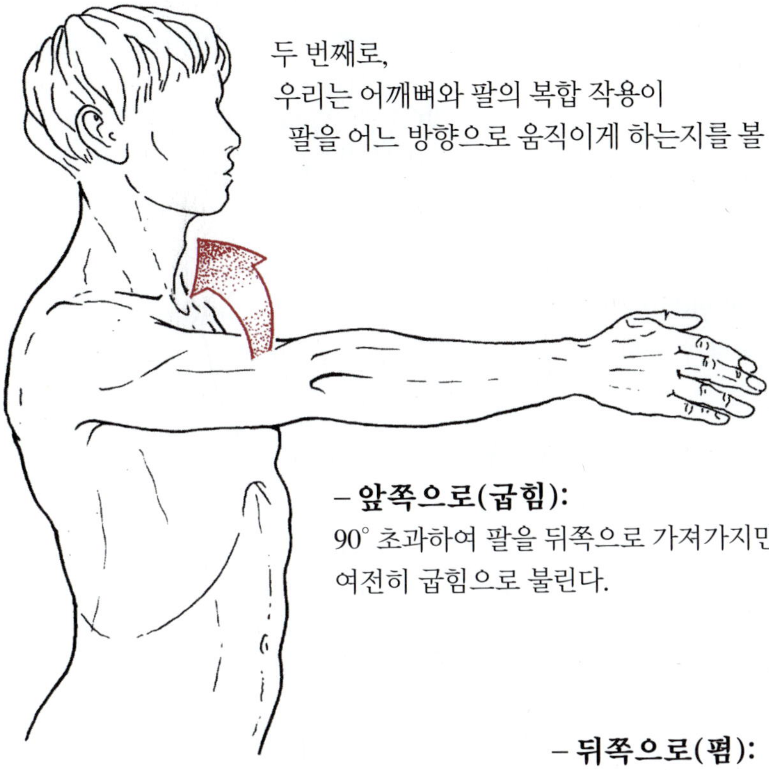

– 앞쪽으로(굽힘):
90° 초과하여 팔을 뒤쪽으로 가져가지만,
여전히 굽힘으로 불린다.

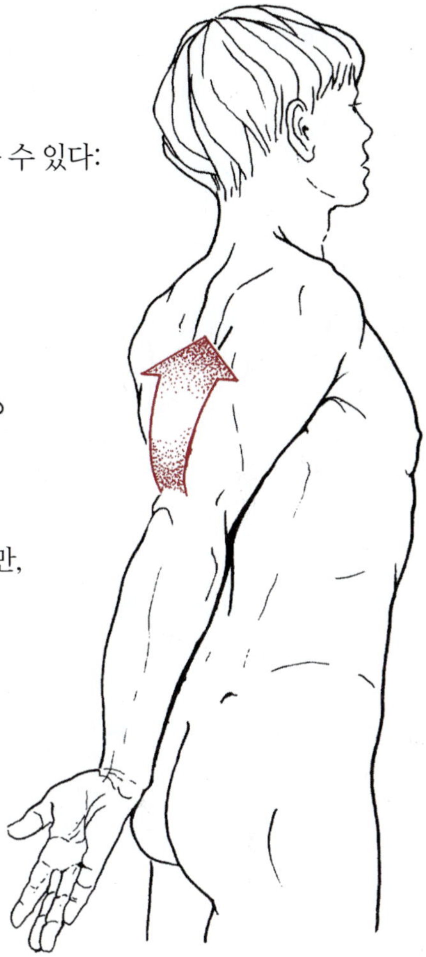

– 뒤쪽으로(폄):
굽힘보다 가동범위가 훨씬 작다.

– 옆으로(벌림): 90° 초과하여
팔을 정중선 쪽으로 가져가지만,
여전히 벌림으로 불린다.

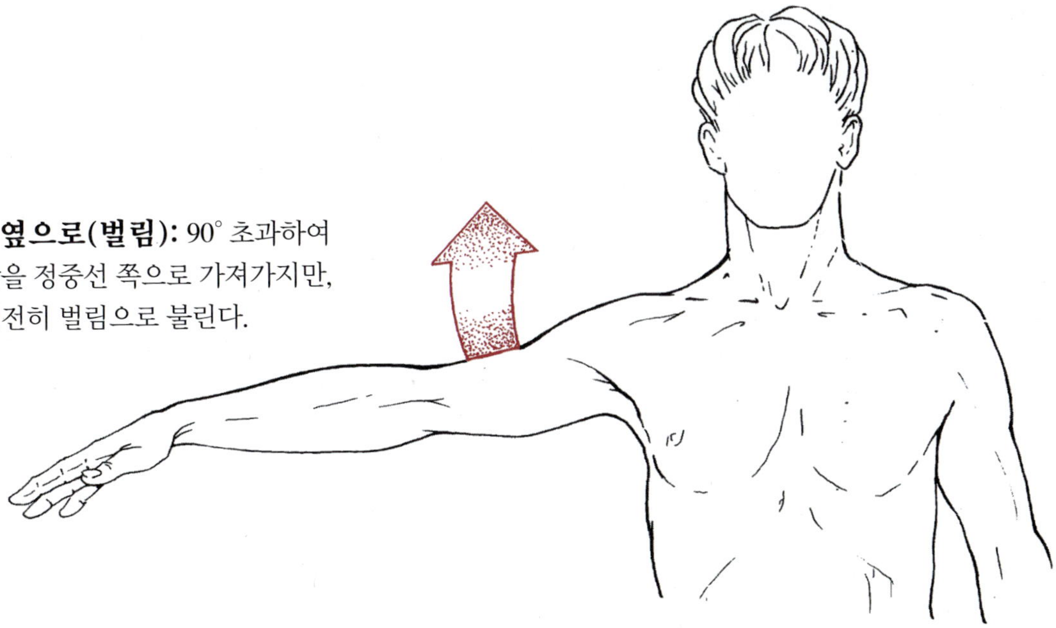

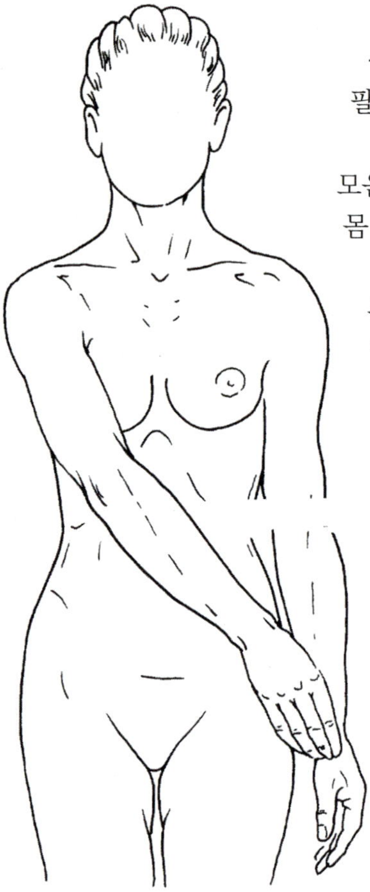

–안쪽으로(모음):
팔을 몸쪽으로 움직인다.

모음은 폄과 결합하여 팔을
몸 뒤쪽으로 움직일 수 있고,

혹은 굽힘과 결합하여
팔을 몸 앞쪽으로도
움직일 수 있다.

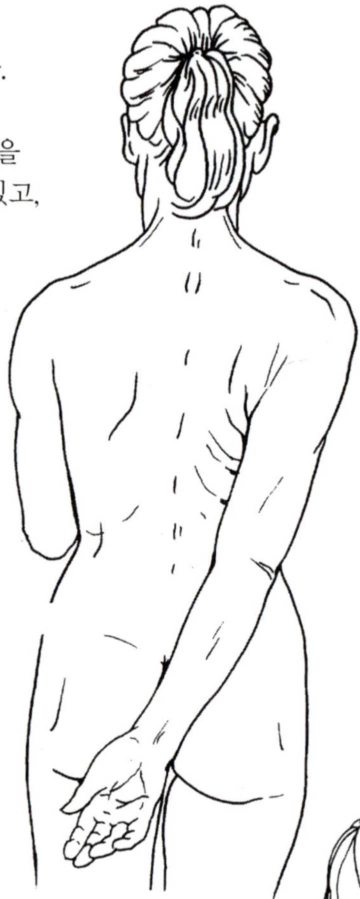

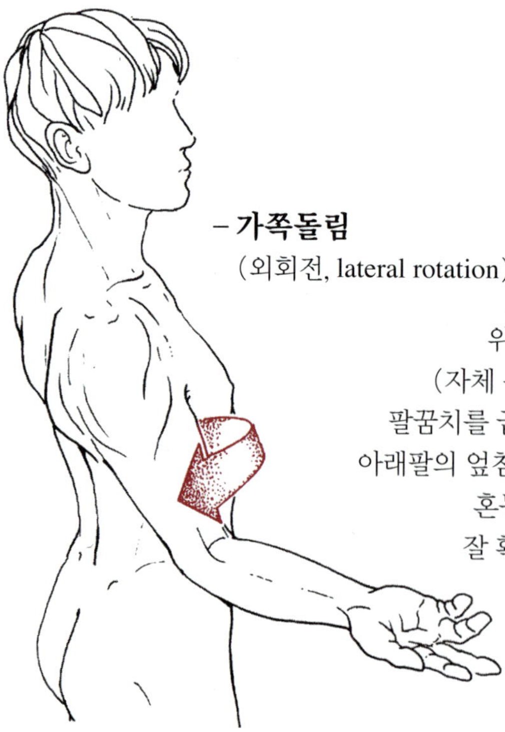

–가쪽돌림
(외회전, lateral rotation)

–안쪽돌림
(내회전, medial rotation)

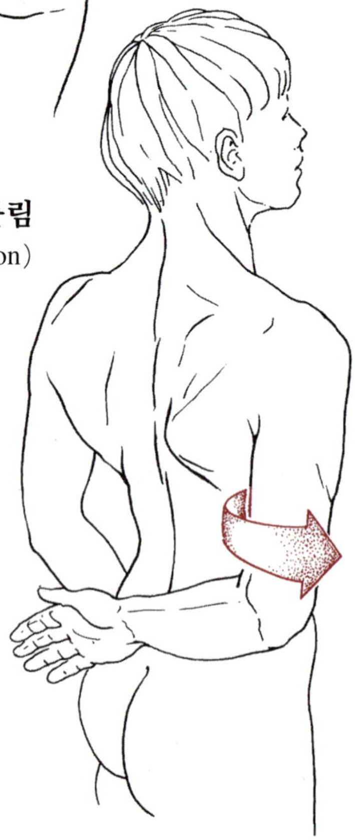

위팔뼈의 돌림
(자체 축을 중심으로)은
팔꿈치를 굽힘하고 수행했을 때,
아래팔의 엎침/뒤침(p.151 참고)과의
혼동을 피하면서
잘 확인될 수 있다.

팔을 끝범위까지 움직이면,
팔의 움직임이 등뼈와 갈비우리에
영향을 준다.

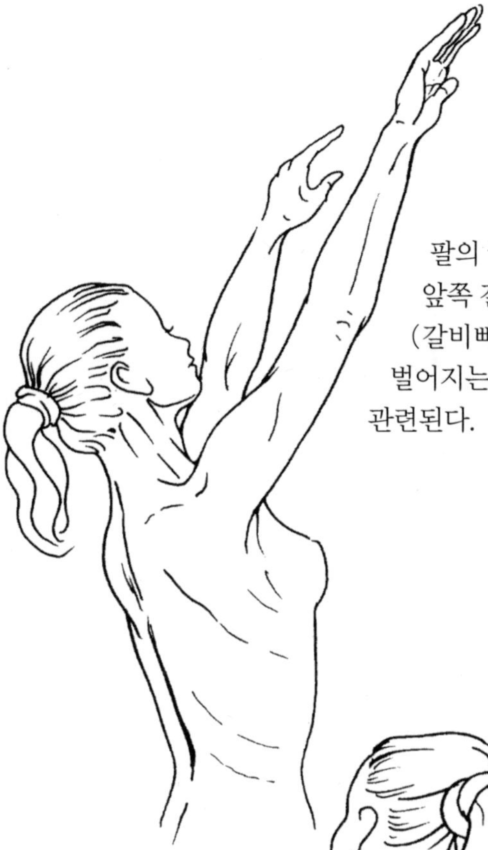

팔의 굽힘은 등뼈의 폄과
앞쪽 갈비우리의 열림
(갈비뼈 사이의 간격이
벌어지는)과
관련된다.

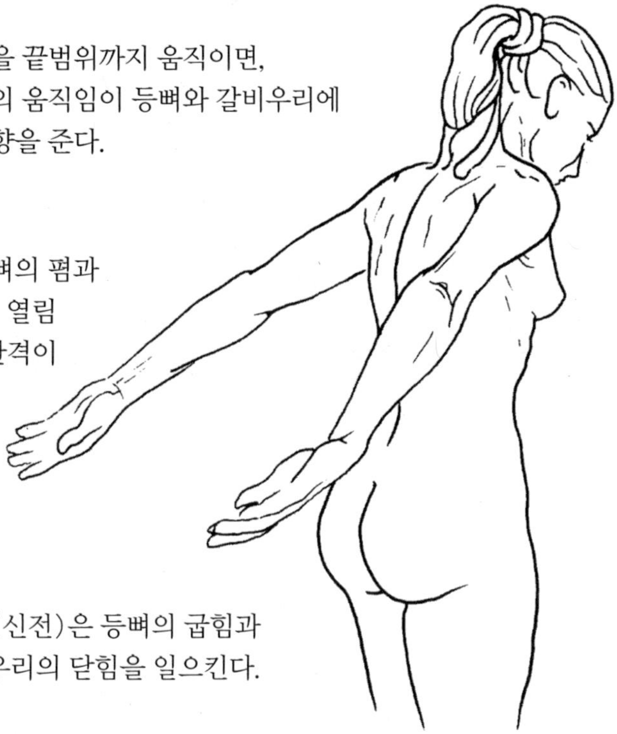

팔의 폄(신전)은 등뼈의 굽힘과
갈비우리의 닫힘을 일으킨다.

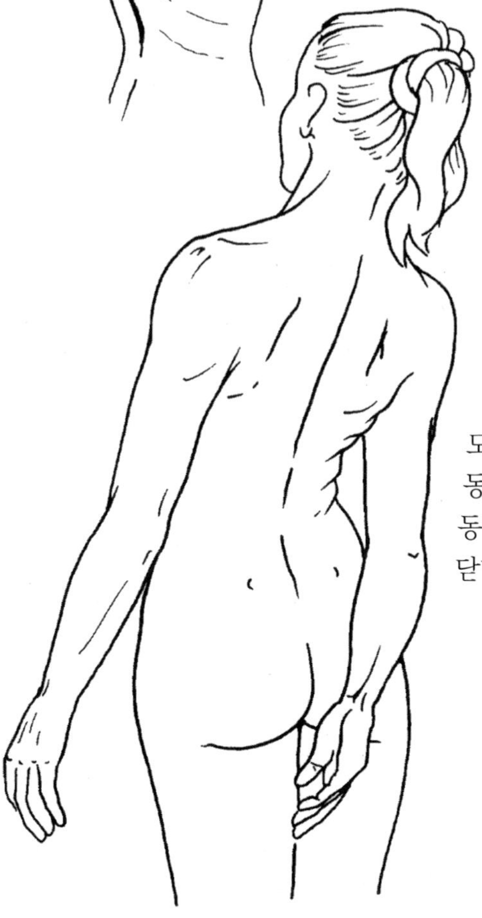

모음(내전)은
동측 옆굽힘과
동측 갈비우리의
닫힘과 관련되고,

반면, 벌림(외전)은
반대측 옆굽힘과
동측 갈비우리의 열림을 일으킨다.

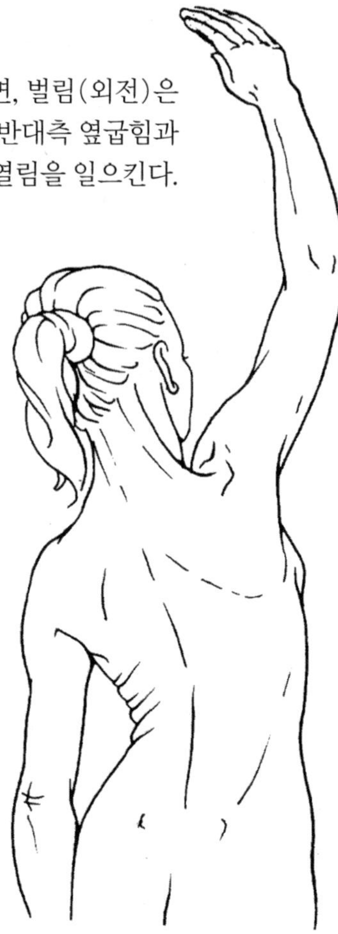

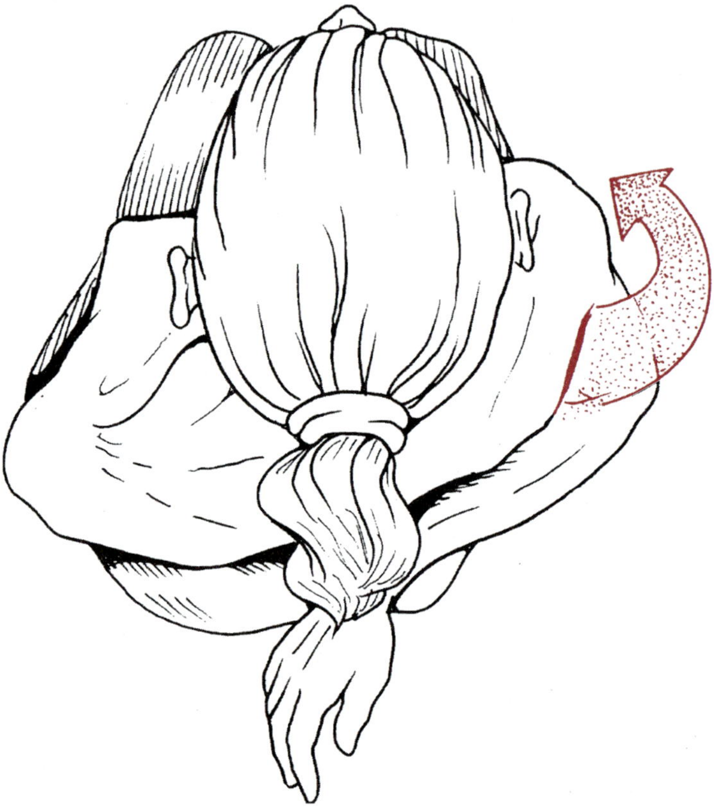

안쪽돌림
(내회전,
medial rotation)

–위팔뼈의 안쪽돌림이나 가쪽돌림은
척추뼈의 비슷한 돌림과 관련된다.

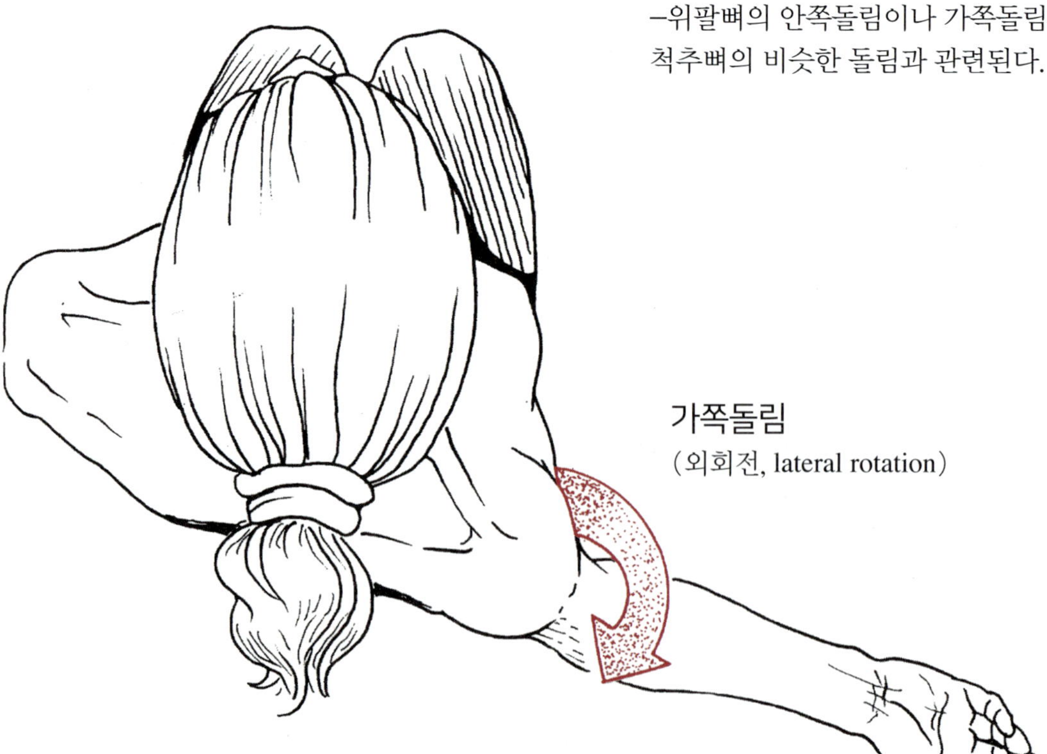

가쪽돌림
(외회전, lateral rotation)

팔이음뼈(견갑대, *shoulder girdle*)

팔이음뼈는 뒤쪽의 어깨뼈와
앞쪽의 빗장뼈와 복장뼈로 구성된다.

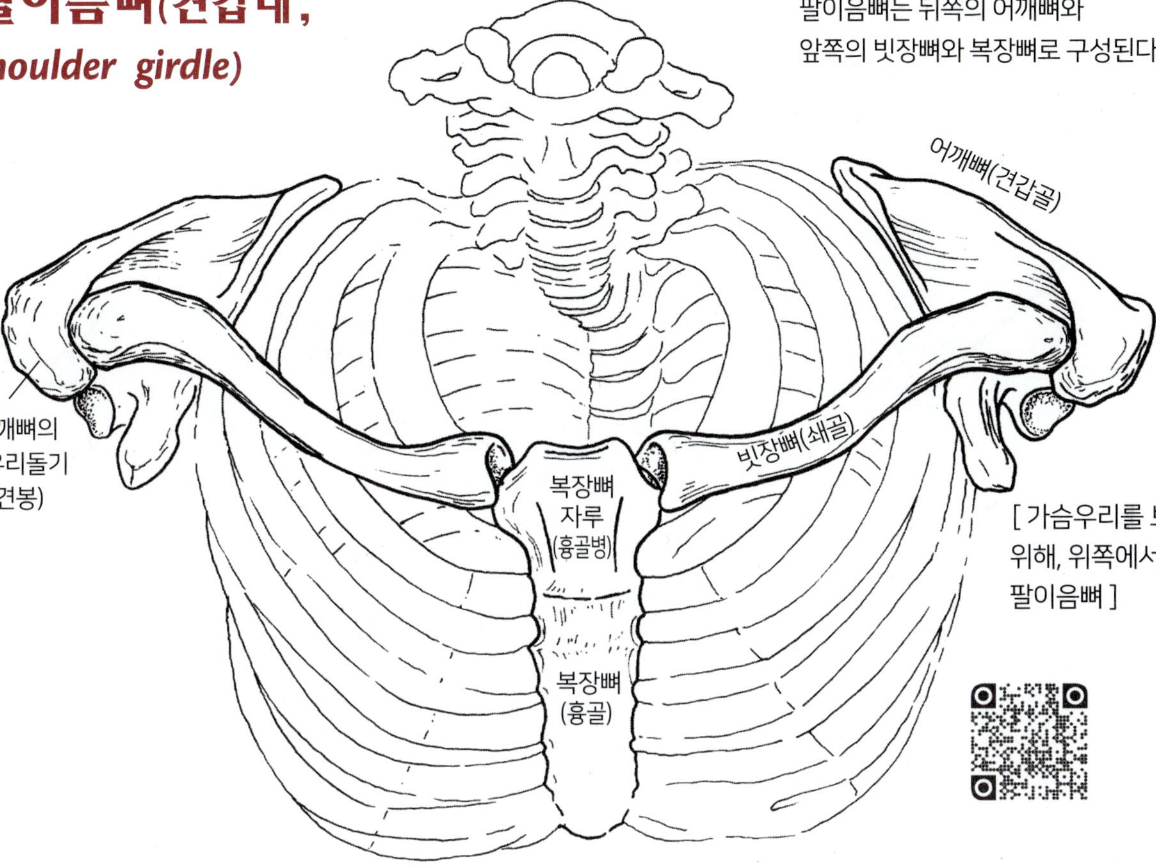

[가슴우리를 보기 위해, 위쪽에서 본 팔이음뼈]

빗장뼈(쇄골, *clavicle*)

빗장뼈는 납작하고 긴 뼈이며,
두 부분에서 휘어져 있어

위에서 보거나
아래에서 볼 때
약간 S자 모양을 띤다.

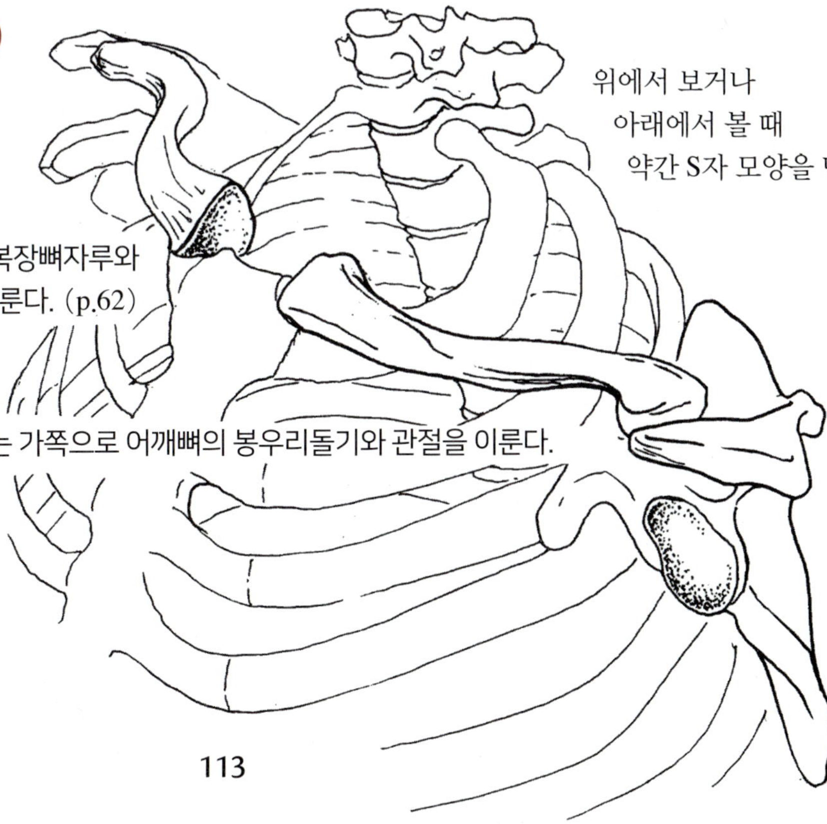

빗장뼈는 안쪽으로 복장뼈자루와
관절을 이룬다. (p.62)

빗장뼈는 가쪽으로 어깨뼈의 봉우리돌기와 관절을 이룬다.

복장빗장관절(흉쇄관절, *Sternoclavicular joint*)

빗장뼈의 안쪽끝은
삼각 모양의 둥근 관절면을 가지고 있다.
이 관절면은 수평 방향으로 오목하고, 수직 방향으로
볼록한 형태이다(안장 모양).

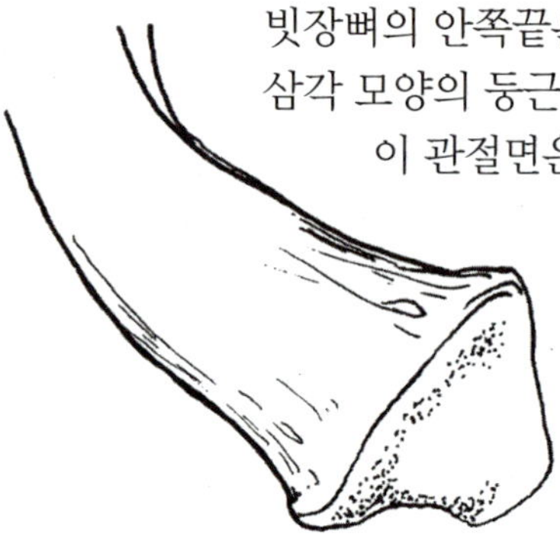

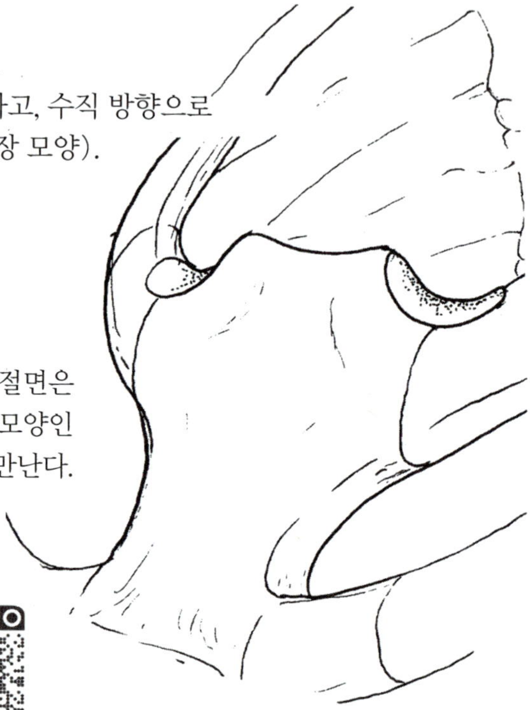

이 관절면은
자신과 **반대되는 관절면**의 모양인
복장뼈자루의 관절면과 만난다.

안장 모양의 관절은 빗장뼈를
다음과 같이 움직이도록 만든다:

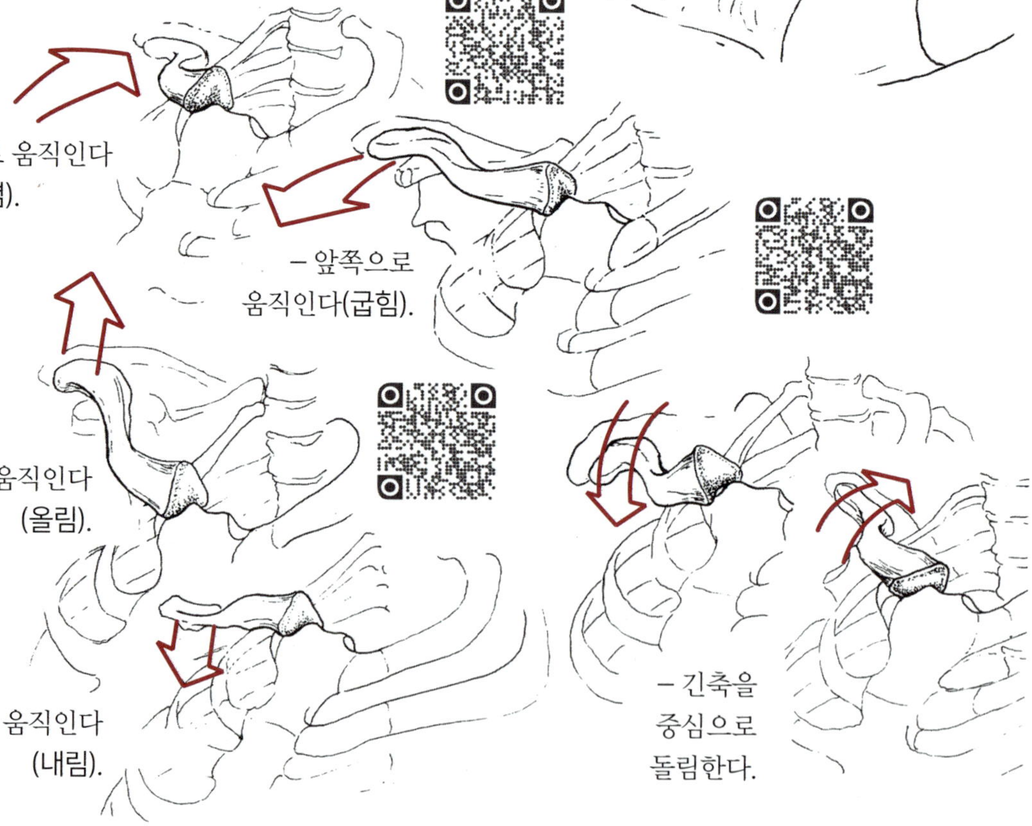

이들 움직임은 일반적으로 어깨뼈의 움직임과 연관되어 2차적으로 일어난다.
복장빗장관절에는 앞쪽 인대와 뒤쪽 인대가 존재한다(그림에는 없음).

어깨뼈(견갑골, *Scapula*)

어깨뼈는 납작한 삼각 모양의 뼈이고,
2개의 면, 3개의 경계면 및
3개의 각을 가지고 있다.

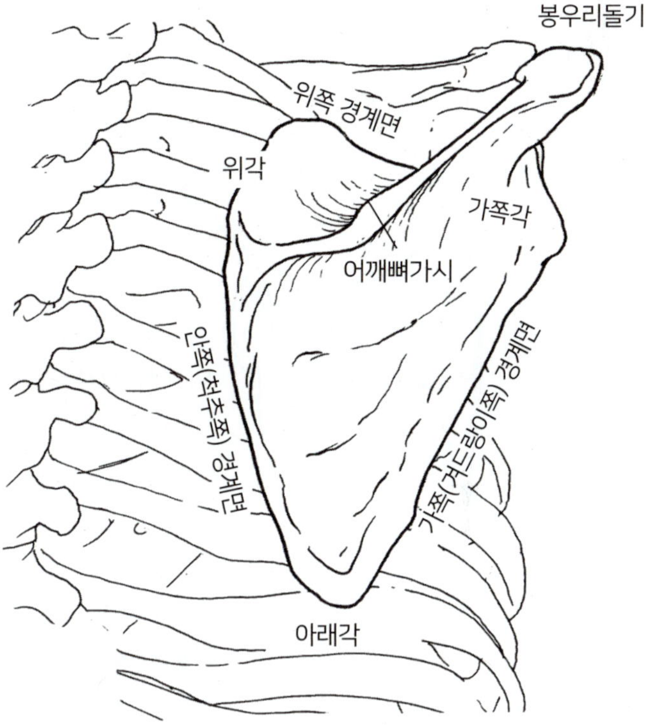

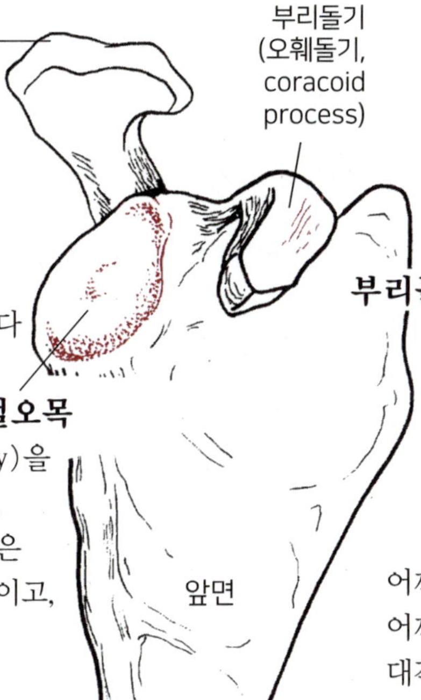

가쪽 경계면은 안쪽 경계면보다 훨씬 두껍다. 가쪽 각은 **관절오목**(glenoid cavity)을 가지고 있는데, 관절오목은 얕은 난원형의 오목이고, 위팔뼈머리와 관절을 이루는 부위이다.

부리돌기(오훼돌기, coracoid process)는 관절오목보다 안쪽의 위쪽 경계면에서 시작하고, 앞쪽을 가르키는 손가락이 휘어진 모양이다.

어깨뼈의 앞쪽면은 갈비우리 위에서 움직임이 잘 일어나도록 매끈하고 약간 오목하다.

어깨뼈의 뒤쪽면은 볼록하다. 어깨뼈가시는 위쪽 경계면 근처에서 대각선으로 주행하는 강하고 날카로운 형태의 능선이다. 어깨뼈가시의 위쪽과 아래쪽에 함몰 부위가 있는데, 각각 **가시위오목(극상와,** supraspinous fossa)과 **가시아래오목(극하와,** infraspinous fossa)으로 불린다.

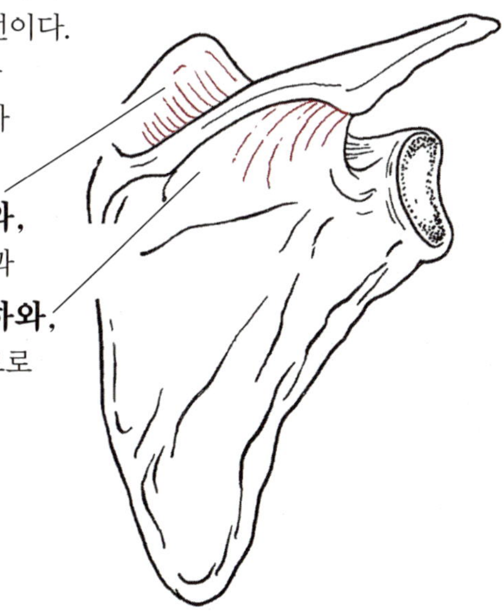

어깨뼈가시(견갑극, spine of scapula)는 삼각 모양의 능선이고, 어깨뼈면과 거의 수직으로 시작한다.

어깨뼈가시의 가쪽끝은 크고 납작한 형태를 띠어 봉우리돌기를 형성한다. 봉우리돌기는 어깨뼈가시와 수직되는 방향을 이룬다.

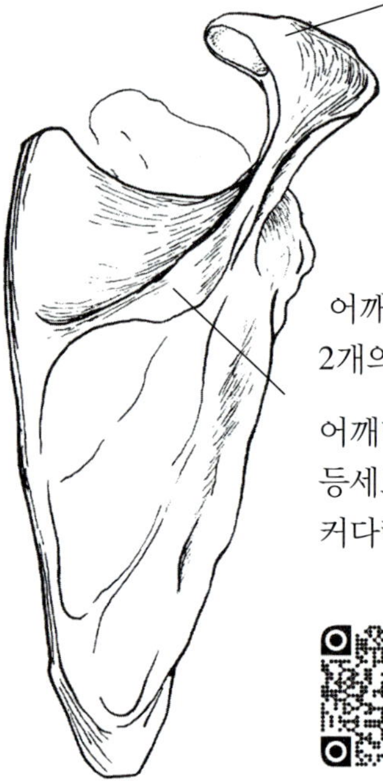

봉우리돌기(acromion)의 뒤쪽면은 피부를 통해 쉽게 촉진될 수 있다.

봉우리돌기의 앞쪽면은 관절오목보다 더 많이 돌출되어 있다; 봉우리돌기의 앞쪽면은 빗장뼈 가쪽끝과 관절을 이루는 난원형의 관절면을 가지고 있다.

어깨뼈가시의 뒤쪽 면은 두껍고, 2개의 방향으로 경사져 있다.

어깨뼈가시의 아래쪽 부분은 등세모근이 부착하는 커다란 **결절**이 있다.

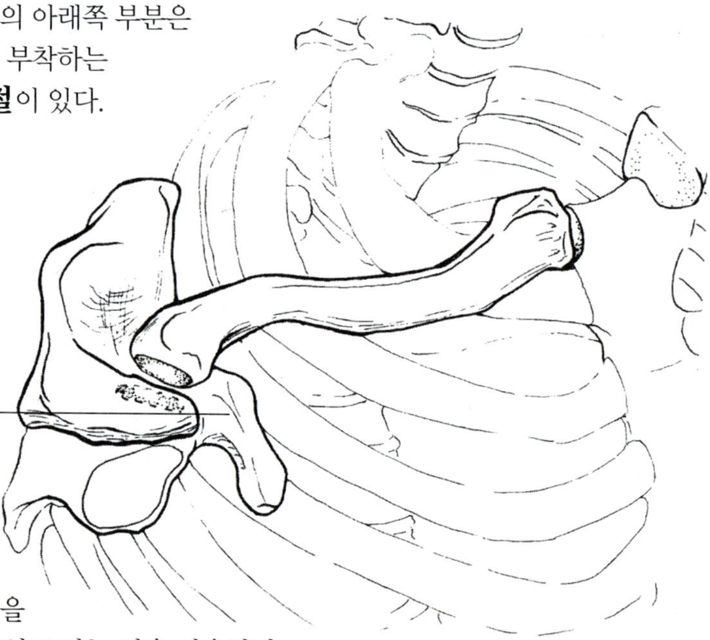

봉우리빗장관절
(견쇄관절, Acromioclavicular joint)

봉우리돌기와 빗장뼈 가쪽끝은 그들이 관절을 이루는 작은 난원형의 관절면을 가지고 있다. 가끔 봉우리빗장관절은 반달판(섬유성 원반)을 가지고 있다. 관절면의 모양은 약간의 활주 움직임을 허용할 뿐만 아니라, 2개 뼈에 의해 형성되는 각을 열고 닫는 것을 허용한다.

관절주머니는 느슨하고, 봉우리빗장관절은 4개의 **인대**에 의해 지지를 받는다:

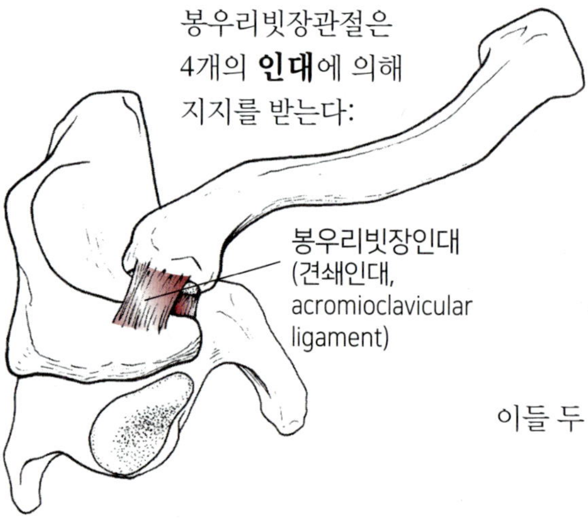

봉우리빗장인대
(견쇄인대, acromioclavicular ligament)

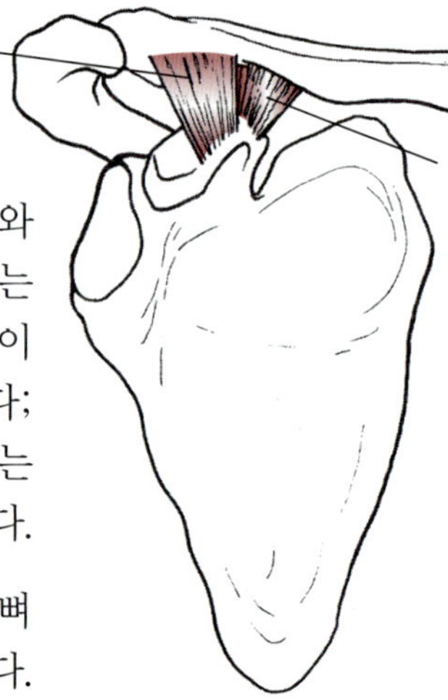

원뿔인대
(conoid ligament)

마름인대
(trapezoid ligament)

위봉우리빗장인대와 아래봉우리빗장인대는 2개 뼈 사이의 각이 열리지 않도록 제한한다; **원뿔인대**와 **마름인대**는 각의 닫힘을 제한한다.

이들 두 인대는 부리돌기와 빗장뼈 사이에서 신장된다.

갈비우리에 대한 팔이음뼈의 움직임
(Movement of shoulder girdle on ribcage)

복장빗장관절과
봉우리빗장관절의 가동성은
어깨뼈를 다양한 방향으로
움직이게 만든다.

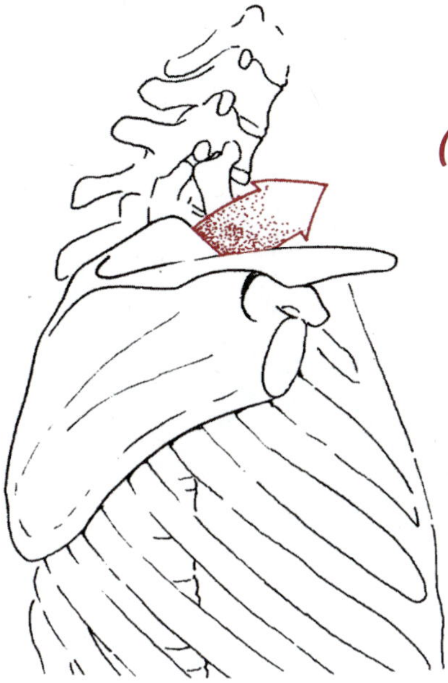

올림(거상, elevation)의 경우,
어깨뼈는 위쪽으로 움직이고, 갈비우리로부터 멀어진다.

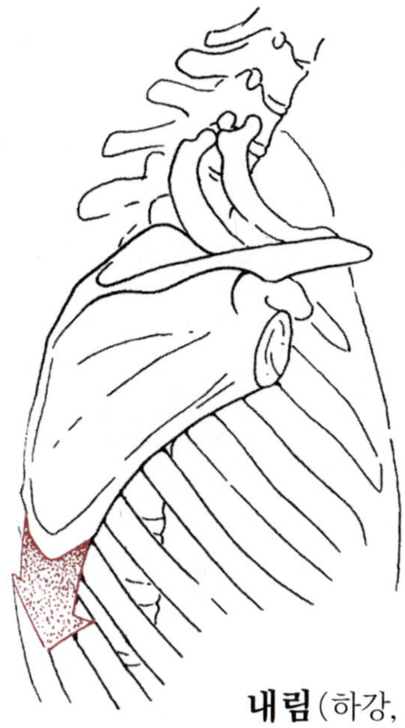

내림(하강,
depression)의 경우,
어깨뼈는 아래로 움직이고,
갈비우리 쪽으로 밀착한다.

뒷당김(후인, retraction):
(모음)의 경우,
어깨뼈의 안쪽 경계면이
척주에 가까워진다.

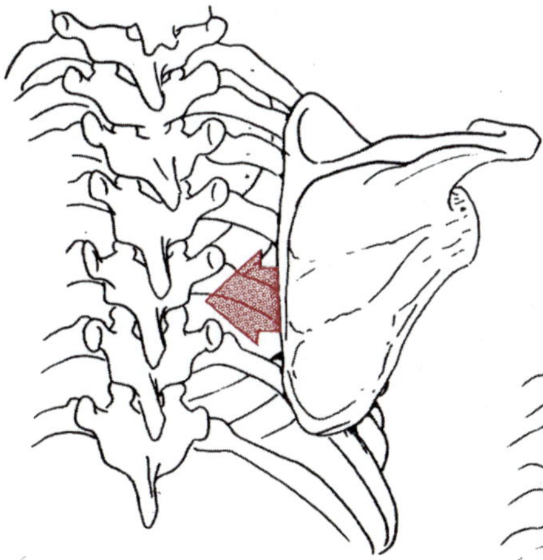

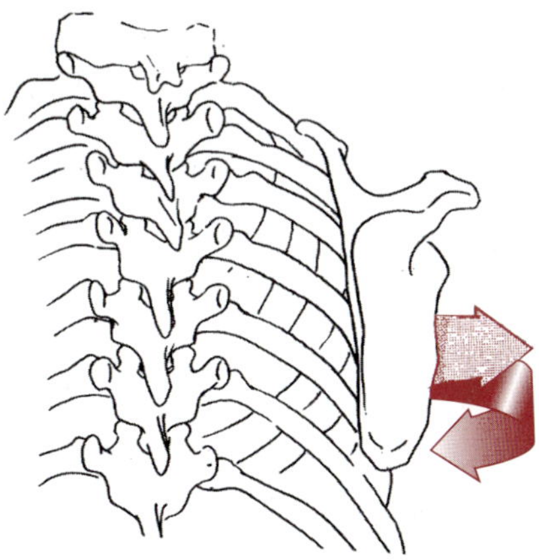

내밈(전인, protraction)(벌림)의 경우,
안쪽 경계면이 척주로부터 멀어지고,
볼록한 가슴우리에 대해 앞쪽으로
움직여 45°의 각을 형성한다.

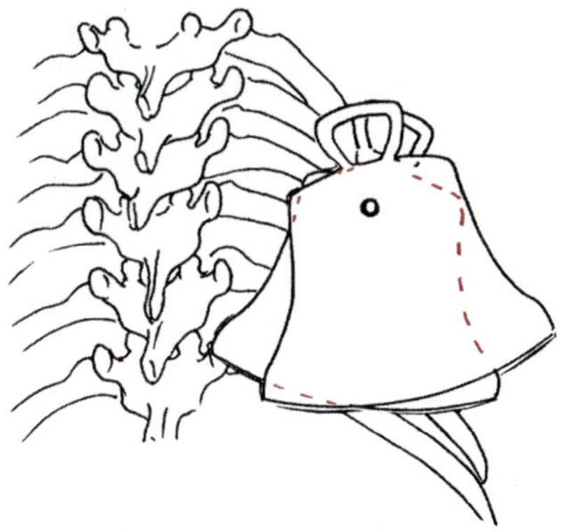

돌림(회전, rotation: 종과 같은 움직임.
이런 움직임을 이해하기 위해,
어깨뼈를 갈비우리에 매달아 놓고, 갈비우리를
앞뒤로 통과하는 축을 중심으로 어깨뼈를 움직여 보자.
이 축은 어깨뼈가시의 중간지점 밑을 지나간다.
어깨뼈는 이 축을 중심으로 회전한다.

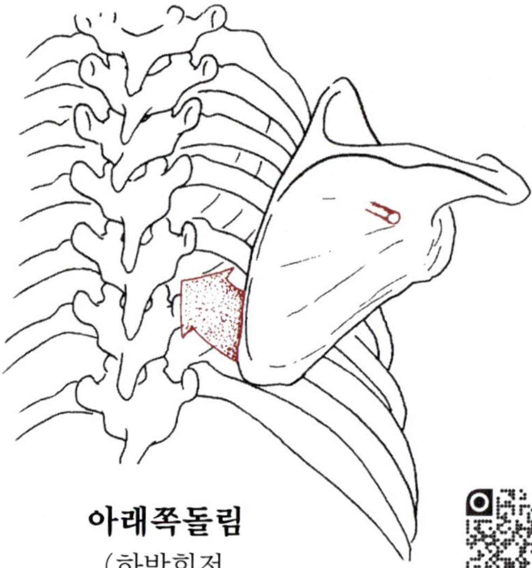

아래쪽돌림
(하방회전,
downward rotation)

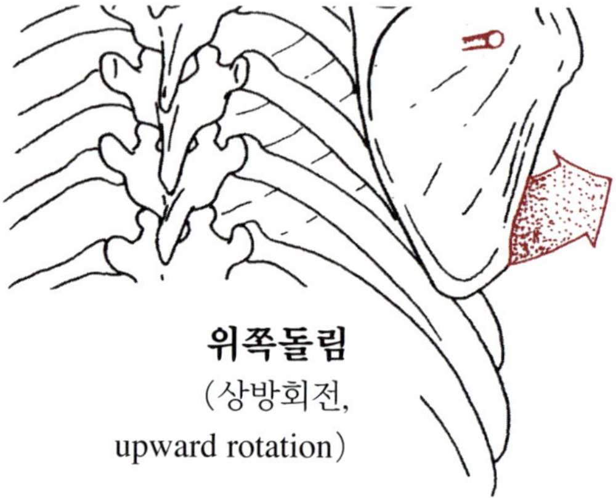

위쪽돌림
(상방회전,
upward rotation)

어깨뼈의 관절오목은 많은 방향으로 향할 수 있다.
이것은 오목위팔관절의 가동범위를 크게 증가시킨다.
팔의 가동성은 어깨뼈의 움직임에 의해 크게 증가된다.
예를 들어,

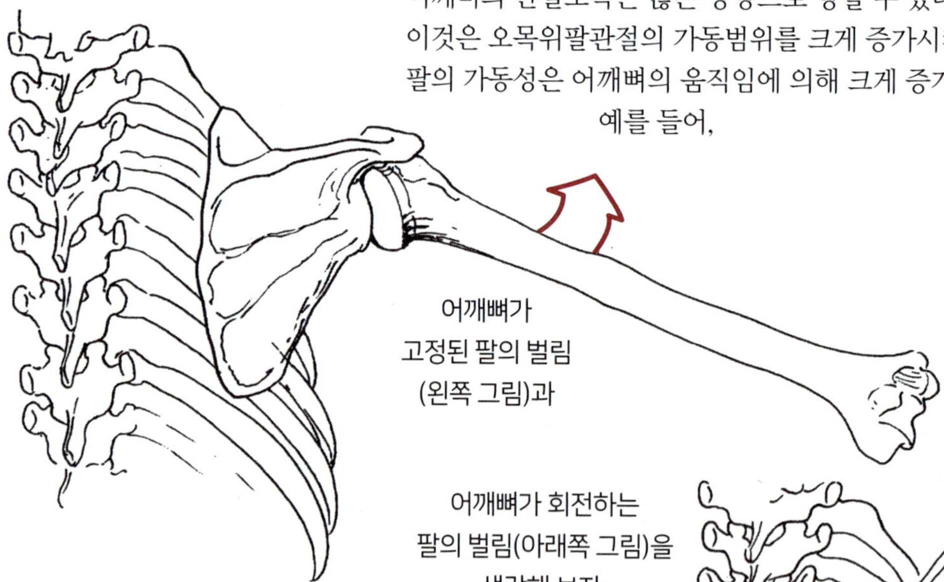

어깨뼈가
고정된 팔의 벌림
(왼쪽 그림)과

어깨뼈가 회전하는
팔의 벌림(아래쪽 그림)을
생각해 보자.

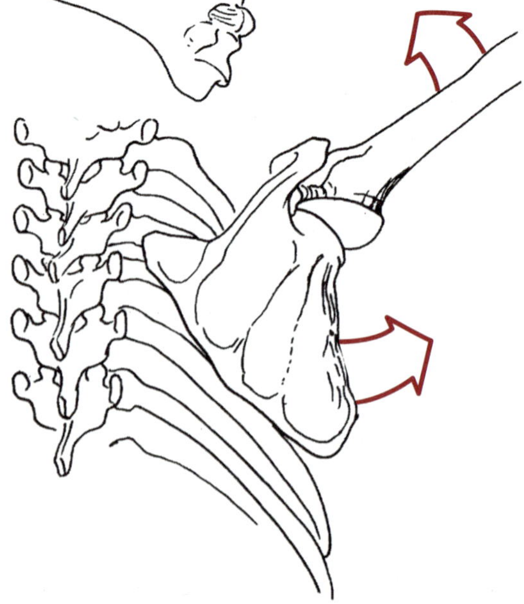

어깨뼈의 자유로운 움직임은
몇몇 지방층(활주 평면)의
존재 때문에 더 잘 일어날 수 있다.
하나의 지방층은 앞톱니근과
갈비우리 사이에 존재하고(p.124 참고),
다른 지방층은 어깨밑근과 앞톱니근 사이에 존재한다.

위팔뼈(상완골, *Humerus*)

위팔뼈는 팔의 뼈 중에서 가장 긴 뼈이다.

몸쪽 끝의 뼈표식점은 다음과 같다:

가쪽의 **큰결절**(대결절, lateral greater tubercle)

앞쪽의 **작은 결절**(소결절, anterior lesser tubercle): 뼈 부착점을 위한

안쪽의 **위팔뼈머리**(어깨뼈 관절오목과 관절을 이루는 구형의 관절면)

해부적 목(해부경): 위팔뼈머리 바로 아랫부위

큰결절과 작은결절 사이를 주행하는 두갈래근(**결절사이**)**고랑**(bicipital groove)

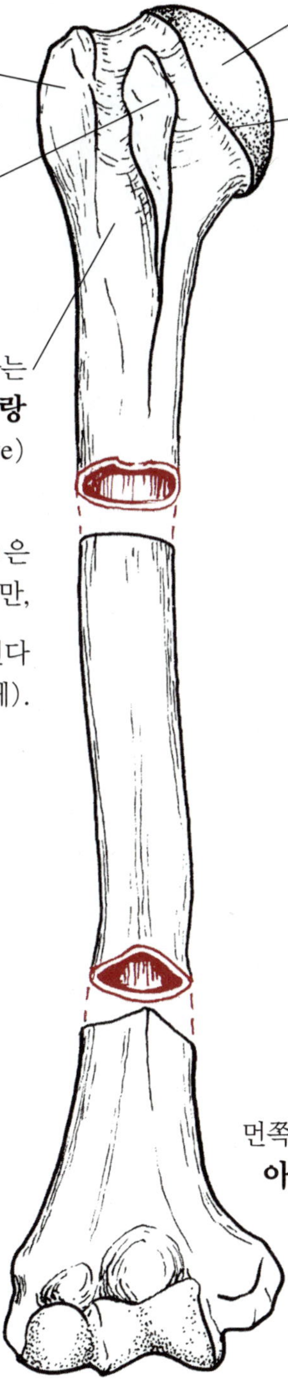

위팔뼈몸통(횡단면)은 몸쪽 끝 근처에서는 원형을 띠지만,

먼쪽 끝 근처에서는 삼각형을 띤다(앞쪽 능선과 함께).

먼쪽 끝은 커져 있고, **아래팔**의 뼈들과 **팔굽관절**을 이루는 관절면을 형성한다.

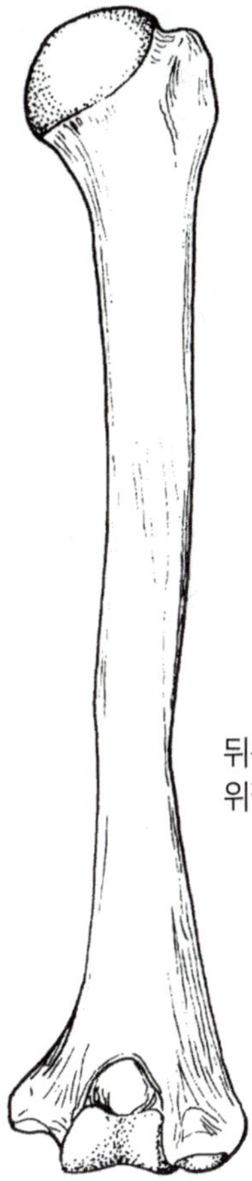

뒤쪽에서 본 위팔뼈

위팔뼈의 삼각모양은 우리로 하여금 3개 면과 3개 능선을 구분할 수 있도록 만든다:

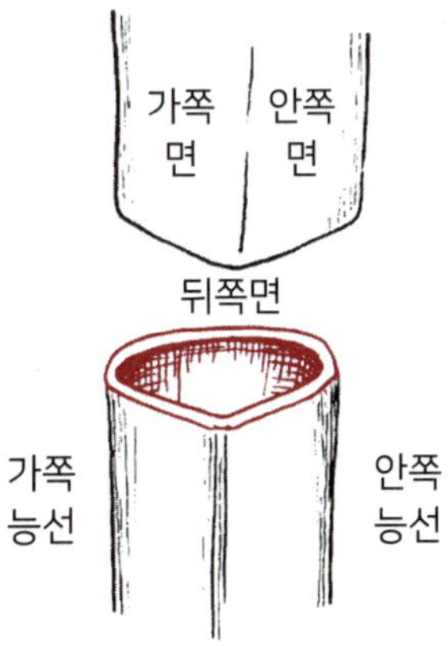

앞쪽 능선 (위쪽의 두갈래근고랑과 아래쪽의 두갈래분지까지 뻗어 있다.)

오목위팔관절(관절와상완관절, *glenoidhumeral joint*)

이 관절은 어깨의 주요 관절이며, 위팔뼈머리와 어깨뼈 관절오목이 이루는 관절이다.
관절면은 다음과 같다:

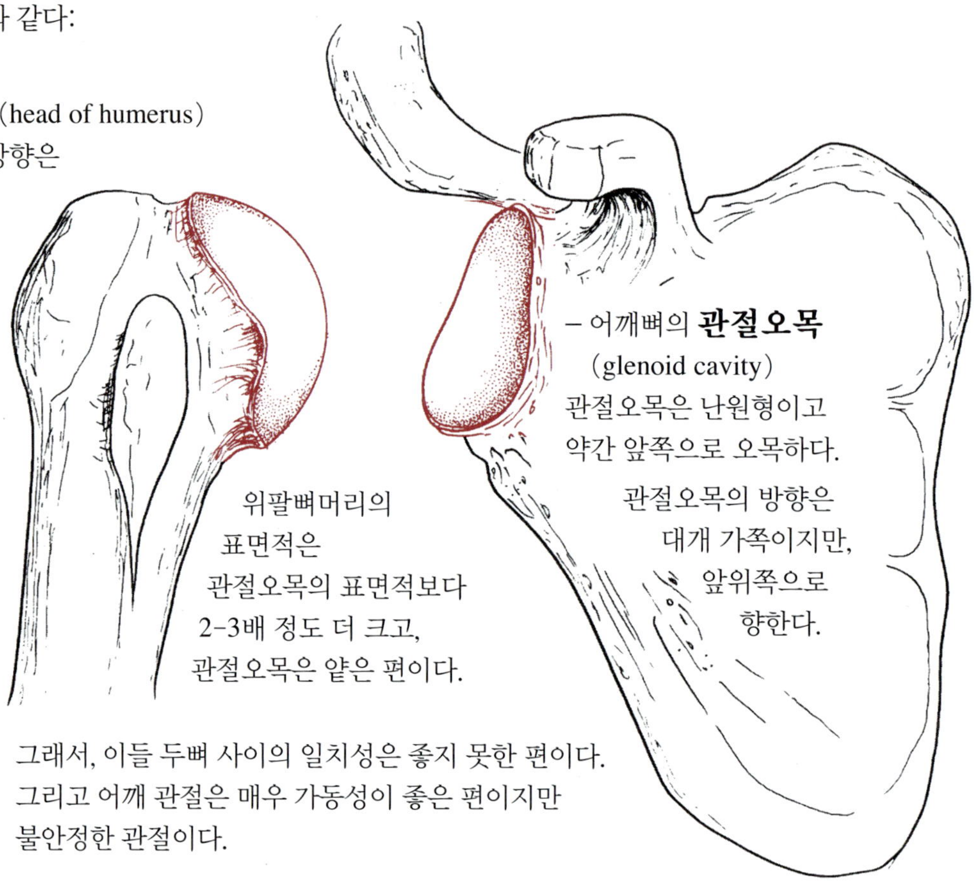

– **위팔뼈머리**(head of humerus)
위팔뼈머리의 방향은 대개 안쪽으로 향하고 있지만,

약간 뒤위쪽으로 향한다.

– 어깨뼈의 **관절오목**(glenoid cavity)
관절오목은 난원형이고 약간 앞쪽으로 오목하다.

관절오목의 방향은 대개 가쪽이지만, 앞위쪽으로 향한다.

위팔뼈머리의 표면적은 관절오목의 표면적보다 2-3배 정도 더 크고, 관절오목은 얕은 편이다.

그래서, 이들 두뼈 사이의 일치성은 좋지 못한 편이다.
그리고 어깨 관절은 매우 가동성이 좋은 편이지만 불안정한 관절이다.

오목테두리(관절순, glenoid labrum)로 불리는 섬유연골성 고리(단단하지만, 약간 늘어나는)는 관절을 봉합하는 와셔(washer)와 같이 작용한다.

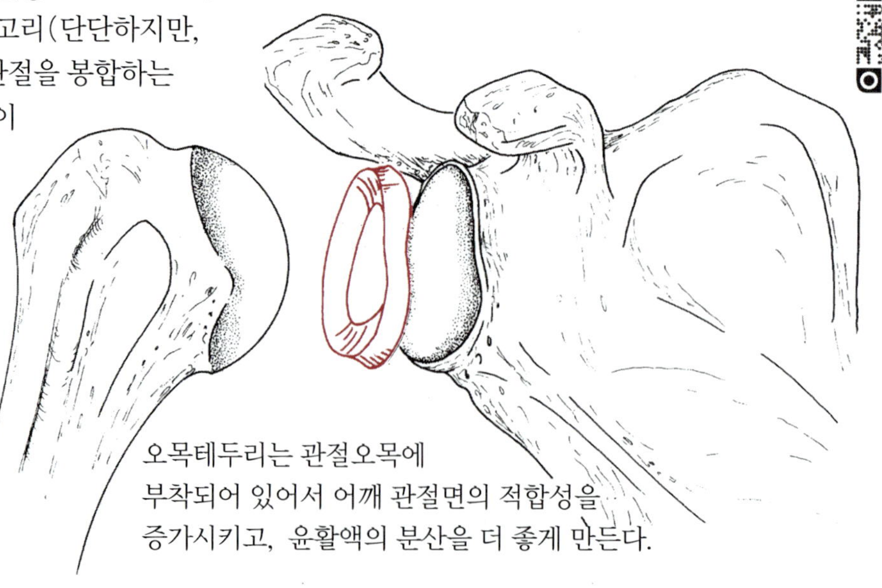

오목테두리는 관절오목에 부착되어 있어서 어깨 관절면의 적합성을 증가시키고, 윤활액의 분산을 더 좋게 만든다.

오목위팔관절의 **관절주머니**(관절낭, joint capsule)는 관절오목의 가쪽 테두리에 부착한다.

앞위쪽의 관절주머니는 **부리돌기**(오구돌기, coracoid process)까지 붙어 있고, 위팔두갈래근 긴갈래의 이는곳을 감싼다.

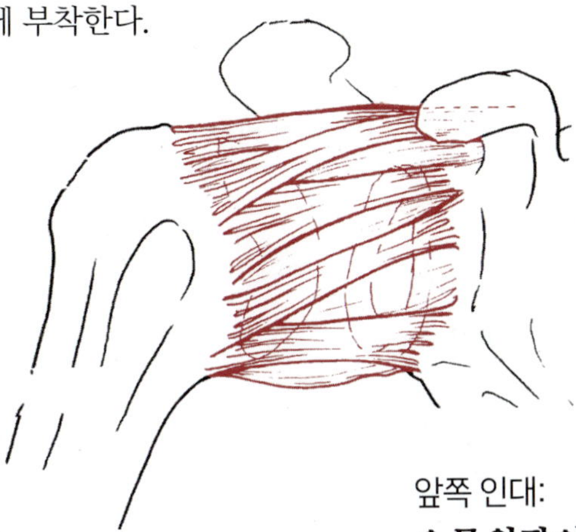

관절주머니는 앞쪽과 위쪽에 있는 **인대**에 의해 보강된다.

위쪽 인대:
부리위팔인대(오구상완인대, coracohumeral ligament)는 부리돌기에서 시작하여 두 개의 다발로 형성하고, 위팔뼈의 큰결절과 작은결절로 주행한다. 이 인대는 오목위팔관절 중에서 가장 강한 인대이다.

관절주머니는 위팔뼈머리에 부착한다. 관절주머니는 많은 주름을 가지고 있는데, 특히 아래 부위에서 많은 주름이 있다.

앞쪽 인대:
오목위팔인대(관절와상완인대, glenoidhumral ligament)는 관절오목의 경계면에서 시작하여 해부적 목까지 이어진다. 이들 인대는 3개의 다발로 구성된다: 위쪽, 중간 및 아래쪽. 이들 인대 사이에 약한 영역이 있다.

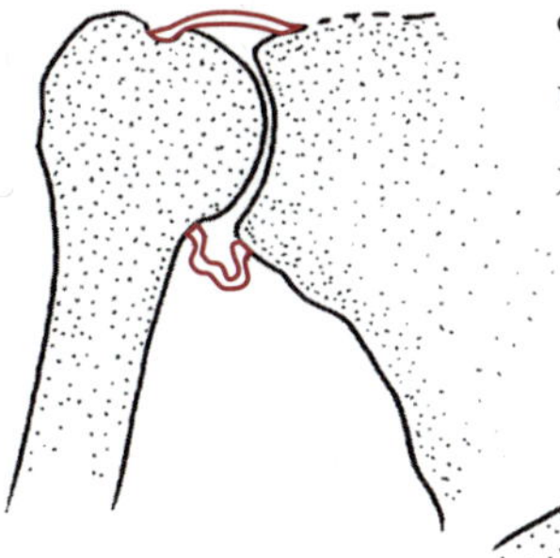

이들 주름은 굽힘과 벌림에 좋은 가동범위를 제공한다.

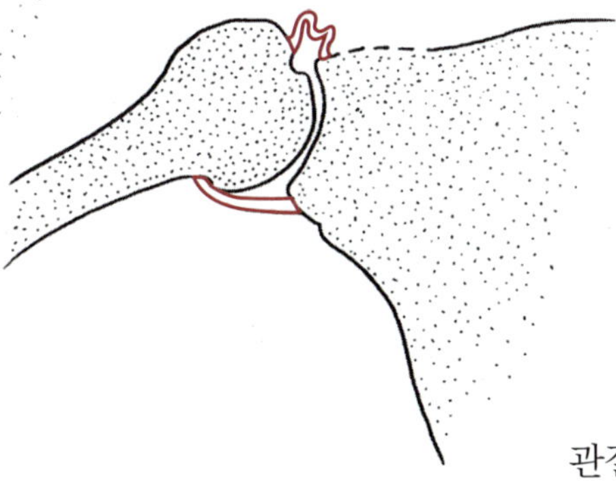

요약하면, 어깨의 관절주머니인대 구조물은 매우 강한 편은 아니다. 오목위팔 부분은 매우 깊은 근육에 의해 안정화된다. 이들 근육은 돌림근띠(p.129-131 참고)로 불리고, 어깨를 둘러싸는 "능동 인대"의 띠를 형성한다.

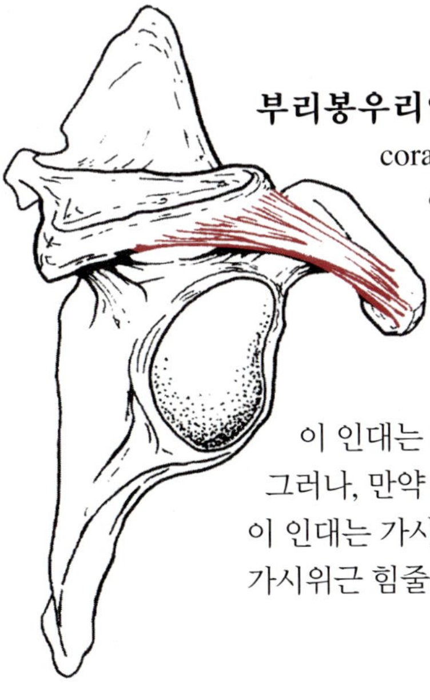

부리봉우리인대(오구견봉인대, coracoacromial ligament)는 어깨뼈를 가로질러 주행하고, 봉우리돌기와 부리돌기에 부착한다.

이 인대는 가시위근 힘줄을 보호한다. 그러나, 만약 위팔뼈를 너무 들어올리면, 이 인대는 가시위근 힘줄과 마찰하게 되어, 가시위근 힘줄을 마모시킬 수 있다.

관절의 안정 자세 (즉, 인대를 최대로 이완시키는 자세)는 팔을 약간의 굽힘, 벌림 및 안쪽돌림한 자세이다.

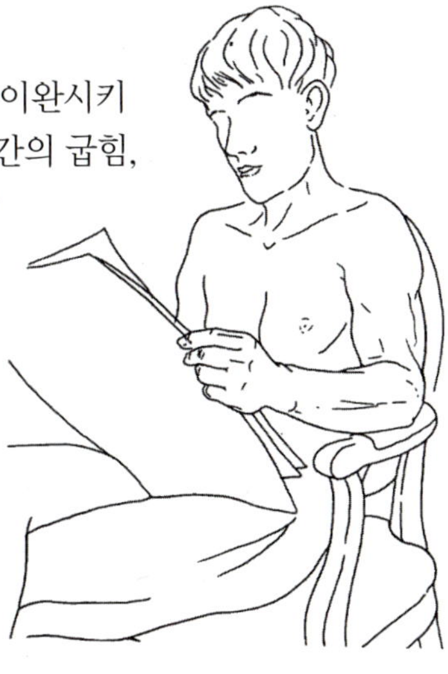

어깨 근육과 뼈 부착점
(Shoulder muscles with bony attachments)

이들 뼈는 2개 그룹으로 나누어질 수 있다:

– 어깨-가슴 부분: 가슴우리에 대해 어깨뼈와 빗장뼈를 가동시키는 뼈들로 구성된다(이탤릭체).

– 어깨-위팔 부분: 어깨뼈에 대해 위팔뼈를 가동시키는 뼈들로 구성된다.

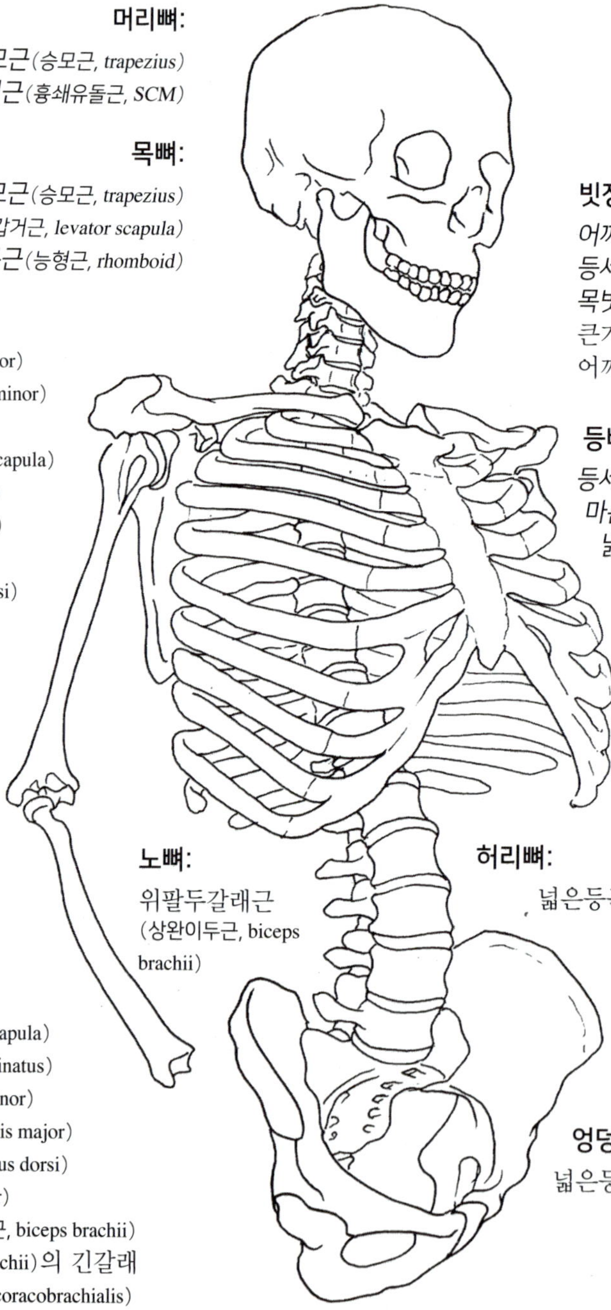

머리뼈:

등세모근(승모근, trapezius)
목빗근(흉쇄유돌근, SCM)

목뼈:

등세모근(승모근, trapezius)
어깨올림근(견갑거근, levator scapula)
마름근(능형근, rhomboid)

어깨뼈:

앞톱니근(전거근, serratus anterior)
작은가슴근(소흉근, pectoralis minor)
마름근(능형근, rhomboid)
어깨올림근(견갑거근, levator scapula)
어깨밑근(견갑하근, subscapula)
가시위근(극상근, supraspinatus)
작은원근(소원근, teres minor)
넓은등근(광배근, latissimus dorsi)
위팔두갈래근(상완이두근, biceps brachii)
부리위팔근(오구상완근, coracobrachialis)
위팔세갈래근(triceps brachii)의 긴갈래

빗장뼈:

어깨밑근(견갑하근, subscapula)
등세모근(승모근, trapezius)
목빗근(흉쇄유돌근, SCM)
큰가슴근(대흉근, pectoralis major)
어깨세모근(삼각근, deltoid)

등뼈:

등세모근(승모근, trapezius)
마름근(능형근, rhomboid)
넓은등근(광배근, latissimus dorsi)

갈비뼈:

앞톱니근(전거근, serratus anterior)
작은가슴근(소흉근, pectoralis minor)
어깨밑근(견갑하근, subscapula)
넓은등근(광배근, latissimus dorsi)
큰가슴근(대흉근, pectoralis major)

노뼈:

위팔두갈래근(상완이두근, biceps brachii)

허리뼈:

넓은등근(광배근, latissimus dorsi)

위팔뼈:

어깨밑근(견갑하근, subscapula)
가시위근(극상근, supraspinatus)
작은원근(소원근, teres minor)
큰가슴근(대흉근, pectoralis major)
넓은등근(광배근, latissimus dorsi)
큰원근(대원근, teres major)
위팔두갈래근(상완이두근, biceps brachii)
위팔세갈래근(triceps brachii)의 긴갈래
부리위팔근(오구상완근, coracobrachialis)
어깨세모근(삼각근, deltoid)

엉덩엉치뼈:

넓은등근(광배근, latissimus dorsi)

어깨가슴관절의 근육

(Shoulder muscles with bony attachments)

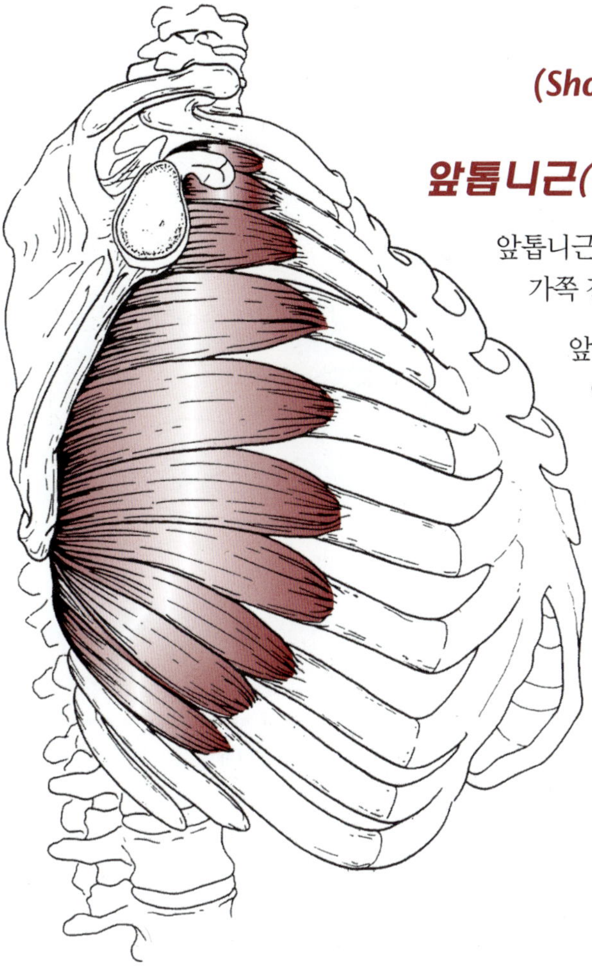

앞톱니근(전거근, serratus anterior)

앞톱니근은 넓고, 얇은 근육이며,
가쪽 갈비우리를 덮는다.

앞톱니근은 위쪽 10개 갈비뼈에서 시작하여
어깨뼈 안쪽 경계면을 따라 부착한다.

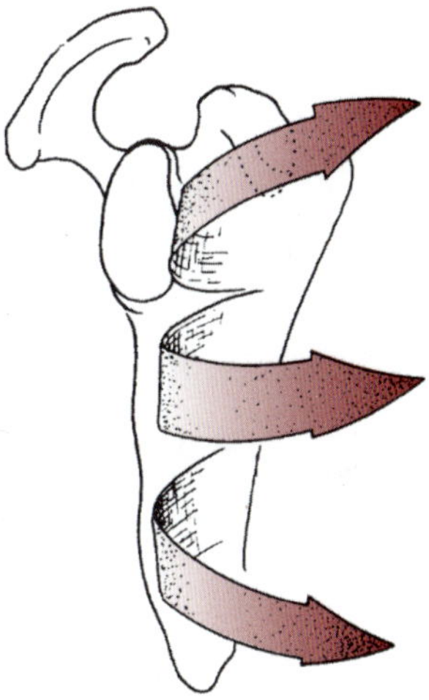

작용:
갈비뼈가 고정되면, 앞톱니근은 어깨뼈의 안쪽 경계면을
갈비우리에 밀착시킨다; 위쪽 섬유의 수축은
어깨뼈를 가쪽으로 당기고(벌림), 위쪽돌림시킨다.

신경지배:
긴가슴신경(C5–C7)

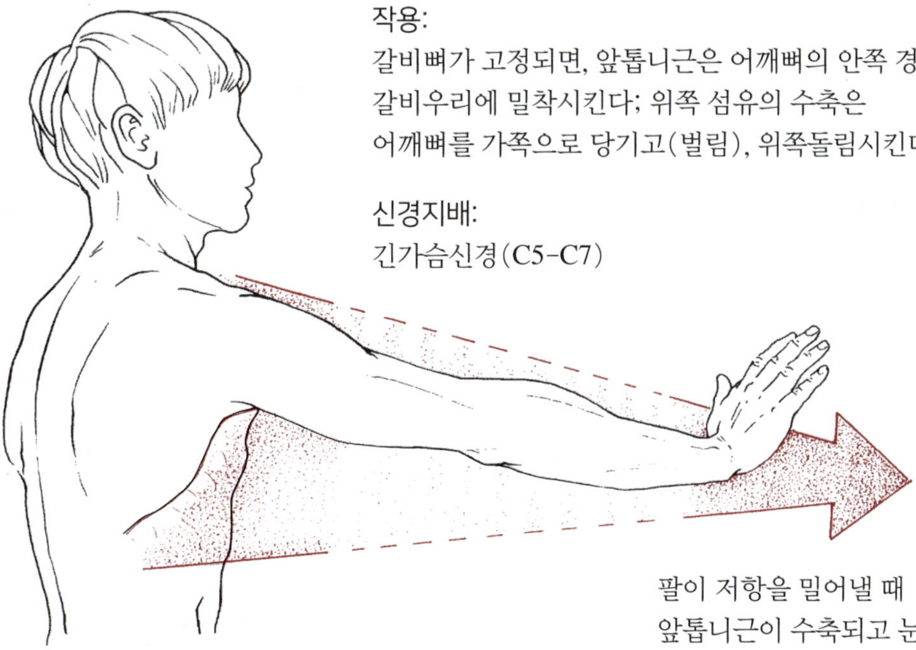

팔이 저항을 밀어낼 때
앞톱니근이 수축되고 눈으로 확인할 수 있다.

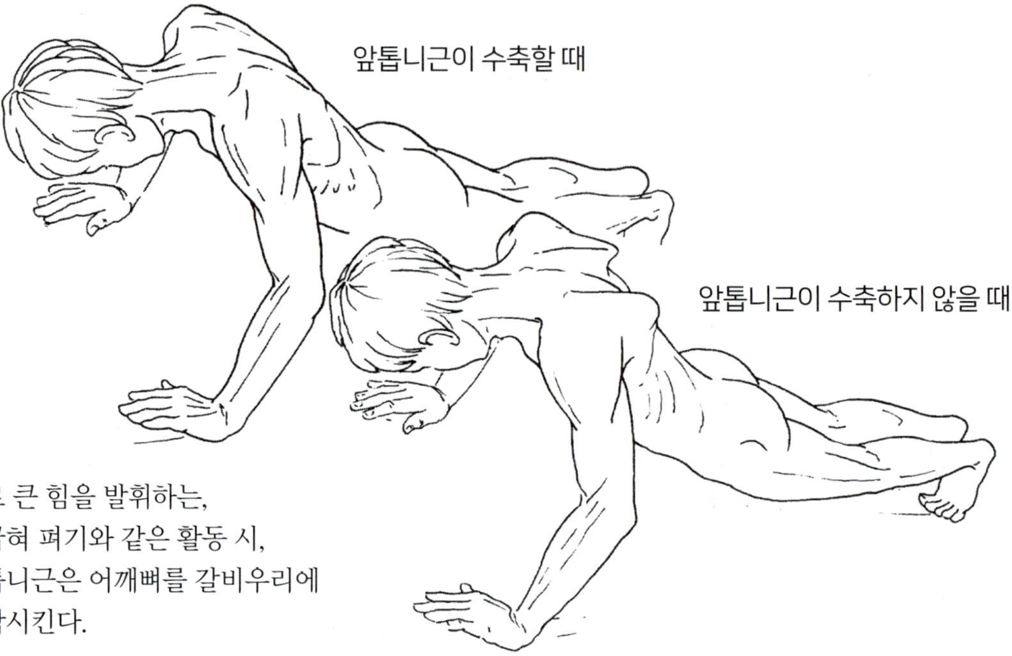

팔로 큰 힘을 발휘하는,
팔굽혀 펴기와 같은 활동 시,
앞톱니근은 어깨뼈를 갈비우리에
밀착시킨다.

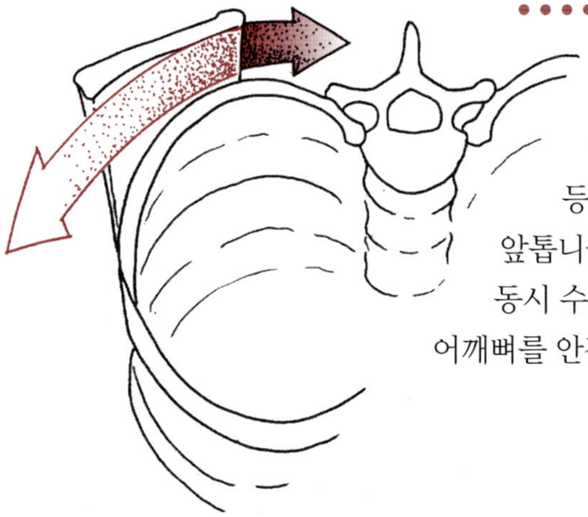

이런 상황일 때,
등세모근의 중간섬유(모음근)와
앞톱니근(벌림근)이
동시 수축하여
어깨뼈를 안정화시킨다.

만약 어깨뼈가 고정되면,
앞톱니근의 아래쪽 섬유는
중간 갈비뼈를 들어올려
흡기근으로 작용한다
(그림에는 없음).

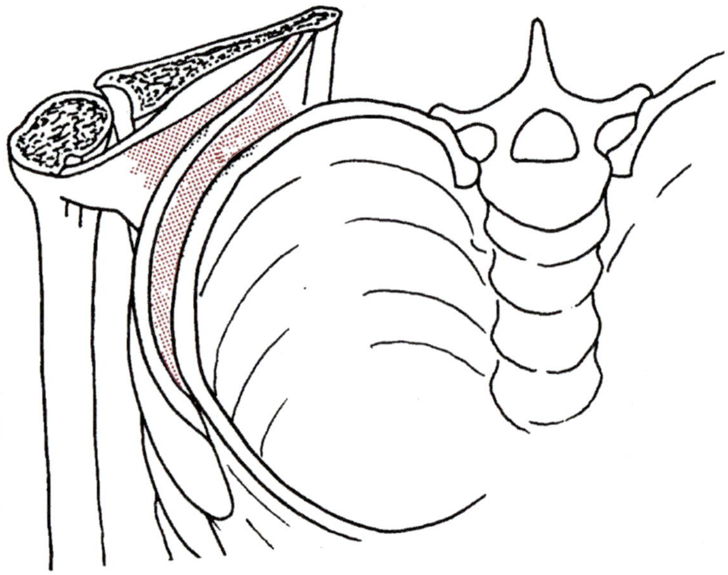

앞톱니근과
갈비우리를 분리하고
또 어깨밑근과 앞톱니근을
분리시키는 몇몇의 **지방층**
(활주 평면)이 존재한다.
이것은 어깨뼈의
가동성을 증가시키고,
어깨의 복잡한 움직임에
중요한 역할을 한다.

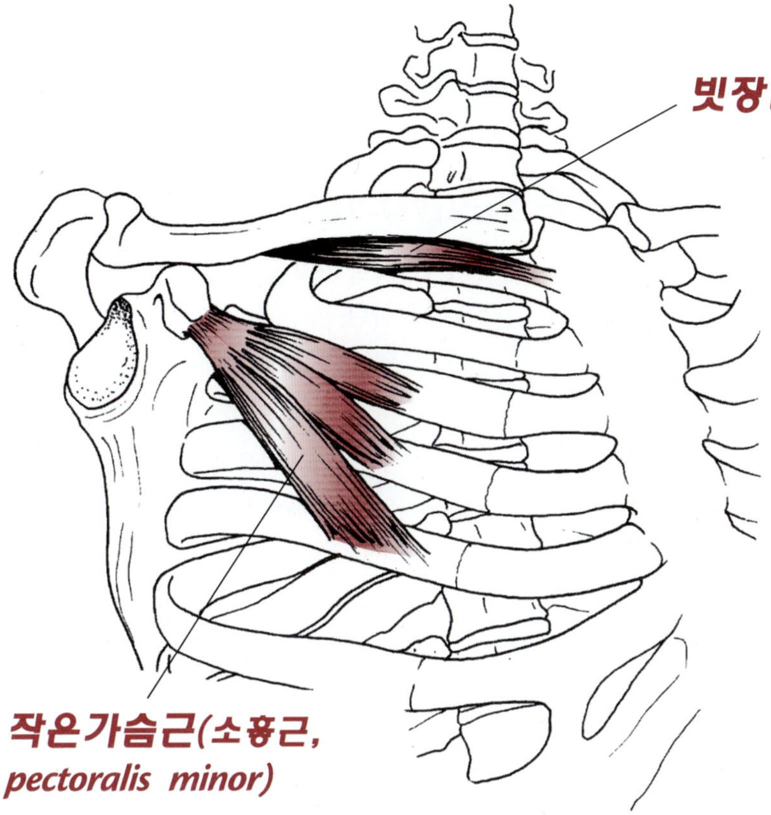

빗장밑근(쇄골하근, *subclavius*)

빗장밑근은 작은 근육으로서
1번 갈비뼈와 갈비연골에서 시작하여
빗장뼈의 아래면에 부착한다.

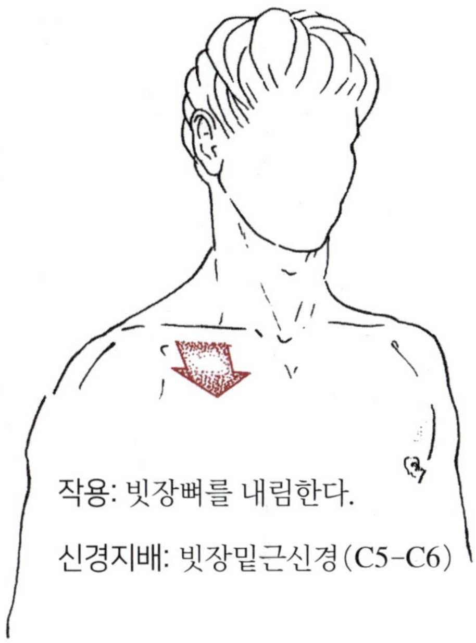

작용: 빗장뼈를 내림한다.

신경지배: 빗장밑근신경(C5–C6)

작은가슴근(소흉근, *pectoralis minor*)

작은가슴근은 3–5번 갈비뼈에서 시작하여 부리돌기에 부착한다.

작용:
갈비뼈가 고정되면, 작은가슴근은 어깨뼈 아래각을 위쪽으로 들어올림으로써 마치 어깨뼈를 갈비우리 위로 경사지게 하듯이, 어깨뼈를 아래쪽과 앞쪽으로 당긴다;

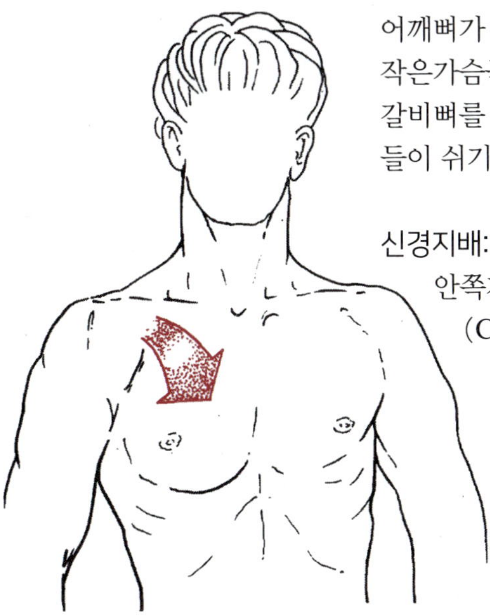

어깨뼈가 고정되면,
작은가슴근은
갈비뼈를 들어올림으로써
들이 쉬기를 돕는다.

신경지배:
안쪽가슴신경
(C7–T1)

목빗근(흉쇄유돌근, *sternocleidomastoid*)

목빗근은 p.90에서
설명되었다.
목빗근은 주로
머리와 목뼈에 작용한다.
그러나 만약 머리가 고정되면,
목빗근은 빗장뼈와 복장뼈가
만나는 부위를 올림하여
들이 쉬기를 돕는다.

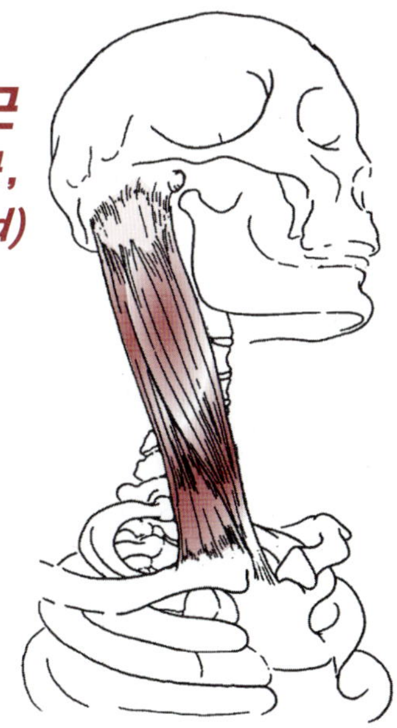

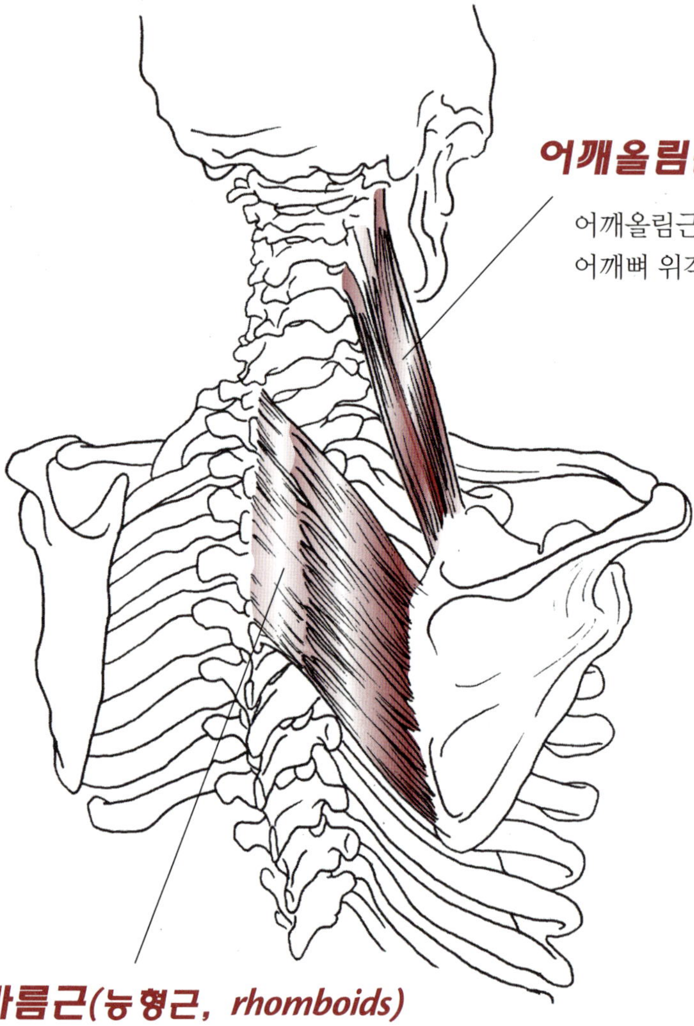

어깨올림근(견갑거근, *levator scapula*)

어깨올림근은 C1-C4의 가로돌기에서 시작하여 어깨뼈 위각에 부착한다.

작용:
어깨뼈를 올림하고,
아래쪽으로 돌림시킨다;

p.83에서 설명되었듯이,
어깨뼈가 고정되면,
목뼈에 작용한다.

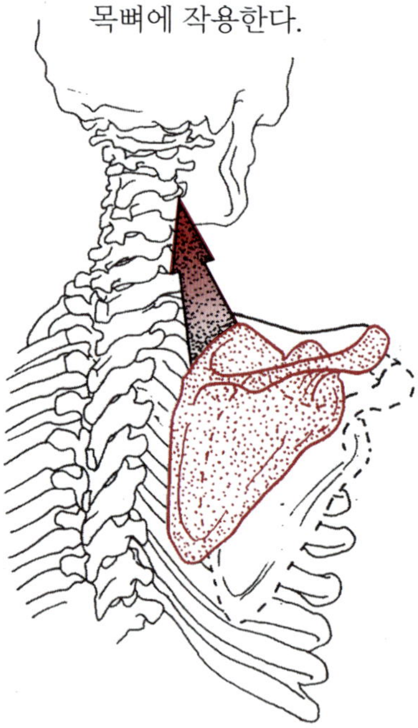

마름근(능형근, *rhomboids*)

마름근(큰마름근과 작은마름근)은 C7-T4의 가시돌기에서 시작하여 어깨뼈의 안쪽 경계면에 부착한다.

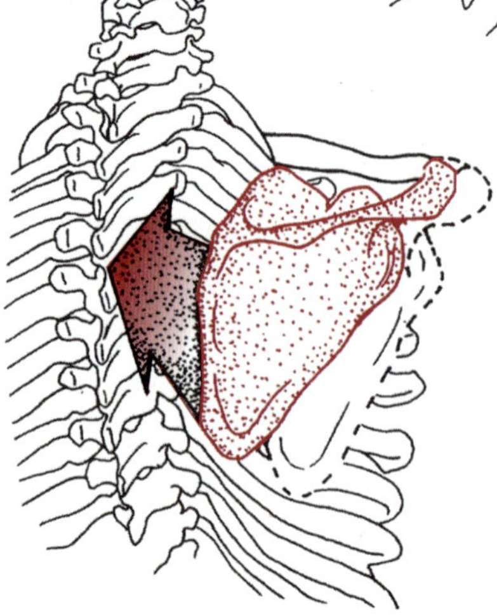

작용:
어깨뼈를 모음하고
아래쪽으로 돌림시킨다;
p.84에서 설명되었듯이,
어깨뼈가 고정되면,
이들 근육은 등뼈에 작용한다.

신경지배:
등쪽어깨신경(C4-C5)

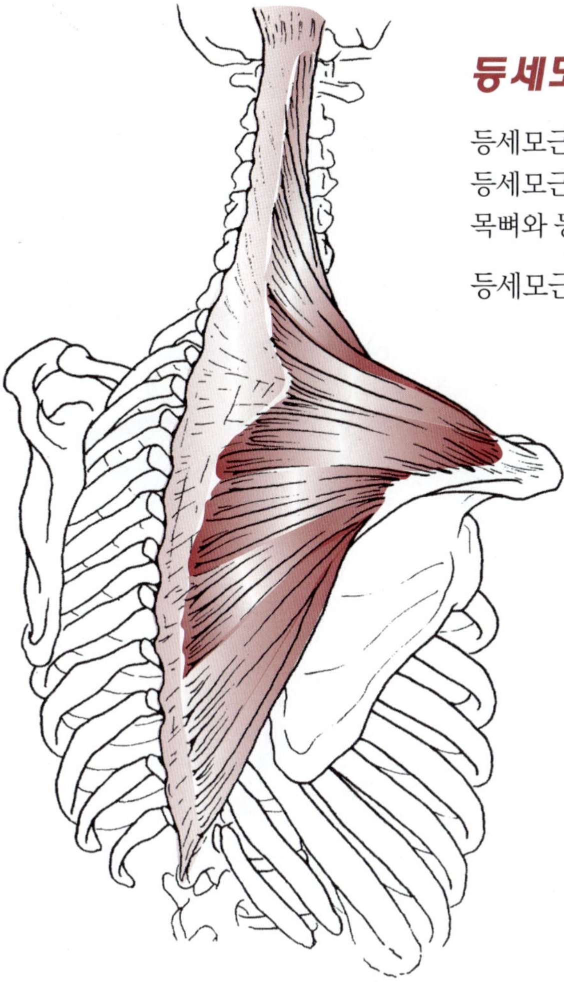

등세모근(승모근, *trapezius*)

등세모근은 마름모꼴처럼 생긴 크고 중요한 근육이다.
등세모근은 뒤통수뼈, 목덜미인대, 그리고
목뼈와 등뼈(T12 까지)의 가시돌기에서 시작한다.

등세모근의 닿는곳은 다음과 같다:

- 봉우리돌기와 빗장뼈의 가쪽 1/3(위쪽 섬유)
- 어깨뼈가시(중간섬유)
- 어깨뼈가시의 안쪽 끝에 있는 결절(아래쪽 섬유)

이들 섬유 방향의 범위는 아래가쪽에서 위가쪽이다.

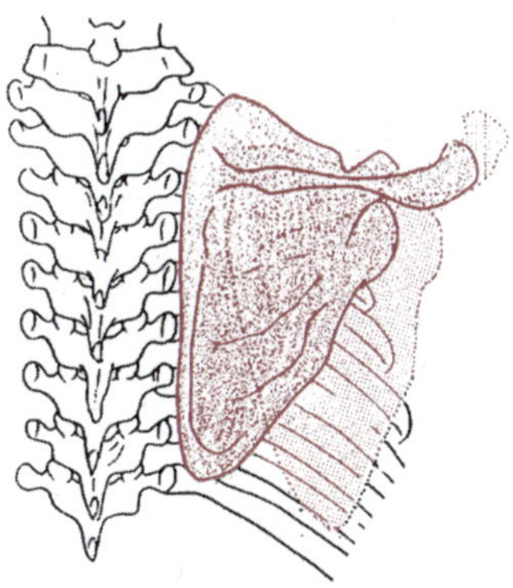

작용:
모든 섬유의
동시 수축은
어깨뼈를
모음한다.

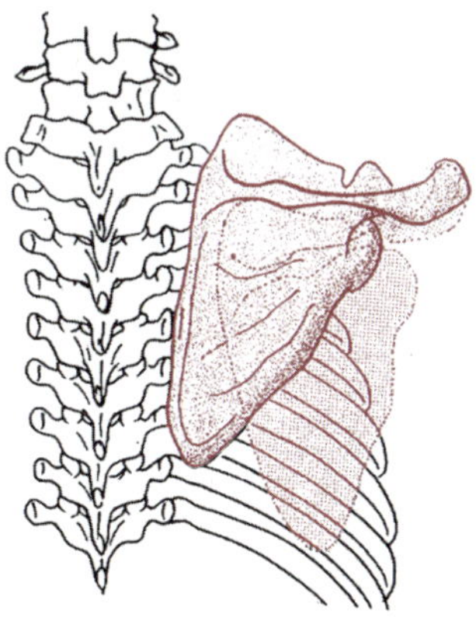

- 위쪽 섬유의 수축은 어깨뼈의 올림과 위쪽돌림을 일으킨다.

신경지배: 척수더부신경과
목신경얼기
(C2-C4)

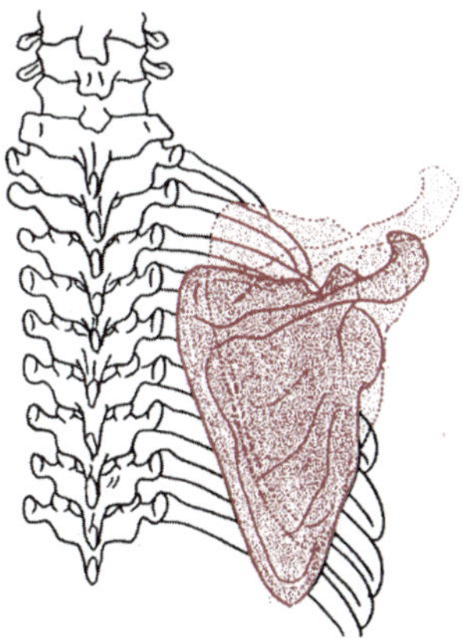

- 아래쪽 섬유의 수축은 어깨뼈의 내림과 위쪽돌림을 일으킨다.

위쪽 섬유는 팔을 장시간 동안 늘어뜨리는 자세로 작업(예, 컴퓨터나 타이트를 칠 때)을 할 때 피로해지는 경우가 많다.

팔로 힘을 발생하거나 팔로 힘을 흡수해야 할 때는, 등세모근의 중간섬유(모음근)가 앞톱니근(벌림근)과 함께 작용하여 어깨뼈를 고정시킨다(p.124).

어깨뼈의 특정 움직임과 관련된 근육
(Muscles involved in specfic movement of the scapula)

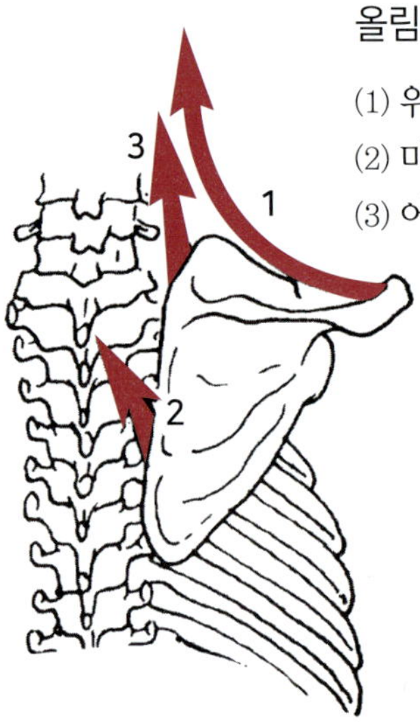

올림(거상, elevation):

(1) 위등세모근
(2) 마름근
(3) 어깨올림근

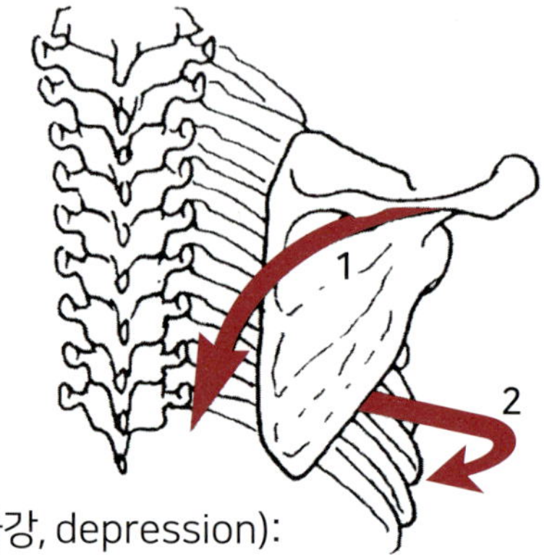

내림(하강, depression):

(1) 아래등세모근
(2) 앞톱니근의 아래 섬유

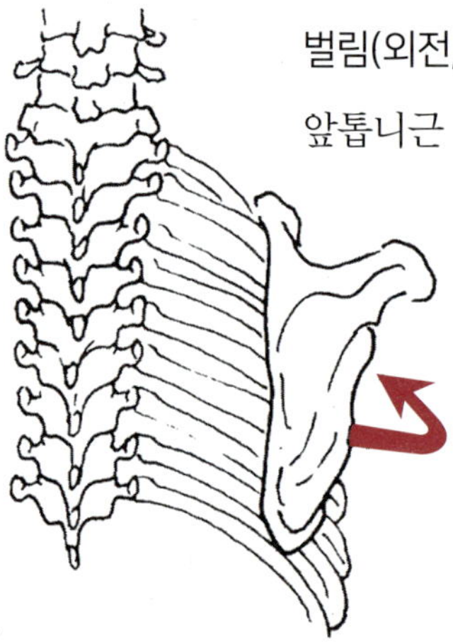

벌림(외전, abduction):

앞톱니근

모음(내전, adduction):

(1) 등세모근
(2) 마름근

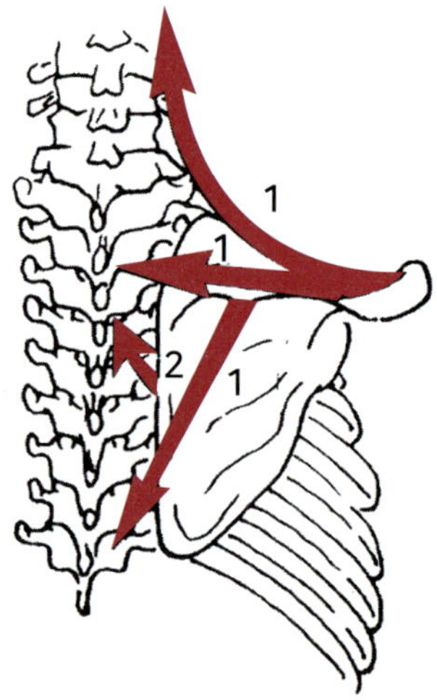

위쪽돌림(상방회전, upward ratation):

(1) 앞톱니근
(2) 위등세모근
(3) 아래등세모근

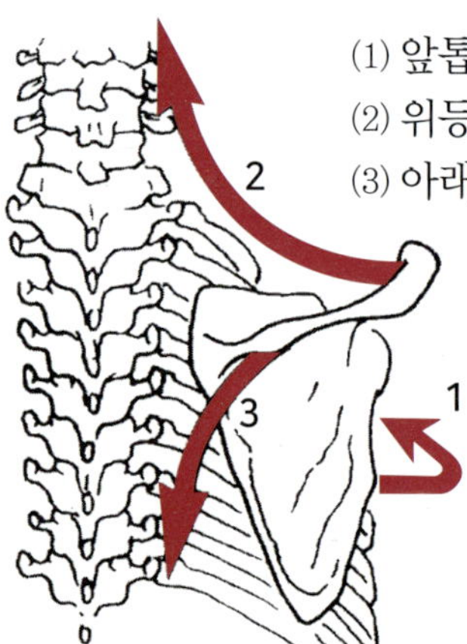

아래쪽돌림(하방회전, downward ratation):

(1) 마름근
(2) 어깨올림근

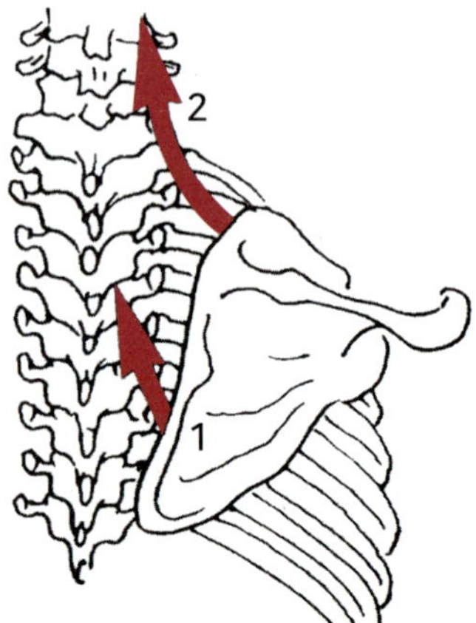

어깨관절의 깊은 어깨위팔 근육
(Deep scapulohumeral muscles of shoulder joint)

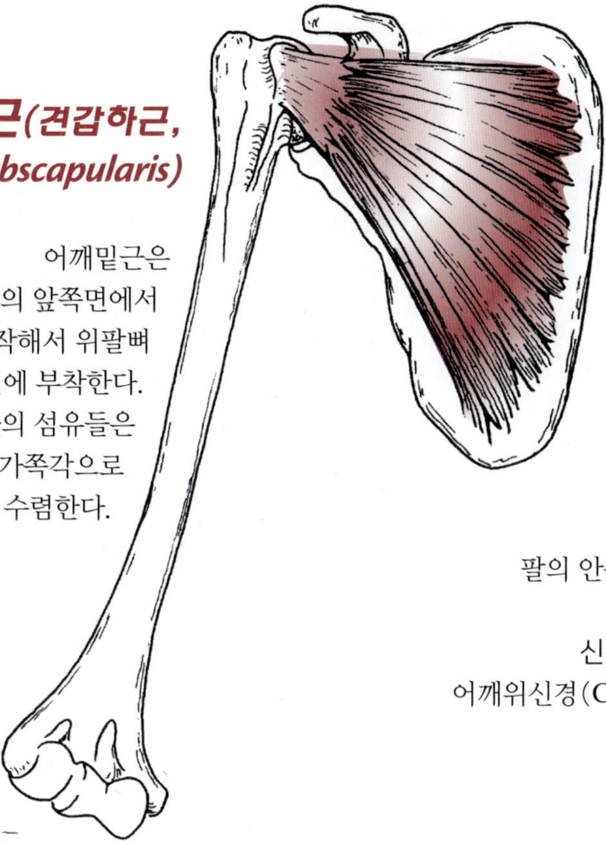

어깨밑근(견갑하근, subscapularis)

어깨밑근은 어깨뼈의 앞쪽면에서 시작해서 위팔뼈 작은결절에 부착한다. 어깨밑근의 섬유들은 어깨뼈의 가쪽각으로 수렴한다.

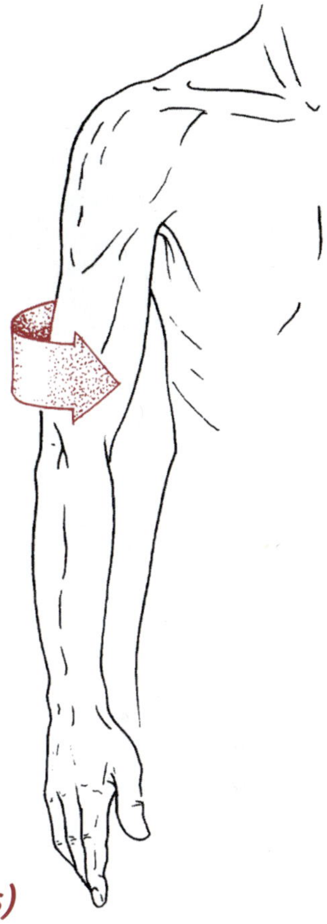

작용:
팔의 안쪽돌림.

신경지배:
어깨위신경(C5–C6)

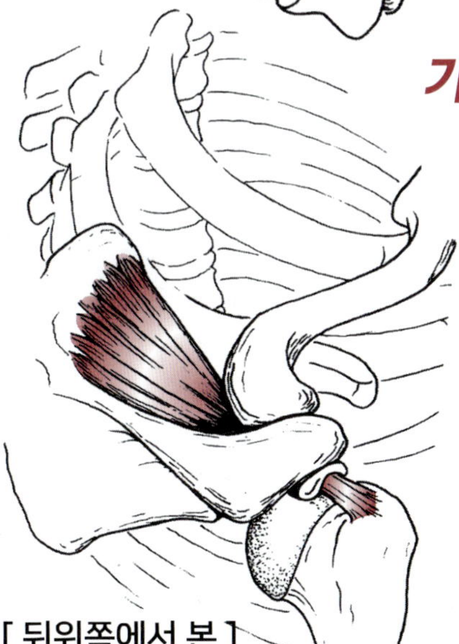

[뒤위쪽에서 본]

가시위근(극상근, supraspinatus)

가시위근은 어깨뼈 뒤쪽면의 가시위오목에서 시작한다.

가시위근의 힘줄은 봉우리빗장관절과 부리봉우리인대(부리돌기와 봉우리돌기를 연결하는)의 밑을 지난 후, 큰결절의 가장 높은 지점에 부착한다.

가시위근 힘줄 주위에 커다란 **윤활주머니** (윤활액을 가지고 있는 닫힌 주머니)가 존재하고, 이것은 봉우리돌기의 아래쪽면과 어깨세모근을 분리시킨다.

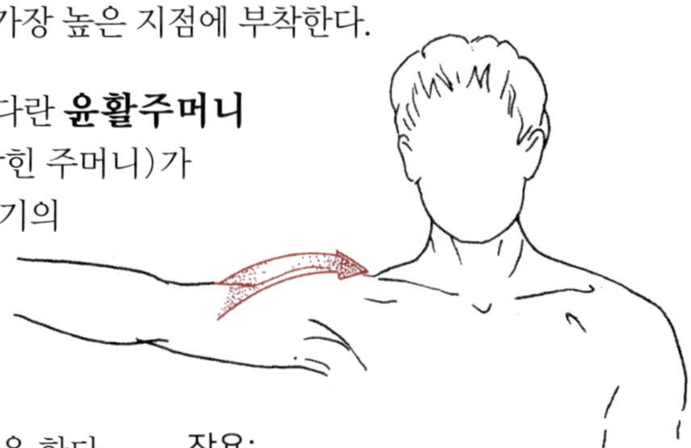

이 윤활주머니는 오목위팔관절의 보조자 역할을 한다. 윤활주머니가 유착되면, 어깨의 가동성이 제한된다.

신경지배:
어깨밑신경(C5–C6)

작용:
팔을 벌림한다; 팔의 벌림 작용이 약하지만, 어깨세모근의 작용과 짝을 이룬다(p.135 참고).

가시아래근(극하근, *infraspinatus*)

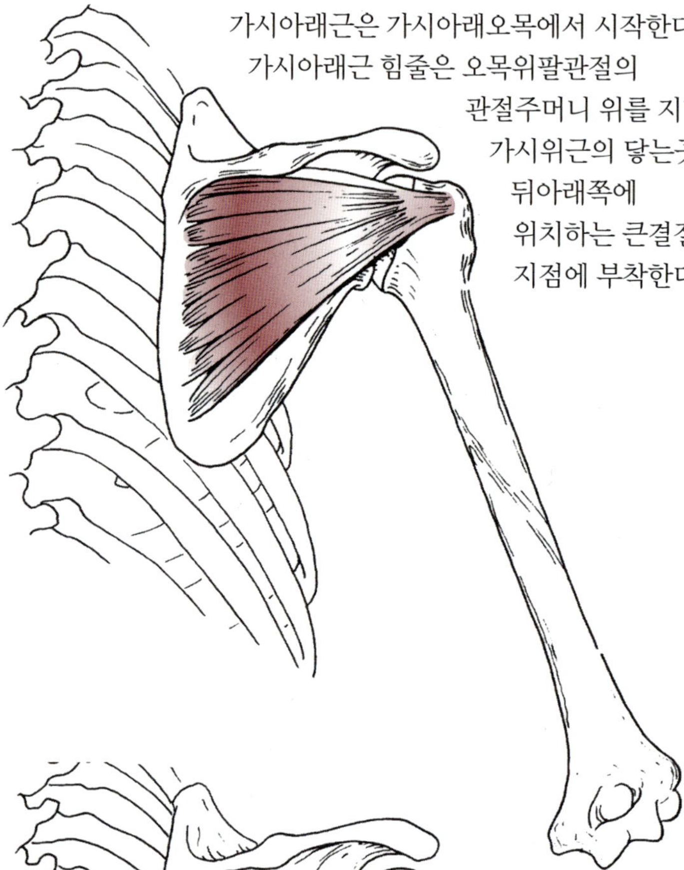

가시아래근은 가시아래오목에서 시작한다. 가시아래근 힘줄은 오목위팔관절의 관절주머니 위를 지나간 후, 가시위근의 닿는곳보다 뒤아래쪽에 위치하는 큰결절 지점에 부착한다.

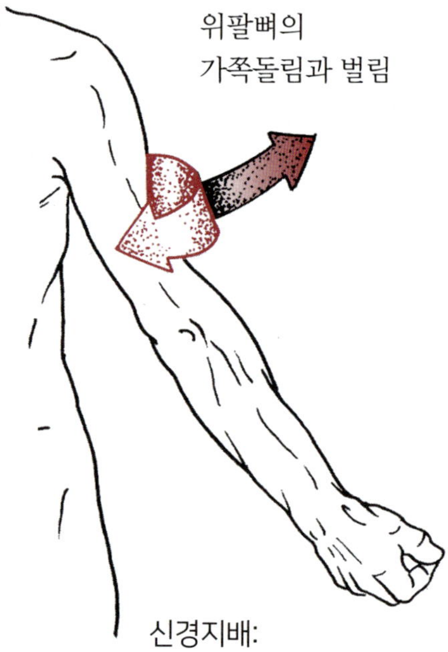

작용:
위팔뼈의 가쪽돌림과 벌림

신경지배:
어깨위신경(C4-C6)

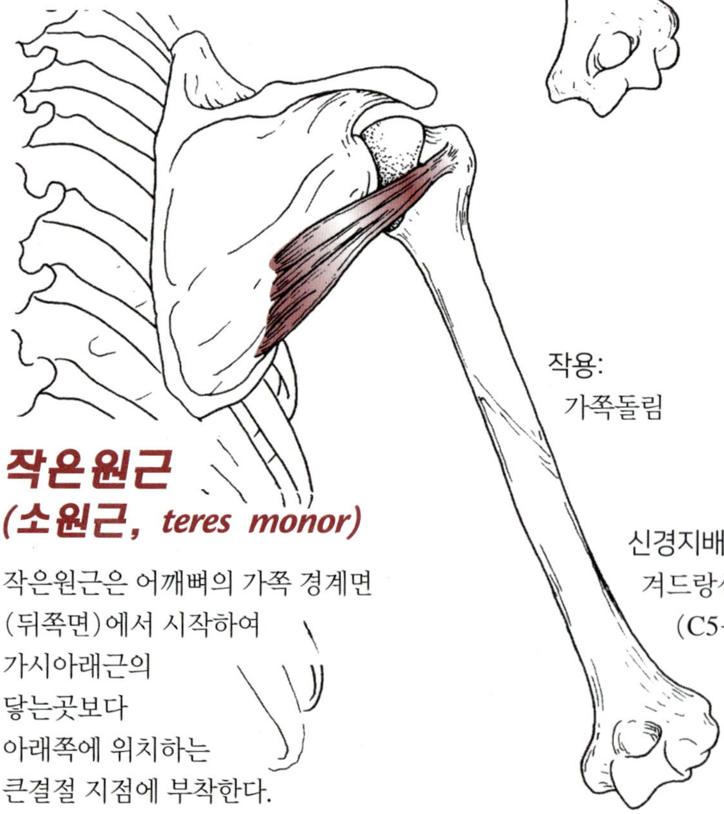

작은원근
(소원근, *teres monor*)

작은원근은 어깨뼈의 가쪽 경계면(뒤쪽면)에서 시작하여 가시아래근의 닿는곳보다 아래쪽에 위치하는 큰결절 지점에 부착한다.

작용:
가쪽돌림

신경지배:
겨드랑신경(C5-C6)

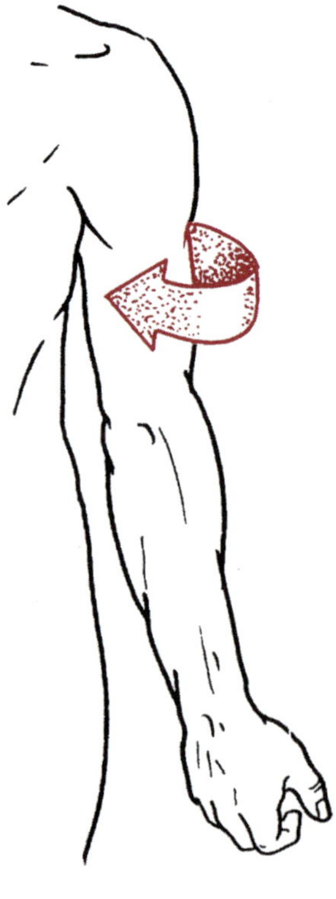

돌림근띠(회선근개, rotator cuff muscles)

이들 4개의 깊은 근육 – 어깨밑근, 가시위근, 가시아래근 및 작은원근 – 은 **돌림근띠**로 불린다. 이들 힘줄은 어깨관절주머니를 3면으로 감싸고 보강한다.

위팔뼈를 가동시키는 작용 이외에, 돌림근띠는 가동성을 오목위팔관절에 제공하는 "능동 인대"로서 중요한 역할을 한다.

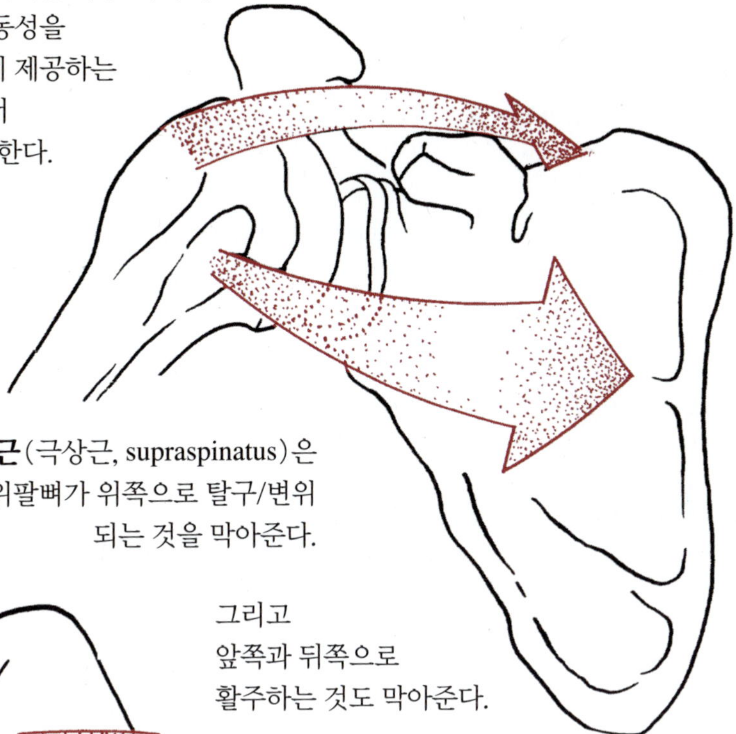

어깨밑근(견갑하근, subscapularis)은 위팔뼈머리가 뒤쪽으로 활주하는 것을 막아주고,

가시위근(극상근, supraspinatus)은 위팔뼈가 위쪽으로 탈구/변위 되는 것을 막아준다.

그리고 앞쪽과 뒤쪽으로 활주하는 것도 막아준다.

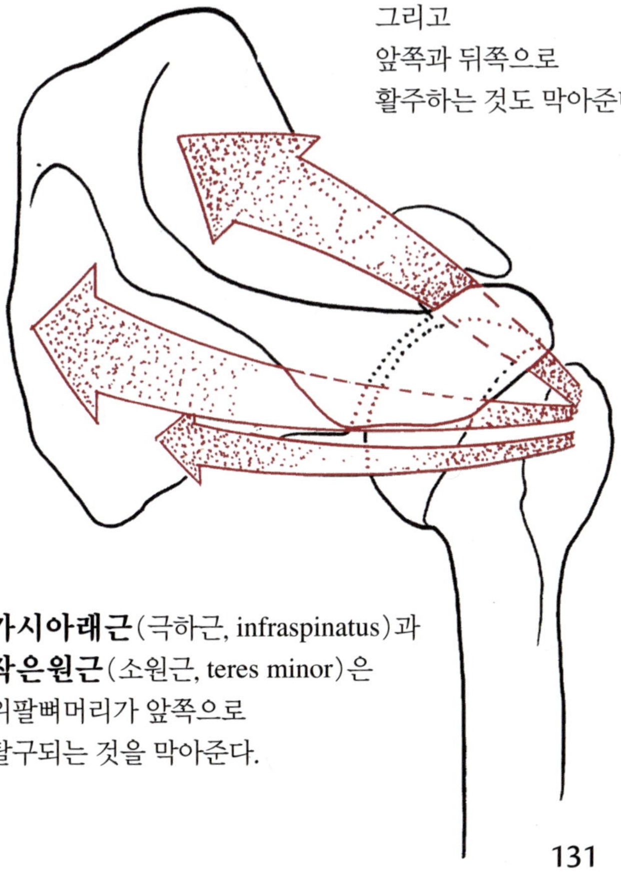

가시아래근(극하근, infraspinatus)과 **작은원근**(소원근, teres minor)은 위팔뼈머리가 앞쪽으로 탈구되는 것을 막아준다.

이것은 어깨가 뼈 구조물과 수동 부착점(관절주머니, 인대)만으로는 불안정한 관절임을 보여 준다.

주요 안정화 힘은 이들 주변 근육의 작용으로 일어난다.

이 작용이 안타까울 수도 있는데, 그 이유는 어깨가 관절 통증을 일으키는 문제 부위이기 때문이다.

어깨위팔 근육(*Scapulohumeral muscles of shoulder*)

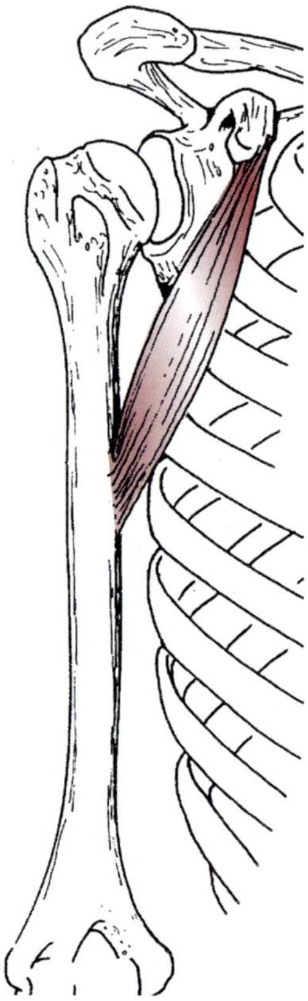

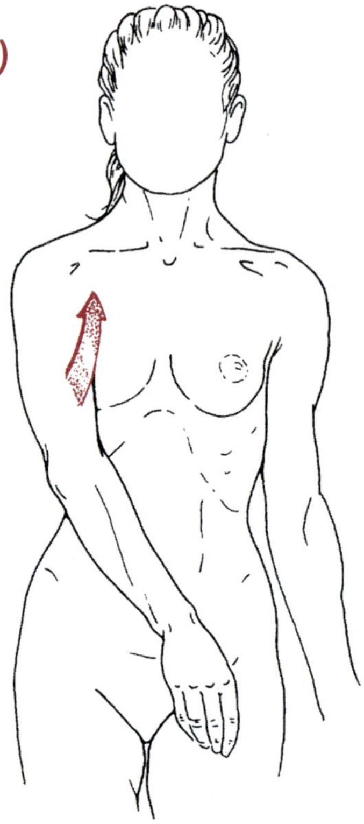

부리위팔근
(오구상완근, *coracobrachialis*)

부리위팔근은 부리돌기에서 시작하여 위팔뼈몸통 (중간 지점)의 안쪽면에 부착한다.

작용: 팔을 굽힘하고 모음한다.

신경지배: 근육피부신경(C6–C7)

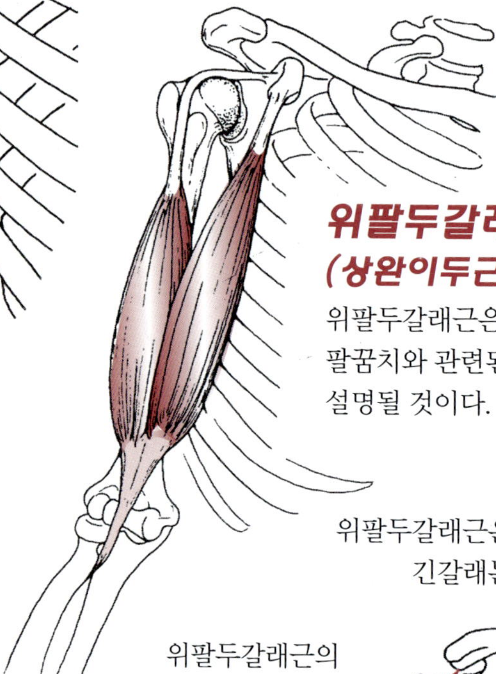

위팔두갈래근
(상완이두근, *biceps brachii*)

위팔두갈래근은 팔꿈치와 관련된 p.149에서 설명될 것이다.

작용(어깨관절): 위팔두갈래근은 굽힘에 참여한다. 긴갈래는 벌림에 참여하고,

위팔두갈래근의 짧은갈래는 팔의 모음에 참여한다.

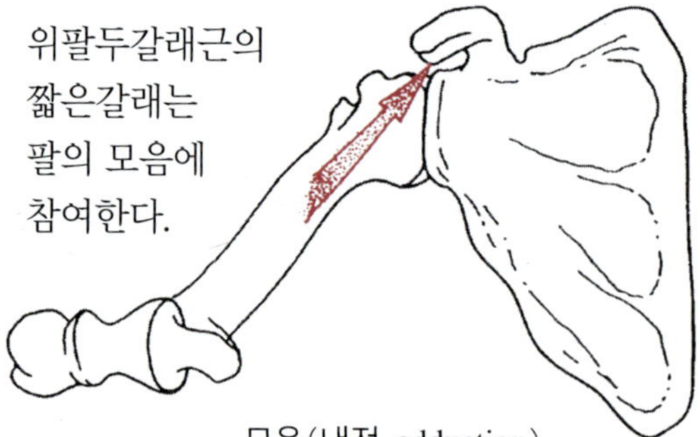

모음(내전, adduction)

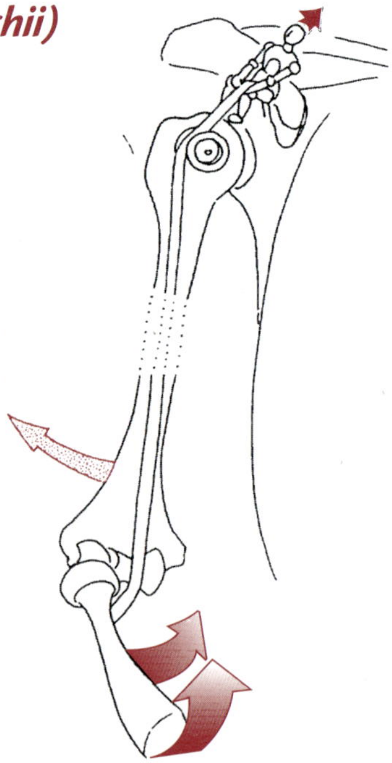

벌림(외전, abduction)

위팔세갈래근
(상완삼두근, *triceps brachii*)

위팔세갈래근은 팔꿈치와 관련된 p.150에서 설명될 것이다.

작용(어깨관절): 팔의 모음에 참여한다.

큰가슴근(대흉근, *pectoralis major*)

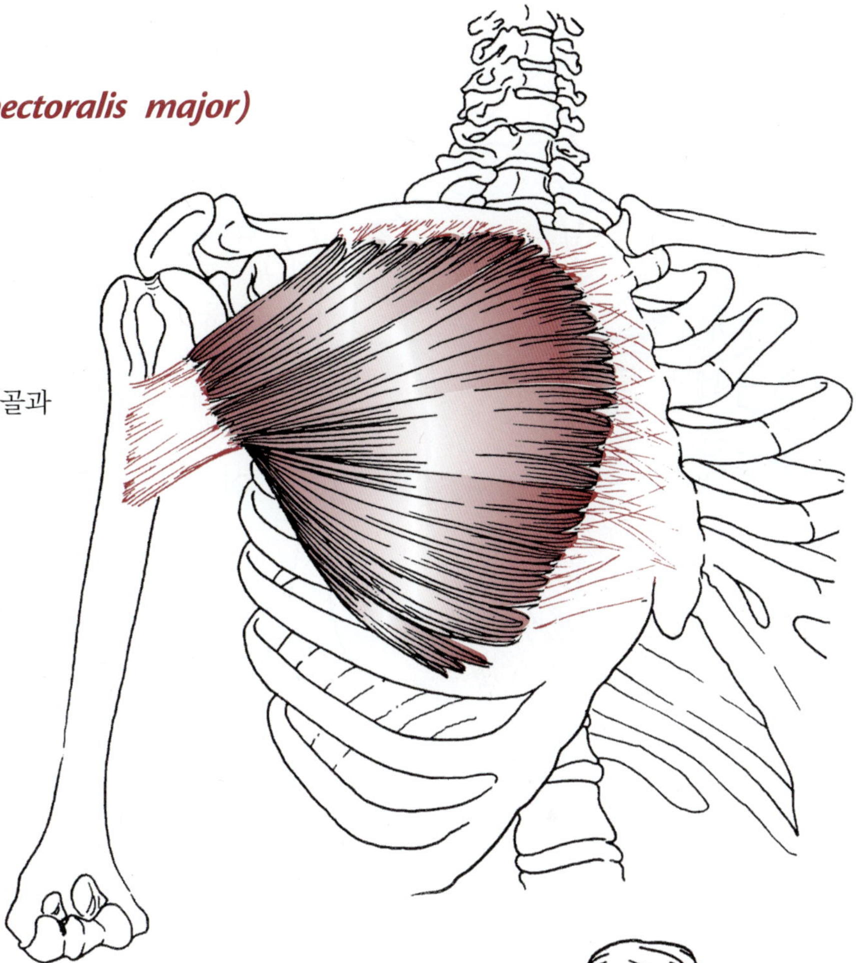

큰가슴근은 빗장갈래와
복장갈비갈래를 가진다.
빗장갈래는 빗장뼈의 앞쪽과
안쪽에서 시작하고,
복장갈비갈래는 1-6번 갈비연골과
7번 갈비뼈에서 시작한다.

큰가슴근의 힘줄은
두갈래근고랑의 가쪽입술에
꼬여서 부착하는데, 그 이유는
빗장갈래의 닿는곳이
복장갈비갈래의 닿는곳보다
아래쪽에 위치하기 때문이다.

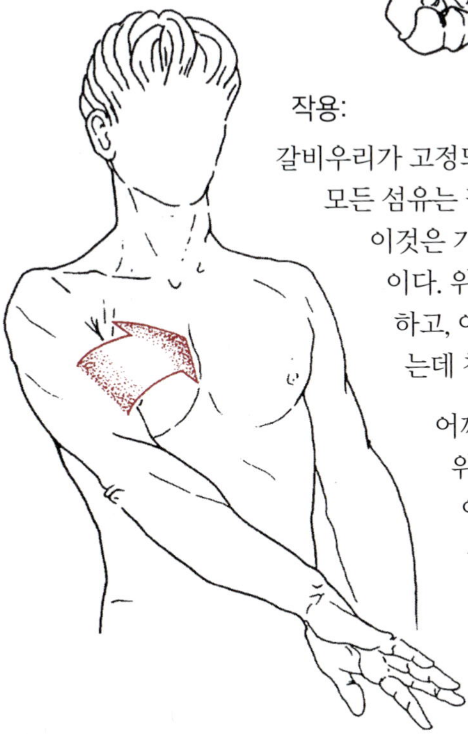

작용:
갈비우리가 고정되면, 큰가슴근의
모든 섬유는 팔을 모음하고 안쪽돌림시킨다.
이것은 가슴 받쳐 주는 근육인 포옹 근육
이다. 위쪽 섬유는 60°까지 굽힘에 참여
하고, 아래쪽 섬유는 0°까지 굽힘시키
는데 참여한다(p.138 참고).

어깨가 고정되면,
위쪽 섬유는 빗장뼈를 내림하고,
아래쪽 섬유는 들이 쉬기에
참여한다.

팔이 굽힘된 상태로 어깨가
고정되면, 모든 섬유가
들이 쉬기에 참여한다.

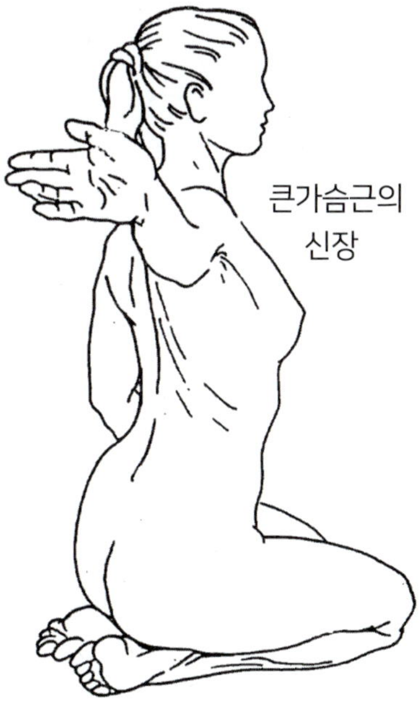

큰가슴근의
신장

신경지배:
가쪽가슴신경과 안쪽가슴신경
(C5-T1)

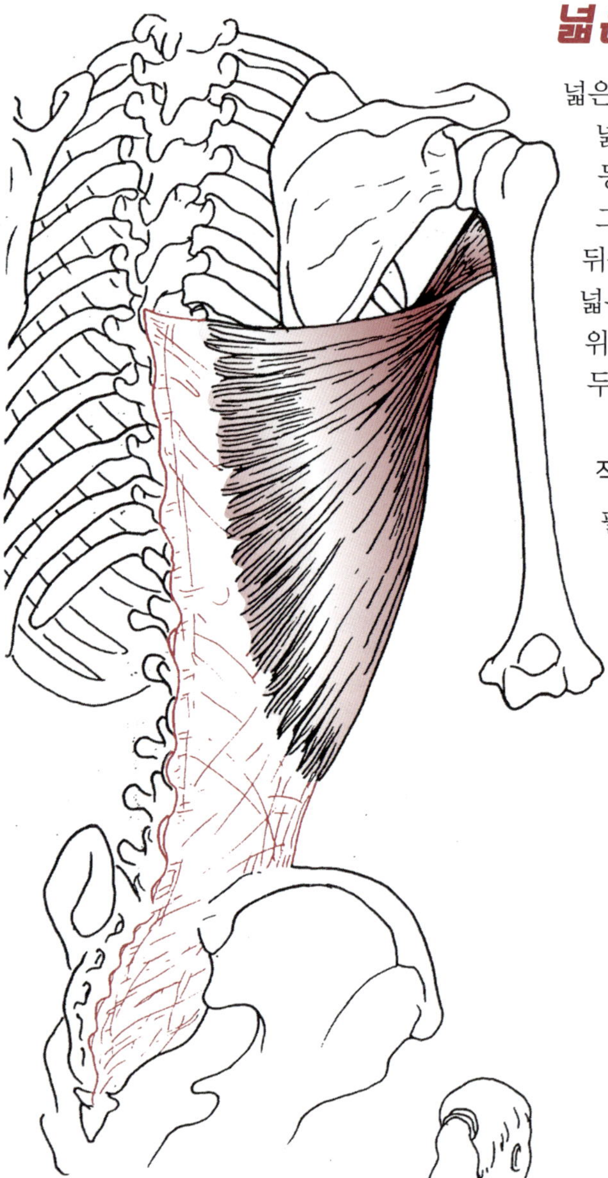

넓은등근(광배근, *latissimus dorsi*)

넓은등근은 넓게 퍼져 있는 등 근육을 의미한다. 넓은등근은 엉치뼈와 엉덩뼈능선, 등허리근막, T7–T12의 가시돌기, 그리고 아래쪽 4개 갈비뼈의 뒤쪽면에서 시작한다. 넓은등근의 힘줄은 꼬여서 위팔뼈의 안쪽면을 감싸면서, 두갈래근고랑에 부착한다.

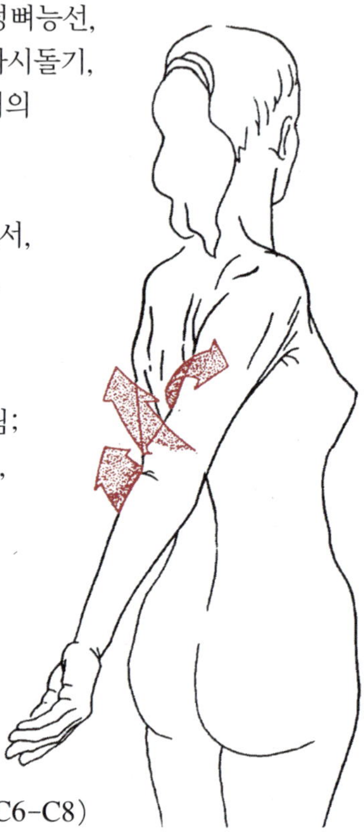

작용:

팔의 폄, 모음 및 안쪽돌림; 만약 위팔뼈가 고정되면, p.84에서 설명된 작용을 한다.

신경지배: 가슴등신경(C6–C8)

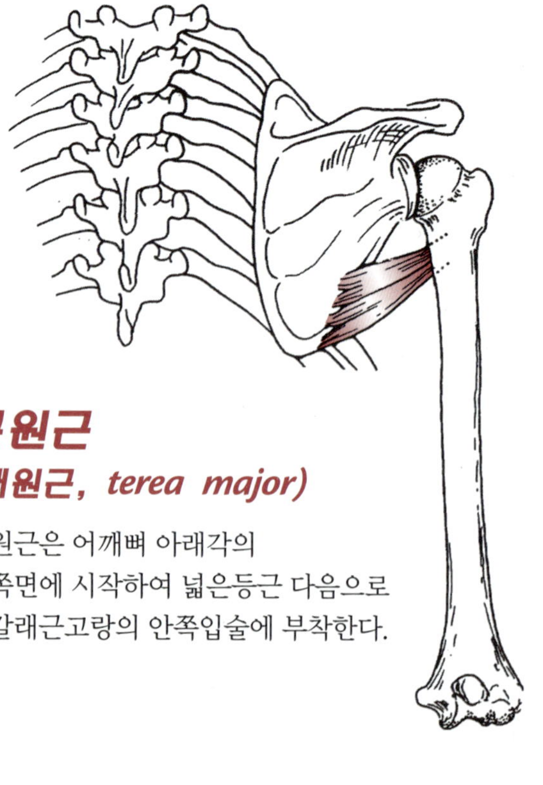

큰원근
(대원근, *terea major*)

큰원근은 어깨뼈 아래각의 뒤쪽면에 시작하여 넓은등근 다음으로 두갈래근고랑의 안쪽입술에 부착한다.

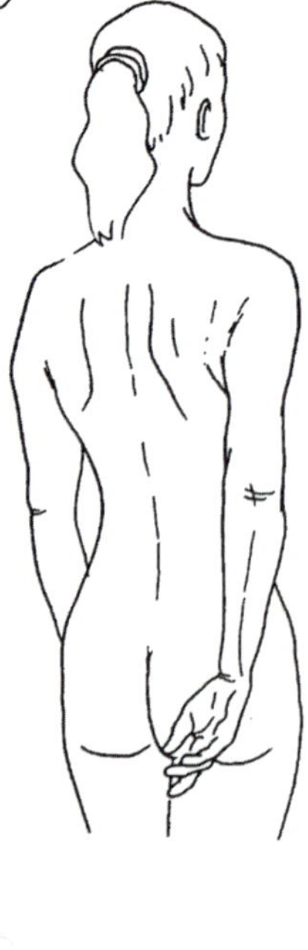

작용:

넓은등근의 작용과 같지만, 파워는 약한 편이다.

신경지배: 아래어깨밑신경 (C6–C7)

어깨세모근(삼각근, deltoid)

어깨세모근은 어깨의 모양을
만드는 얕은 근육이다.
어깨세모근 3개의 그룹을 구성된다.

- 앞쪽 섬유는 빗장뼈에 부착한다(앞쪽 어깨뼈 경계면의 가쪽 1/3).

- 중간 섬유는 봉우리돌기의 가쪽면에 부착한다.

- 뒤쪽 섬유는 어깨뼈가시에 부착한다 (뒤쪽 경계면의 아래쪽 부분).

이들 섬유의 3그룹은
팔의 중간지점 쪽으로 수렴하여,
위팔뼈의 가쪽면에 부착한다.

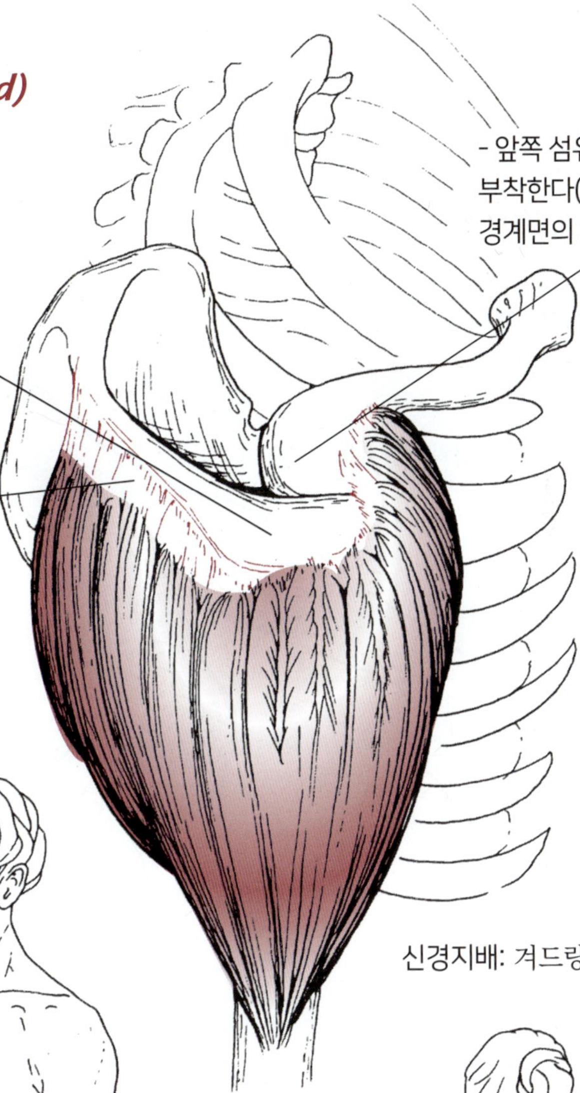

신경지배: 겨드랑신경(C5–C6)

작용:

–앞쪽 섬유의 수축:
팔의 굽힘과 안쪽돌림.

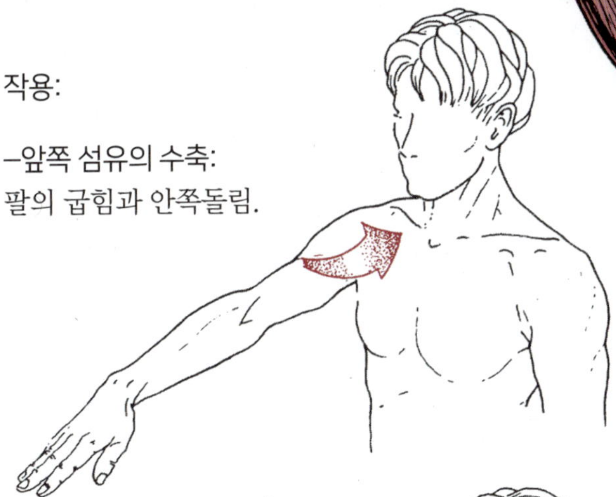

– 중간 섬유의 수축:
팔의 벌림.

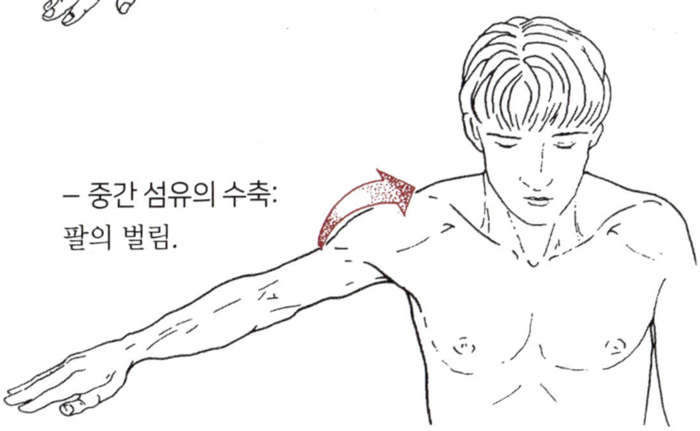

– 뒤쪽 섬유의 수축:
팔의 폄.

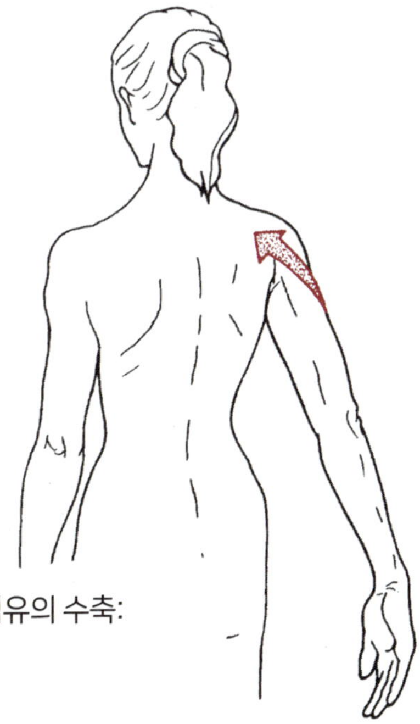

특정 어깨 움직임에 작용하는 근육
(Muscles actions in specific movement of shoulder)

***굽힘**(굴곡, flexion):*

(1) 앞어깨세모근
(2) 큰가슴근
(3) 부리위팔근

보조 작용: 위팔두갈래근, 어깨밑근

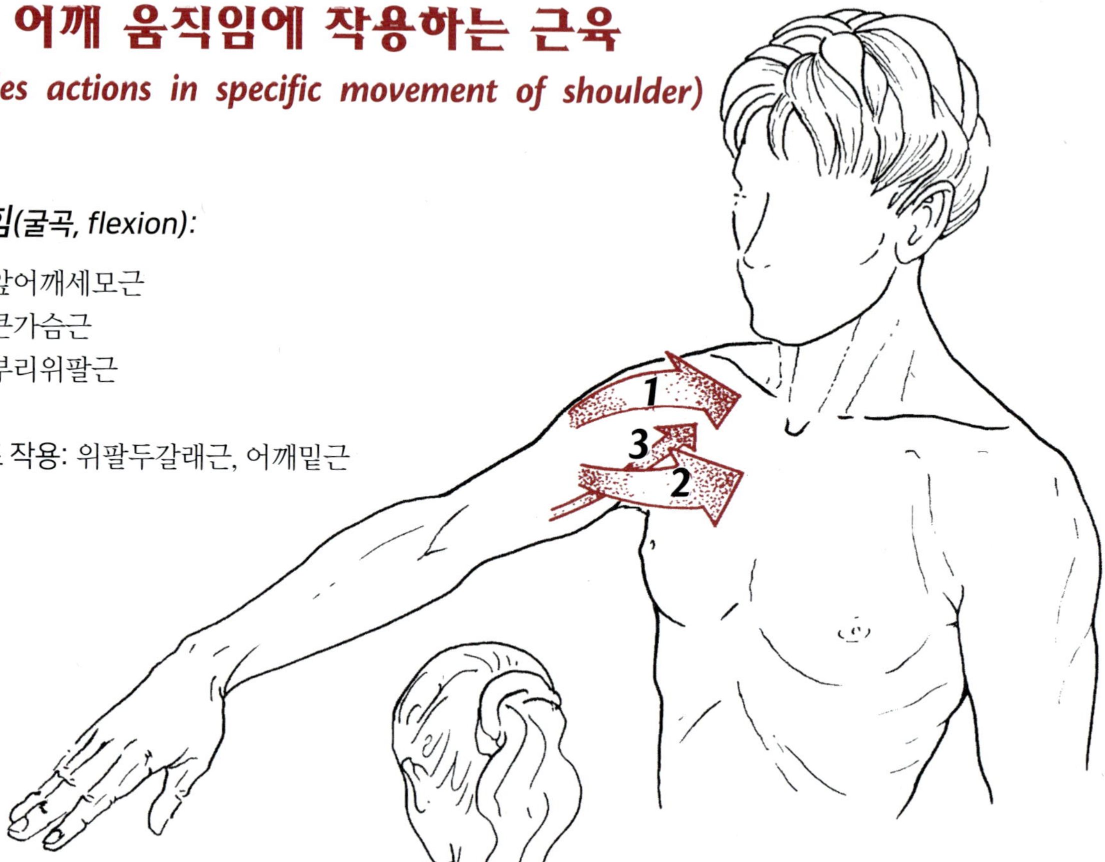

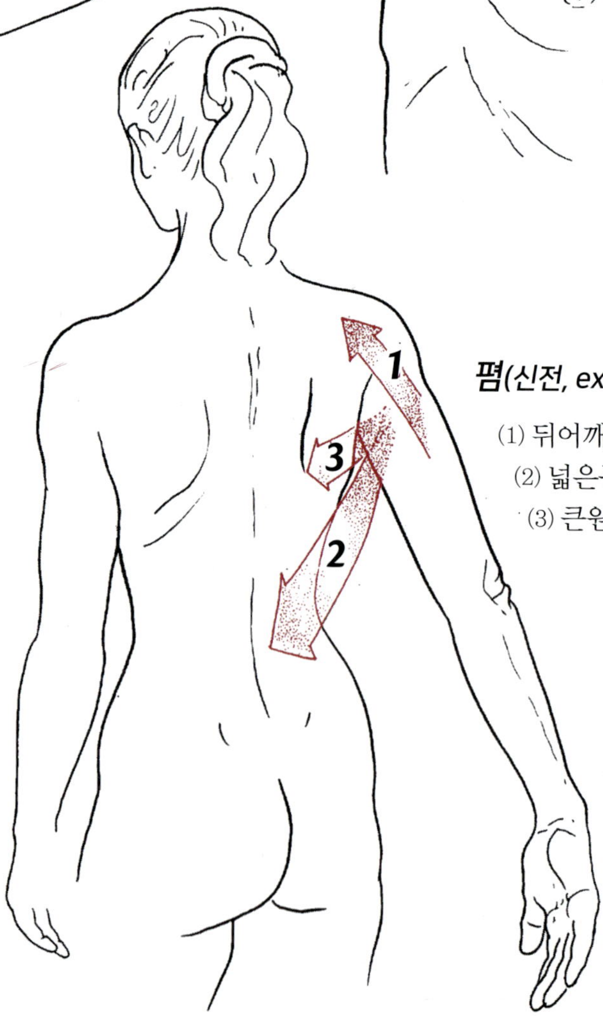

***폄**(신전, extension):*

(1) 뒤어깨세모근
(2) 넓은등근
(3) 큰원근

***벌림**(외전, abduction):*

(1) 어깨세모근
(2) 가시위근

보조 작용:
가시아래근, 위팔두갈래근 긴갈래

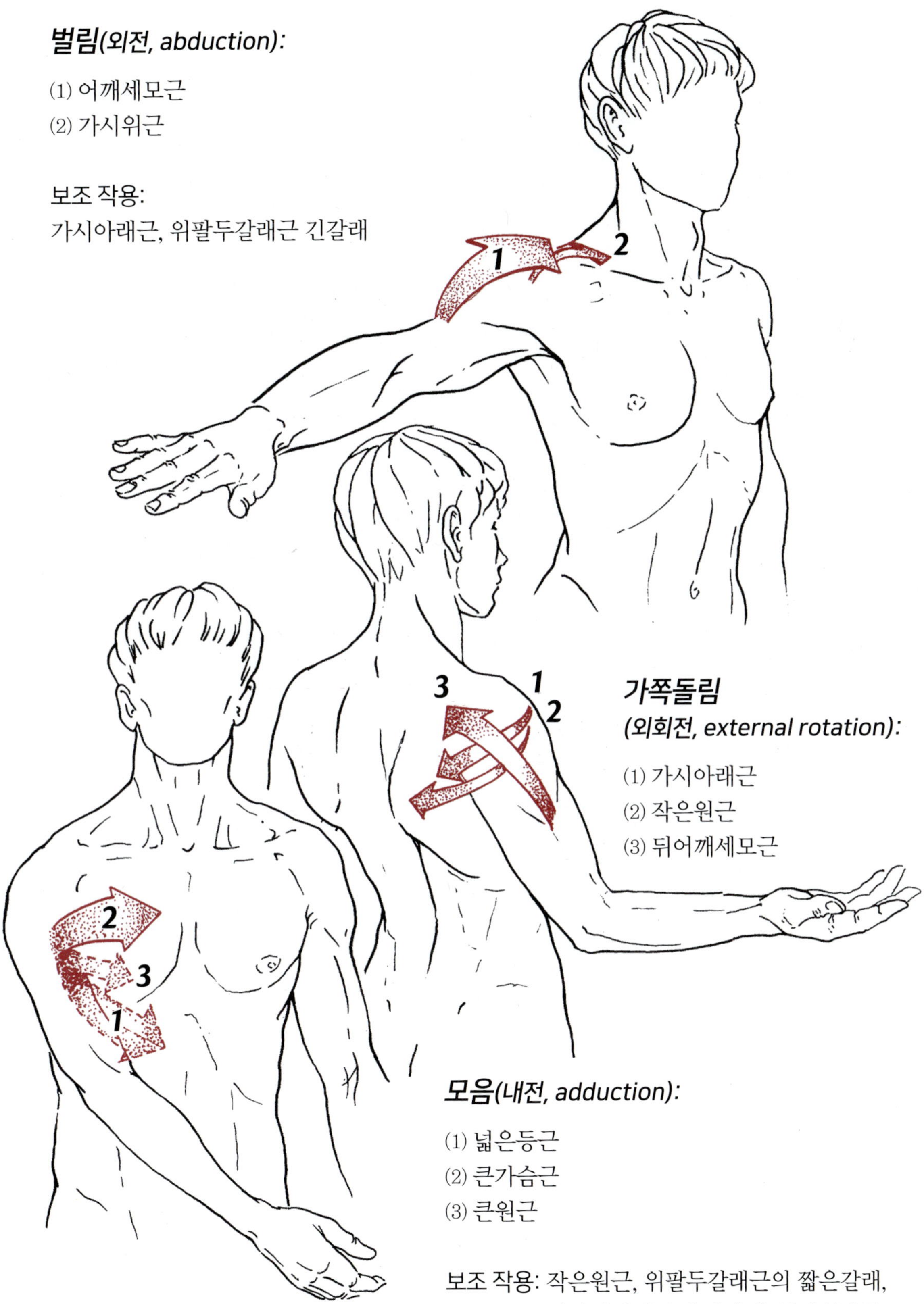

가쪽돌림
(외회전, external rotation):

(1) 가시아래근
(2) 작은원근
(3) 뒤어깨세모근

***모음**(내전, adduction):*

(1) 넓은등근
(2) 큰가슴근
(3) 큰원근

보조 작용: 작은원근, 위팔두갈래근의 짧은갈래,
위팔세갈래근의 긴갈래, 부리위팔근

앞쪽 근육

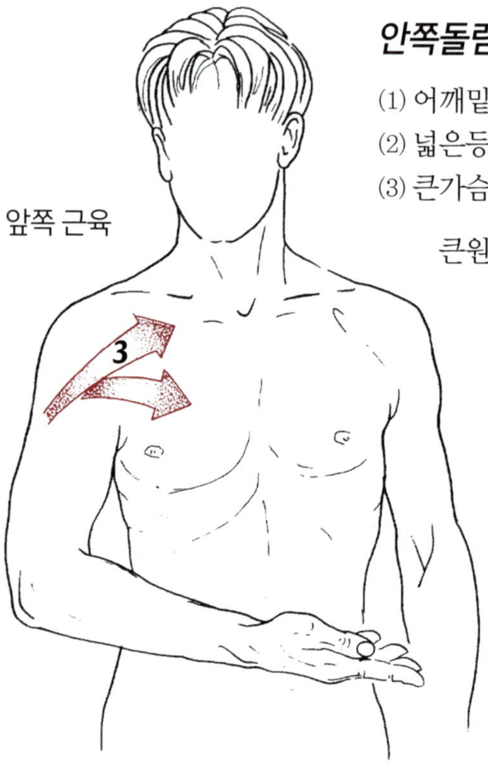

안쪽돌림(*내회전, medial rotation*):

(1) 어깨밑근
(2) 넓은등근
(3) 큰가슴근

큰원근과 앞어깨세모근
(그림에 없음)

뒤쪽 근육

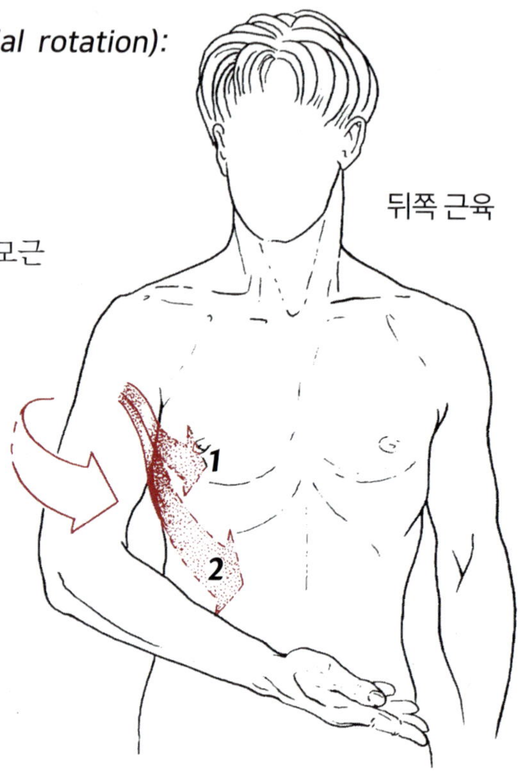

위의 근육 작용을 언급할 때,
팔이 해부학적 자세에서 움직이기 시작하는 것으로 가정한다. 다른 자세의 경우에는, 근육 작용이 변하거나 심지어 역전될 수도 있다.

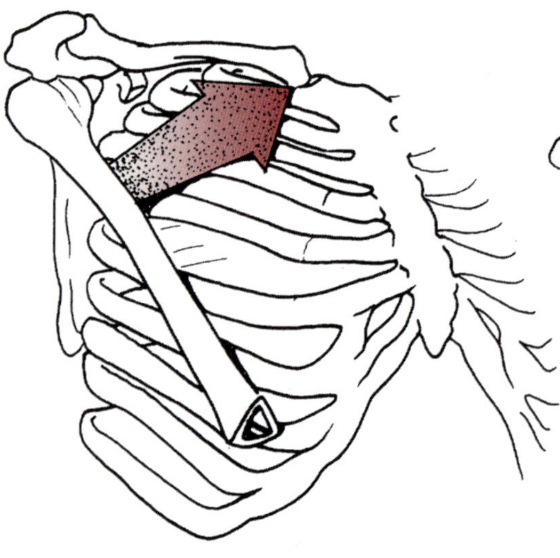

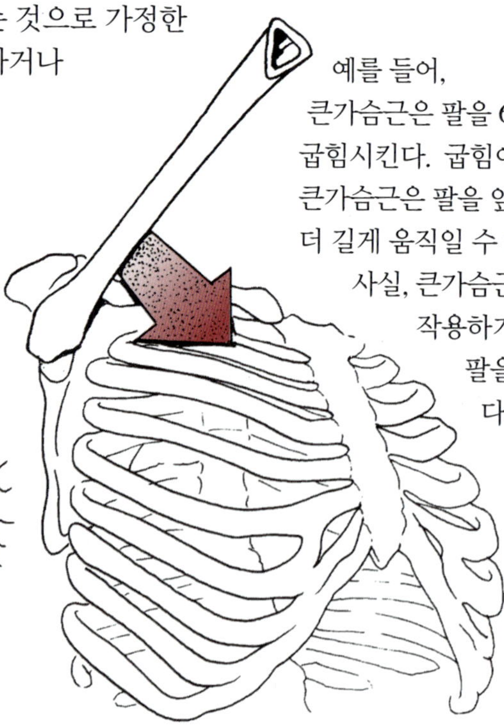

예를 들어,
큰가슴근은 팔을 60°까지 굽힘시킨다. 굽힘이 90° 초과하면, 큰가슴근은 팔을 앞쪽이나 위쪽으로 더 길게 움직일 수 없을 것이다;
사실, 큰가슴근은 폄근으로 작용하기 시작하여 팔을 해부학적 자세로 다시 가져가게 된다.

모음근과 안쪽돌림근이 우세하기 때문에
근육 작용이 균등하게 분배되지 않음을 알 수 있다.

제 4 장

팔꿈치(The Elbow)

팔꿈치는 두 가지 기능을 하는 관절이다.

첫 번째 기능은 팔을 접거나 펴는 것이다. 이런 동작을 통해 어깨와 손 사이의 거리를 좁히거나 늘인다. 예를 들어, 여러분은 이런 작용을 통해 팔꿈치를 굽혀 여러분의 입으로 손을 가져가거나 혹은 팔꿈치를 펴서 어깨로부터 멀리 떨어져 있는 신체의 다른 부위에 손을 닿게 하거나 어깨로부터 멀리 떨어져 있는 물체를 잡는다. 이것은 팔꿈치의 ***굽힘-폄*** 작용이다.

두 번째 기능은 아래팔의 세로축을 중심으로 **아래팔**을 돌려 다양한 손의 위치를 가능하게 만드는 것이다. 이것은 팔꿈치의 ***엎침-뒤침*** 작용이다.

경우에 따라 본 장은 이들 두 부분으로 구성되며, 차례대로 이들 두 기능을 설명할 것이다.

뼈 표식점(Landmark)

[앞쪽면]

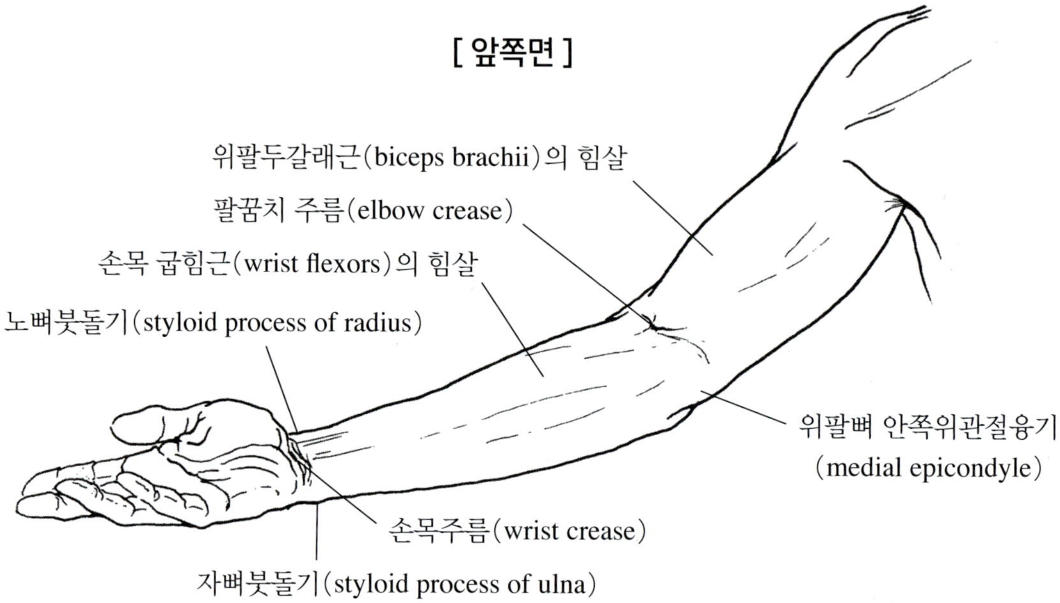

[뒤쪽면]

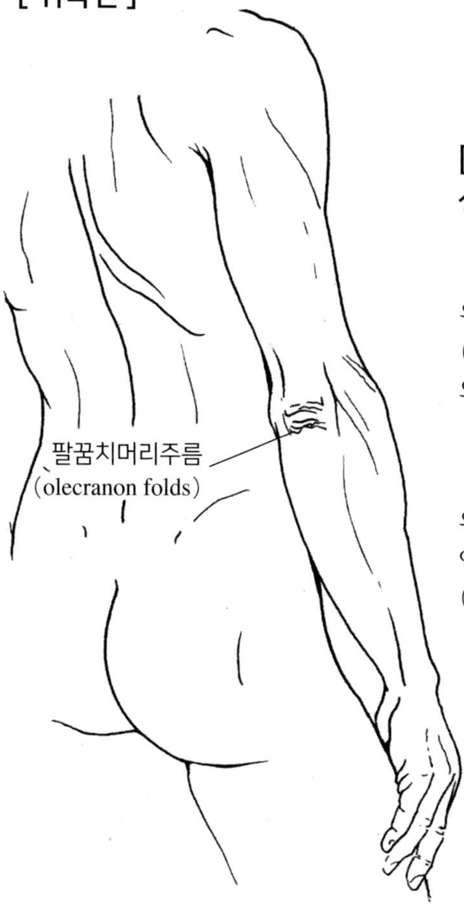

[팔꿈치 굽힘된 상태의 뒤쪽면]

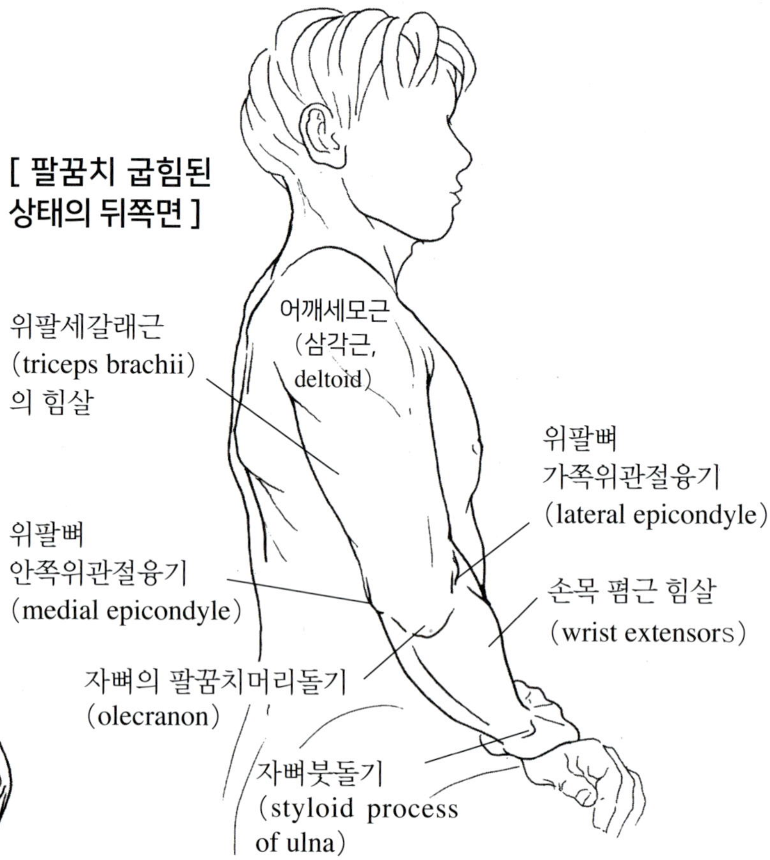

팔꿈치의 굽힘 / 폄(Flexion / extension of the elbow)

팔굽관절의 경우,
굽힘(굴곡, flexion)은
위팔 앞쪽면과 아래팔 앞쪽면
사이의 각도가 감소하는
움직임으로 정의된다.

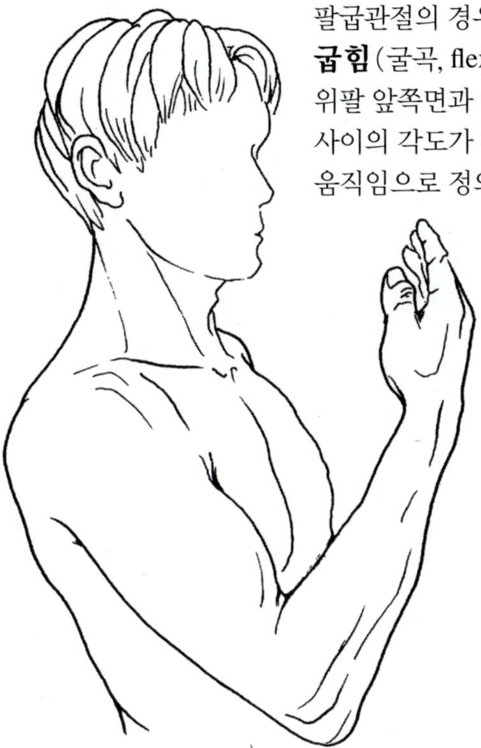

능동 굽힘시,
움직임은 이들 근육의
힘살들이 접촉함으로써
제한된다.
수동 굽힘 시,
각도가 약간 더
작아지는데,
그 이유는
근육들의 힘살이
더 압박될 수
있기
때문이다.

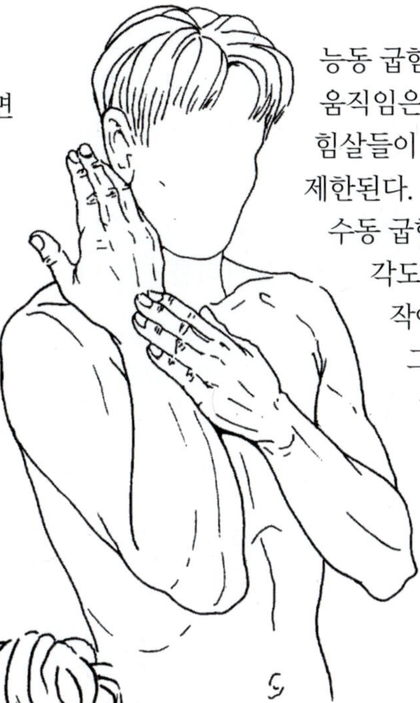

일반적으로,
팔꿈치의 각도가
180°를 초과하는 경우는
불가능한데, 그 이유는
팔꿈치머리돌기와
팔꿈치머리오목 사이의
접촉 때문이다(p.146 참고).

예외적으로,
팔꿈치의 각도가 180°를
약간 초과하는 경우가 있는데,
이것을 **젖힘팔굽**(recurvation)
이라 한다.

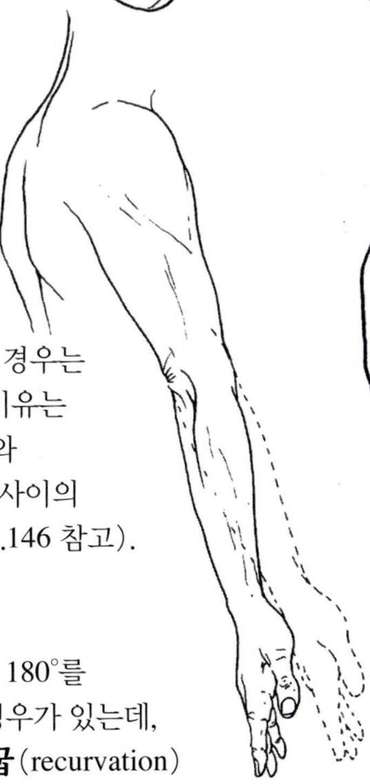

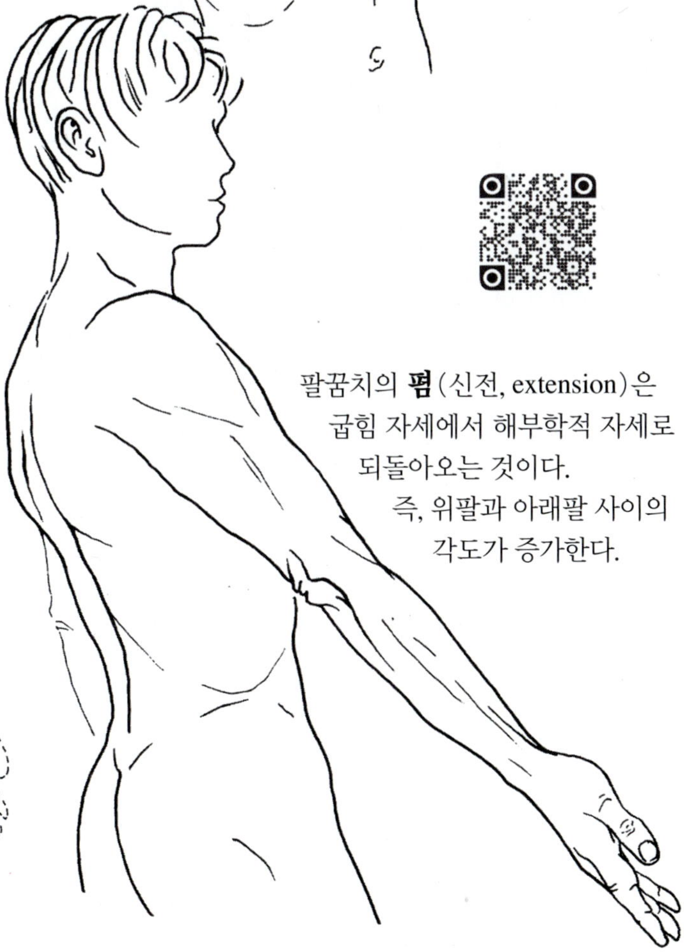

팔꿈치의 **폄**(신전, extension)은
굽힘 자세에서 해부학적 자세로
되돌아오는 것이다.
즉, 위팔과 아래팔 사이의
각도가 증가한다.

아래팔은 두 개의 뼈로 구성된다: **노뼈**(*radius*)**와 자뼈**(*ulna*)

이들 뼈는 긴뼈이며, 3개의 부분을 가진다: 하나의 몸통과 2개의 끝단.

이들 뼈는 삼각 모양이어서, 3개의 면과 3개의 모서리를 가진다.

몸통은 원통형이며 3개의 면과 3개의 모서리를 가진다:

As: 앞쪽면 (1)
Ps: 뒤쪽면 (2)
Ls: 가쪽면(자뼈에서는 안쪽면) (3)
Ae: 앞쪽 모서리 (4)
Me: 안쪽모서리
(자뼈에서는 뒤쪽 모서리) (5)
Le: 가쪽모서리 (6)

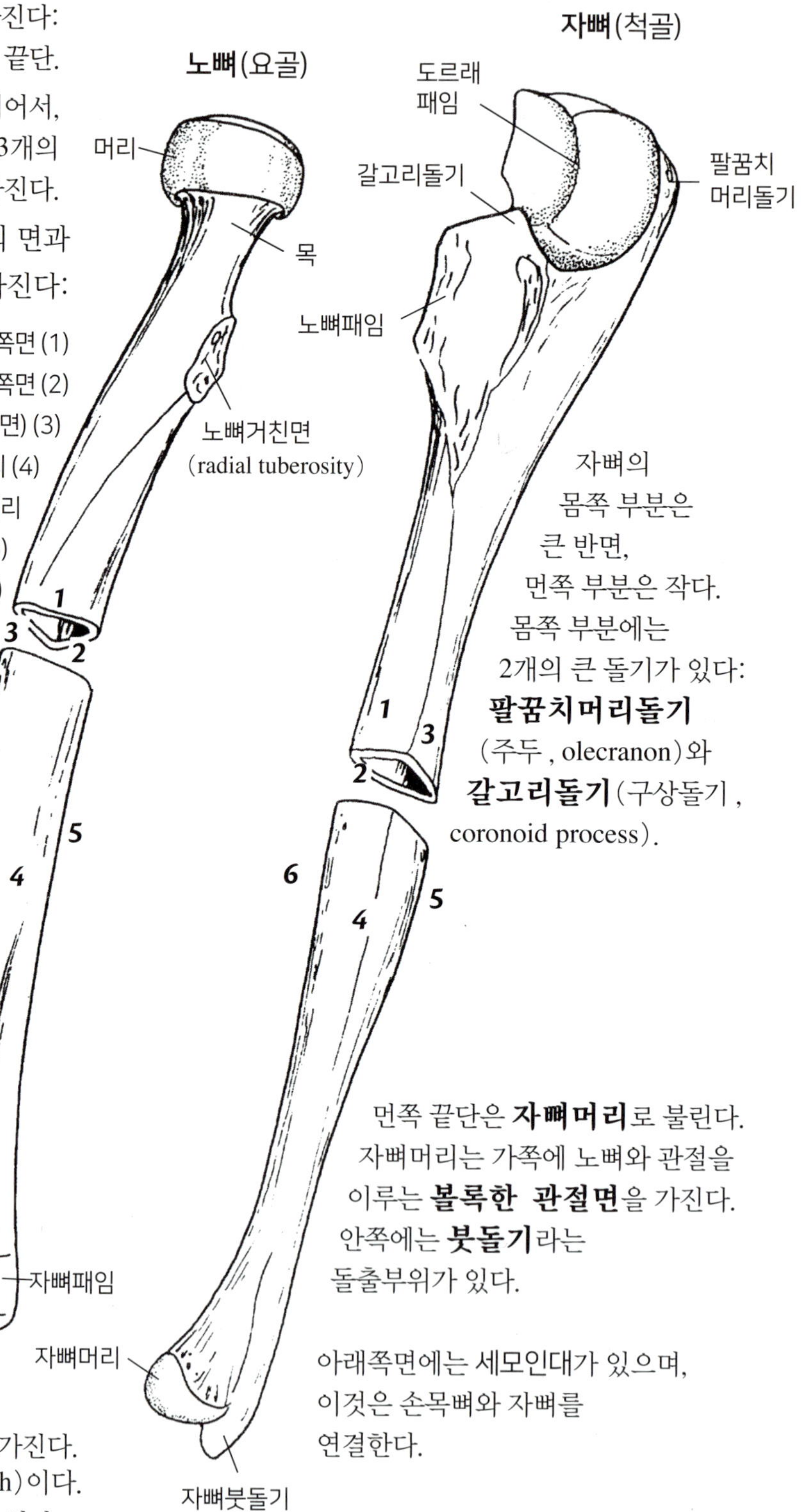

노뼈의 몸쪽 부분은 작은 반면, 먼쪽 부분은 크다.

노뼈의 몸쪽 끝단은 두 부분으로 구성된다: **머리**와 **목**. 머리는 연골로 덮여 있다.

노뼈머리는 상단(안쪽으로 비스듬한)과 둘레로 구성된다.

먼쪽 부분은 안쪽 모서리가 두 개로 갈라져 있으며, 뼈의 단면이 사각형이다.

아래쪽면은 손목과 관절을 이룬다.

2개로 갈라진 부위는 자뼈와 관절을 이루는 오목한 관절면을 가진다. 이 부위는 노뼈의 **자뼈패임**(ulnar notch)이다. 노뼈의 가쪽먼쪽 부위에 또 다른 돌출가 있다: **노뼈붓돌기**(경상돌기, styloid process)

자뼈의 몸쪽 부분은 큰 반면, 먼쪽 부분은 작다. 몸쪽 부분에는 2개의 큰 돌기가 있다: **팔꿈치머리돌기**(주두, olecranon)와 **갈고리돌기**(구상돌기, coronoid process).

먼쪽 끝단은 **자뼈머리**로 불린다. 자뼈머리는 가쪽에 노뼈와 관절을 이루는 **볼록한 관절면**을 가진다. 안쪽에는 **붓돌기**라는 돌출부위가 있다.

아래쪽면에는 세모인대가 있으며, 이것은 손목뼈와 자뼈를 연결한다.

팔꿈치의 굽힘과 폄을 위한 뼈와 관절면

위팔뼈의 먼쪽 끝에 있는 앞쪽 모서리는 2개로 갈라지고, 뼈가 옆으로 퍼져 커지고, 앞쪽으로 휘어져 있다.

위팔뼈의 먼쪽 끝에는 가쪽으로 돌출된 2개의 융기가 있다:

(1) **안쪽 위관절융기**(medial epicondyle)와

(2) **가쪽 위관절융기**(lateral epicondyle).

뼈의 뒤쪽면에는 팔꿈치머리오목이 있다. (그림에는 없음)

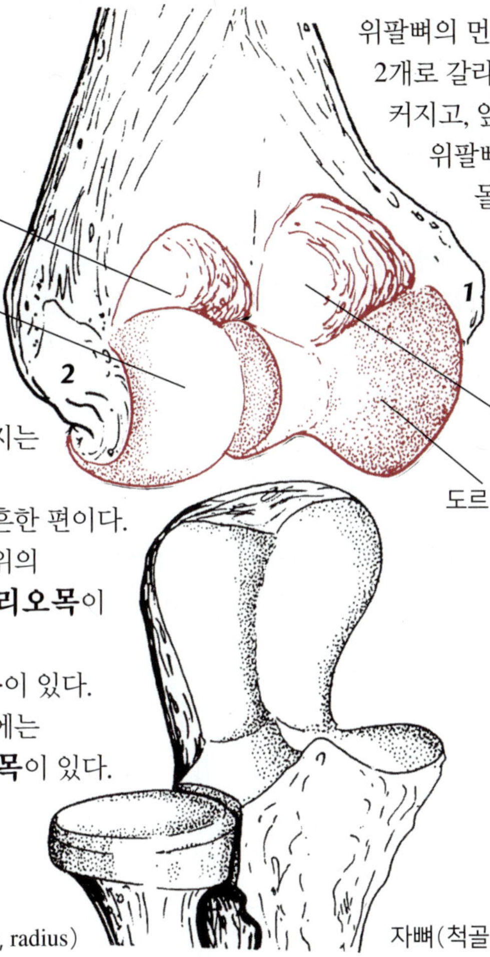

뼈가 점점 가늘어지는 오목한 영역은 이들 관절면에서 흔한 편이다. 도르래융기 바로 위의 앞쪽면에는 **갈고리오목**이 있고, 뒤쪽면에는 **팔꿈치머리오목**이 있다. 작은머리 바로 위에는 위팔뼈의 **노뼈오목**이 있다.

이들 2개의 돌출부위는 삼각형 공간을 형성한다. 삼각형의 밑면에는, 2개의 관절면이 있다:

안쪽의 도르래 관절면은 안쪽과 아래쪽으로 비스듬하고, 자뼈의 도르래패임과 관절을 이룬다. 이것은 **위팔뼈의 도르래**이다.

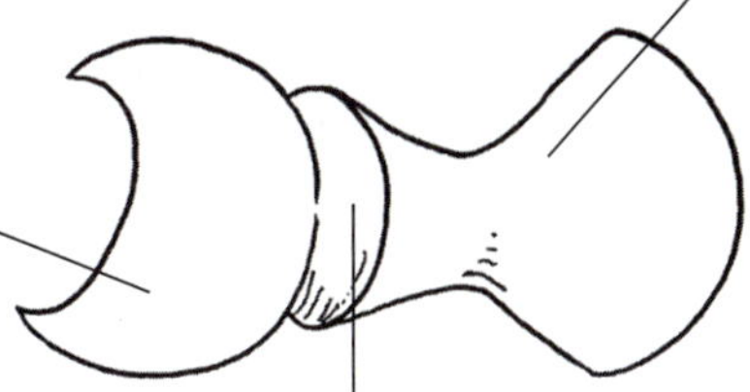

가쪽에는 직경이 약 1㎝ 되는 둥근 관절면이 있는데, 이것은 **작은머리**(capitulum)이다.

노뼈몸통과 자뼈몸통 사이의 관절면은 **뼈사이막**이라는 얇은 층을 통해 연결되어 있다.

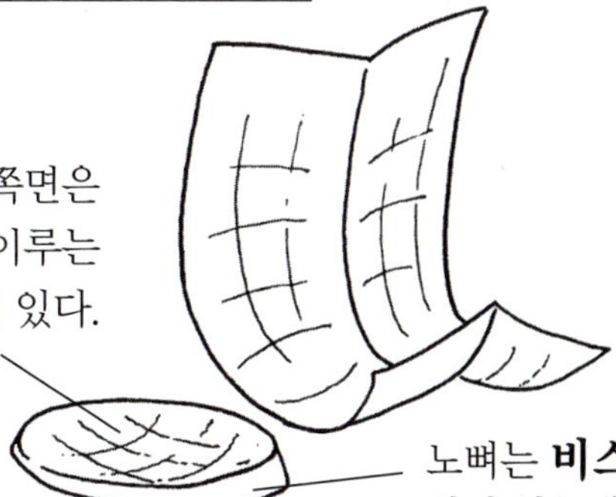

노뼈머리의 위쪽면은 작은머리와 관절을 이루는 **작은오목**(fovea)이 있다.

노뼈는 **비스듬한 층**에 의해 덮여 있는데, 이 층은 뼈사이막과 연결되어 있다.

자뼈의 몸쪽 끝 부위(*Proximal end of the ulna*)

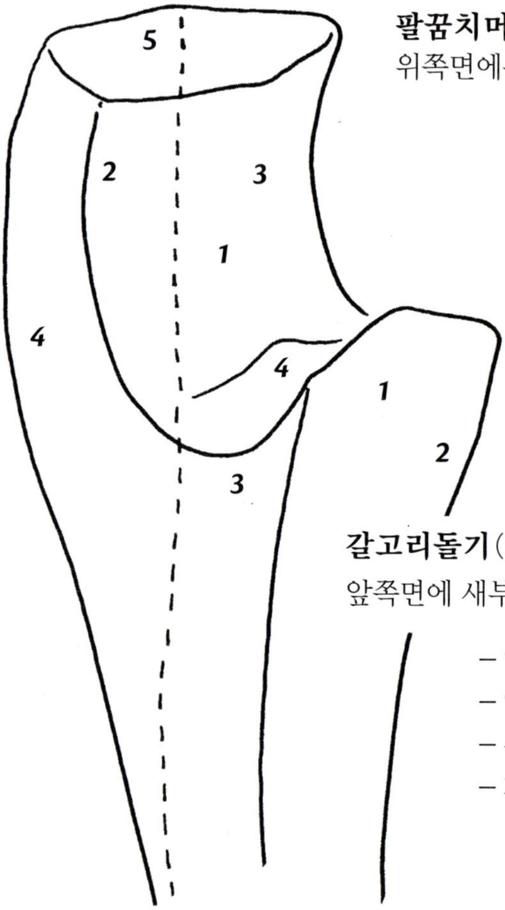

팔꿈치머리돌기(주두, olecranon)는 **5개의 면**으로 구성되어 있고, 위쪽면에는 새부리 모양의 돌출 부위를 가지고 있다.

- 위쪽면(1)
- 안쪽면(2)
- 뒤쪽면(3)
- 앞쪽면(4)
- 가쪽면(5)

갈고리돌기(구상돌기, coronoid process)는 4개의 면을 가지고 있고, 앞쪽면에 새부리 모양의 돌출 부위를 가지고 있다.

- 앞쪽면(1)
- 안쪽면(2)
- 위쪽면(3)
- 가쪽면(4)

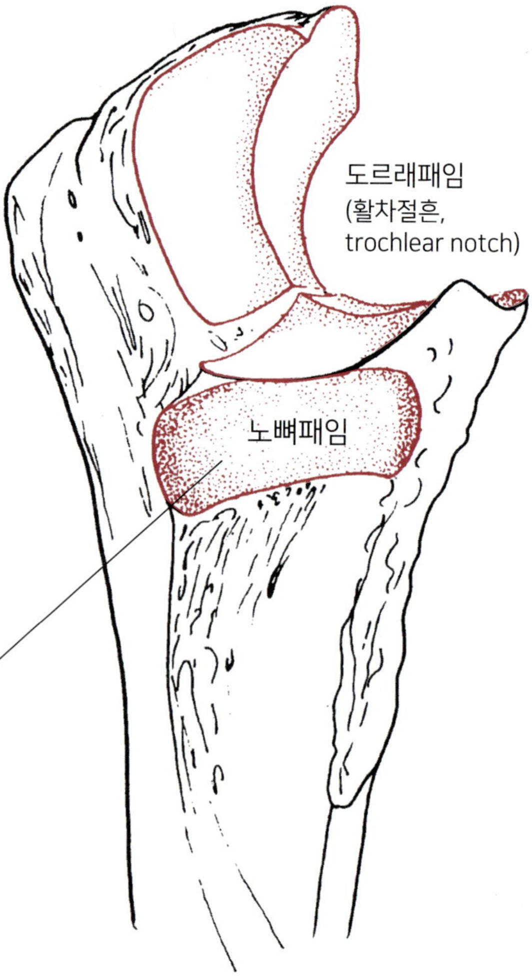

팔꿈치머리돌기의 앞쪽면과 갈고리돌기의 위쪽면은 원통형 모양의 움푹 들어간 연속적인 면을 형성하는데, 이것은 자뼈의 **도르래패임**이다.

도르래패임은 연골로 덮여 있고, 세로능선에 의해 2개의 고랑으로 나누어진다. 도르래패임은 위팔뼈의 도르래와 관절을 이룬다.

해부학적 지점에서 관찰했을 때, 자뼈의 **노뼈패임** (radial notch)은 팔굽관절의 일부가 아닌데, 그 이유는 팔굽관절주머니 안에 포함되지 않기 때문이다. 노뼈패임은 p.152에서 자세히 설명될 것이다.

팔꿈치의 관절주머니(*Joint capsule of elbow*)

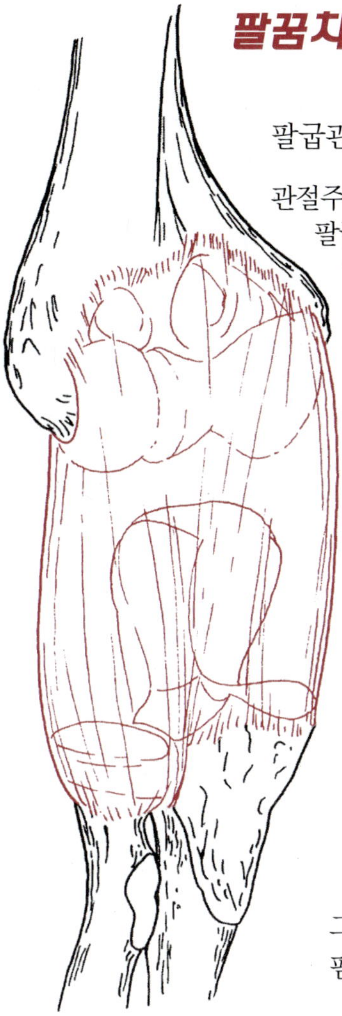

3개의 뼈 – 위팔뼈, 자뼈와 노뼈 – 가 팔굽관절의 관절주머니를 형성하기 위해 함께 한다.

관절주머니는 위팔뼈의 갈고리오목과 팔꿈치머리오목의 둘레에 붙어 있고, 안쪽 위관절융기와 가쪽 위관절융기를 둘러싸지 않고 그들에 연결한다. 관절주머니는 노뼈목의 둘레와 노뼈에 부착한다. 그리고 관절주머니는 자뼈 도르래패임의 둘레에도 부착한다.

[왼쪽 그림은 관절주머니를 더 잘 볼 수 있도록 뼈를 약간 분리시킨 관절을 보여주고 있다.]

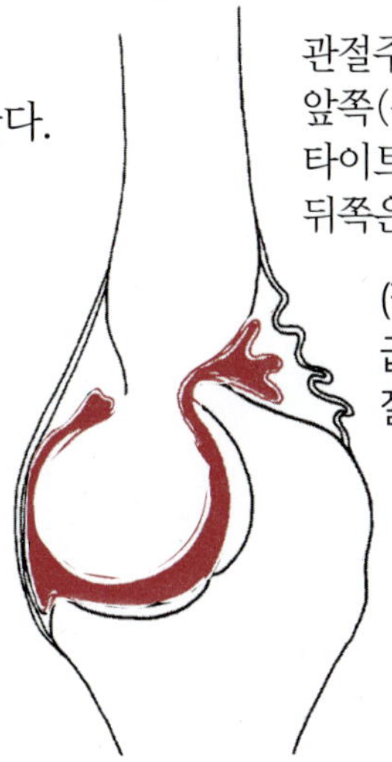

관절주머니는 앞쪽(특히 가쪽)이 타이트하지만, 뒤쪽은 느슨하다.

(팔꿈치의 굽힘을 잘 허용하도록)

팔꿈치의 인대(*Ligaments of elbow*)

팔꿈치의 앞쪽 인대와 뒤쪽 인대는 중요한 인대가 아니다:

– 뒤쪽 인대는 팔꿈치를 가로지른다. (여기서는 팔꿈치를 굽힘시키고 보여준다.)

– 앞쪽 인대는 부채꼴 모양으로 펼쳐져 있고, 관절주머니를 보강한다.

그래서, 그들은 굽힘과 폄을 허용한다.

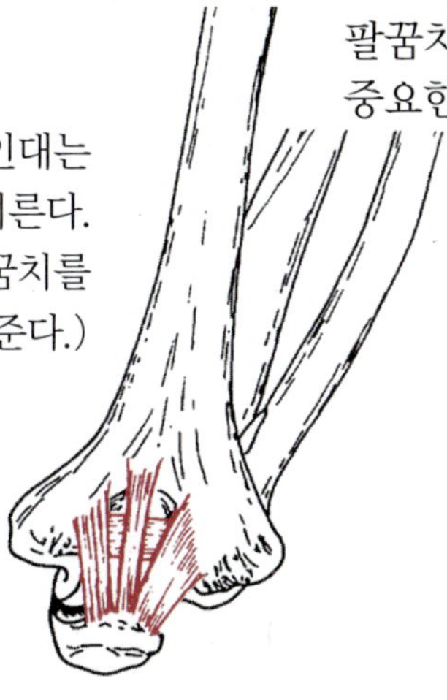

곁인대(측부인대)는 팔꿈치 인대 중에서 가장 중요한 인대이다:

자쪽곁인대(ulnar collateral ligament)는 안쪽 위관절융기에서 시작하여 갈고리돌기의 안쪽 부위와 팔꿈치머리돌기 바로 밑에 부착한다.

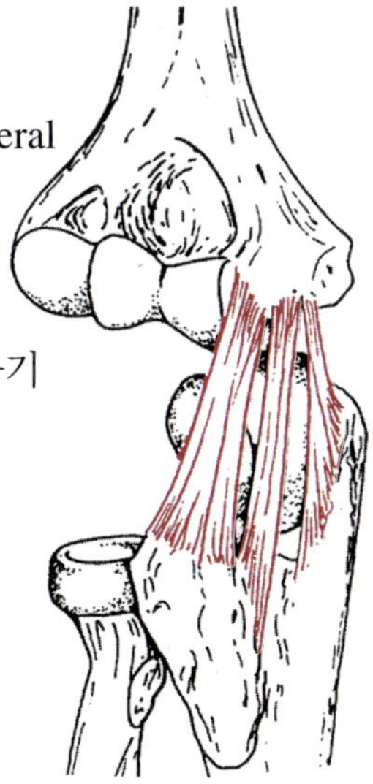

노쪽곁인대

(radial collateral ligament)는 가쪽 위관절융기에서 시작하는 3개의 근막에 의해 형성된다. 2개의 근막은 앞쪽에서 노뼈머리를 감싸고, 나머지 근막은 자뼈의 노뼈패임에 부착하기 전에 뒤쪽을 감싼다. 세 번째 인대는 팔꿈치머리돌기의 가쪽면에 부착한다.

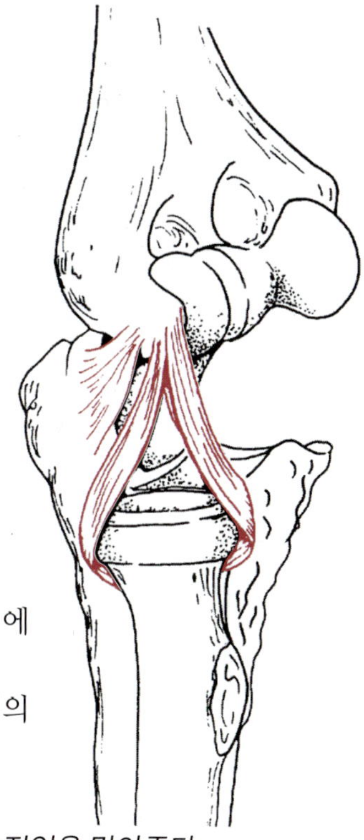

양쪽 곁인대는 팔굽관절의 가쪽 움직임을 막아준다.

팔꿈치의 굽힘과 폄을 위한 뼈
(Bones for flexion and extension of elbow)

위팔뼈의 아래쪽 관절면은 자뼈와 노뼈와 관절을 이룬다. 이런 기능적 단위는 시상면의 움직임만 촉진한다.

–굽힘 시, 뼈 앞쪽의 오목한 형태는 근육의 부피를 수용한다.

노뼈머리는 위팔뼈의 노뼈오목과 잘 맞물린다.

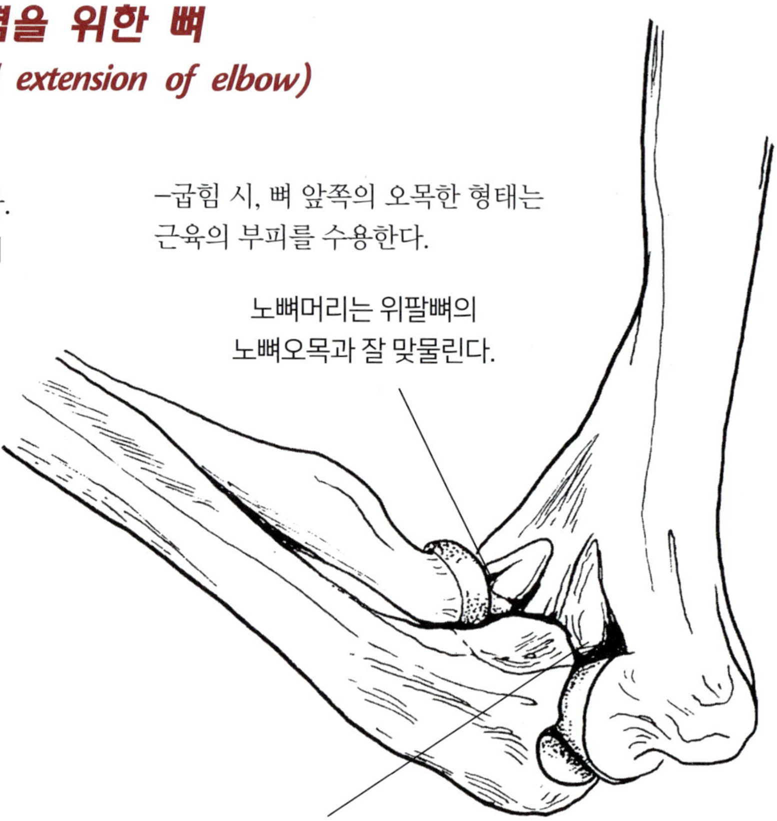

갈고리돌기의 새부리 모양은 갈고리오목과 잘 맞물린다.

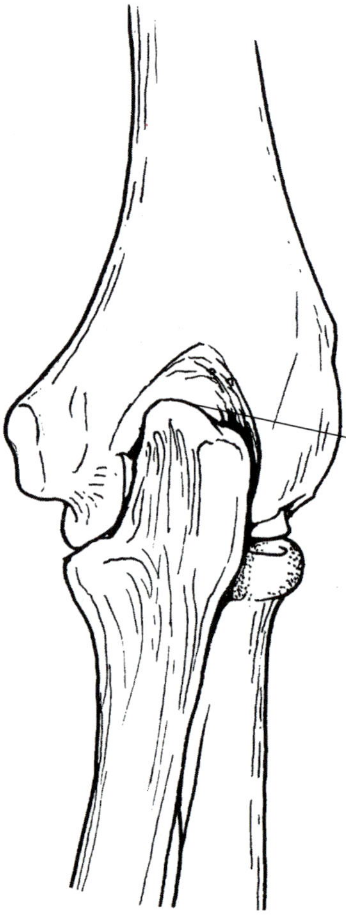

–폄 시, 자뼈의 팔꿈치머리돌기는 위팔뼈의 팔꿈치머리오목과 잘 맞물린다.

도르래의 축은 비스듬하게 위가쪽 방향으로 지나간다; 축의 안쪽 부분이 가쪽 부분보다 더 낮다.

이런 이유 때문에, 위팔뼈와 자뼈의 축이 팔을 폄했을 때 나란하게 주행하지 않는다. 즉, 위팔의 모서리와 아래팔의 모서리가 다소 뚜렷하지 않지만 각을 형성한다.

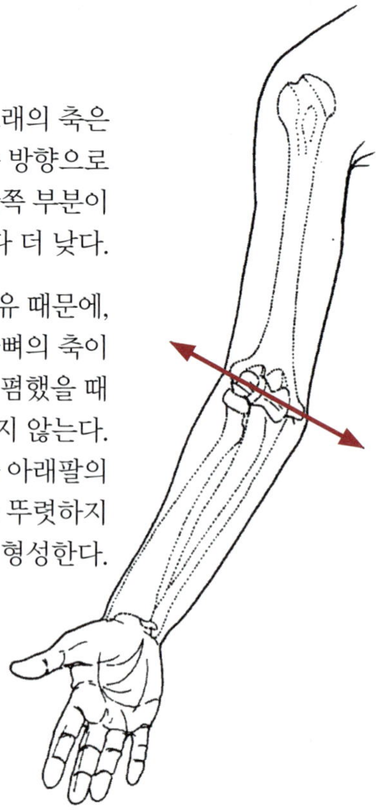

팔꿈치의 굽힘근/폄근과 그들의 뼈 부착점
(Muscles for flexion/extension of elbow with their many bony attachments)

여기에서는 2개 근육 그룹을 제시한다:
1차 근육(굵은 글씨)과 2차 근육 대부분의 근육은 5장 손목과 손에서 설명될 것이다.

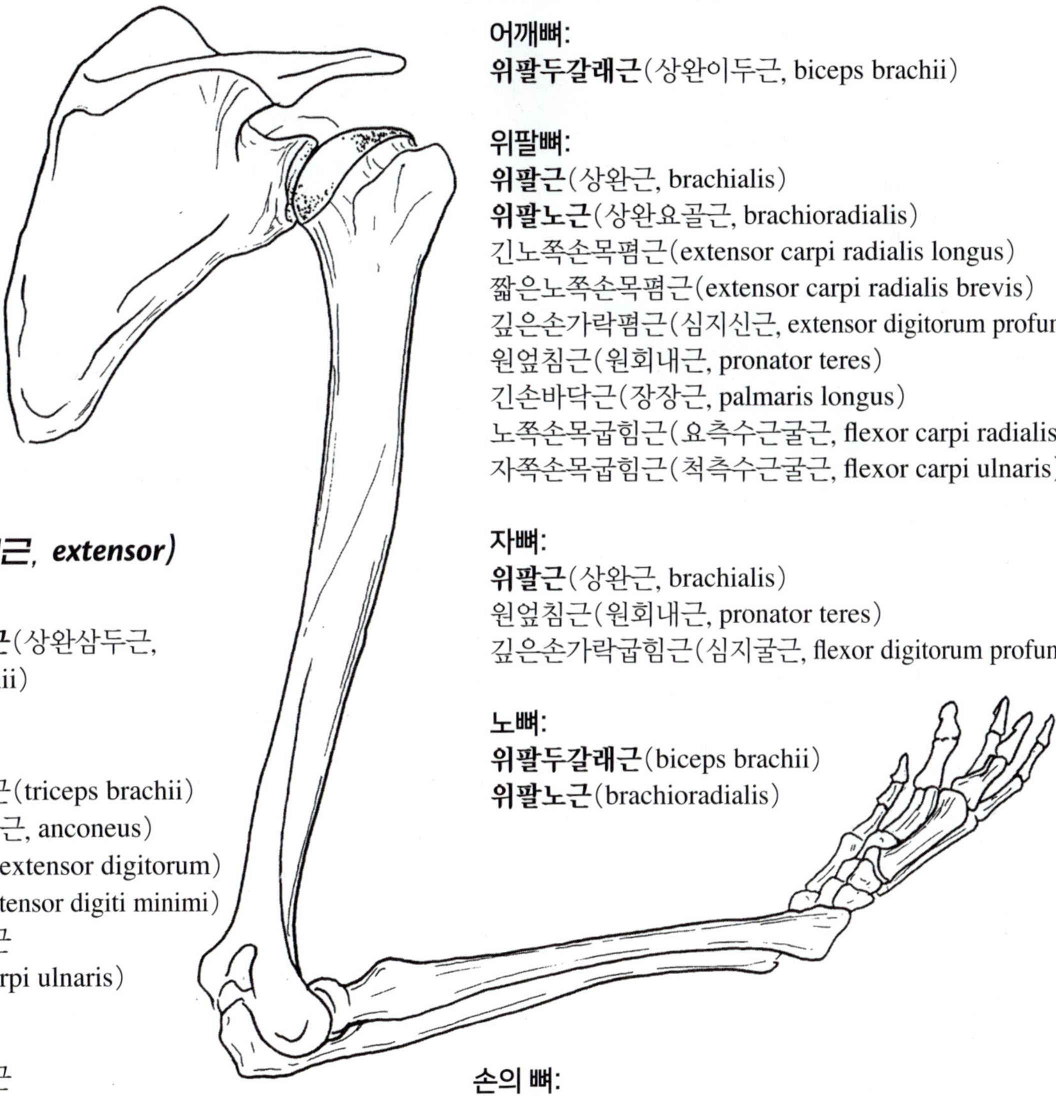

굽힘근(굴곡근, flexors)

어깨뼈:
위팔두갈래근(상완이두근, biceps brachii)

위팔뼈:
위팔근(상완근, brachialis)
위팔노근(상완요골근, brachioradialis)
긴노쪽손목폄근(extensor carpi radialis longus)
짧은노쪽손목폄근(extensor carpi radialis brevis)
깊은손가락폄근(심지신근, extensor digitorum profundus)
원엎침근(원회내근, pronator teres)
긴손바닥근(장장근, palmaris longus)
노쪽손목굽힘근(요측수근굴근, flexor carpi radialis)
자쪽손목굽힘근(척측수근굴근, flexor carpi ulnaris)

자뼈:
위팔근(상완근, brachialis)
원엎침근(원회내근, pronator teres)
깊은손가락굽힘근(심지굴근, flexor digitorum profundus)

노뼈:
위팔두갈래근(biceps brachii)
위팔노근(brachioradialis)

손의 뼈:
긴노쪽손목폄근(extensor carpi radialis longus)
짧은노쪽손목폄근(extensor carpi radialis brevis)
깊은손가락굽힘근(심지굴근, flexor digitorum profundus)
긴손바닥근(palmaris longus)
노쪽손목굽힘근(flexor carpi radialis)
자쪽손목굽힘근(flexor carpi ulnaris)

폄근(신전근, extensor)

어깨뼈:
위팔세갈래근(상완삼두근, triceps brachii)

위팔뼈:
위팔세갈래근(triceps brachii)
팔꿈치근(주근, anconeus)
손가락폄근(extensor digitorum)
새끼폄근(extensor digiti minimi)
자쪽손목폄근
(extensor carpi ulnaris)

자뼈:
위팔세갈래근
(상완삼두근, triceps brachii)
팔꿈치근(주근, anconeus)

손의 뼈:
손가락폄근(extensor digitorum)
새끼폄근(소지신근, extensor digiti minimi)

팔꿈치의 굽힘근

(Muscles for flexion of elbow)

위팔근(상완근, brachialis)

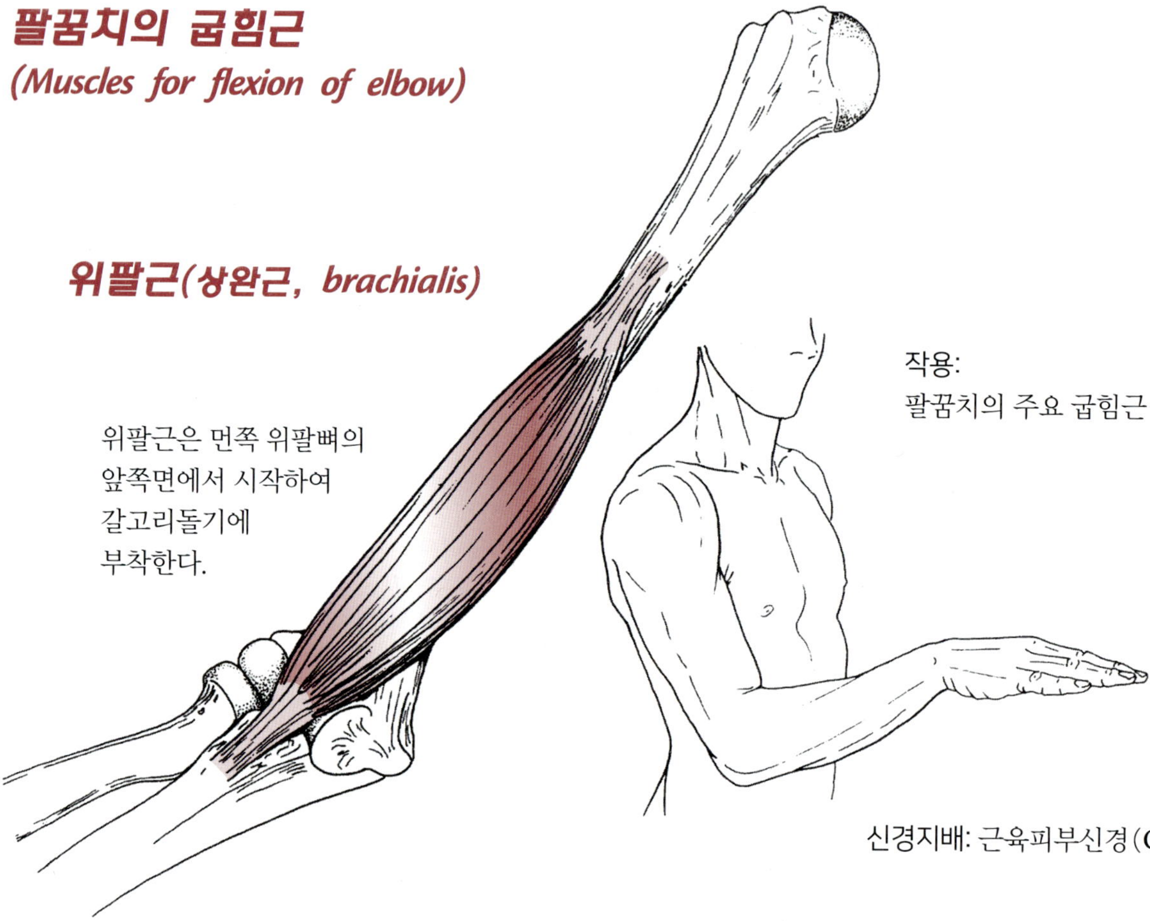

위팔근은 먼쪽 위팔뼈의 앞쪽면에서 시작하여 갈고리돌기에 부착한다.

작용:
팔꿈치의 주요 굽힘근

신경지배: 근육피부신경(C5–C6)

위팔노근(상완요골근, brachioradialis)

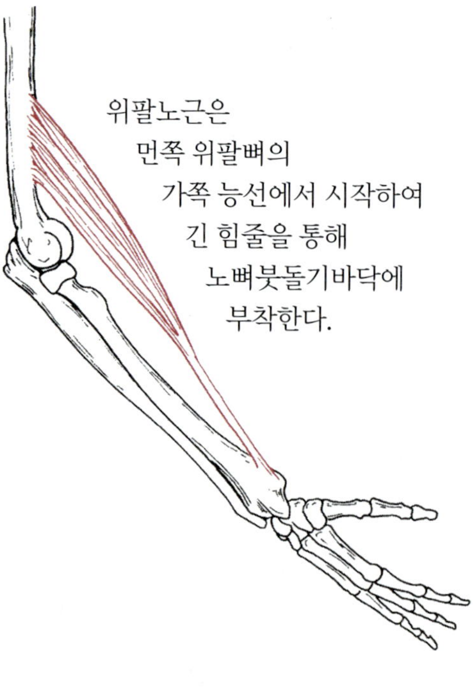

위팔노근은 먼쪽 위팔뼈의 가쪽 능선에서 시작하여 긴 힘줄을 통해 노뼈붓돌기바닥에 부착한다.

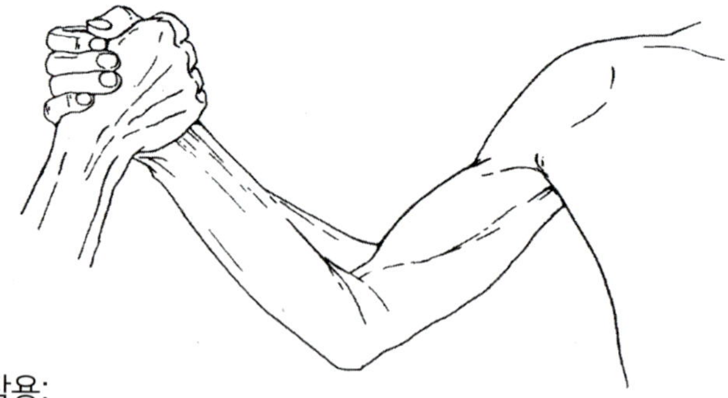

작용:
팔꿈치의 굽힘. 엎침이나 뒤침 시 이 근육은 아래팔을 중간 위치로 가져간다. 뒤침근은 이 근육에 대해 실제로 적절하지 않다(p.155).

이 근육의 수축은 팔꿈치가 굽힘되고 아래팔이 뒤침이나 엎침될 때, 노뼈를 따라 확인될 수 있다.

신경지배: 노신경(C5–C6)

위팔두갈래근
(상완이두근, *biceps brachii*)

위팔두갈래근에는 2개의 이는곳이 있다.

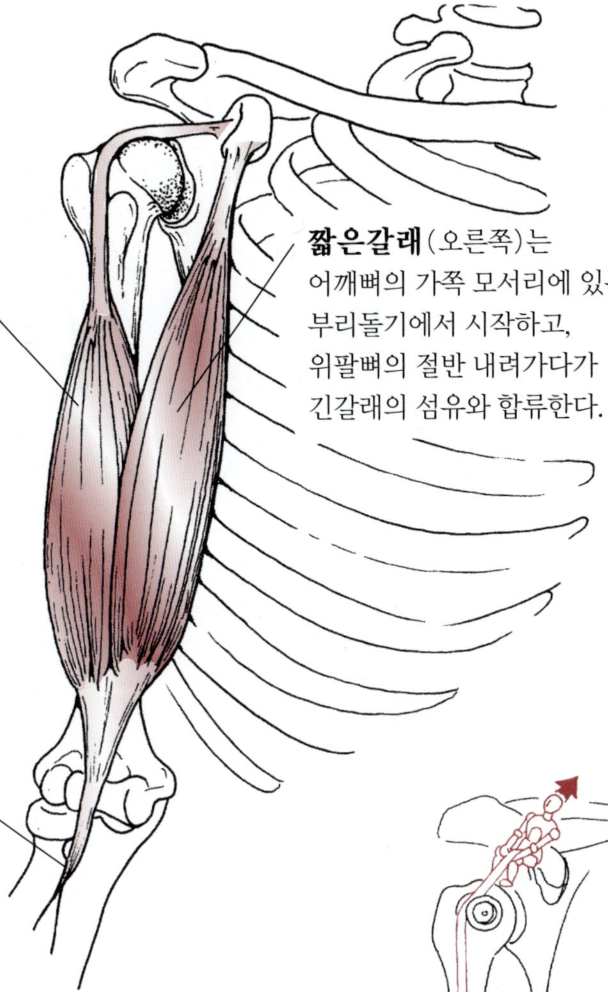

긴갈래(왼쪽)는
어깨뼈의 오목위결절에서
시작하여 어깨관절을 통과하고,
큰결절과 작은결절 사이의
두갈래근고랑을 따라 통과한 후,
두 힘살이 합류한다.

짧은갈래(오른쪽)는
어깨뼈의 가쪽 모서리에 있는
부리돌기에서 시작하고,
위팔뼈의 절반 내려가다가
긴갈래의 섬유와 합류한다.

그런 다음,
두 갈래는 계속 아래로
주행하여
하나의 힘줄을 형성한 후,
팔굽관절의 앞쪽을 지나가고
노뼈의 두갈래근결절에
부착한다.

작용:

–이 근육은 팔굽관절의 굽힘근이다.
또한 팔굽관절에서 노뼈를 뒤침한다.

이 근육의 수축은 팔꿈치를
굽힘하고 아래팔을 뒤침했을 때
팔의 앞쪽 부분에서 쉽게 확인될 수 있다.

신경지배: 근육피부신경(C5–C6)

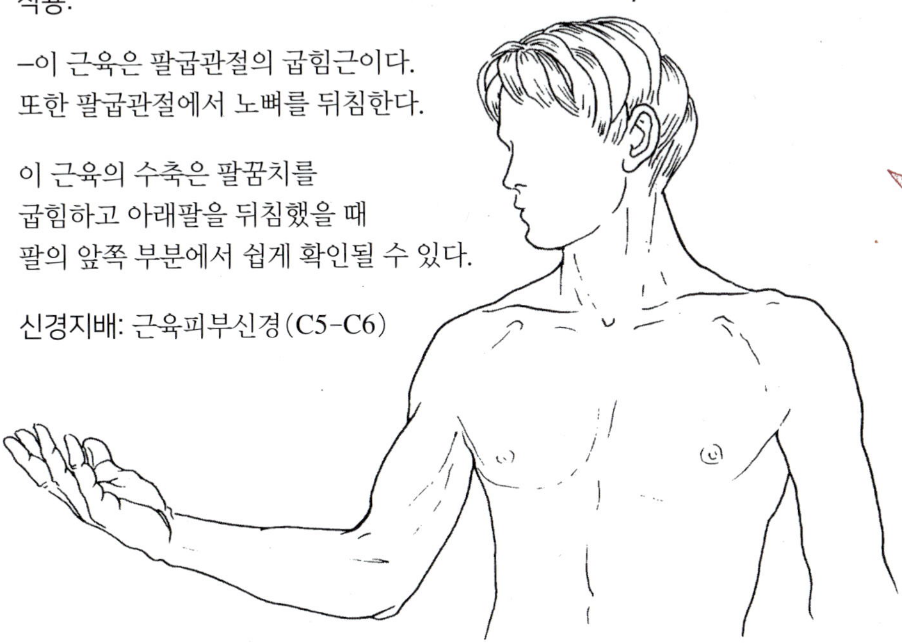

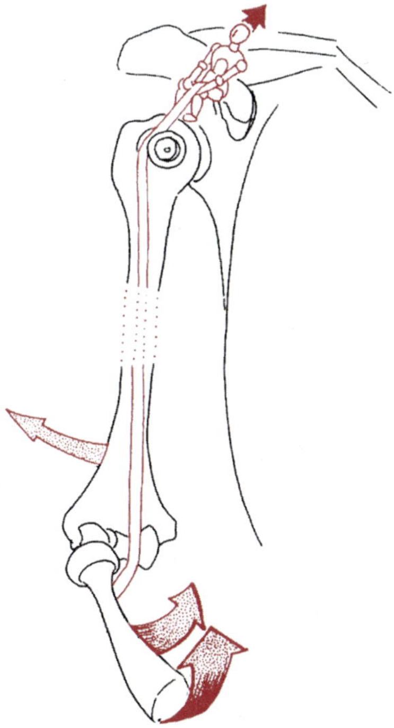

–어깨 레벨에서,
위팔두갈래근의 두 갈래는
다른 작용을 가진다
(p.132 참고).

팔꿈치의 폄근(Muscles for extension of elbow)

위팔세갈래근
(상완삼두근, triceps brachii)

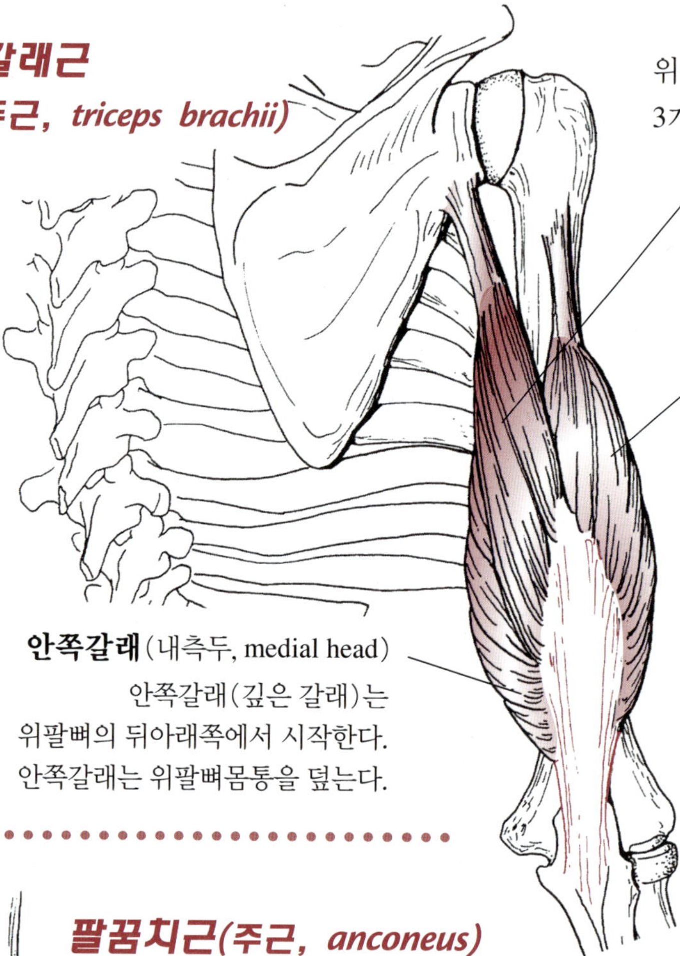

위팔세갈래근은 이름이 의미하듯이, 3개의 갈래를 가진다.

긴갈래는(장두, long head) 어깨뼈의 오목아래결절에서 시작하고,

가쪽갈래 (외측두, lateral head)는 위팔뼈몸통의 가쪽 뒤위쪽에서 시작하고,

안쪽갈래(내측두, medial head)

안쪽갈래(깊은 갈래)는 위팔뼈의 뒤아래쪽에서 시작한다. 안쪽갈래는 위팔뼈몸통을 덮는다.

위팔세갈래근은 하나의 힘줄을 형성하여 팔꿈치머리돌기에 부착한다.

팔꿈치근(주근, anconeus)

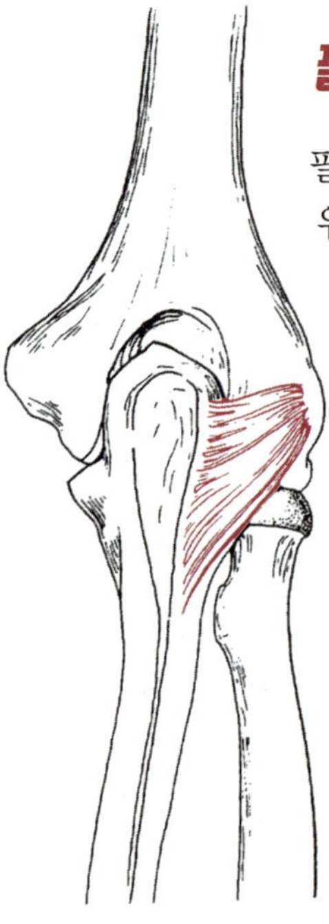

팔꿈치근은 작은 근육이며, 위팔뼈의 가쪽 위관절융기에서 시작해 자뼈의 위쪽 부분에 부착한다.

작용:

팔꿈치의 폄; 자뼈의 엎침 동안 벌림근으로서 작은 역할을 한다 (p.151 참고).

신경지배: 노신경(C7-C8)

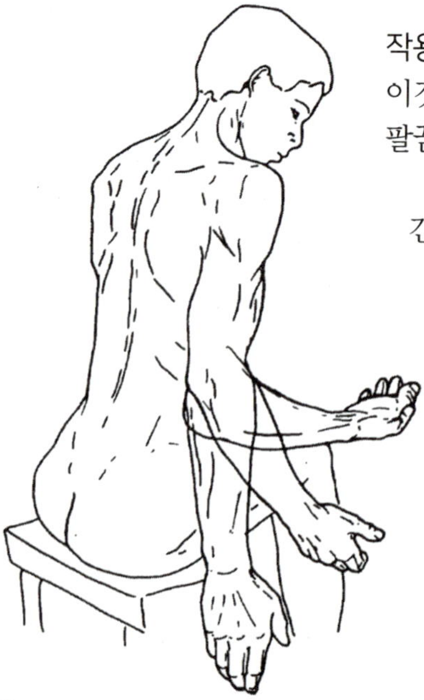

작용: 이것은 팔꿈치의 폄근이다.

긴갈래는 어깨뼈의 부착점 때문에 위팔의 폄에도 참여한다.

신경지배: 노신경(C7-C8)

팔꿈치와 아래팔의 엎침/뒤침
(Pronation/supination of elbow and forearm)

이들 움직임은 팔굽관절의 변화와 노뼈와 자뼈 사이의 관계에 관련한다.

[그림들은 팔꿈치 굽힘 상태에서 이루어지는 2개의 움직임을 보여준다.]

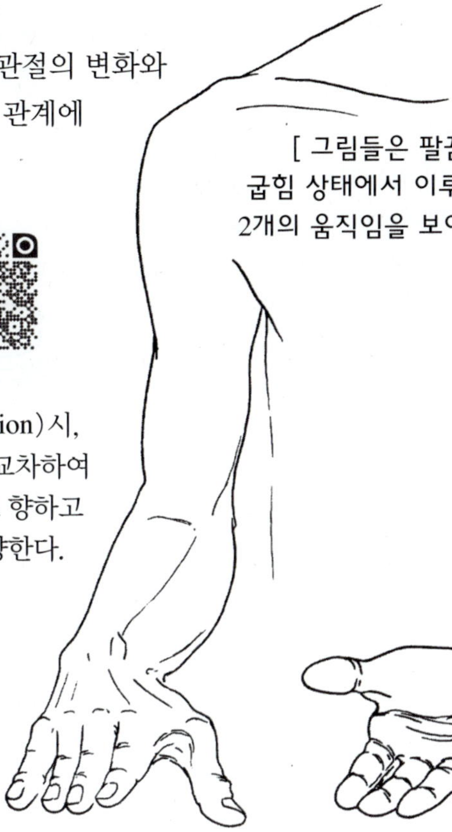

엎침(회내, pronation)시, 노뼈는 자뼈 위로 교차하여 손바닥이 뒤쪽으로 향하고 엄지가 안쪽으로 향한다.

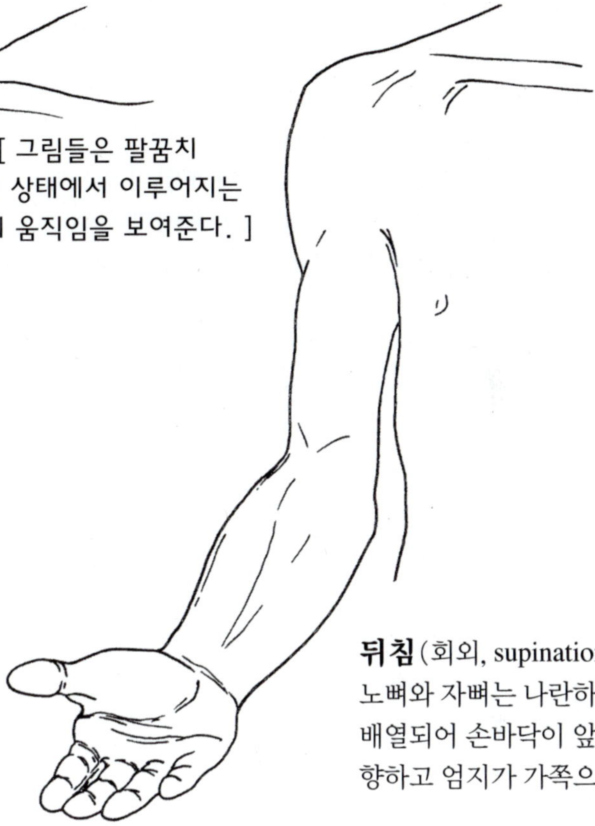

뒤침(회외, supination) 시, 노뼈와 자뼈는 나란하게 배열되어 손바닥이 앞쪽으로 향하고 엄지가 가쪽으로 향한다.

만약 팔꿈치가 완전히 폄되면,

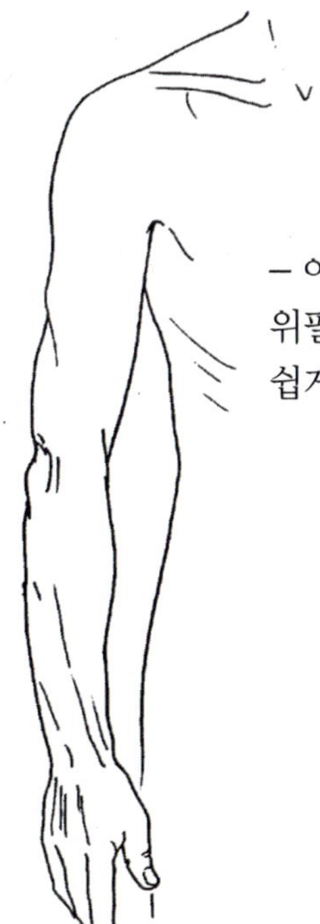

– 아래팔의 엎침과 위팔뼈의 안쪽돌림이 쉽게 혼동될 수 있다.

– 그리고 뒤침과 위팔뼈의 가쪽돌림이 쉽게 혼동될 수 있다.

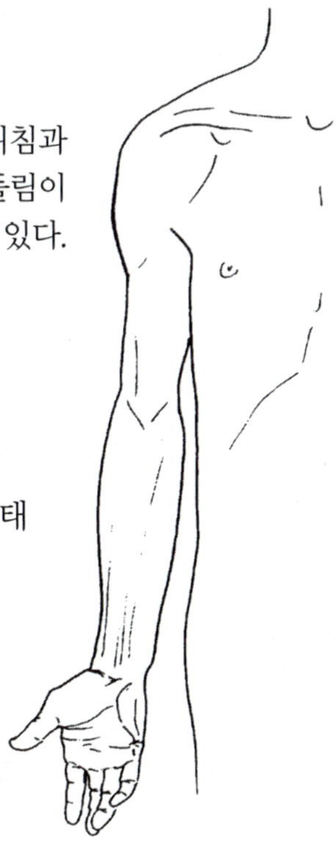

이런 이유 때문에, 팔꿈치를 굽힘한 상태에서 이들 움직임을 확인하는 것이 가장 좋은 방법이다.

팔꿈치와 아래팔의 엎침/뒤침: 관절면의 상호 역할

뒤침과 엎침이 가능한데, 그 이유는 아래팔의 몸쪽 끝과 먼쪽 끝에 있는 인대와 관절면의 상호 역할 때문이다.

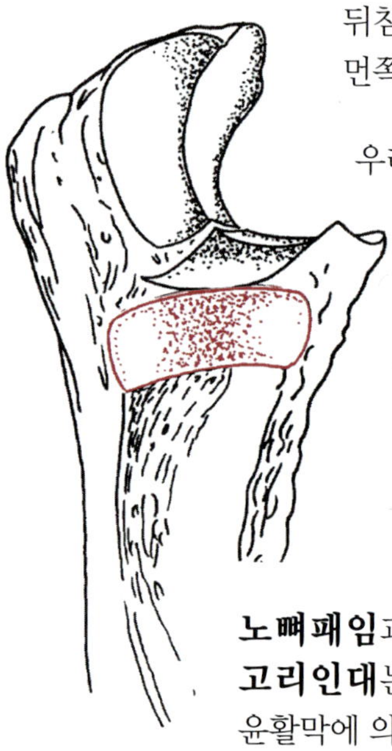

우리가 알고 있듯이, 자뼈의 몸쪽 끝에는 오목한 **노뼈패임**이 있는데, 이것은 갈고리돌기의 가쪽에 위치한다.

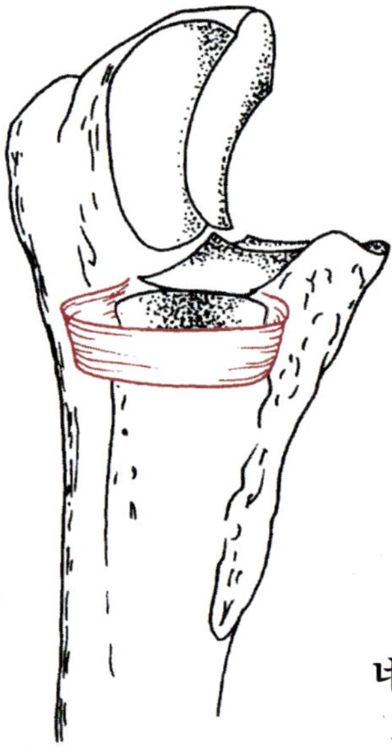

고리인대(윤상인대, annular ligament) (혹은 가로손목인대)가 노뼈패임의 앞쪽과 뒤쪽에 부착한다.

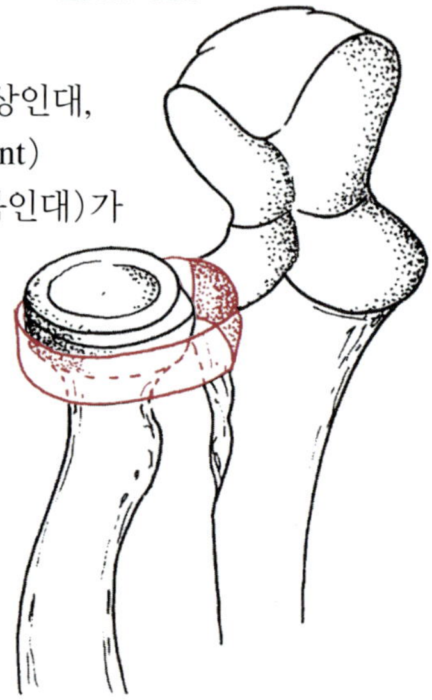

노뼈패임과 **고리인대**는 윤활막에 의해 덮여 있고, 노뼈를 둘러싸는 고리형태의 구조물을 형성한다.

노뻐패임의 바닥에는, 고리형태의 구조물이 **네모인대**(노뼈패임과 노뼈목을 연결하는)에 의해 보강된다.

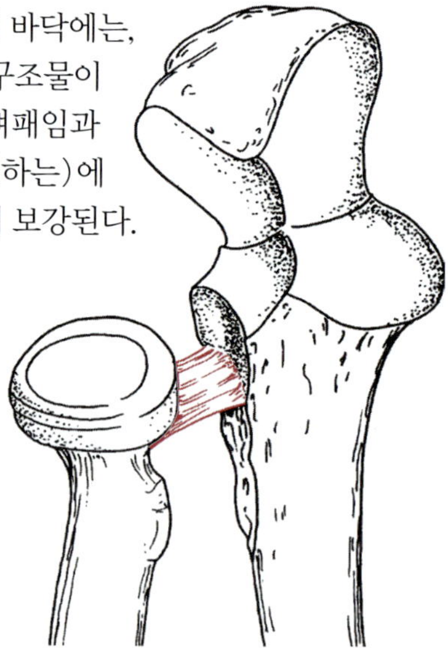

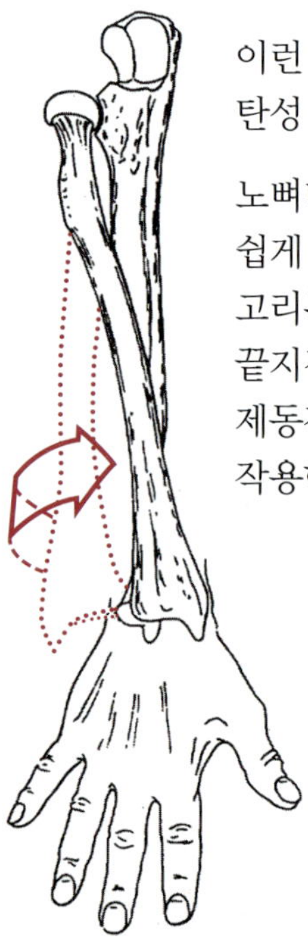

이런 고리는 고리의 인대성 부분의 탄성 때문에 엎침을 할 때,

노뼈머리의 회전을 쉽게 만든다. 고리는 움직임의 끝지점에서 제동장치로도 작용한다.

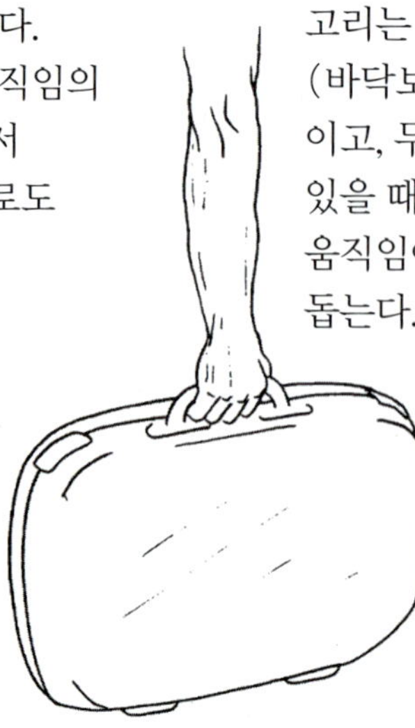

고리는 약간 깔때기 모양(바닥보다 위쪽이 더 넓은)이고, 무거운 물건을 들고 있을 때 노뼈의 아래쪽 움직임에 잘 저항하도록 돕는다.

노뼈머리의 위쪽 부위는 위팔뼈의 작은머리와 관절을 이루는 영역이다. 이것은 팔꿈치의 굽힘과 폄을 다룬 단락(p.143 참고)에서 설명되었다. 이런 고리는 엎침과 뒤침할 때, 노뼈머리가 작은머리 아래쪽에서 돌아가도록 만든다.

노뼈
(요골, radius)

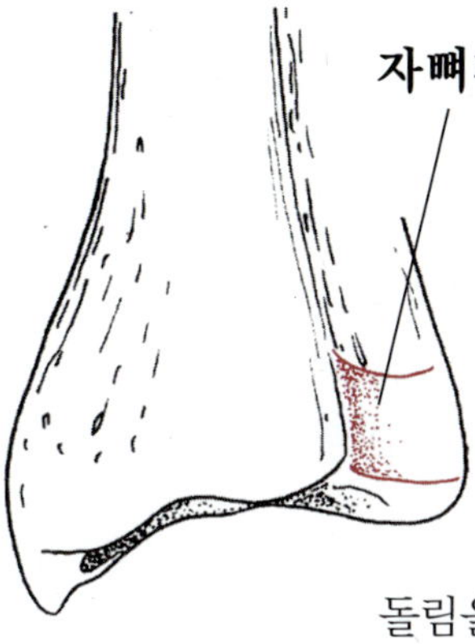

아래팔을 이루는 2개 뼈의 먼쪽 끝은 여러 개의 면을 가지고 있다.

자뼈패임(ulnar notch)은 노뼈 두갈래의 안쪽 모서리에 위치한다.

먼쪽 노자관절은 노뼈의 오목한 자뼈패임과 그에 잘 맞는 볼록한 자뼈머리로 구성된다. 이것은 자뼈머리를 중심으로 일어나는 노뼈바닥의 돌림을 촉진한다.

자뼈(척골, ulna)

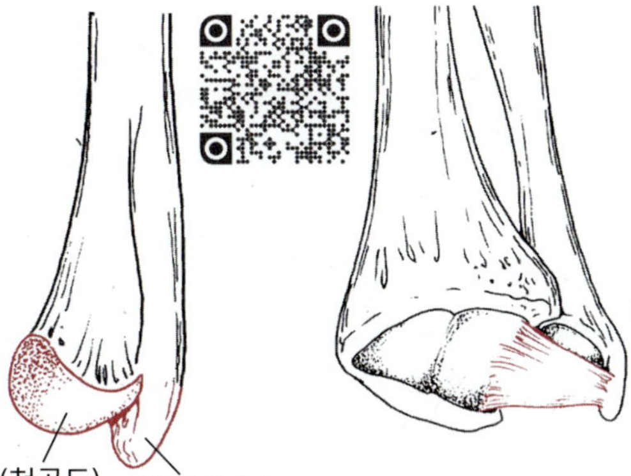

자뼈와 노뼈 사이에 다른 가동성 연결이 있다: **관절원반**.

관절원반은 자뼈붓돌기에서 시작하여 노뼈의 자뼈패임에 부착한다. 관절원반을 오목한 형태를 만들기 위해 관절원반의 앞쪽 모서리와 뒤쪽 모서리가 두꺼운 편이다. 양쪽 표면은 연골에 의해 덮여 있다. 관절원반은 관절면(자뼈머리의 아래쪽면과 관절을 이루고, 또 손목과 관절을 이루는)이면서 연결 구조물이다. 자동차 창문의 와이퍼처럼, 관절원반은 엎침과 뒤침 동안 자뼈의 관절면을 빗질하듯이 움직인다.

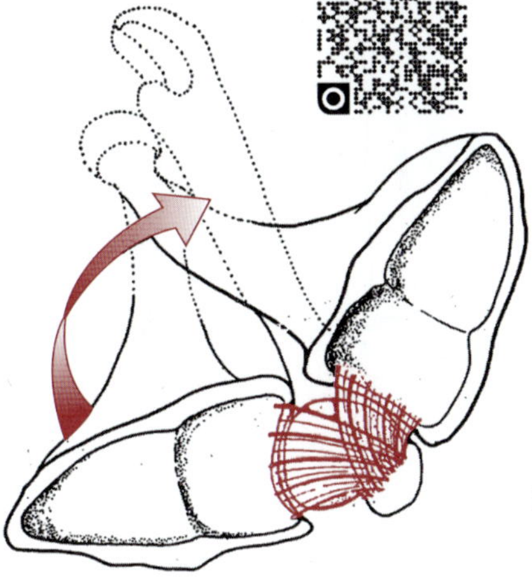

엎침 동안, 관절원반의 뒤쪽 부분이 타이트해진다; 뒤침 동안에는 관절원반의 앞쪽 부분이 타이트해진다.

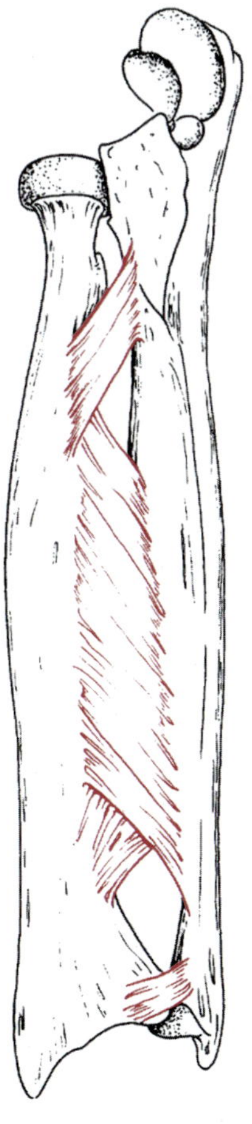

뼈사이막(골간막)은 노뼈몸통과 자뼈몸통을 연결하며, 두 방향으로 향하는 대각선 섬유들을 가진다.

뼈사이막은 매우 튼튼하며 2개의 층으로 구성된다:

– 중간 빗섬유는 아래안쪽으로 향한다.

– 위쪽 빗섬유는 위안쪽으로 향한다.

뼈사이막은 엎침 때 느슨해지고, 뒤침 때 타이트해진다. 그래서 뒤침 시 제동장치로 작용한다. 뼈사이막은 두 뼈의 세로 변위도 막아준다. 예를 들어, 무거운 물체를 들고 운반할 때.

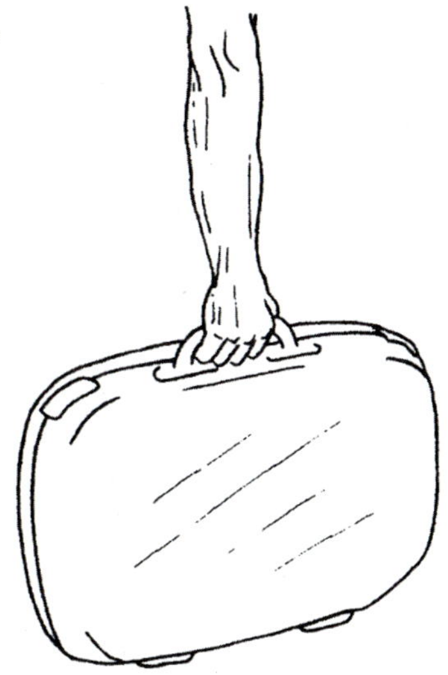

두 뼈의 형태가 엎침/뒤침에 어떻게 영향을 주는가?

뒤침은 자뼈를 기준으로 일어나는 노뼈의 원뿔형 움직임과 관련된다.
노뼈의 몸쪽 끝은 그 자체로 회전하지만, 고리인대의 유연성 때문에 약간의 탄성을 가진다.
노뼈의 먼쪽 끝은 자뼈머리를 중심으로 앞안쪽으로 활주한다.

자뼈의 경우에는, 약간 다른 2 종류의 엎침이 있다:

–첫 번째 엎침의 경우 (예, 열쇠를 돌릴 때), 손 움직임의 축은 가운데손가락을 통과하고,

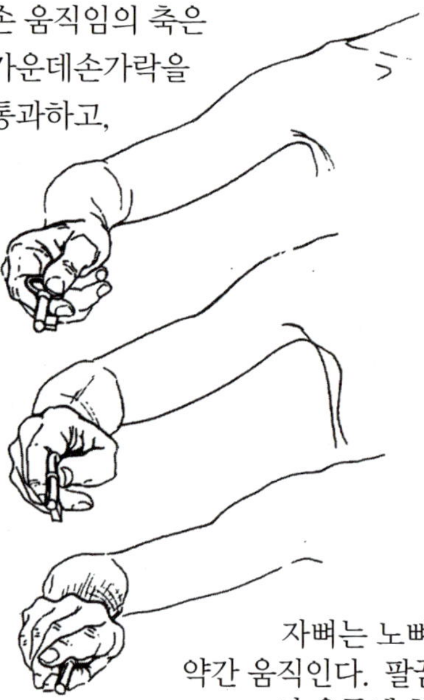

자뼈는 노뼈와 함께 약간 움직인다. 팔꿈치근이 이 운동에 참여한다.

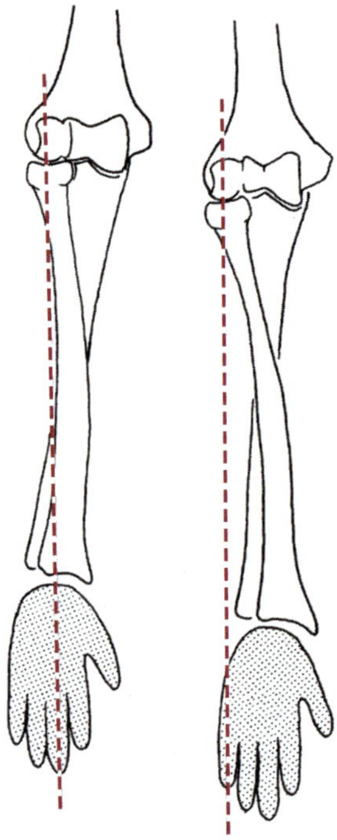

–두 번째 엎침의 경우 (예, 책을 넘길 때), 손의 축은 다섯 번째 손가락을 통과하고, 자뼈는 고정된다.

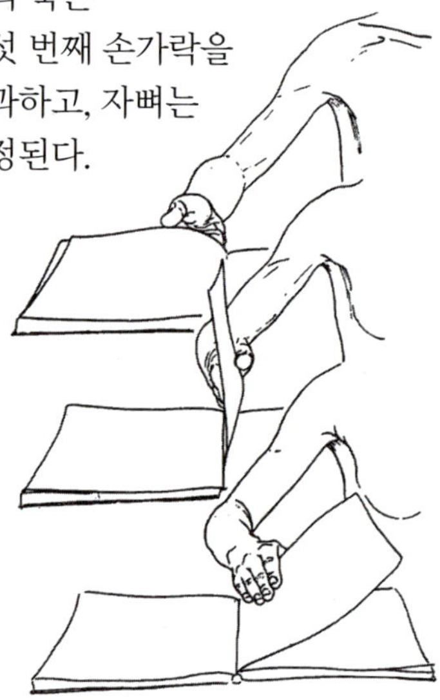

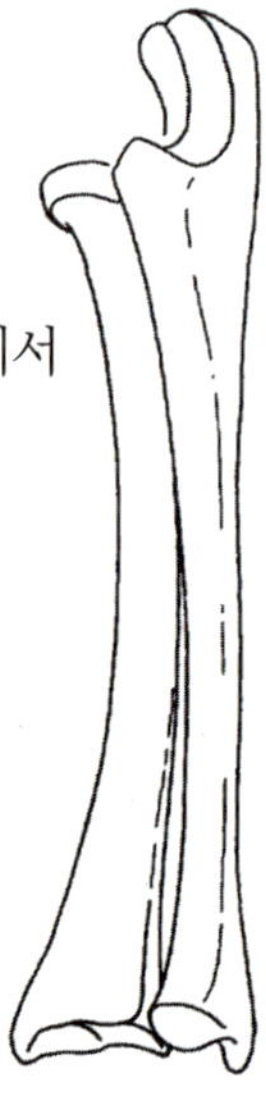

해부학적 자세에서 자뼈와 노뼈의 앞쪽면은 모두 오목하다.

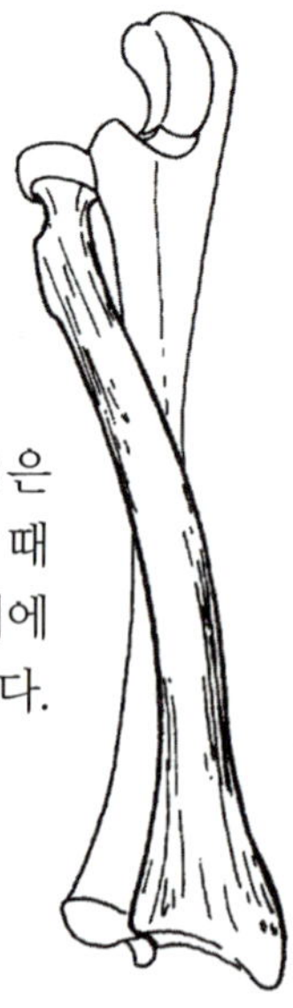

이런 만곡(curvature)은 엎침을 할 때 노뼈가 자뼈 위에 교차하도록 한다.

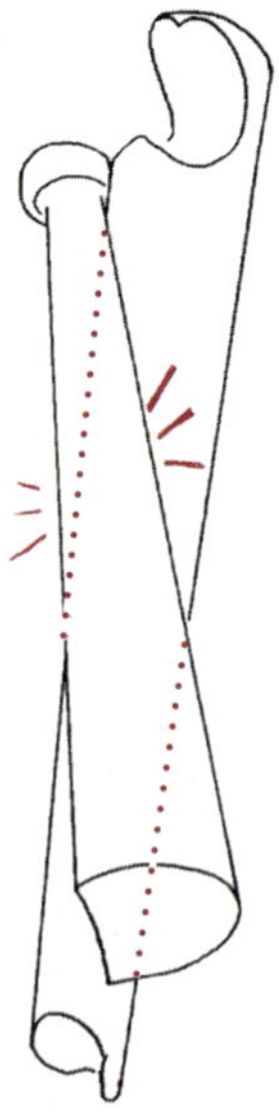

노뼈와 자뼈가 일자 형태 (원통 형태)라면, 그들은 곧바로 접촉하게 되어 엎침이 불가능해질 것이다.

골절이나 다른 손상이 이들 만곡을 변화시켜 엎침을 방해할 수 있다.
이런 손상은 아래팔에 가해지는 비정상적인 스트레스에 관련되는 특정 분야(마샬 아츠)의 주요 관심사이다.

엎침근은 3개의 뼈에 부착된다.

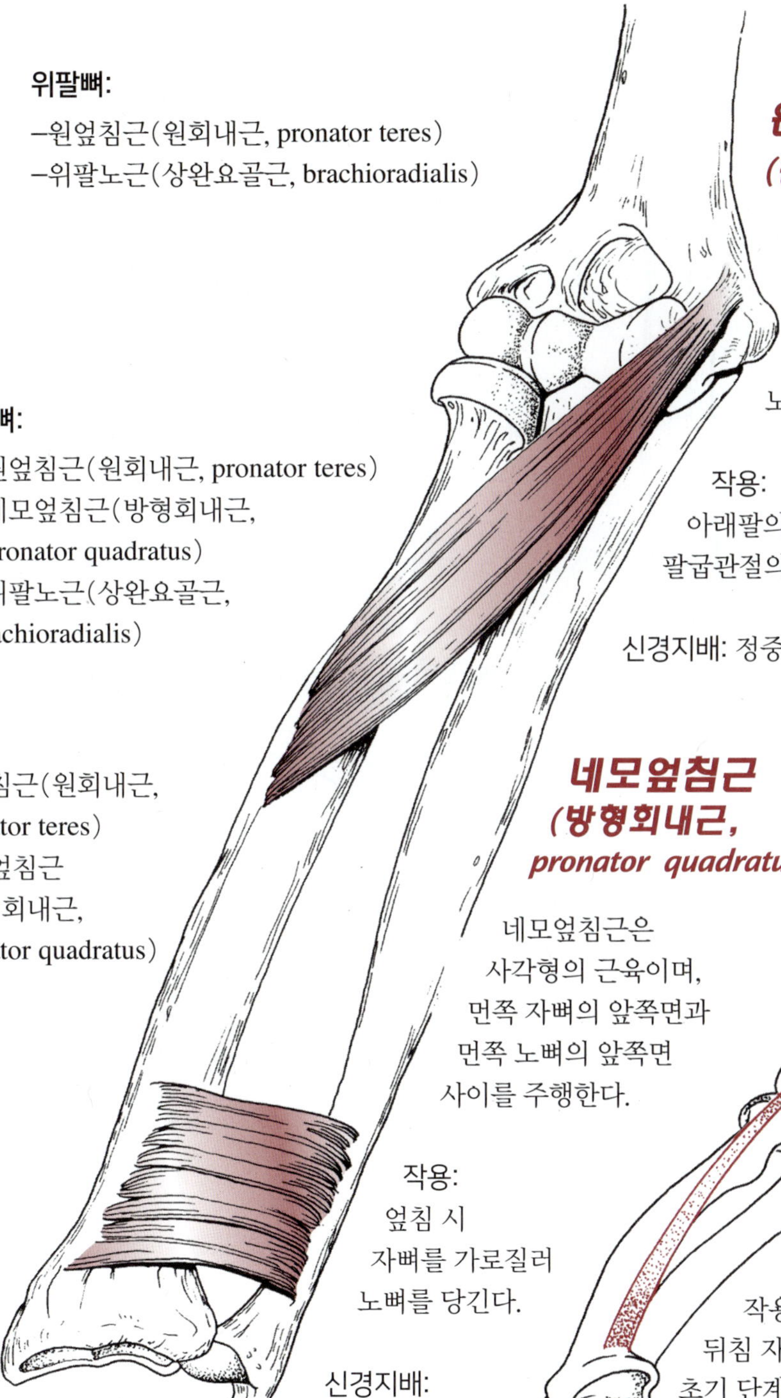

위팔뼈:

–원엎침근(원회내근, pronator teres)
–위팔노근(상완요골근, brachioradialis)

노뼈:

–원엎침근(원회내근, pronator teres)
–네모엎침근(방형회내근, pronator quadratus)
–위팔노근(상완요골근, brachioradialis)

자뼈:

–원엎침근(원회내근, pronator teres)
–네모엎침근(방형회내근, pronator quadratus)

원엎침근 (원회내근, *pronator teres*)

원엎침근은 위팔뼈 안쪽 위관절융기과 자뼈 갈고리돌기에 있는 2개의 갈래에서 시작하여 노뼈 중간의 가쪽면에 부착한다.

작용: 아래팔의 엎침근이고, 팔굽관절의 굽힘을 보조한다(p.147 참고).

신경지배: 정중신경(C6–C7)

네모엎침근 (방형회내근, *pronator quadratus*)

네모엎침근은 사각형의 근육이며, 먼쪽 자뼈의 앞쪽면과 먼쪽 노뼈의 앞쪽면 사이를 주행한다.

작용: 엎침 시 자뼈를 가로질러 노뼈를 당긴다.

신경지배: 앞뼈사이신경(C8–T1)

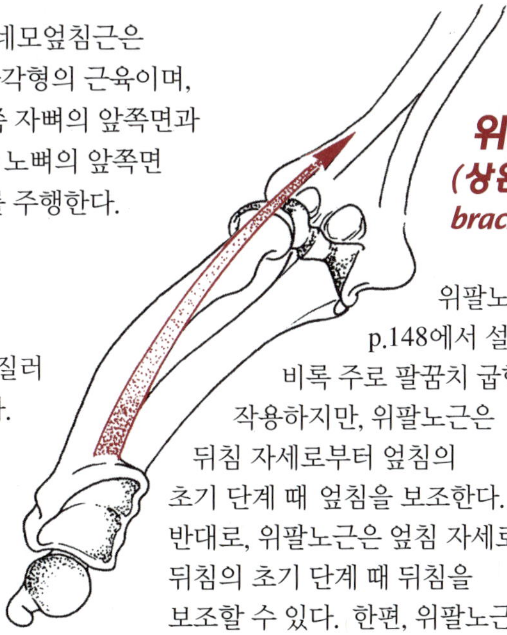

위팔노근 (상완요골근, *brachioradialis*)

위팔노근은 p.148에서 설명되었다. 비록 주로 팔꿈치 굽힘근으로 작용하지만, 위팔노근은 뒤침 자세로부터 엎침의 초기 단계 때 엎침을 보조한다. 반대로, 위팔노근은 엎침 자세로부터 뒤침의 초기 단계 때 뒤침을 보조할 수 있다. 한편, 위팔노근은 노뼈를 엎침과 뒤침의 중립위로 움직인다.

뒤침근은 4개의 뼈에 부착된다.

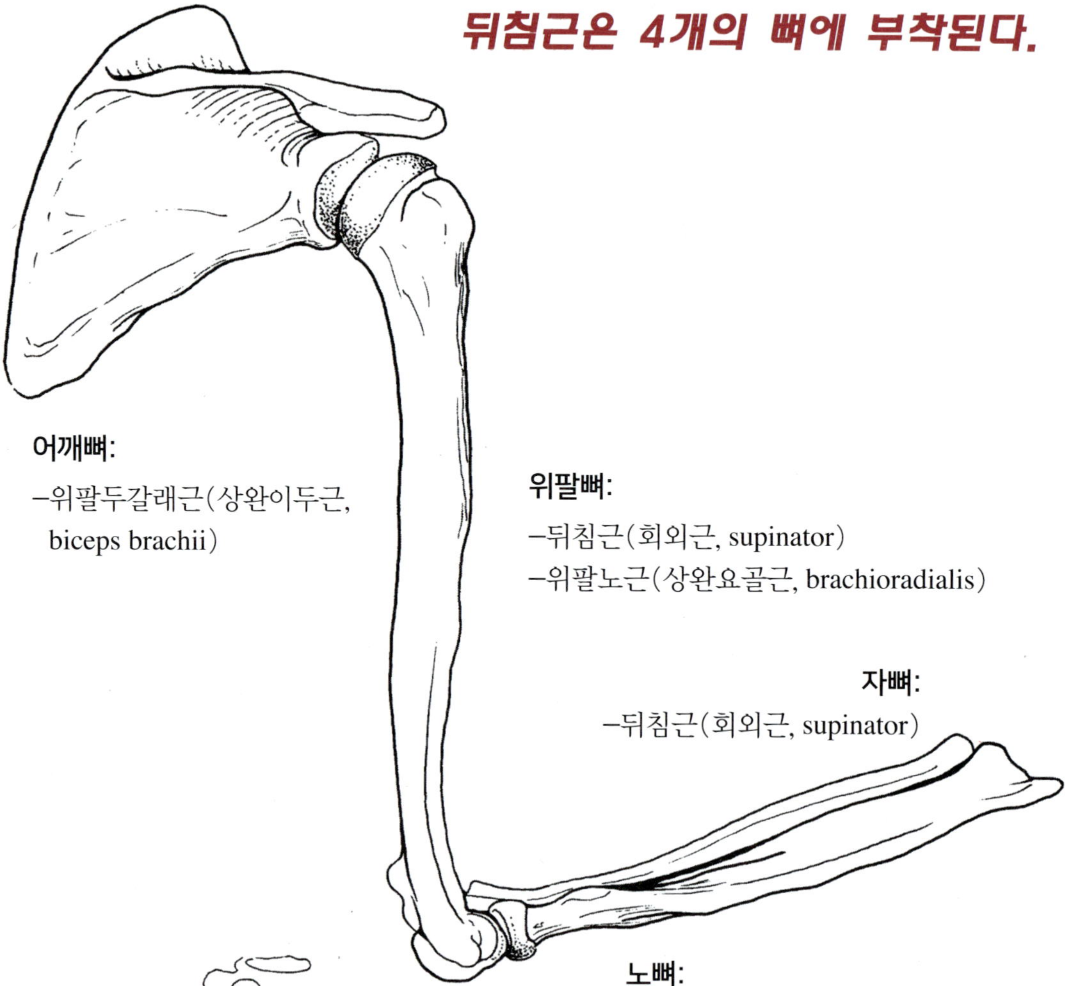

어깨뼈:

–위팔두갈래근(상완이두근, biceps brachii)

위팔뼈:

–뒤침근(회외근, supinator)
–위팔노근(상완요골근, brachioradialis)

자뼈:

–뒤침근(회외근, supinator)

노뼈:

– 위팔두갈래근(상완이두근, biceps brachii)
– 위팔노근(상완요골근, brachioradialis)
– 뒤침근(회외근, supinator)

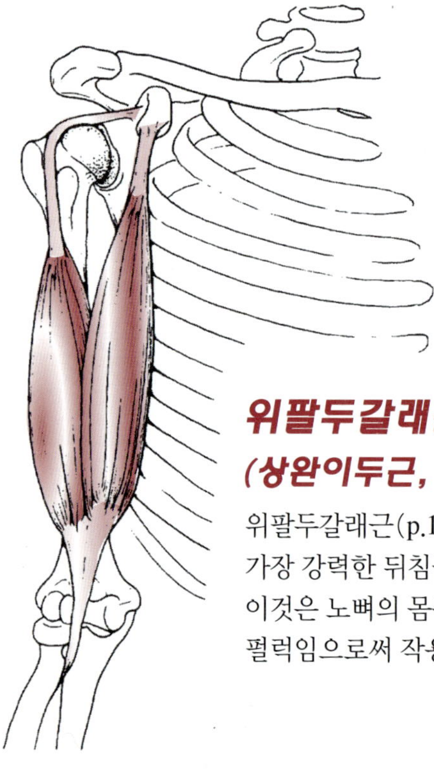

위팔두갈래근 (상완이두근, *biceps brachii*)

위팔두갈래근(p.149 참고)은 가장 강력한 뒤침근이다. 이것은 노뼈의 몸쪽 부분을 펼럭임으로써 작용한다.

위팔노근 (상완요골근, *brachioradialis*)

위팔노근(p.148)은 엎침된 자세에서만 뒤침근으로 작용한다. 이런 경우, 위팔노근은 아래팔을 엎침과 뒤침의 중립위로 움직인다.

뒤침근(회외근, *supinator*)

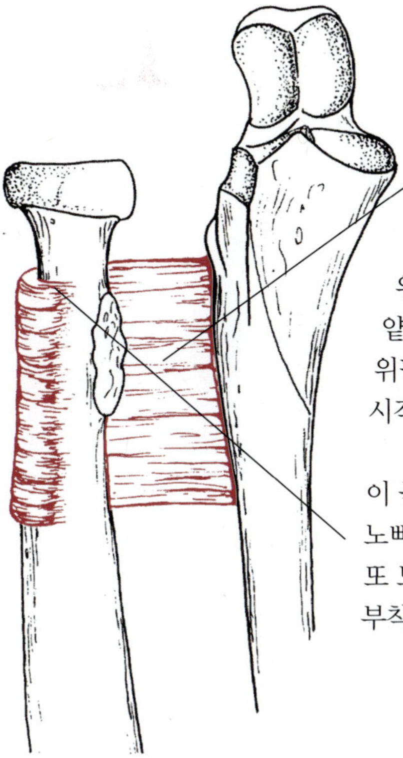

뒤침근은 2개의 층을 가지고 있다:
깊은 층(왼쪽 그림)과 얕은 층 (오른쪽 그림).

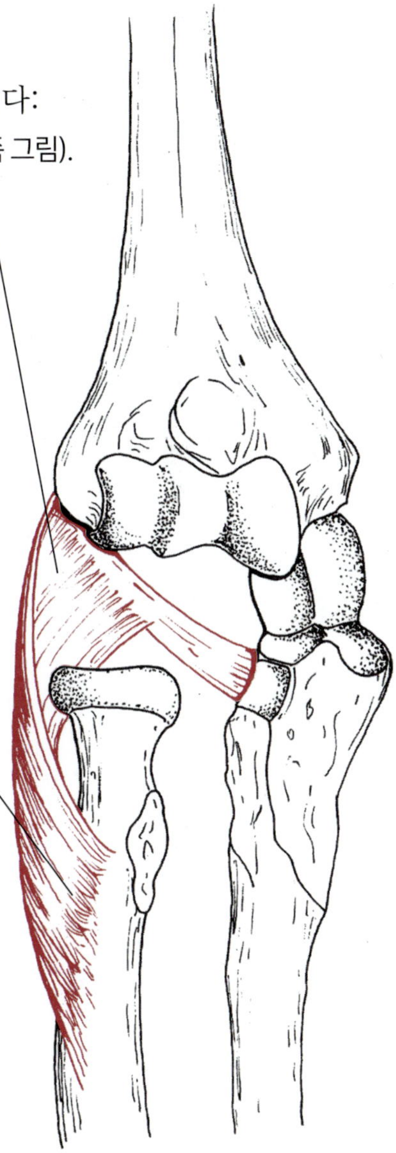

깊은 층은 자뼈의
위가쪽 부분에서 시작하고,
얕은 층은
위팔뼈 가쪽 위관절융기에서
시작한다.

이 근육은 노뼈를 둘러감싸고,
노뼈목(깊은 층 섬유)에 부착하고,
또 노뼈의 가쪽면(얕은 층 섬유)에
부착한다.

작용:
아래팔의 뒤침

신경지배: 깊은노신경(C5-C6)

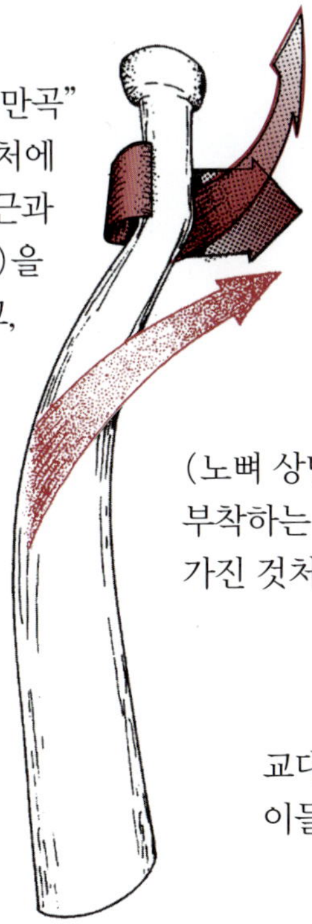

노뼈는 "뒤침 만곡"
(노뼈의 상단 근처에
부착하는 위팔두갈래근과
뒤침근 때문에)을
가진 것처럼 보일 수 있고,

또 "엎침 만곡"

(노뼈 상단 근처에
부착하는 원엎침근 때문에)를
가진 것처럼 보일 수 있다.

교대로 수축함으로써
이들 근육은 노뼈를 크랭크처럼 회전시킨다.

제 5 장

손목과 손 (The Wrist and Hand)

상지의 말단에 위치하는 **손**은 매우 다양한 도구이다.

손이 다양한 도구인 이유는 손가락의 무수히 많은 가동성 때문이다. 예를 들어, 피아니스트의 손을 보면 알 수 있듯이, 손은 복잡한 힘줄 시스템을 갖추고 있다.

손의 다양성에 영향을 주는 다른 요소는 손가락과 마주 보고 있는 엄지의 정렬이다. 엄지의 맞섬은 정교한 작업(뜨개질)에서부터 강한 힘(무거운 물건을 들거나 상대방을 잡아당기는)까지 다양한 업무를 수행할 수 있게 만든다.

손은 손목을 형성하는 손목뼈를 통해 아래팔에 연결된다. 손목과 손이 많은 근육을 함께 공유하고 있기 때문에, 우리는 본 장에서 손목과 손을 함께 설명할 것이다.

엄지가 손의 뼈와 근육 구조물에 중요한 역할을 하기 때문에, 우리는 본 장의 끝부분에서 엄지만 따로 분리하여 설명할 것이다.

뼈 표식점(Landmark)

[앞쪽(바닥쪽) 면]

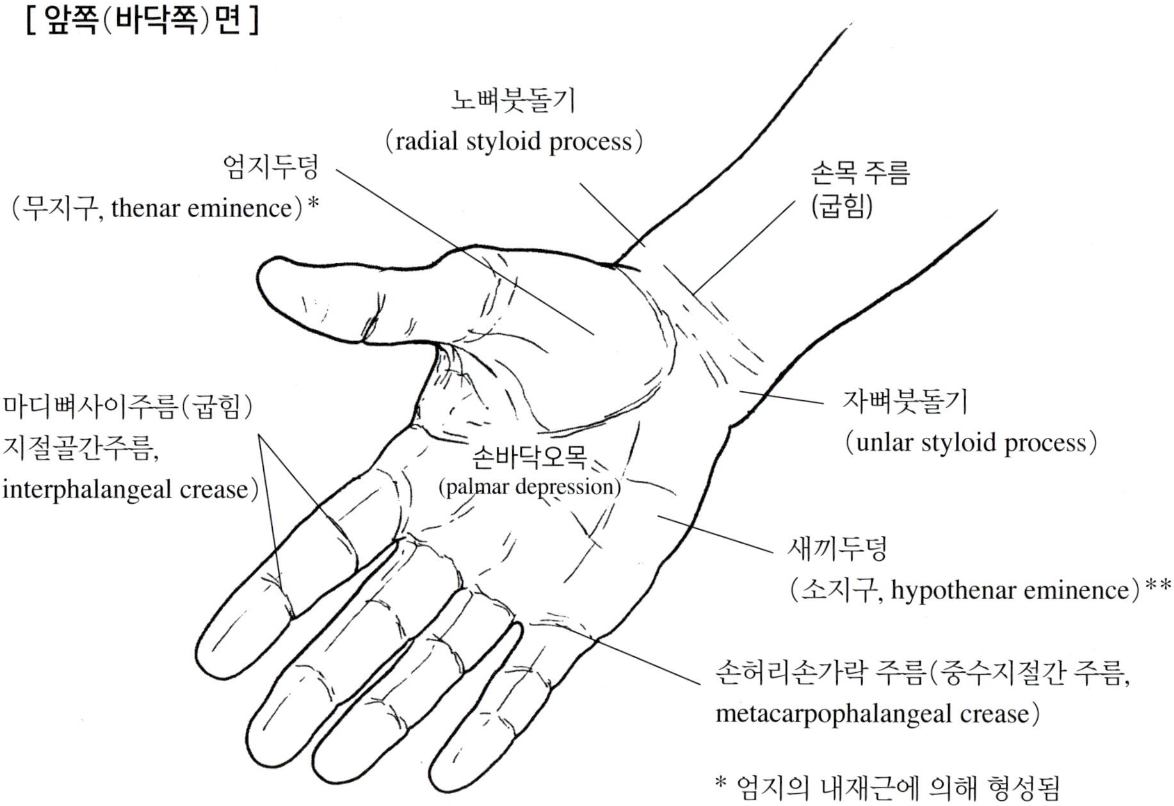

* 엄지의 내재근에 의해 형성됨
** 새끼손가락의 내재근에 의해 형성됨

[뒤쪽(등쪽) 면]

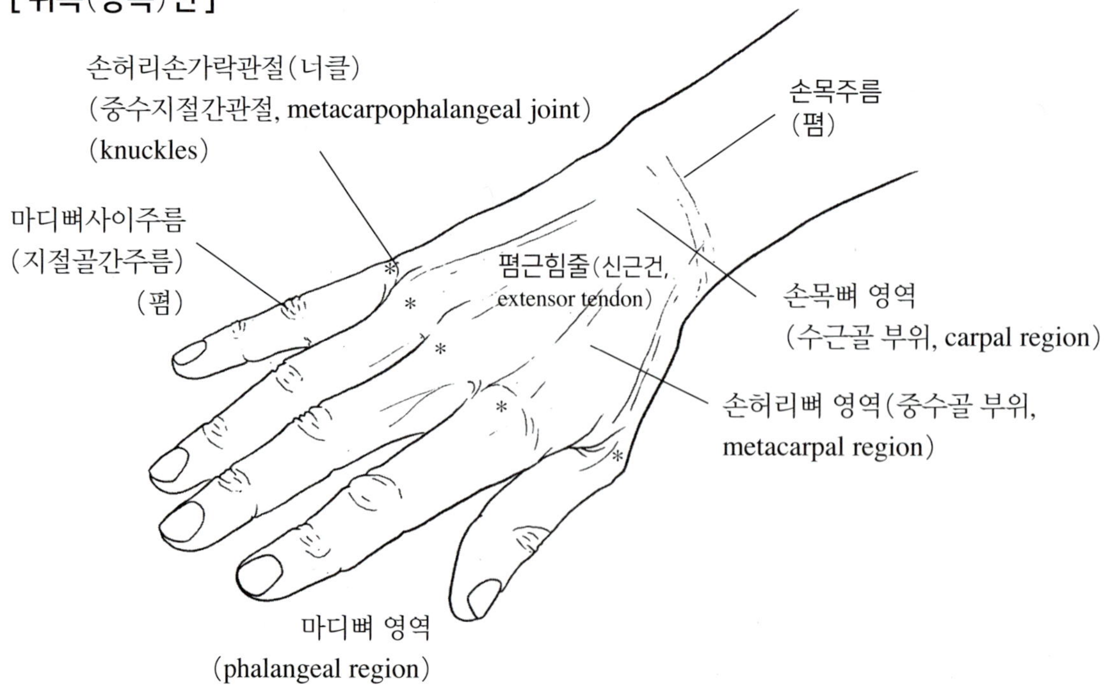

뼈(Bones)

손의 뼈대(여기서는 손바닥쪽을 바라보고 있다)는 3 영역으로 구성된다.

맨 위 부위에서는 **손목뼈**(수근골, carpal bone)가 있으며, 손목뼈는 8개의 작은 뼈들로 구성된다. 손목뼈는 2개의 열로 구성되고, 각 열은 다시 4개의 뼈로 구성된다.

첫 번째 열은 아래팔의 뼈와 연결된다.

두 번째 열은 손허리뼈 영역과 연결된다.

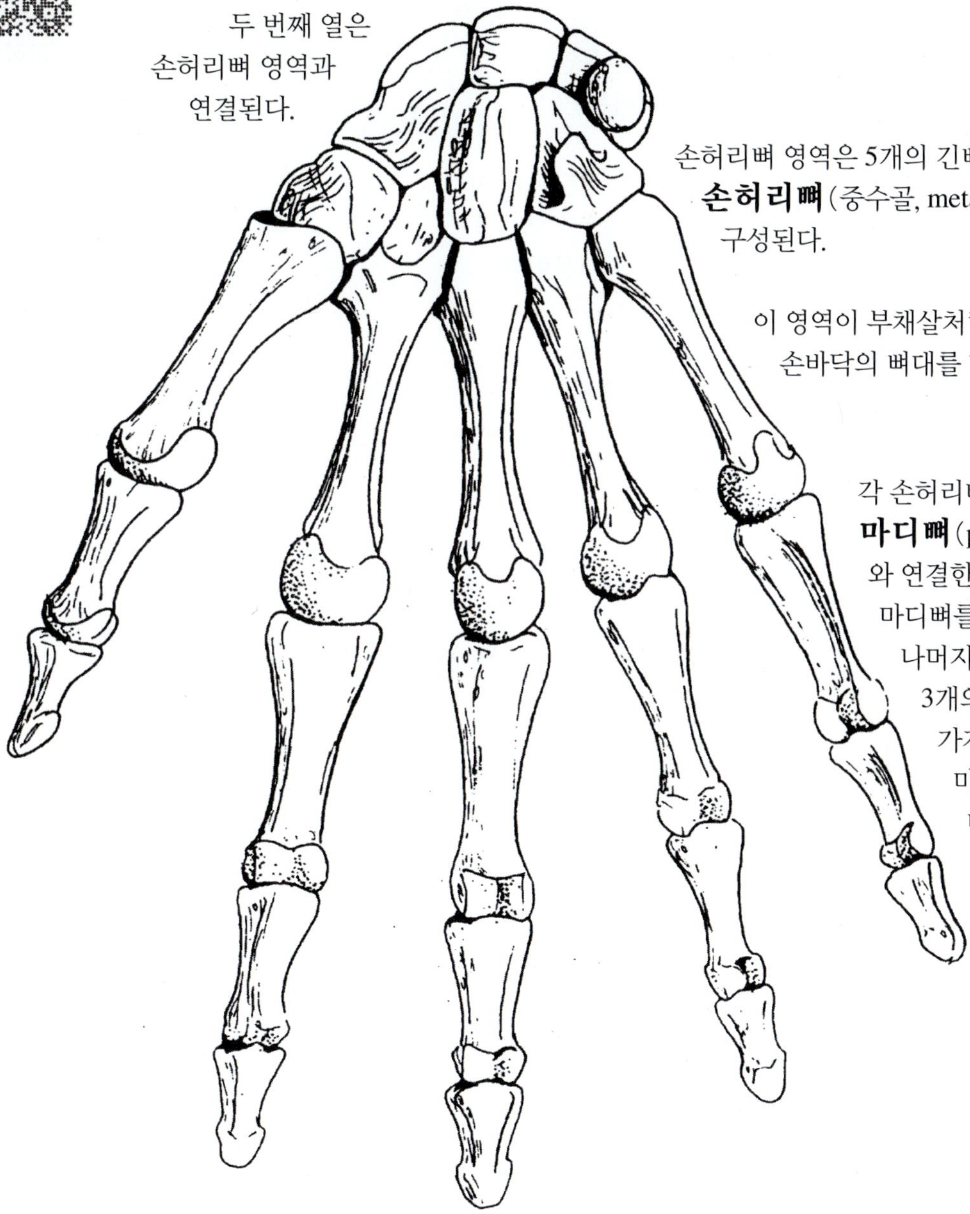

손허리뼈 영역은 5개의 긴뼈인 **손허리뼈**(중수골, metacarpal bones)로 구성된다.

이 영역이 부채살처럼 펼쳐져서 손바닥의 뼈대를 형성한다.

각 손허리뼈는 **마디뼈**(phalangeal bones)와 연결한다. 엄지는 2개의 마디뼈를 가지고 있고, 나머지 손가락은 3개의 마디뼈를 가지고 있다.

마디뼈는 손가락의 뼈대를 형성한다.

손허리뼈와 마디뼈는 부채처럼 펼쳐져 있다.

손목의 움직임(Movement of the wrist)

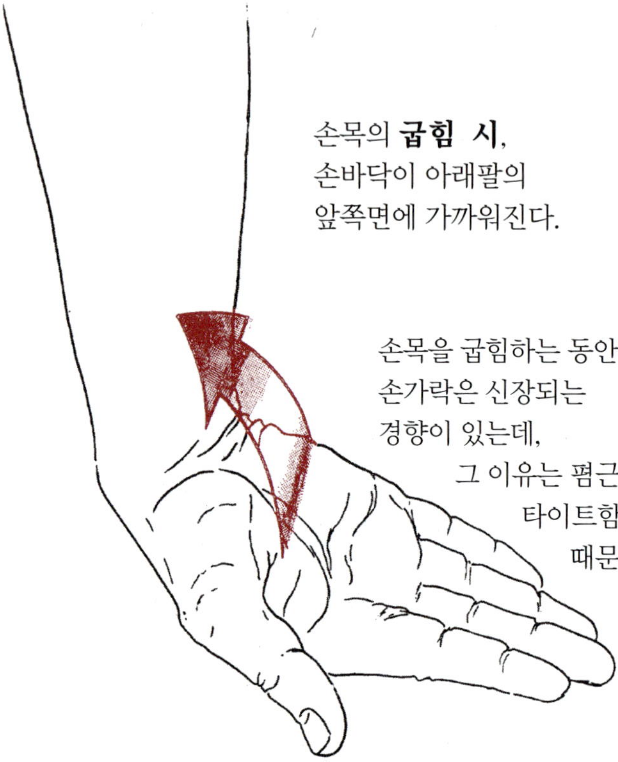

손목의 **굽힘 시**,
손바닥이 아래팔의
앞쪽면에 가까워진다.

손목을 굽힘하는 동안
손가락은 신장되는
경향이 있는데,
그 이유는 폄근 힘줄의
타이트함(당김)
때문이다.

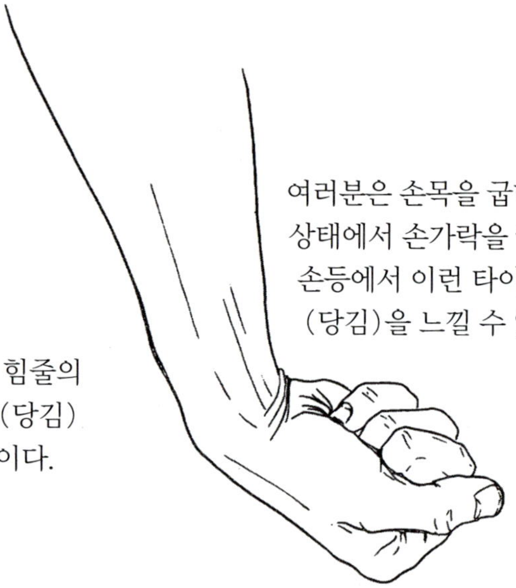

여러분은 손목을 굽힘한
상태에서 손가락을 굽힘할 때,
손등에서 이런 타이트함
(당김)을 느낄 수 있다.

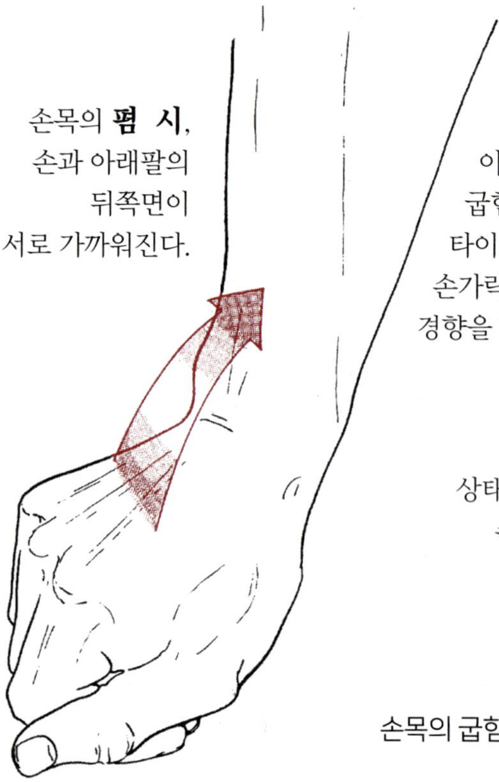

손목의 **폄 시**,
손과 아래팔의
뒤쪽면이
서로 가까워진다.

이런 경우,
굽힘근 힘줄의
타이트함 때문에,
손가락은 굽힘하는
경향을 띤다.

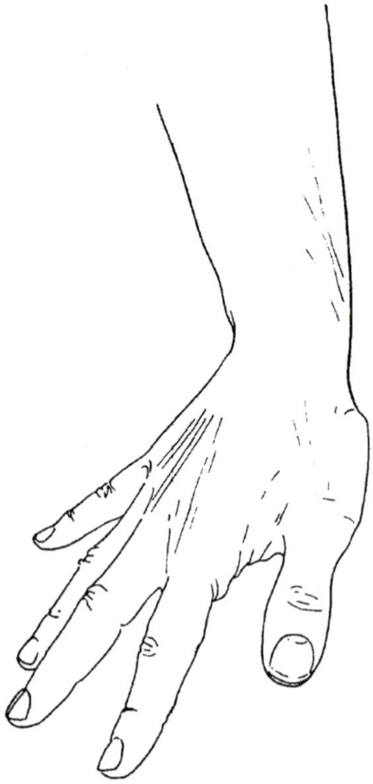

여러분은 손목을 폄한
상태에서 손가락을 폄할 때,
손바닥에 있는 힘줄에서
이런 타이트함을
느낄 수 있다.

손목의 굽힘과 폄은 대략 비슷한 가동범위를 갖는다.

벌림(노쪽치우침) 시,
손과 아래팔의
가쪽 경계면에 의해
형성된 각도가 감소한다.
즉, 엄지가
노뼈에 가까워진다.

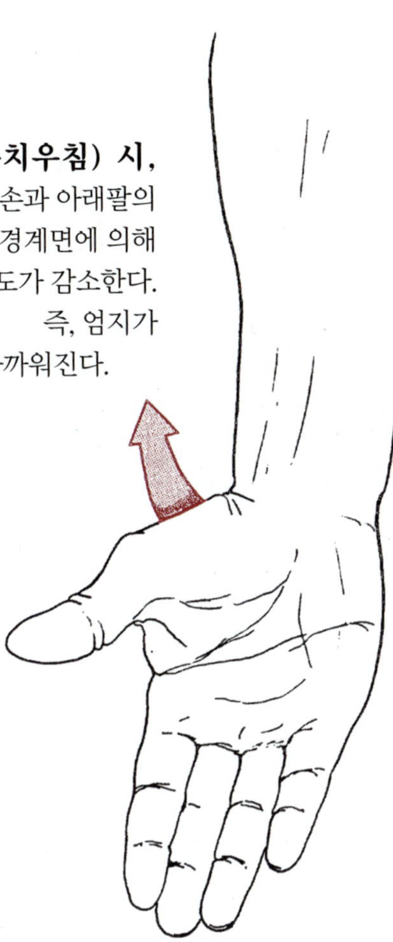

모음(자쪽치우침) 시,
손과 아래팔의 안쪽 경계면에
의해 형성된 각도가
감소한다.
즉, 새끼손가락이
자뼈에 가까워진다.

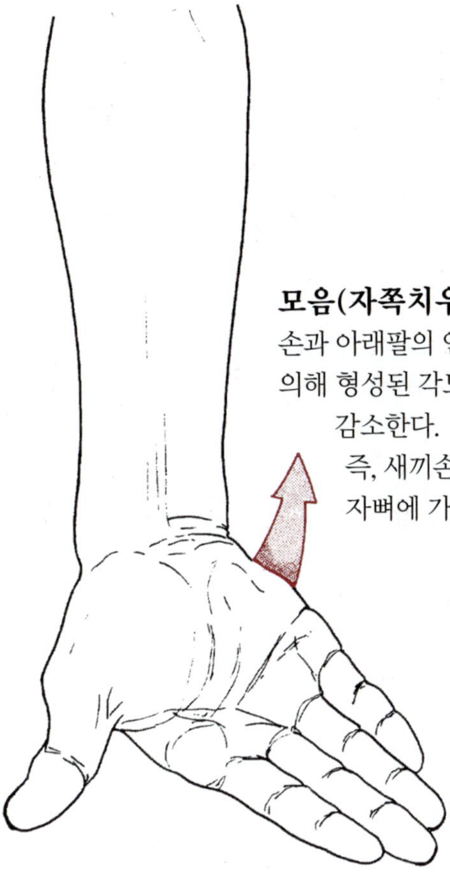

모음의 가동범위는 벌림의 가동범위보다 더 큰 편이다.

손목과 손은 대개 사선 방향으로 움직인다.

관련된 근육 때문에,
모음은 굽힘과
결합되는 경향이 있고,

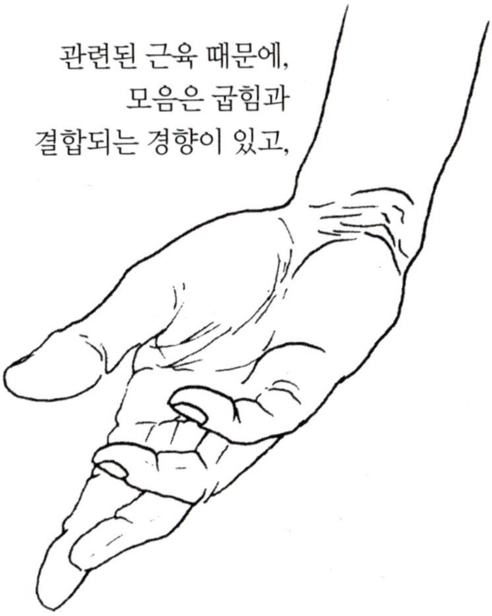

반면 벌림은
폄과 함께
일어나는 경향이 있다.

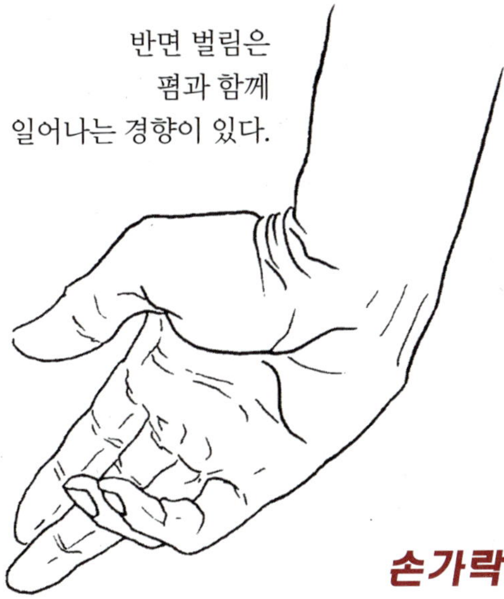

손가락의 움직임은
p.171에서 설명될 것이다.

손목뼈(수근골, *Carpal bones*)

손목의 치수는 3㎝의 높이와 5㎝의 폭이며, 손목뼈는 2개의 열로 구성되고, 각 열을 다시 4개의 뼈로 구성된다. 맨 위쪽에 있는, 노손목 열은 아래팔과 관절을 이루고 있다.

[오른손의 손바닥쪽면]

반달뼈(월상골, lunate)는 위쪽으로 노뼈와 관절을 이루고, 아래쪽으로 알머리뼈와 관절을 이룬다.

세모뼈(삼각골 , triquetrum)는 위쪽으로 관절원반과 관절을 이루고, 아래쪽으로 갈고리뼈와 알머리뼈와 관절을 이룬다.

손배뼈(주상골 , scaphoid)는 위쪽으로 노뼈와 관절을 이루고, 아래쪽으로 큰마름뼈와 작은마름뼈와 관절을 이룬다.

콩알뼈(두상골, pisiform)는 작은 뼈이며, 세모뼈의 앞쪽면에 위치한다. 콩알뼈는 아래팔이나 갈고리뼈와 관절을 이루지 않고 있지만, 몇몇 인대의 부착점으로 작용한다.

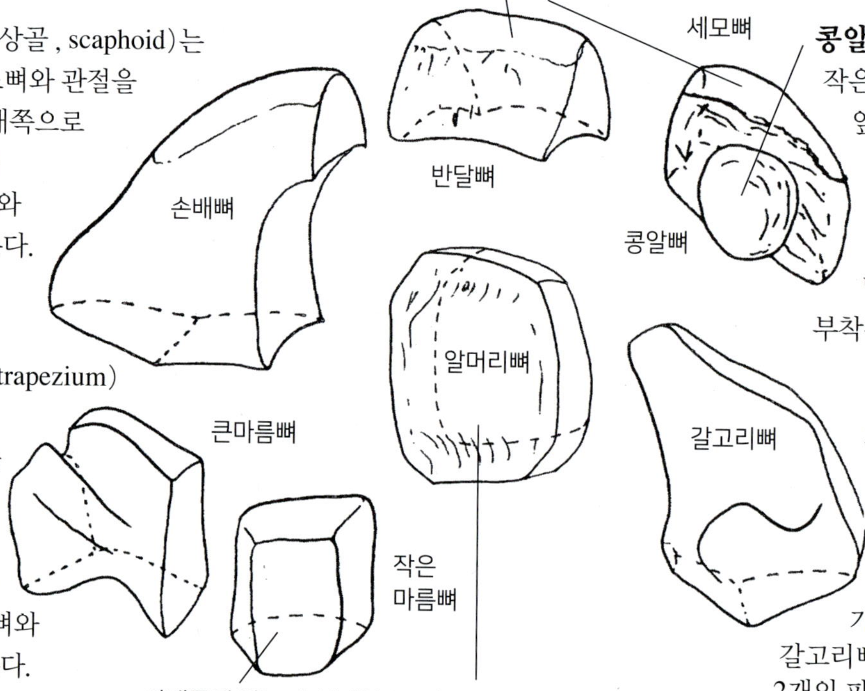

큰마름뼈(대능형골, trapezium)는 뾰족한 앞쪽 능선을 가지고 있다. 큰마름뼈는 1번 손허리뼈와 관절을 이룬다.

갈고리뼈(유구골, hamate)는 혹이라고 불리는 뚜렷한 앞쪽 돌출 부위를 가지고 있다. 갈고리뼈의 아래쪽면은 2개의 파셋을 가지고 있으며, 이들 파셋이 4번 손허리뼈와 5번 손허리뼈와 관절을 이룬다.

아래쪽에 있는, 손허리열은 손허리뼈와 관절을 이룬다.

작은마름뼈(소능형골, trapezoid)는 손목뼈 중에서 가장 대칭적인 뼈이며, 피라미드의 윗부분이 잘린 모양이다. 작은마름뼈는 2번 손허리뼈와 관절을 이룬다.

알머리뼈(유두골, capitate)는 가장 큰 손목뼈이며, 앞쪽 결절을 가지고 있다. 알머리뼈는 주로 3번 손허리뼈와 관절을 이루고, 또 2번 손허리뼈와 4번 손허리뼈와 만나는 아래쪽 모서리에 2개의 파셋을 가지고 있다.

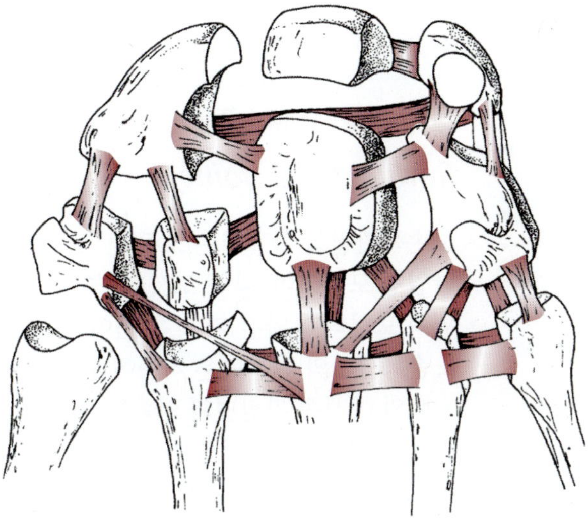

손목은 서로 관절을 이루는 작은 뼈들로 구성되어 있다.
모든 관절면은 연골로 덮여 있다.

손목에는 손목뼈들을 서로 연결하고 또 손허리뼈까지 연결하는 작은 **인대들**이 무수히 많다.

손목활(손궁, *Carpal arch*)

손목에는 8개의 손목뼈가 있다.
이들 손목뼈들은 손바닥쪽에 오목한 활을 형성한다.
(p.170, 286 참고)

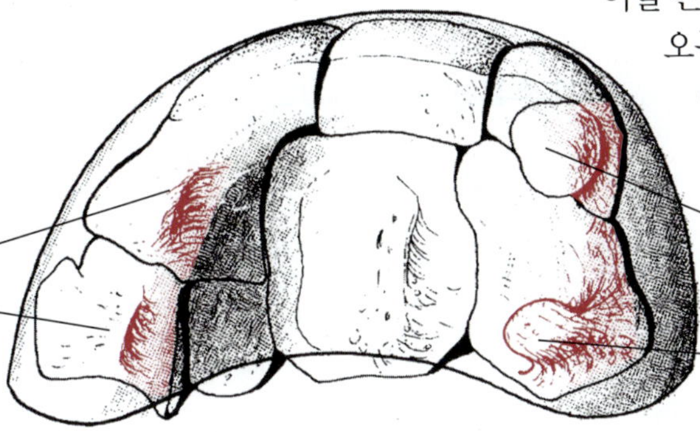

손목활의 가쪽면은 **손배뼈**(주상골)와 **큰마름뼈**(대능형골)로 구성된다.

손목활의 안쪽면은 **세모뼈**(삼각골), **콩알뼈**(두상골) 및 **갈고리뼈**(유구골)로 구성된다.

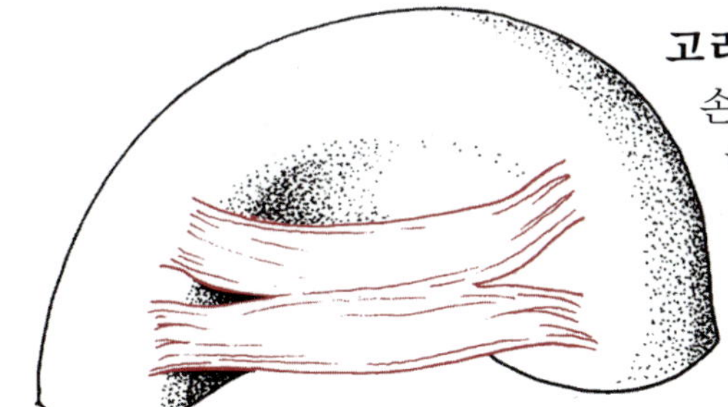

고리인대(annular ligament)(또는 가로손목인대)가 손목뼈의 앞쪽으로 주행하기 때문에, 이런 오목한 공간이 형성되는데, 이것을 **손목굴**(carpal tunnel)이라고 한다.

손의 작은 내재근과 긴손바닥근이 가로손목인대 위에 부착한다.

긴 근육의 힘줄들이 가로손목인대 밑을 통과한다.

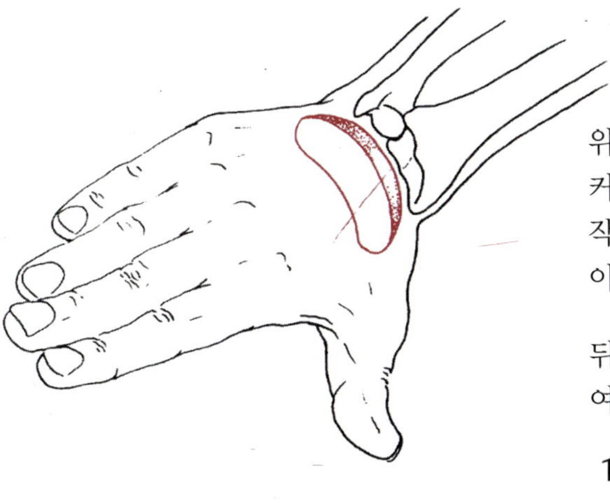

위쪽에 위치하는 손배뼈, 반달뼈 및 세모뼈는 커다란 볼록 관절면을 형성하여 먼쪽 노뼈에 의해 형성된 작은 오목한 관절면과 관절원반과 관절을 이루고, 이것은 **융기관절**을 형성한다.

뒤쪽의 관절면은 볼록하고, 손바닥과 마찬가지로, 여기에도 많은 인대들이 이들 뼈를 서로 연결시키고 있다.

손목관절의 관절면(*Articular surfaces of wrist joint*)

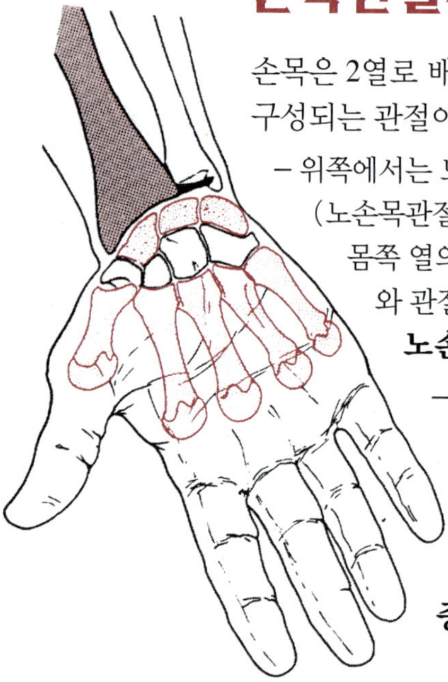

손목은 2열로 배열된 많은 뼈들로 구성되는 관절이다:

– 위쪽에서는 노뼈와 관절원반(노손목관절의 관절면을 형성하는)이 몸쪽 열의 손목뼈(콩알뼈는 제외)와 관절을 이룬다. 이 관절은 **노손목관절**로 불린다.

– 아래쪽에서는, 몸쪽 열의 손목뼈가 두 번째 열인 먼쪽 열의 손목뼈와 관절을 이룬다. 이 관절은 **중간손목관절**로 불린다.

노손목관절(요골수근관절, *Radiocarpal joint*)

노손목관절의 관절면은 오목한 난원형 모양이며, 앞쪽 모서리보다 뒤쪽 모서리가 약간 더 낮은 편이다. 노손목관절의 관절면은 가쪽에 위치한 노뼈의 아래쪽 관절면과 안쪽에 위치한 관절원반의 아래쪽면으로 구성되며, 이들은 연골로 덮여 있다.

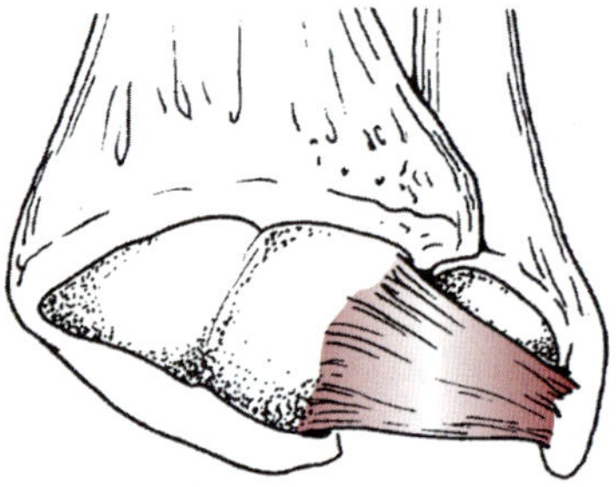

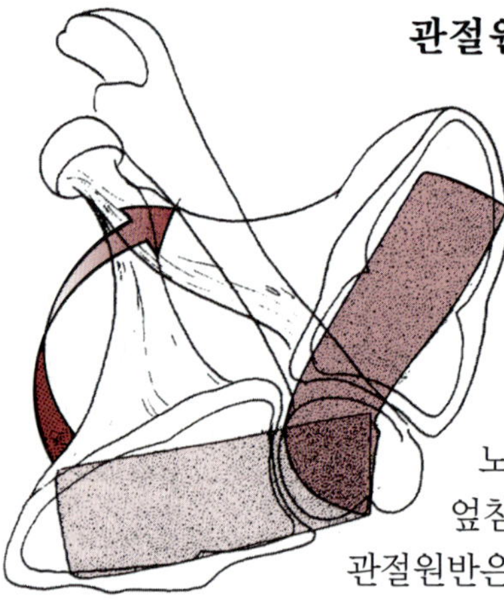

관절원반은 엎침과 뒤침할 때 손목 구조물을 유지시킨다. 만약 손목이 아래팔의 두 뼈와 직접 관절을 이룬다면, 엎침 동안 이들 뼈가 접히게 될 것이다.

아래팔이 엎침을 하든 혹은 뒤침을 하든 간에 손목은 관절원반을 통해 노뼈와 함께 유사 관절면을 형성한다. 엎침과 뒤침 동안, 관절원반은 자동차 앞 유리의 와이퍼처럼 자뼈머리를 빗질하듯이 움직인다.

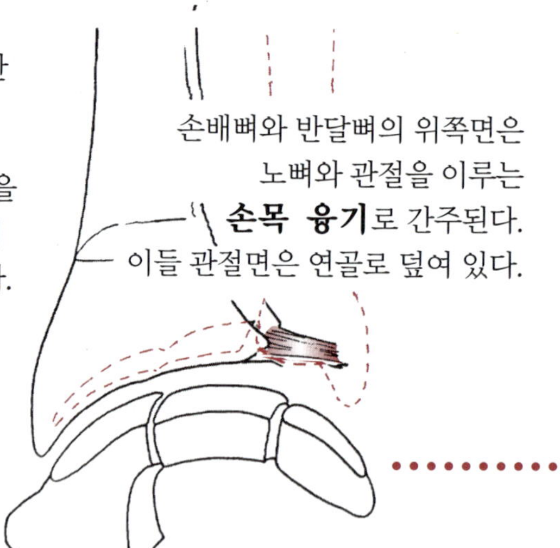

손배뼈와 반달뼈의 위쪽면은 노뼈와 관절을 이루는 **손목 융기**로 간주된다. 이들 관절면은 연골로 덮여 있다.

중간손목관절(중간수근관절, *Midcarpal joint*)

중간손목관절은 몸쪽에 위치한 손배뼈, 반달뼈 및 세모뼈의 아래쪽면과 먼쪽에 위치한 큰마름뼈, 작은마름뼈, 알머리뼈 및 갈고리뼈의 위쪽면과 관절을 이룬다.

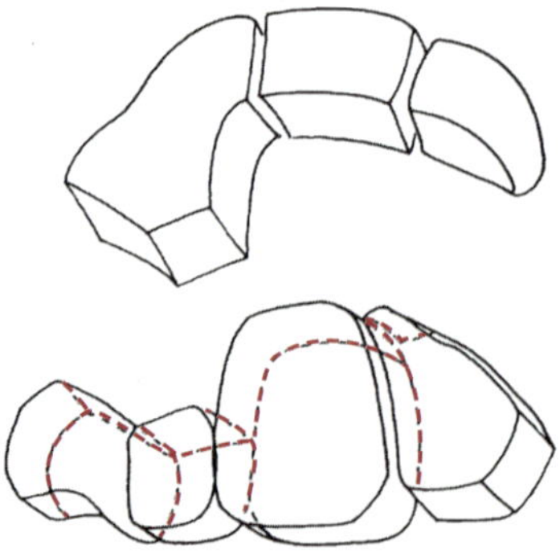

두 손목뼈 열 사이의 공간은 S 자 모양을 띠는데, 우리는 이를 통해 2 부분을 구분할 수 있다:

– 안쪽 부분: 오목한 면과 볼록한 면으로 구성된다.
– 가쪽 부분: 위쪽의 납작한 관절면과 아래쪽의 납작한 관절면으로 구성된다.

관절주머니(관절낭, Joint capsule)

노손목관절은 관절주머니에 의해 둘러싸여 있고,
관절주머니는 노손목관절의 둘레에 부착되어 있다.
관절주머니는 앞뒤로 매우 느슨한 편이고, 좌우로 타이트하다.
관절주머니의 안에는 윤활막이 존재한다.
각각의 중간손목관절에도 관절주머니가 있다.
이들 관절주머니는 다소 서로 덜 연결된 편이지만,
윤활막은 서로 잘 연결된 편이다(그림에 없음).

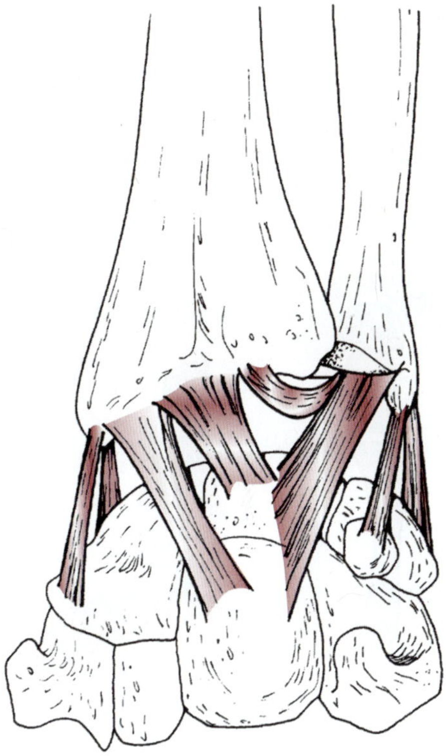

[앞쪽면]

인대(Ligaments):

노손목관절은 작은 인대를 많이 가지고 있다.
이들 인대는 3 부분으로 나누어질 수 있다:

– **앞쪽 인대**는
먼쪽 노뼈의 앞쪽면에서
시작해 손목뼈에 부착한다.

– **가쪽 인대**는
노뼈붓돌기와 자뼈붓돌기에서 시작해 손목뼈에 부착한다.

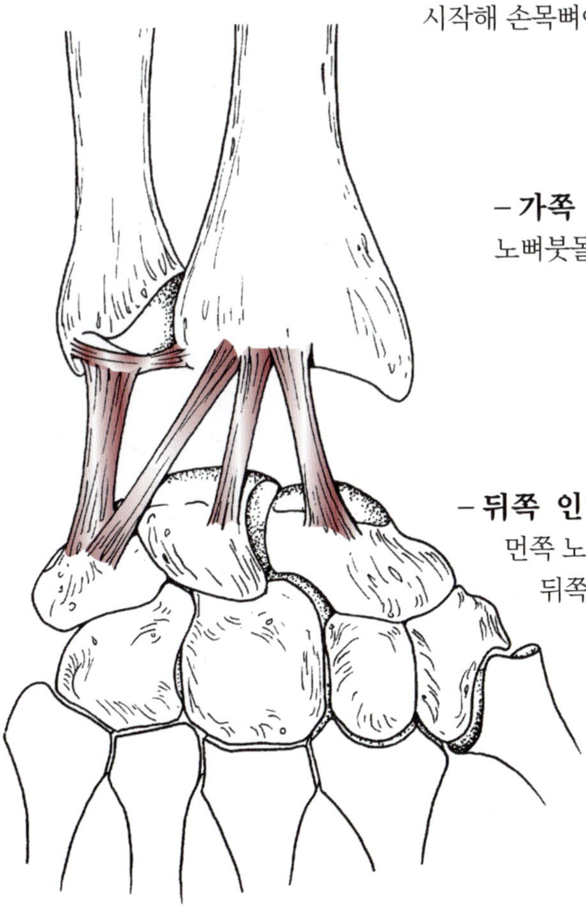

[뒤쪽면]

– **뒤쪽 인대**는
먼쪽 노뼈와 관절원반의
뒤쪽면에서 시작해 손목뼈에 부착한다.

중간손목관절의 인대들은 서로 이웃한 뼈에 붙는다.
중간손목관절은 노뼈손목관절에서 시작되는
인대 다발에 의해 보강된다.

손목의 움직임(*Movements of the wrist*)

손목의 움직임은 손목뼈의 2 열과 관련된다.

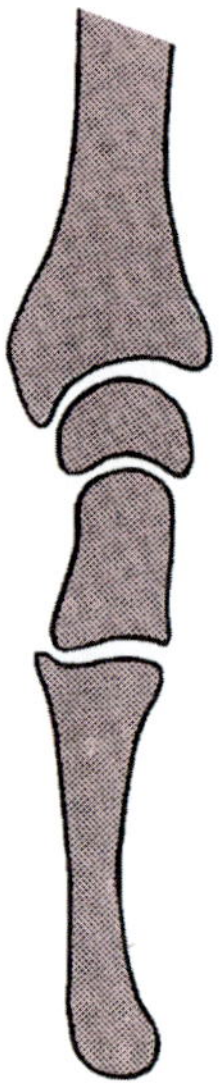

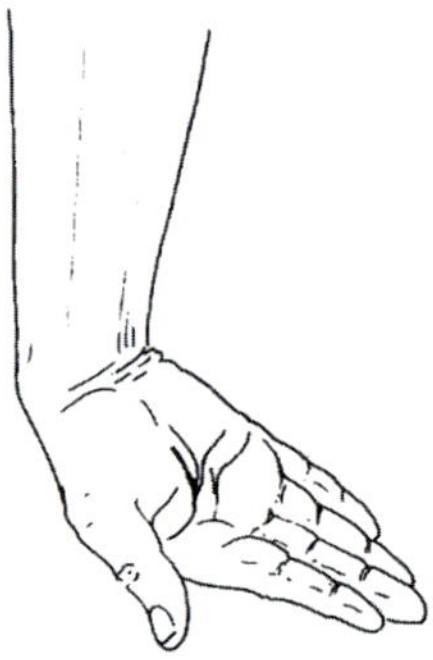

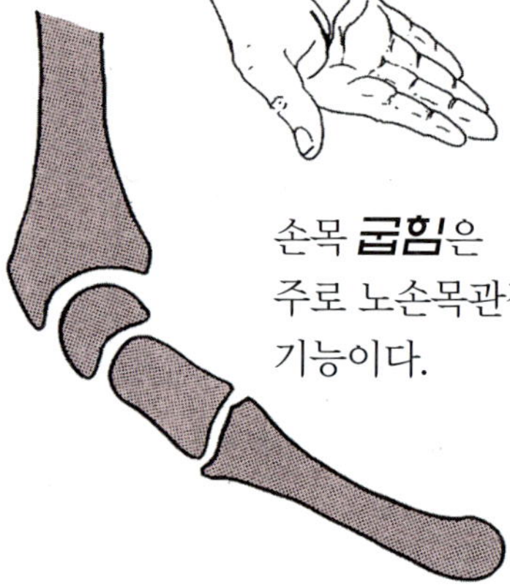

손목 **굽힘**은
주로 노손목관절의
기능이다.

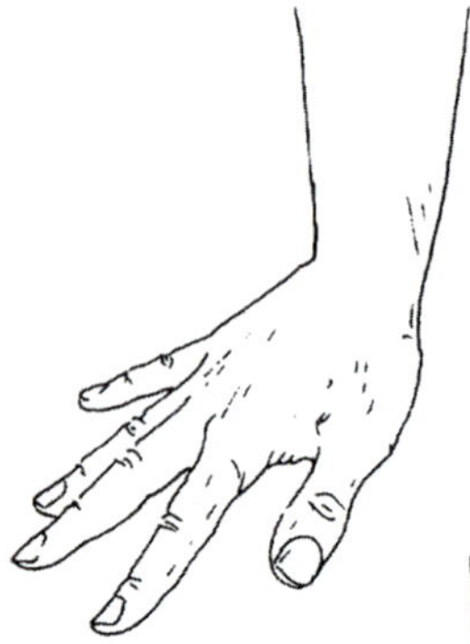

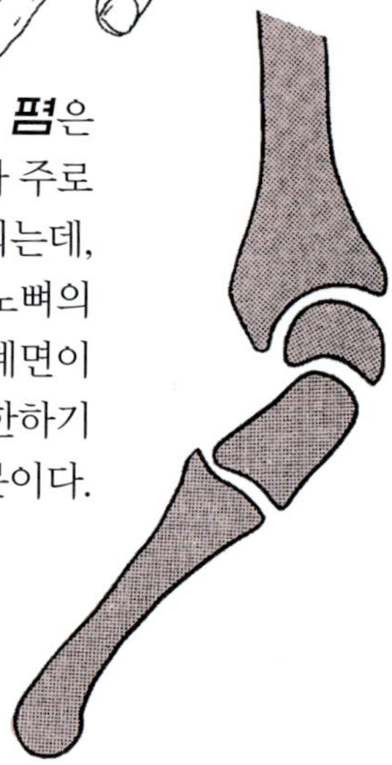

폄은
중간손목관절과 주로
관련되는데,
그 이유는 먼쪽 노뼈의
뒤쪽 경계면이
노손목관절의 폄을 제한하기
때문이다.

벌림 시, 손배뼈는 노뼈와 가까워진다.
이런 움직임은 노뼈붓돌기에 의해 제한된다.
몸쪽열 손목뼈의 안쪽면과 먼쪽 열 손목뼈의
안쪽면 사이의 간격이 벌어진다.

몸쪽열 손목뼈는 굽힘-엎침을 움직이는 반면,
먼쪽열 손목뼈는 폄-뒤침으로 움직인다.

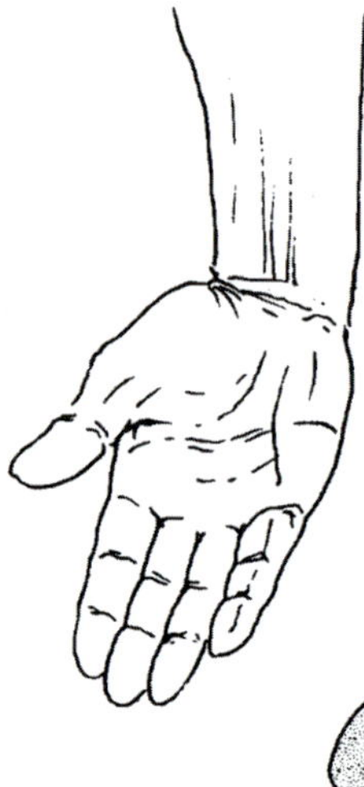

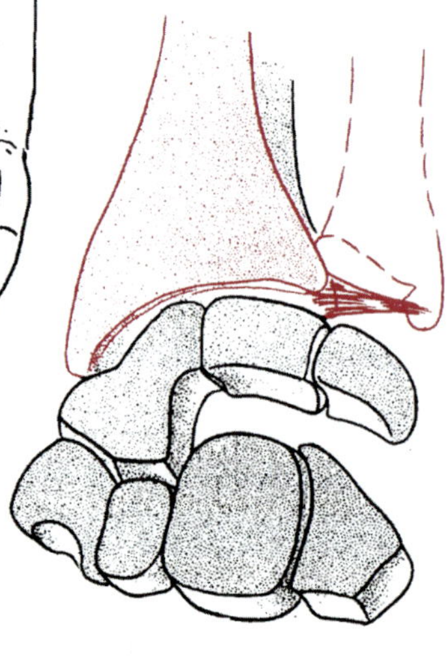

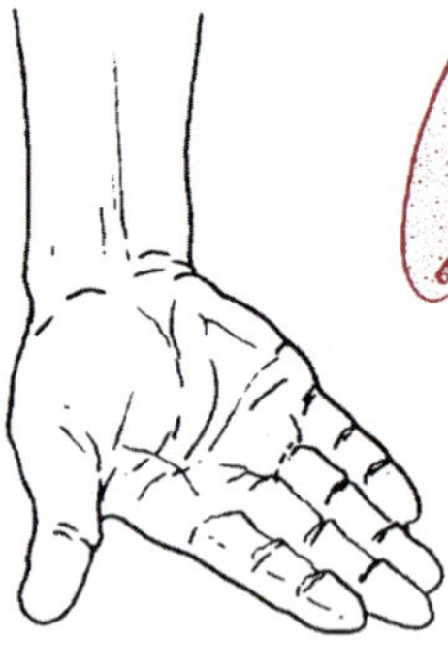

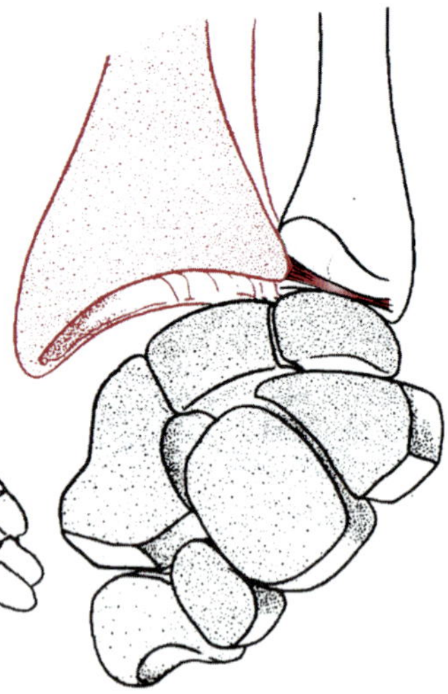

모음 시, 세모뼈는 자뼈에 가까워지고,
한편, 손배뼈는 노뼈에서 멀어진다.

움직임은 다소 덜 제한되는데,
그 이유는 자뼈붓돌기가 노뼈붓돌기만큼
많이 돌출되지 않았기 때문이다.
가쪽 손목뼈는 모음시 간격이 벌어진다.

손허리뼈와 마디뼈*(Metacarpals and phalanges)*

5개의 손허리뼈와 5개의 손가락으로 구성되며, 손가락에는 여러 개의 마디뼈가 존재한다(엄지에는 2개의 마디뼈가 있고, 나머지 손가락에는 3개의 마디뼈가 있다). 이들 뼈는 3개의 부분으로 나누어진다:

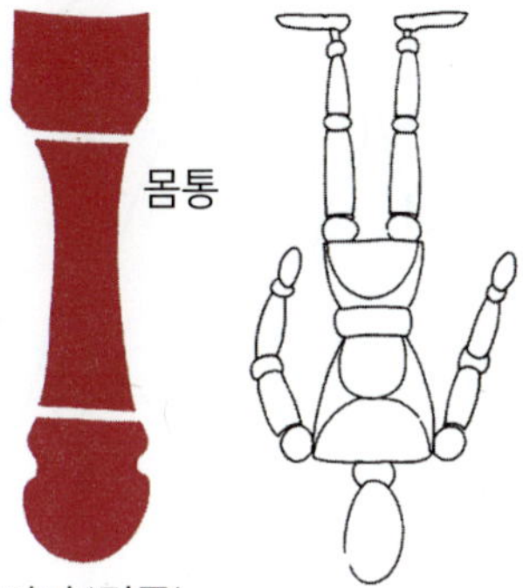

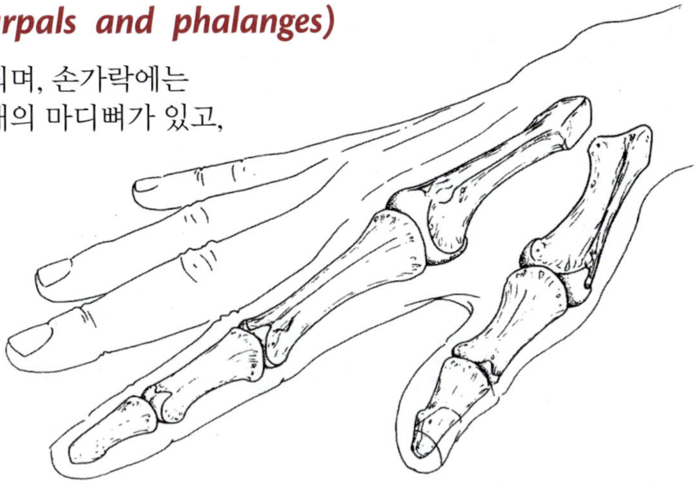

여기에서 공부할 뼈는 2번 손가락에서 5번 손가락이다. 엄지에 대해서는 p.185에서 공부할 것이다.

손허리뼈(중수골, Metacarpals)

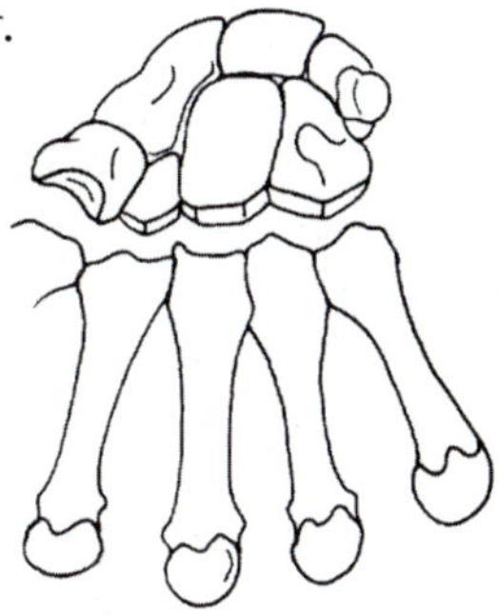

손허리뼈바닥은 사각형이고, 손목뼈와 이웃한 손허리뼈와 관절을 이룬다.

손허리뼈몸통은 삼각형이며, 3개의 면과 3개의 면을 가지고 있다.

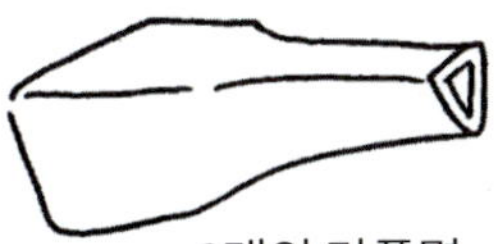

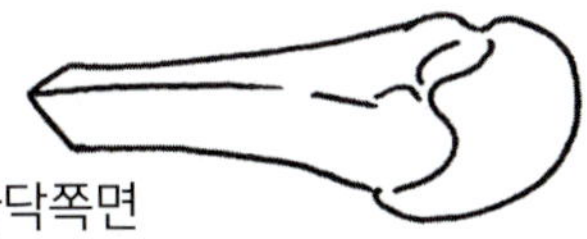

손허리뼈머리는 연골로 덮인 관절면을 가지고 있고, 앞뒤로 그리고 좌우로 둥근 형태이다. 각 측면에는 작은 결절이 있다.

몸쪽마디뼈

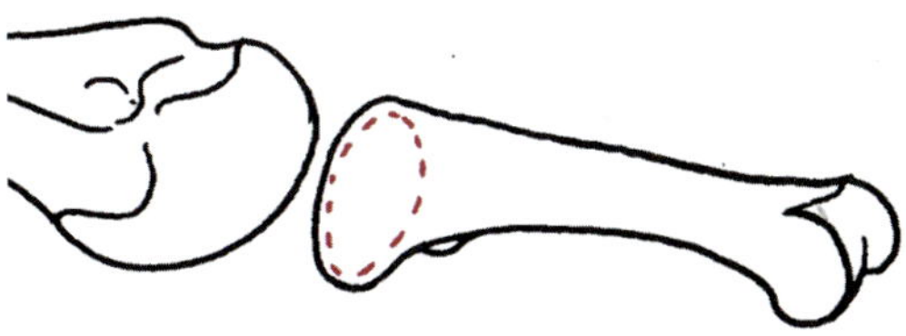

각 손가락의 몸쪽마디뼈는 오목하고 둥근 바닥과 도르래모양의 머리를 가지고 있다. 마디뼈바닥은 손허리뼈와 관절을 이룬다.

중간마디뼈

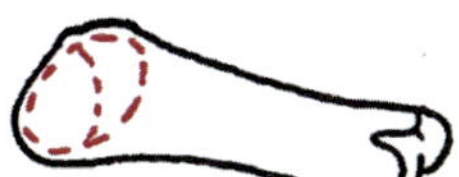

중간마디뼈바닥은 오목하지만, 몸쪽마디뼈머리의 형태에 맞게 정중능선을 가지고 있다. 중간마디뼈머리는 몸쪽마디뼈 머리와 같은 관절면을 가지고 있다.

먼쪽마디뼈

먼쪽마디뼈바닥은 중간마디뼈바닥과 일치한다. 먼쪽마디뼈머리의 바닥쪽면은 손가락끝 부위를 위해 하나의 돌출 부위를 가진다.

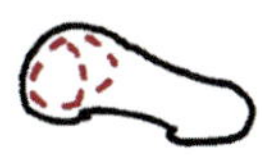

손목손허리관절 (Carpometacarpal joint)

(엄지는 나중에 설명함)

이들은 먼쪽 열 손목뼈와 손허리뼈가 이루는 관절이다.

–관절면은 일자 형태이다.

–그들은 약간의 활주와 굽힘/폄을 허용한다.

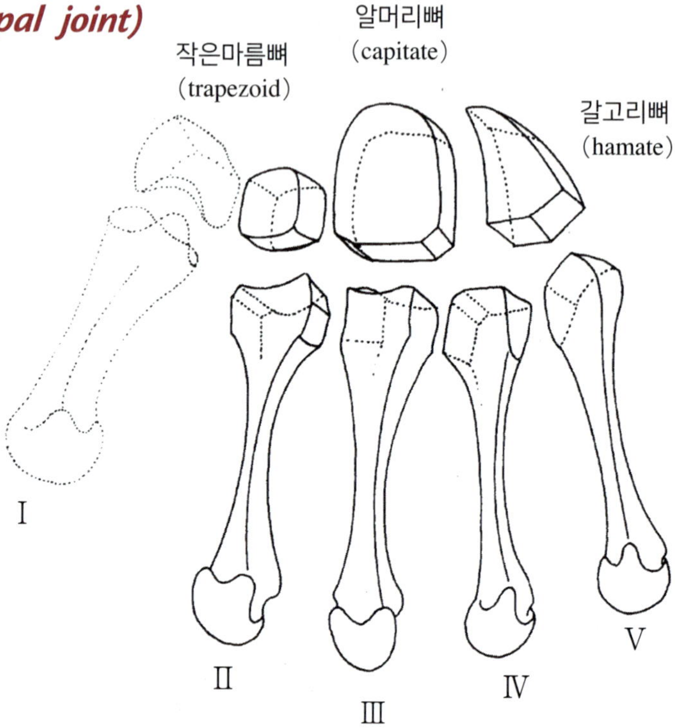

이들 움직임의 가동범위는 2번 손허리뼈에서 5번 손허리뼈 쪽으로 갈수록 점차 증가한다.

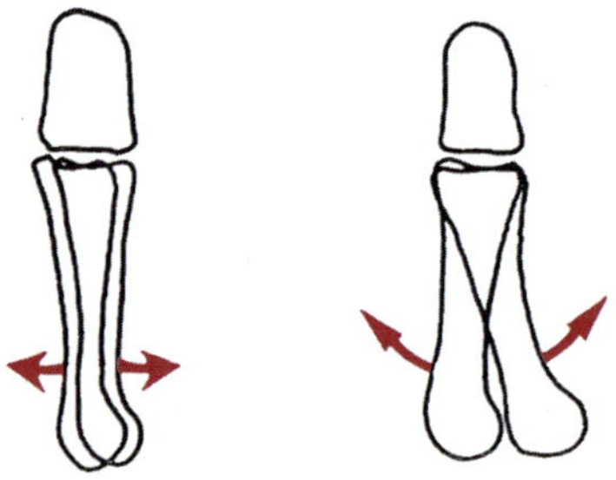

손목뼈의 앞쪽 오목함 때문에,

4번과 5번의 손목손허리관절의 면은 2번과 3번의 손목손허리관절보다 사선 방향을 띤다.

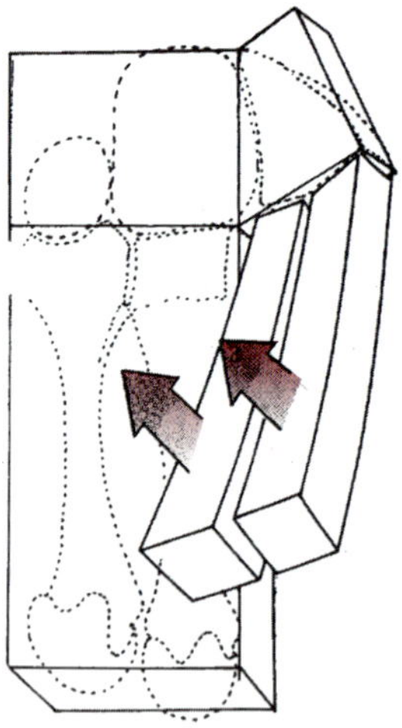

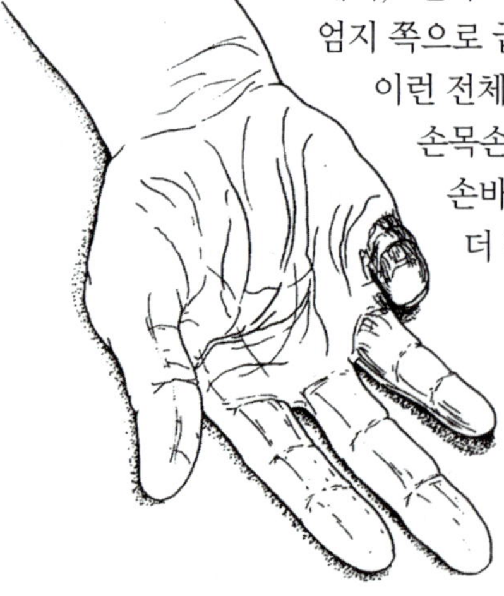

그래서, 4번과 5번의 손허리뼈는 엄지 쪽으로 굽힘할 수 있다. 이런 전체적인 손목손허리관절의 움직임은 손바닥의 오목을 더 깊게 만든다.

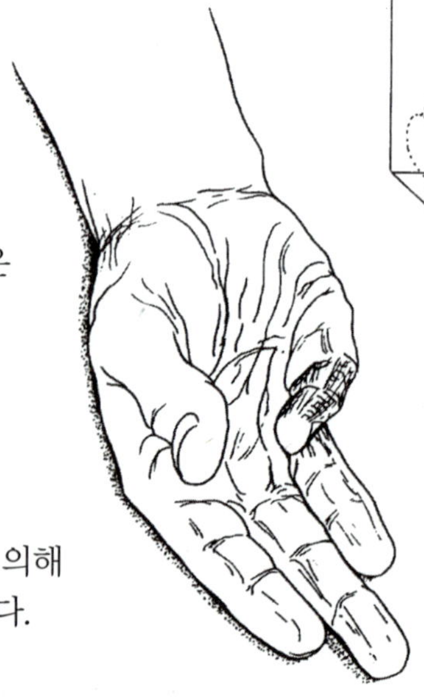

이런 오목함은 엄지의 맞섬에 의해 완전히 달성된다.

손허리손가락관절(*Metacarpaophalangeal joints*)

[3번째 손가락이 예로 사용된다]

이들은 경첩관절로서,
다음의 움직임을
허용한다:

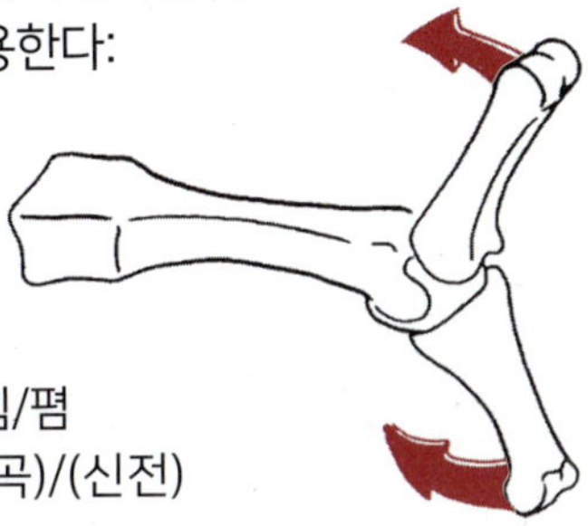

굽힘/폄
(굴곡)/(신전)

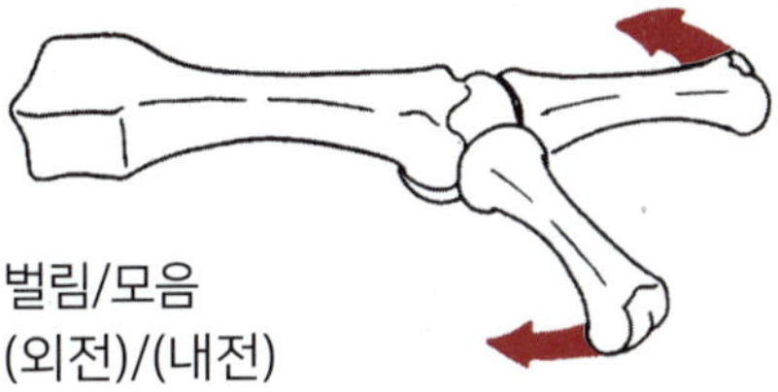

벌림/모음
(외전)/(내전)

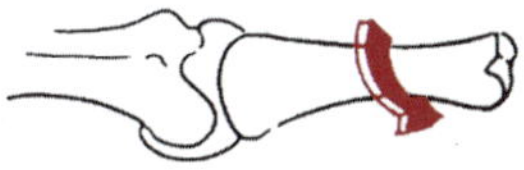

돌림(회전)

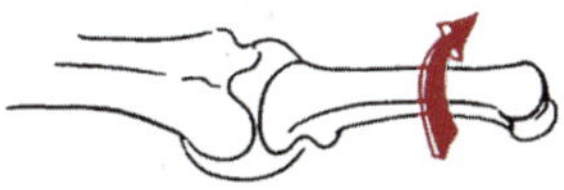

수동 폄의 가동범위는
능동 폄의
가동범위보다
더 크다.

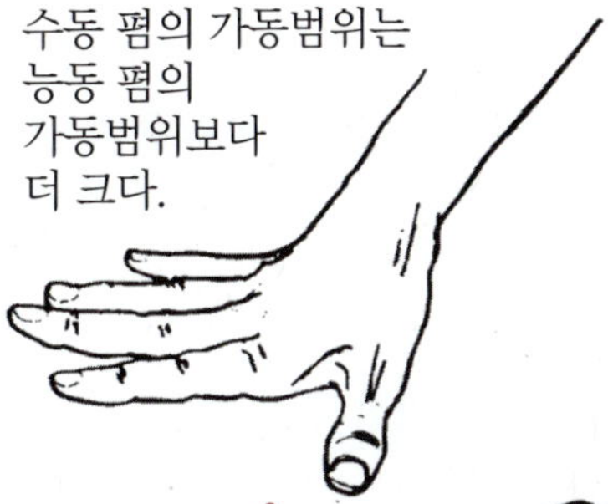

관절주머니는
앞뒤로 느슨하고,
측면으로 타이트하다.

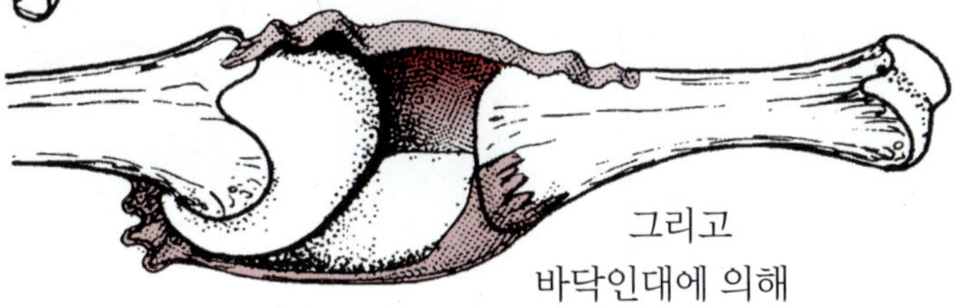

그리고
바닥인대에 의해
바닥쪽면이 보강된다. **바닥인대**는 섬유연골성 조직으로 된 치밀한 띠 형태이다. 바닥인대는 마디뼈 모서리에 부착하여 경첩을 형성한다.

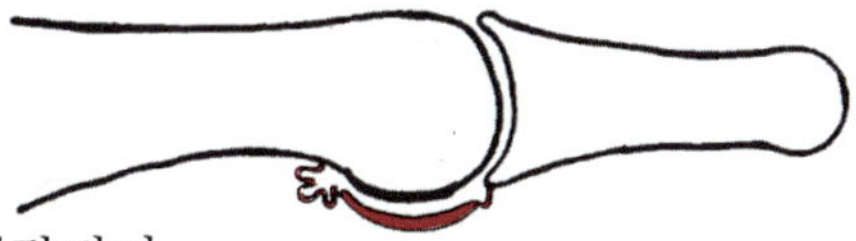

손허리손가락관절이
폄될 때 바닥인대가 신장되어,
마디뼈바닥의 관절면 위에 위치한다.

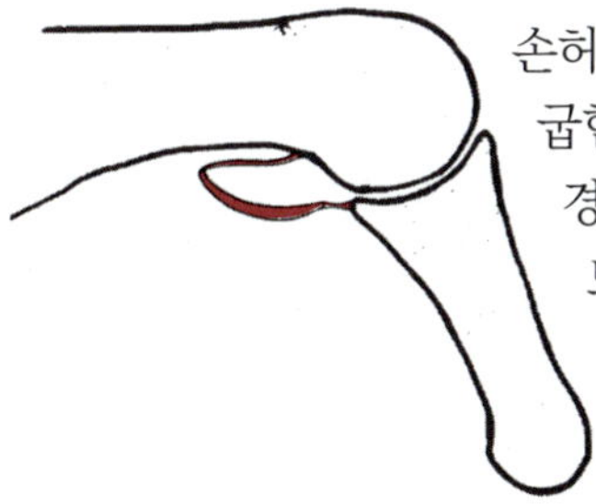

손허리손가락관절이
굽힘할 때, 바닥인대는
경첩 구조물이고
또 관절주머니의
주름 때문에
접혀진다.

관절주머니는 **곁인대**에 의해 보강되며,
곁인대는 손허리뼈머리의 결절에서 시작하여
마디뼈바닥의 가쪽에 부착한다.

곁인대가 손허리뼈머리의 등쪽면(바닥쪽면보다 다소 좁은)에서
시작하기 때문에, 폄 때 느슨해지고, 굽힘 때 타이트해진다.
결과적으로, 관절이 완전한 굽힘되었을 때는
벌림/모음과 돌림의 움직임이 불가능하다.

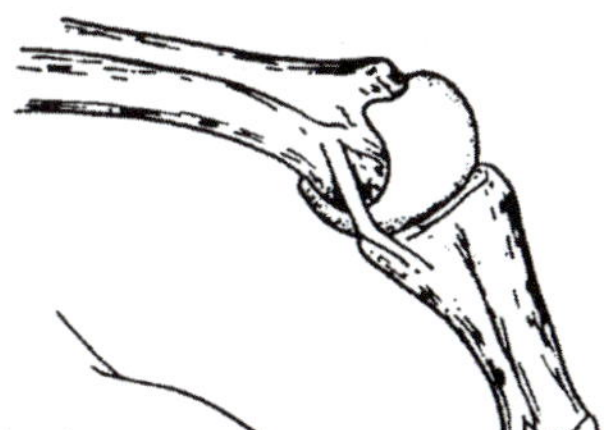

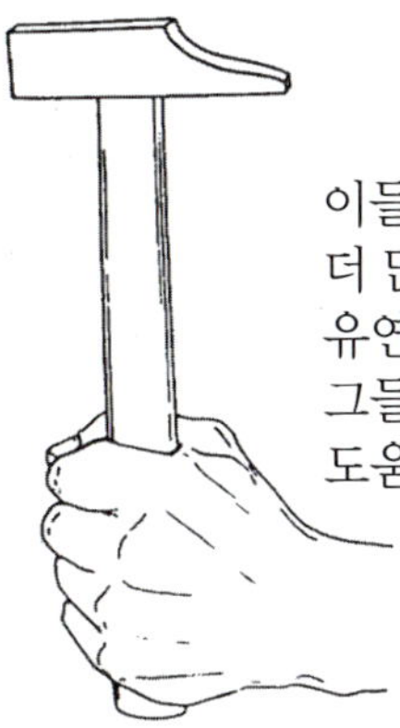

이들 관절이
더 많이 굽힘되면,
유연성이 떨어지지만,
그들은 강한 힘을 내는데
도움을 준다.

손허리손가락관절이 폄이나
약간 굽힘되었을 때,
수동의 벌림/모음과 돌림은
다양한 형태의 물체를 잡을 수
있도록 손의 적응을 허용한다.

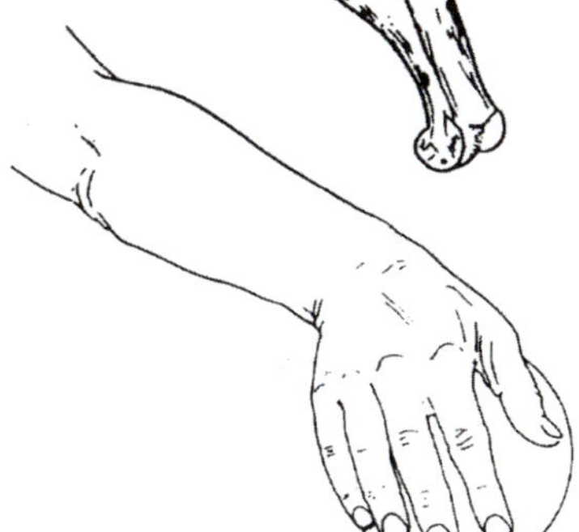

곁인대는 바닥인대 쪽으로 부채살처럼 펼쳐져 있다.

마디뼈사이관절(수지절간관절, Interphalangeal joint)

마디뼈사이관절의 관절면은 이중으로 오목한 면과
관절을 이루는 이중으로 볼록한 트랙과 비교될 수 있다.
그들은 앞쪽 움직임과 뒤쪽 움직임을 허용한다(시상면에서).

관절주머니와 인대는
손허리손가락관절의 인대와 비슷하게 배열되어 있다.

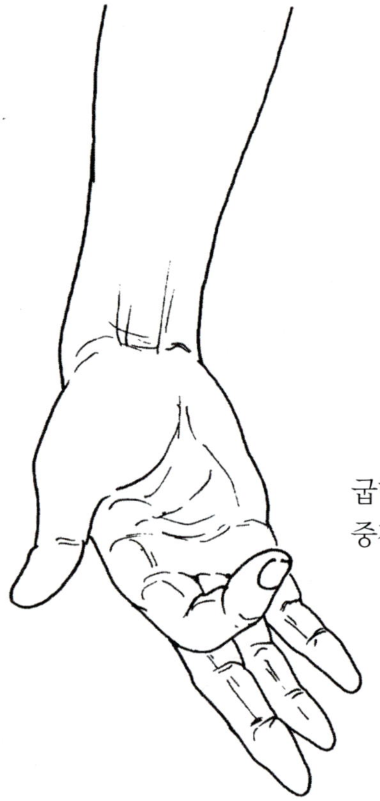

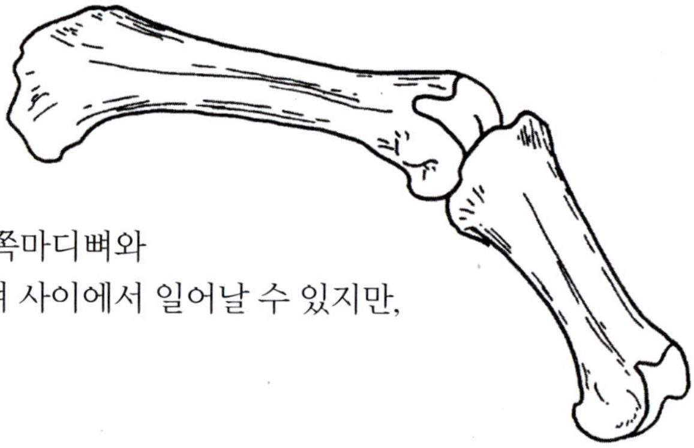

굽힘은 몸쪽마디뼈와
중간마디뼈 사이에서 일어날 수 있지만,

폄은 대개 180°까지 제한된다.

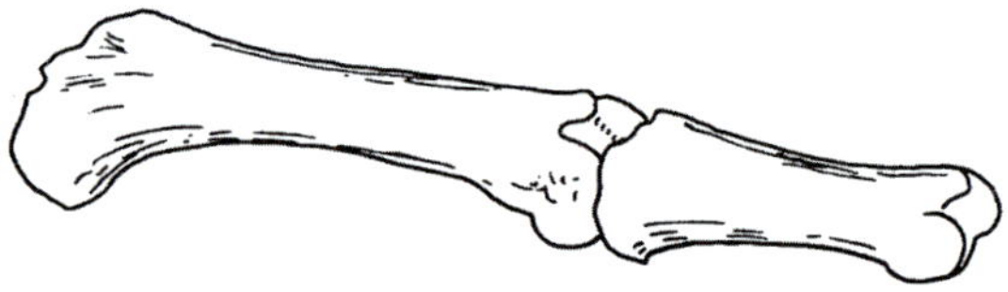

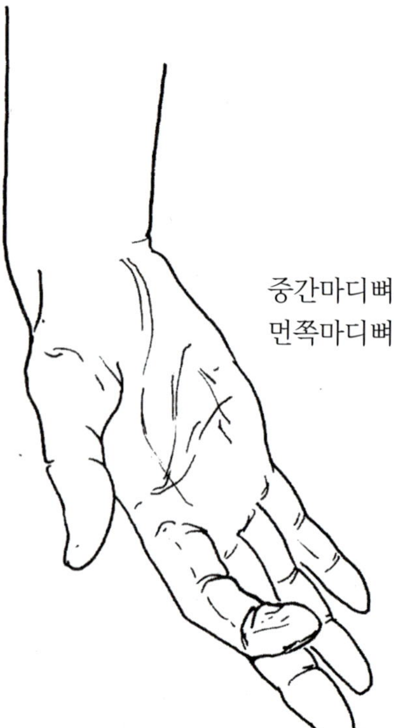

중간마디뼈와
먼쪽마디뼈 사이의 굽힘도 가능하다:

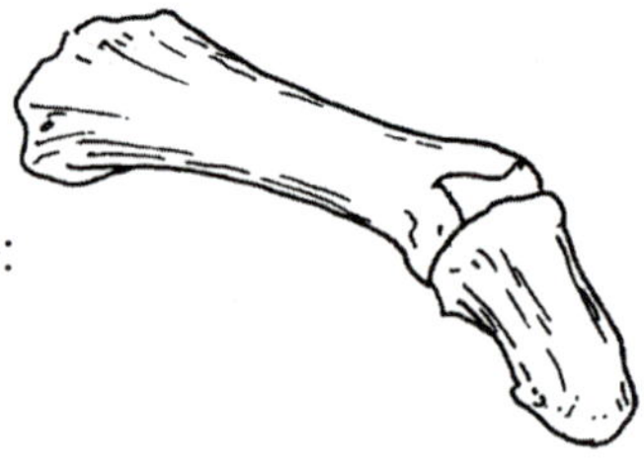

폄도 가능하지만,
대개 제한된 범위내에서 이루어진다.

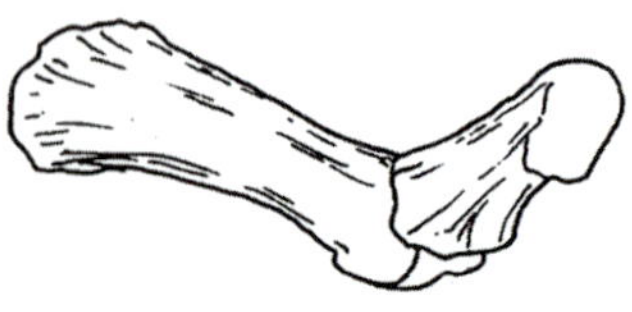

손목과 손의 근육과 뼈부착점
(Muscles of the wrist and hand with their many bony attachments)

손목을 직접 움직이는 근육은 *일반 글씨체*로 표현되고, 손가락을 움직이고 손목을 간접적으로 움직이는 근육은 *이태릭체*로 표현된다.

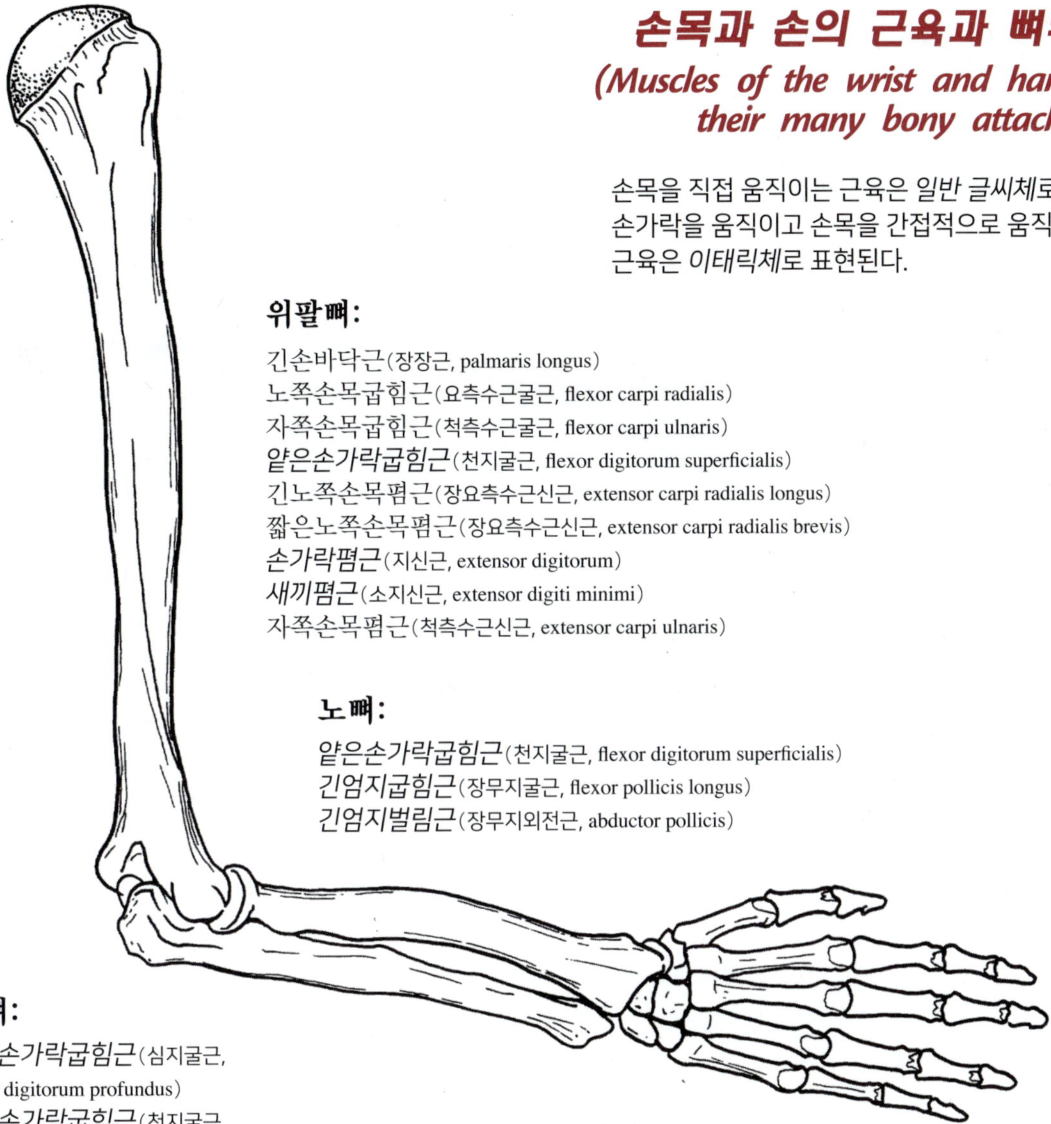

위팔뼈:

긴손바닥근(장장근, palmaris longus)
노쪽손목굽힘근(요측수근굴근, flexor carpi radialis)
자쪽손목굽힘근(척측수근굴근, flexor carpi ulnaris)
얕은손가락굽힘근(천지굴근, flexor digitorum superficialis)
긴노쪽손목폄근(장요측수근신근, extensor carpi radialis longus)
짧은노쪽손목폄근(장요측수근신근, extensor carpi radialis brevis)
손가락폄근(지신근, extensor digitorum)
새끼폄근(소지신근, extensor digiti minimi)
자쪽손목폄근(척측수근신근, extensor carpi ulnaris)

노뼈:

얕은손가락굽힘근(천지굴근, flexor digitorum superficialis)
긴엄지굽힘근(장무지굴근, flexor pollicis longus)
긴엄지벌림근(장무지외전근, abductor pollicis)

자뼈:

깊은손가락굽힘근(심지굴근, flexor digitorum profundus)
얕은손가락굽힘근(천지굴근, flexor digitorum superficialis)
긴엄지굽힘근(flexor pollicis longus)
자쪽손목굽힘근(flexor carpi ulnaris)
긴엄지벌림근(abductor pollicis longus)
긴엄지폄근(extensor pollicis longus)
짧은엄지폄근(extensor pollicis brevis)
집게폄근(시지신근, extensor indicis)
자쪽손목폄근(extensor carpi ulnaris)

손목뼈와 중간손목관절:

긴손바닥근(palmaris longus)
노쪽손목굽힘근(flexor carpi radialis)
자쪽손목굽힘근(flexor carpi ulnaris)
긴노쪽손목폄근(extensor carpi radialis longus)
짧은노쪽손목폄근
(extensor carpi radialis brevis)
자쪽손목폄근(extensor carpi ulnaris)
긴엄지벌림근(abductor pollicis longus)

마디뼈:

깊은손가락굽힘근(flexor digitorum profundus)
얕은손가락굽힘근(flexor digitorum superficialis)
긴엄지굽힘근(flexor pollicis longus)
긴엄지폄근(extensor pollicis longus)
짧은엄지폄근(extensor pollicis brevis)
손가락폄근(extensor digitorum)
집게폄근(extensor indicis)
새끼폄근(소지신근, extensor digiti minimi)

부가적으로, 손의 **내재근**으로서 손의 뼈들에만 부착하는 근육이 있다.
엄지를 움직이고 엄지바닥의 바닥쪽에 언덕을 형성하는 근육들은 ***엄지두덩***이라고 불린다.
새끼손가락을 움직이고 자쪽을 따라 언덕을 형성하는 근육은 ***새끼두덩***으로 불린다.
손허리뼈 사이에 위치하는 내재근으로는 ***뼈사이근***과 ***벌레근***이 있다.

손목의 굽힘근(*Flexors of wrist*)

아래팔의 앞쪽면에 위치하는
3개의 굽힘근이 있다.
그들은 위팔뼈의 안쪽 위관절융기에서
시작하여 손목에 부착한다.

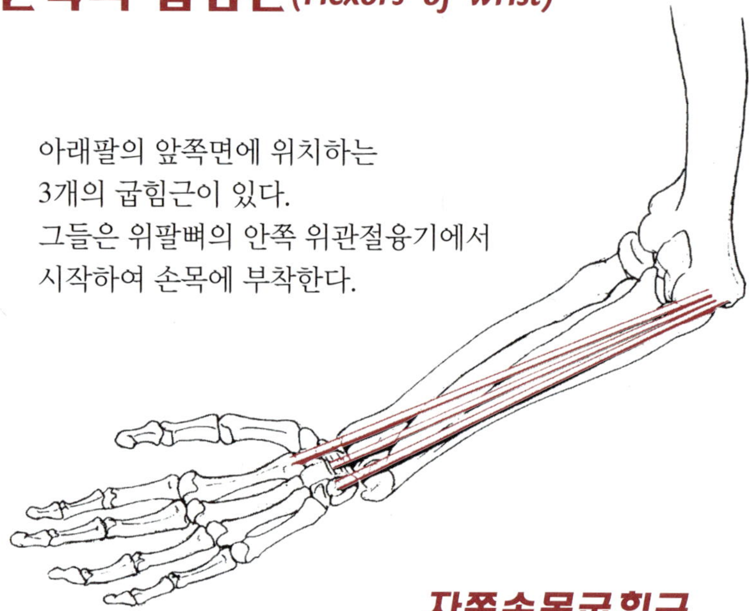

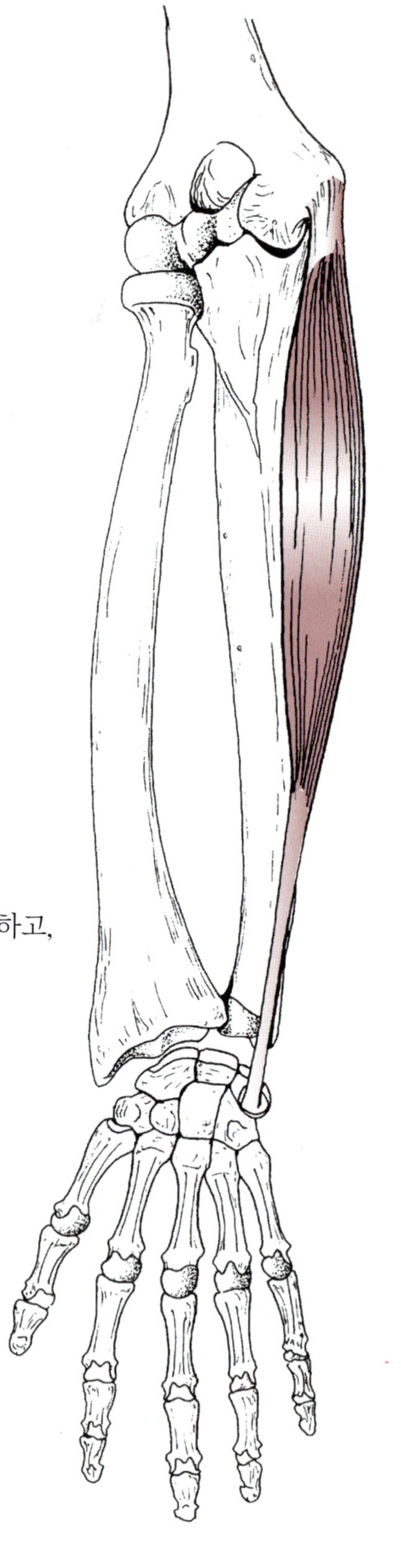

자쪽손목굽힘근
(척측수근굴근, flexor carpi ulnaris)

자쪽손목굽힘근은
위팔뼈의 안쪽 위관절융기에서
공동 굽힘근 이는곳을 형성하고,

자뼈의 안쪽면과 붓돌기를 따라
아래로 주행한 후, 콩알뼈에 부착하고,
또 갈고리뼈에도 부착한다.

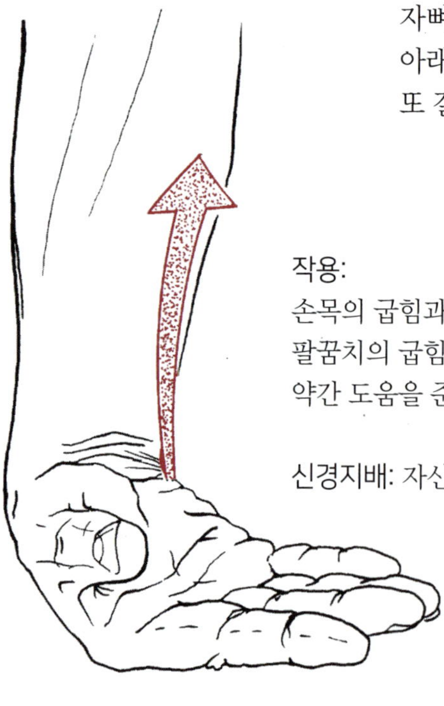

작용:
손목의 굽힘과 모음;
팔꿈치의 굽힘에도
약간 도움을 준다.

신경지배: 자신경(C7-C8)

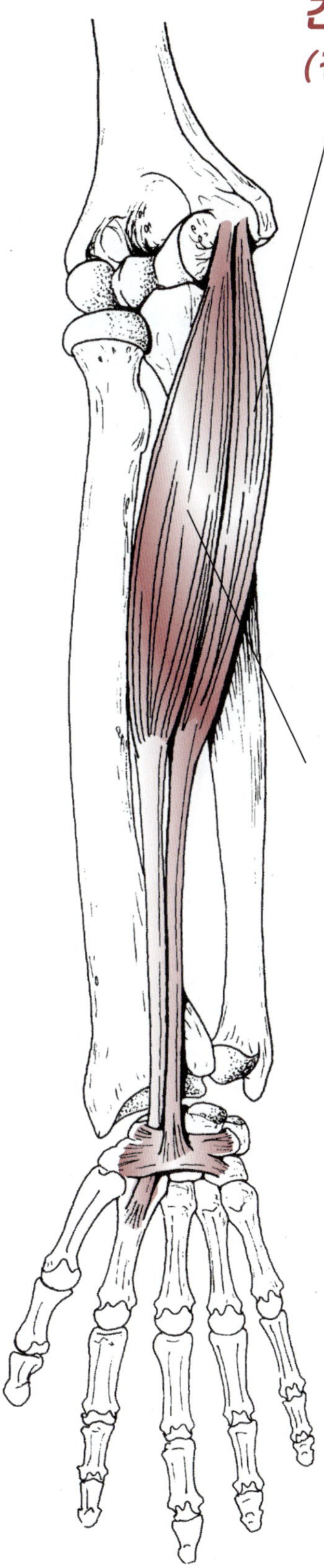

긴손바닥근
(장장근, *palmaris longus*)

긴손바닥근은 위팔뼈의
안쪽 위관절융기에 있는
공동 굽힘근 이는곳에서 시작하여
굽힘근지지띠와 손바닥근막에
부착한다.

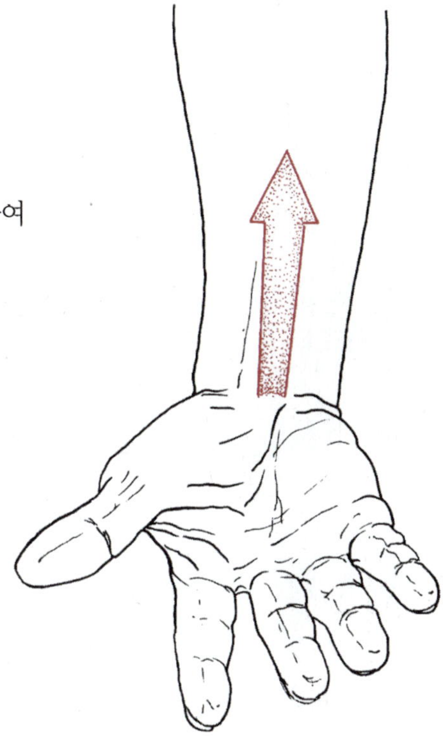

작용:
손목의 굽힘;
팔꿈치 굽힘의 보조.

신경지배: 정중신경(C7-C8)

노쪽손목굽힘근(요측수근굴근, *flexor carpi radialis*)

노쪽손목굽힘근은 위팔뼈의
안쪽 위관절융기에 있는 공동 굽힘근 이는곳에서
시작하여 아래팔을 따라 아래로 주행한다.
노쪽손목굽힘근의 힘줄은
손목굴 밑을 지난 후,
2번과 3번의 손허리뼈바닥에 부착한다.

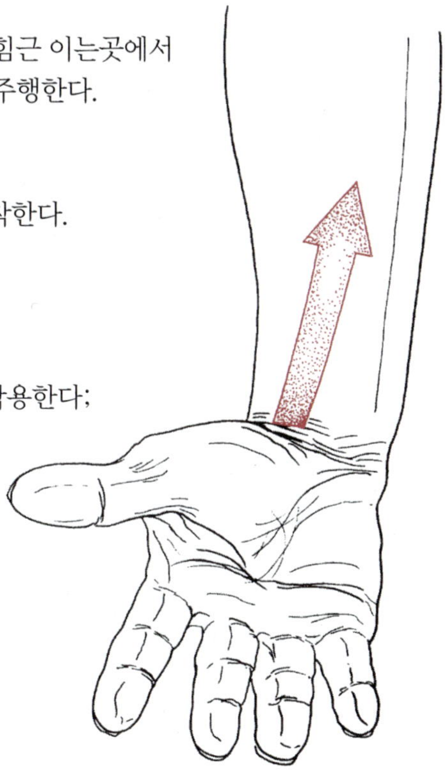

작용:
손목의 굽힘과 벌림이고,
노손목관절과 중간손목관절에 작용한다;
팔꿈치의 굽힘과 엎침에도
약간 도움을 준다.

신경지배: 정중신경(C6-C7)

손목의 폄근(Muscles of the wrist)

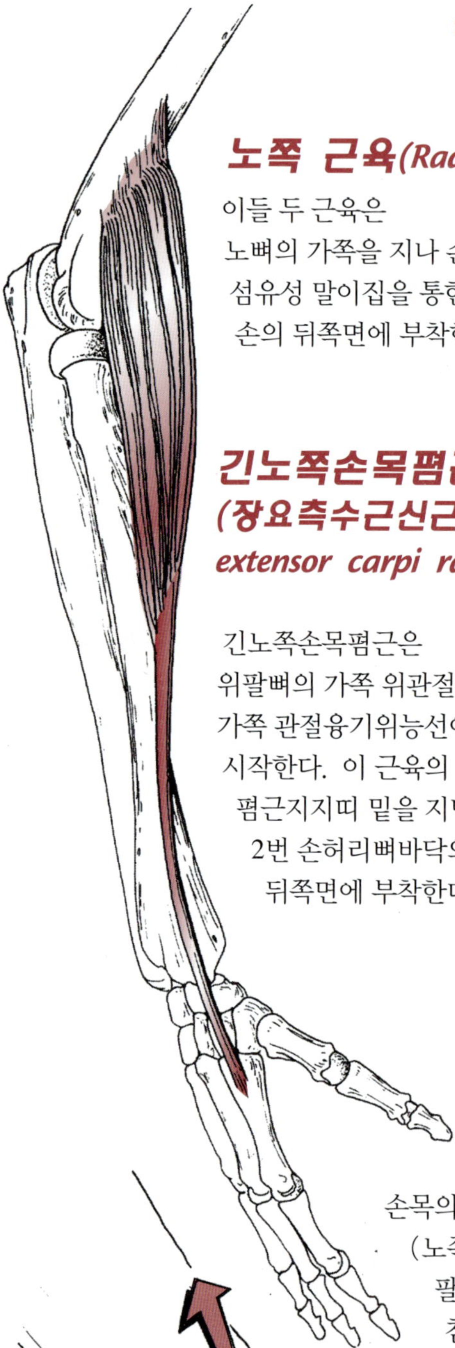

노쪽 근육(Radialis muscles)

이들 두 근육은
노뼈의 가쪽을 지나 손목에 있는
섬유성 말이집을 통한 후,
손의 뒤쪽면에 부착한다.

긴노쪽손목폄근 (장요측수근신근, extensor carpi radialis lonus)

긴노쪽손목폄근은
위팔뼈의 가쪽 위관절융기와
가쪽 관절융기위능선에서
시작한다. 이 근육의 힘줄은
폄근지지띠 밑을 지난 후,
2번 손허리뼈바닥의
뒤쪽면에 부착한다.

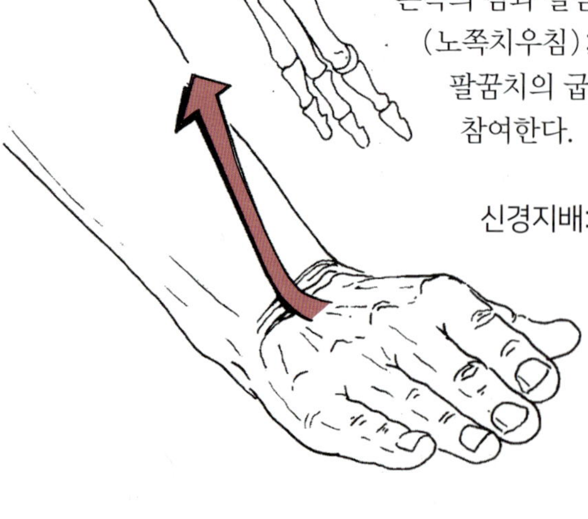

작용:
손목의 폄과 벌림
(노쪽치우침);
팔꿈치의 굽힘에도
참여한다.

신경지배: 노신경(C6-C7)

짧은노쪽손목폄근 (단요측수근신근, extensor carpi radialis brevis)

짧은노쪽손목폄근은
공동 폄근 이는곳에서
시작하여 3번 손허리뼈바닥의
뒤쪽면에 부착한다.

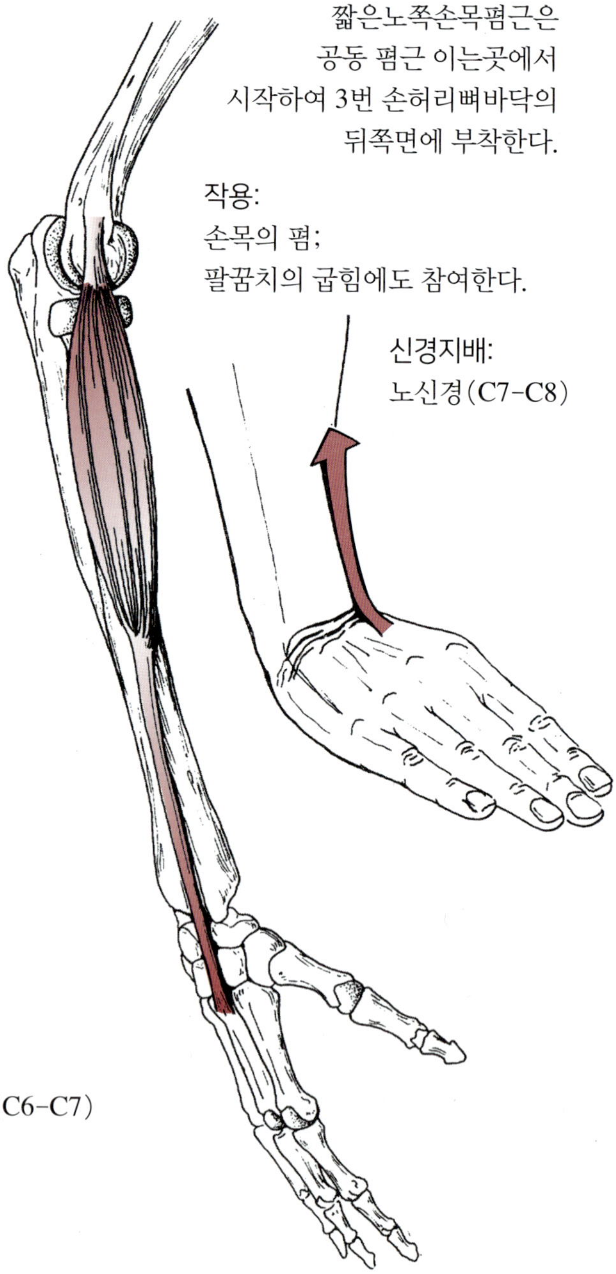

작용:
손목의 폄;
팔꿈치의 굽힘에도 참여한다.

신경지배:
노신경(C7-C8)

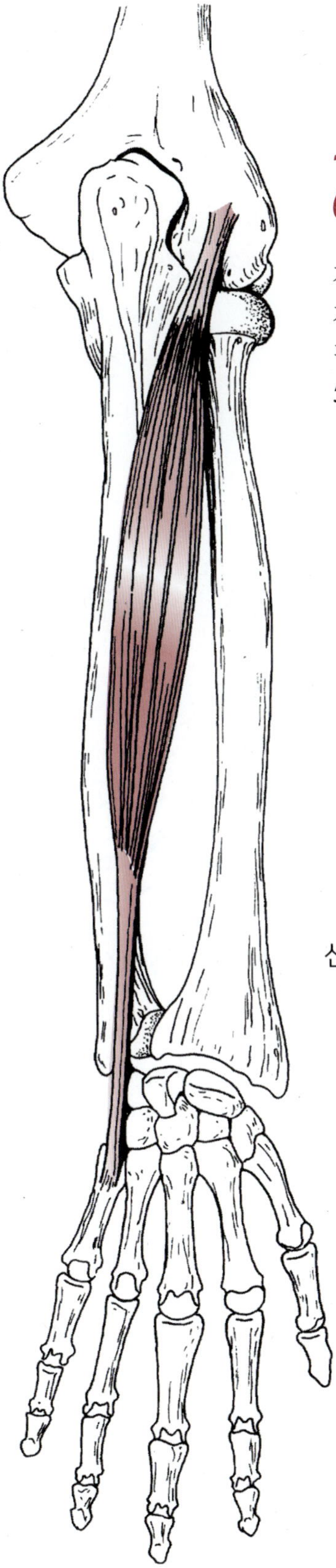

자쪽손목폄근
(척측수근신근, extensor carpi ulnaris)

자쪽손목폄근은 공동 폄근 이는곳과
자뼈의 뒤쪽 경계면에서 시작하여
폄근지지띠 밑을 지난 후,
5번 손허리뼈바닥의 뒤쪽면에 부착한다.

작용:
손목의 폄과 모음;
팔꿈치의 폄에도 약간 참여한다.

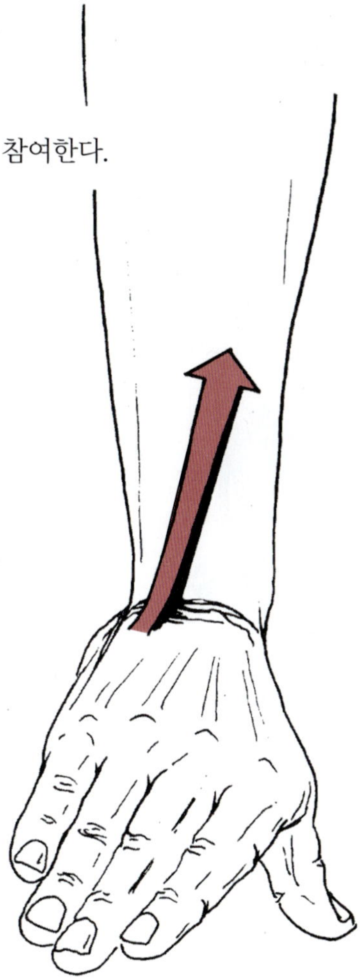

신경지배: 노신경(C7–C8)

손가락의 외재 굽힘근(Extrinsic flexors of the fingers)

이들 근육은 2개의 근육으로 되어 있으며,
아래팔 앞쪽면의 상단에서 각 근육의 힘살이 배열되어 있고,
각 근육의 힘줄은 마디뼈에 부착한다.

깊은손가락굽힘근(심지굴근, flexor digitorum profundus)

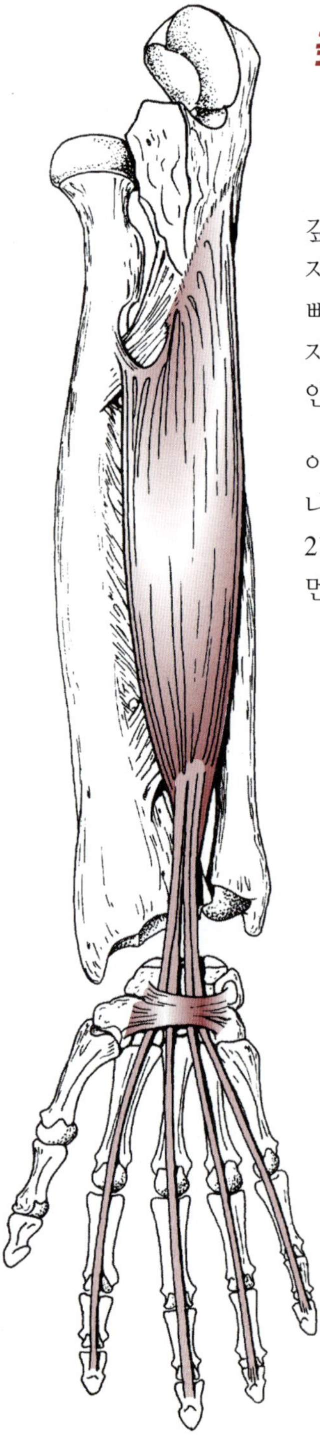

깊은손가락굽힘근은 자뼈 안쪽의 앞쪽면과 뼈사이막(노뼈와 자뼈를 연결하는)의 안쪽 절반에서 시작한다.

이 근육은 4개의 힘줄로 나누어져 손목굴을 통과한 후, 2번 손가락에서 5번 손가락까지 먼쪽마디뼈에 부착한다.

손허리뼈 레벨에서,
이들 힘줄은 벌레근에 부착한다.

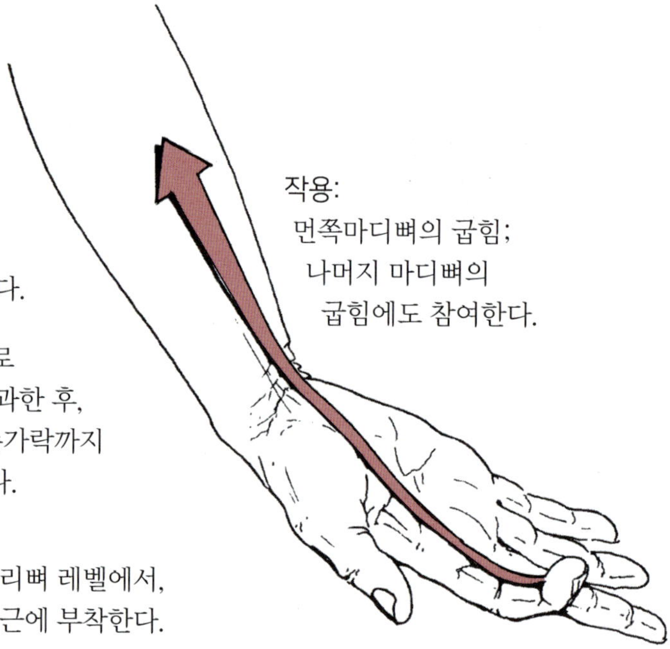

작용:
먼쪽마디뼈의 굽힘;
나머지 마디뼈의 굽힘에도 참여한다.

신경지배: 정중신경(C7–T1)

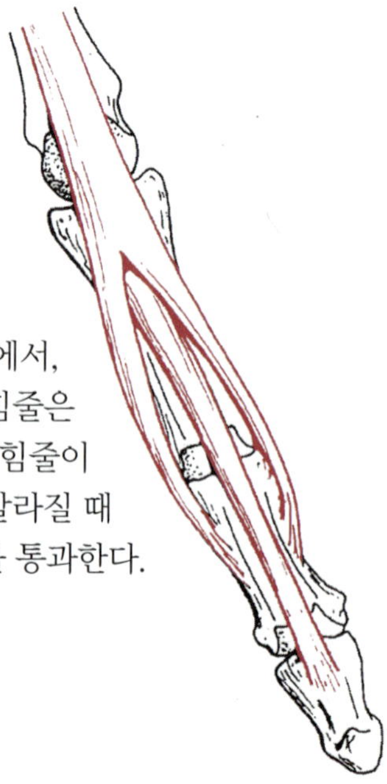

중간마디뼈 레벨에서,
깊은손가락굽힘근의 힘줄은
얕은손가락굽힘근의 힘줄이
2개로 갈라질 때
형성된 패임을 통과한다.

얕은손가락굽힘근(천지굴근, *flexor digitorum superficialis*)

얕은손가락굽힘근은 2개의 갈래를 가진다:

–한 갈래는
공동 굽힘근 이는곳과
자뼈의 갈고리돌기에서 시작한다;

–다른 갈래는
노뼈의 앞쪽면에서 시작한다.

이 근육은 4개의 힘줄로
나누어져 손목굴
(깊은손가락굽힘근
힘줄보다 얕게 지나가고)을
통과한 후, Y 자 형태
(깊은손가락굽힘근의
힘줄이 통과할 수 있도록)로
갈라져서 2번 손가락에서
5번 손가락까지
중간마디뼈의 양측면에
부착한다.

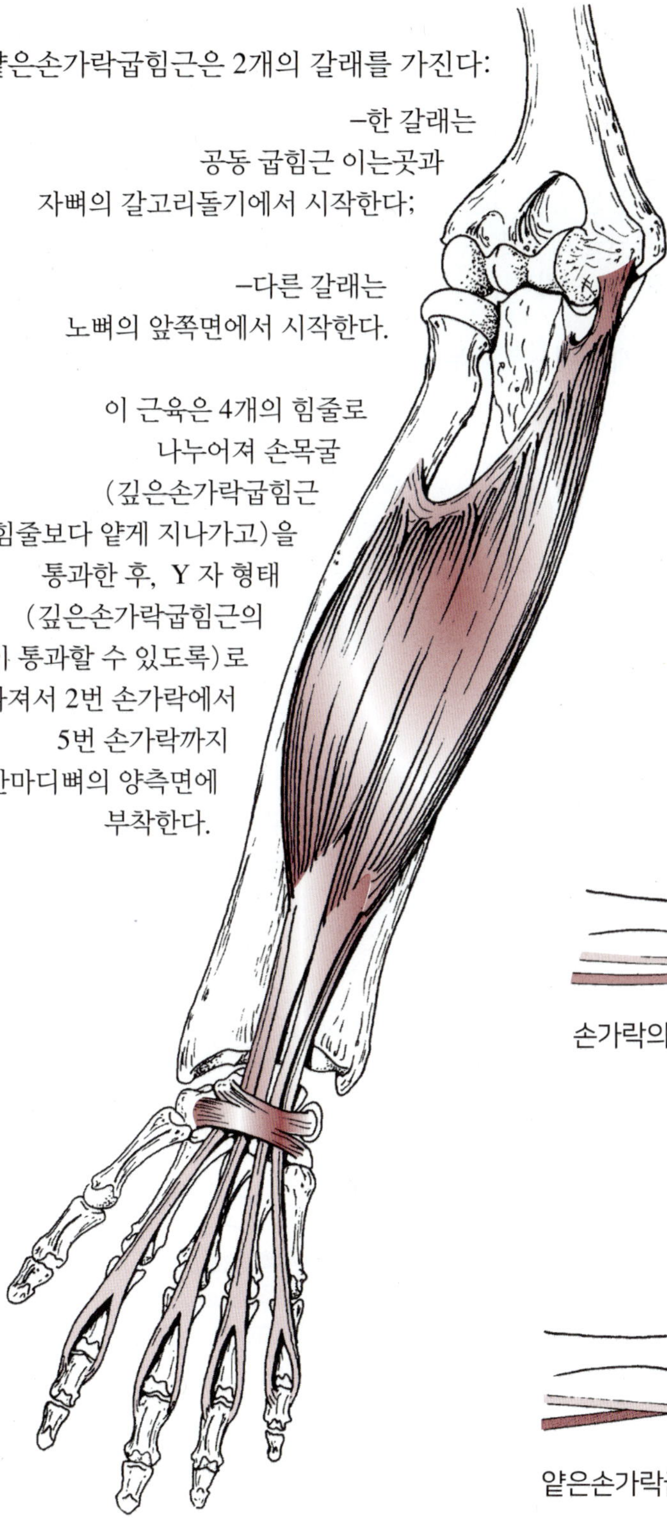

작용:
중간마디뼈의 굽힘;
섬유성 말이집 때문에
몸쪽마디뼈의 굽힘.
이 근육은 손목의 굽힘을 돕고,
또 팔꿈치의 굽힘에도
참여한다.

신경지배:
정중신경(C7–T1)

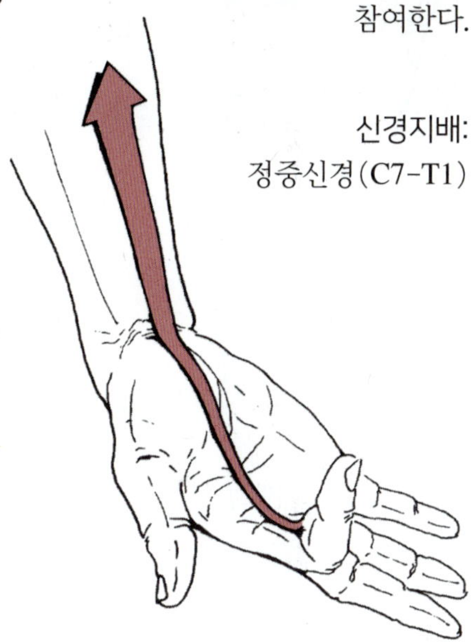

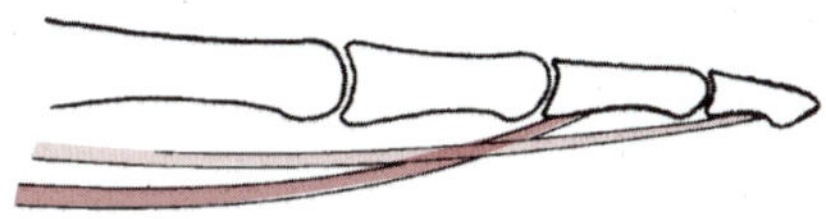

손가락의 측면은 굽힘근 근육의 힘을 보여준다.

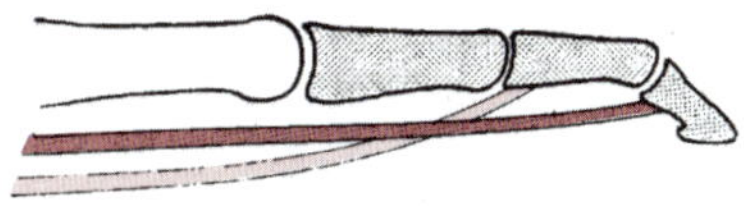

깊은손가락굽힘근의 작용

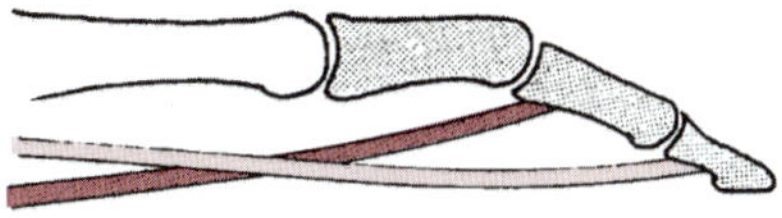

얕은손가락굽힘근의 작용

손가락의 외재 폄근(*Extrinsic extensor of the fingers*)

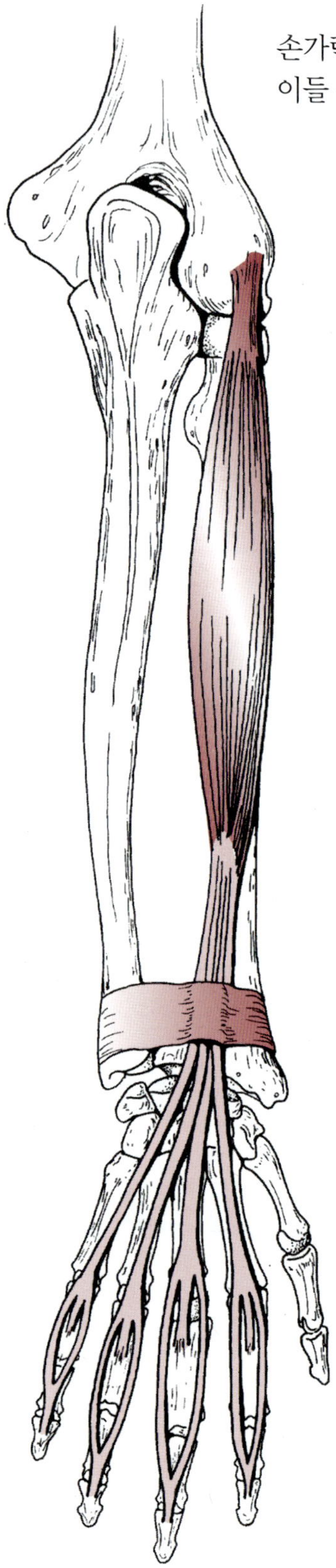

손가락 외재 폄근은 3개 근육이며, 아래팔의 뒤쪽면에 위치한다.
이들 근육의 힘줄은 손의 뒤쪽면에 부착한다.

손가락폄근(지신근, *extensor digitorum*)

손가락폄근은 공동 폄근 이는곳에서 시작하여
아래팔의 뒤쪽면을 내려간 후,
4개의 힘줄로 나누어진다.

각 힘줄들은 3개의 밴드로 나누어지고,

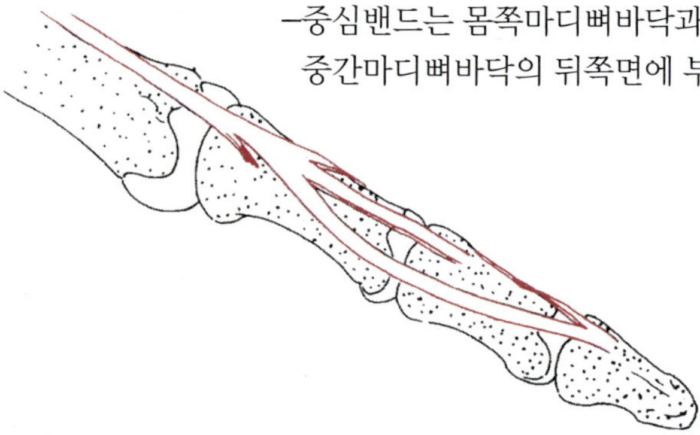

–중심밴드는 몸쪽마디뼈바닥과
중간마디뼈바닥의 뒤쪽면에 부착하고,

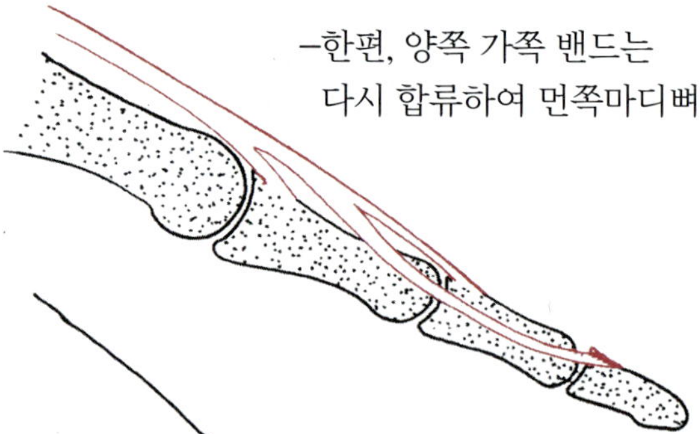

–한편, 양쪽 가쪽 밴드는
다시 합류하여 먼쪽마디뼈바닥에 부착한다.

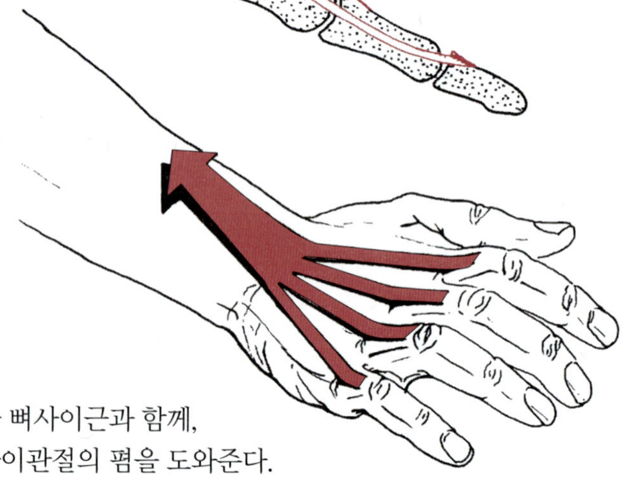

작용:
벌레근과 뼈사이근과 함께,
마디뼈사이관절의 폄을 도와준다.

신경지배: 노신경(C6–C8)

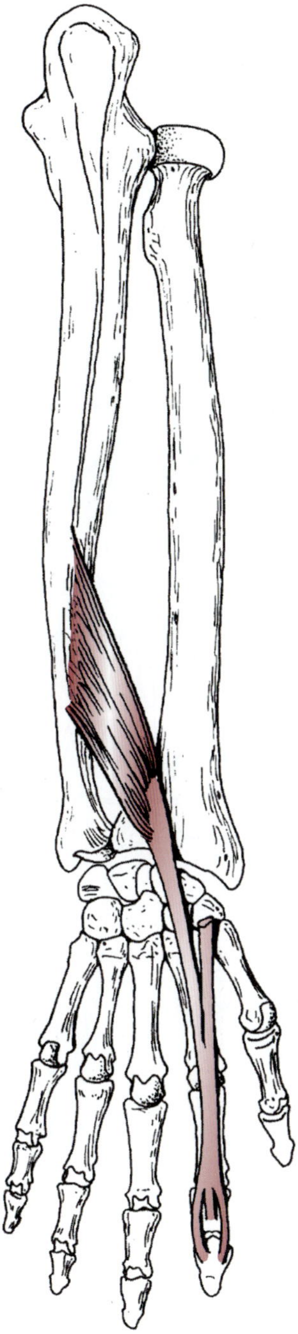

집게폄근(시지신근, *extensor indicis*)

집게폄근은 긴엄지폄근 이는곳의 아래쪽인 자뼈의 뒤쪽면과 뼈사이막에서 시작한다(p.189 참고). 힘줄은 집게손가락으로 가는 손가락폄근의 힘줄과 결합한다.

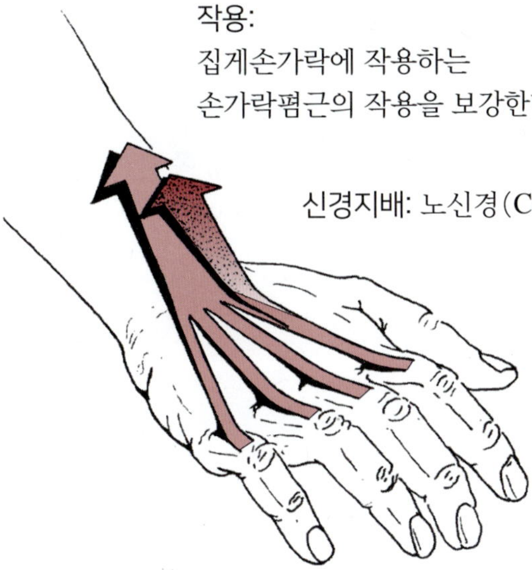

작용:
집게손가락에 작용하는 손가락폄근의 작용을 보강한다.

신경지배: 노신경(C6–C8)

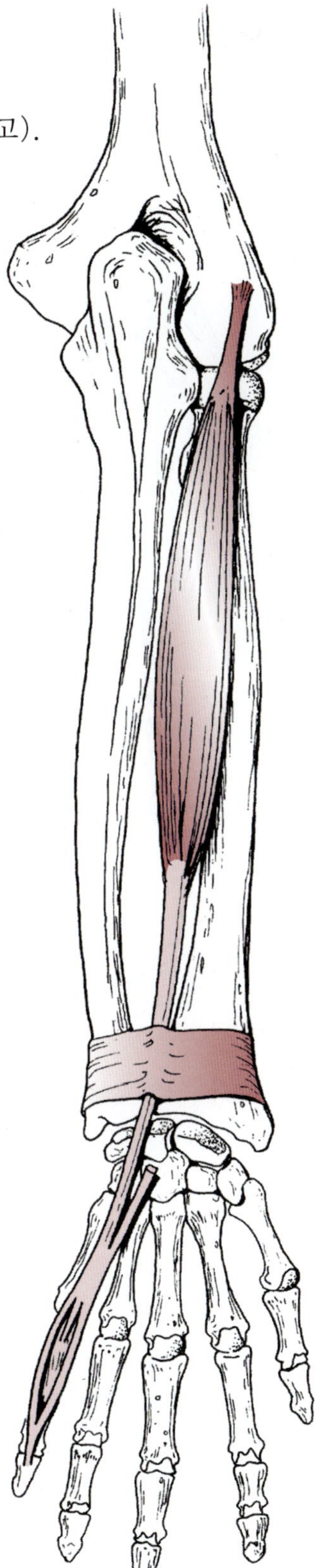

새끼폄근(소지신근, *extensor digiti minimi*)

새끼폄근은 공동 폄근 이는곳에서 시작하여 새끼손가락으로 가는 손가락폄근의 힘줄과 합류한다.

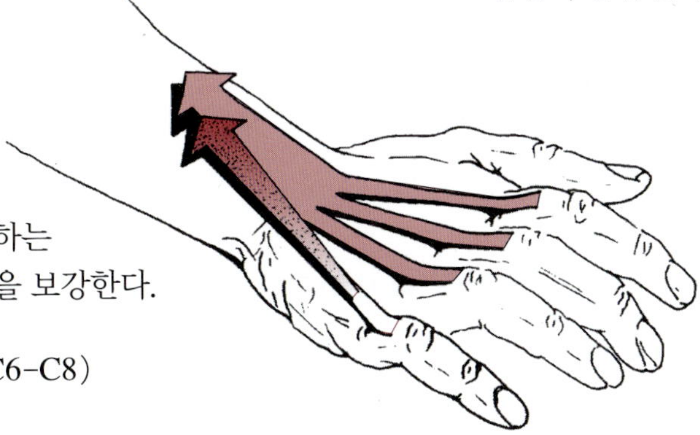

작용:
새끼손가락에 작용하는 손가락폄근의 작용을 보강한다.

신경지배: 노신경(C6–C8)

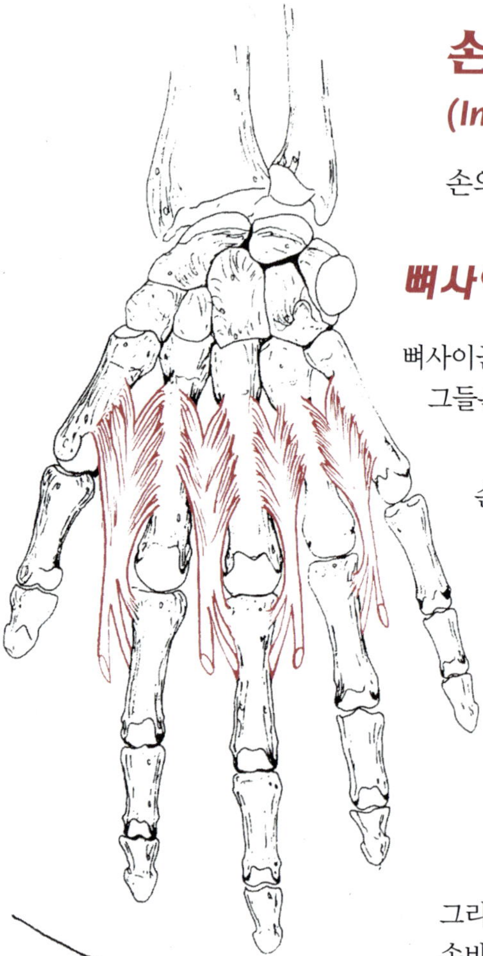

손가락을 움직이는 내재 근육
(Instrinsic muscles that move the fingers)

손의 내재근은 손의 뼈에만 부착되는 근육이다.

뼈사이근(골간근, interossei)

뼈사이근은 손허리뼈에서 기시하는 작은 근육이다.
그들은 손허리뼈 사이의 공간을 차지한다.

손등의 가까운 곳에서
기시하는 4개의 **등쪽뼈사이근**
(dorsal interossei)이 있다.

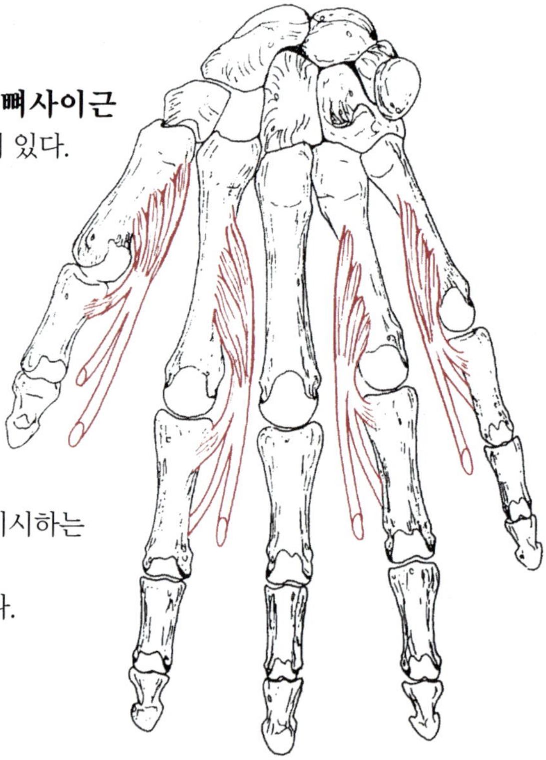

그리고
손바닥의 가까운 곳에서 기시하는
3개의 **바닥쪽뼈사이근**
(palmar interossei)이 있다.

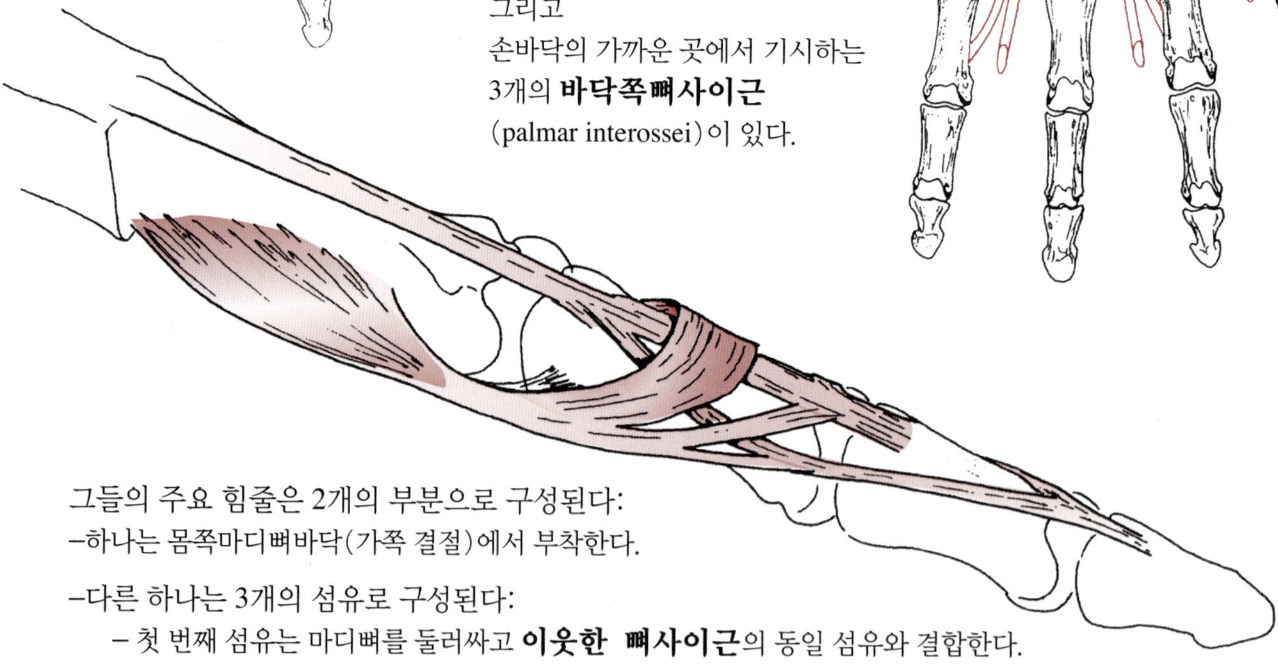

그들의 주요 힘줄은 2개의 부분으로 구성된다:
–하나는 몸쪽마디뼈바닥(가쪽 결절)에서 부착한다.

–다른 하나는 3개의 섬유로 구성된다:
– 첫 번째 섬유는 마디뼈를 둘러싸고 **이웃한 뼈사이근**의 동일 섬유와 결합한다.
– 두 번째와 세 번째 섬유는 몸쪽마디뼈와 중간마디뼈의 레벨에서 손가락폄근 힘줄의 모서리에 부착한다.

작용:

등쪽뼈사이근은
손가락 벌림이고
바닥쪽뼈사이근은
손가락 모음이다.

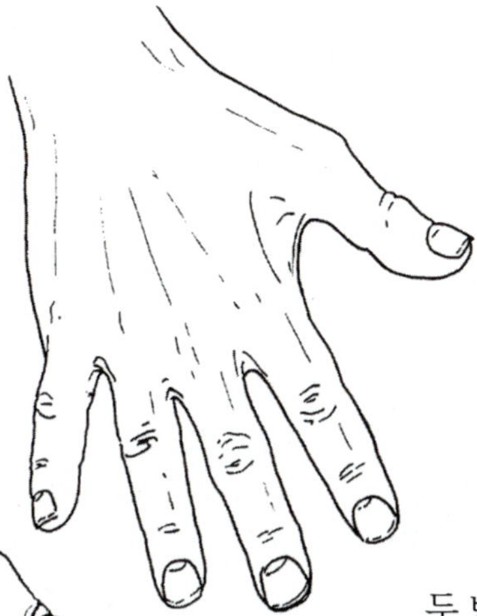

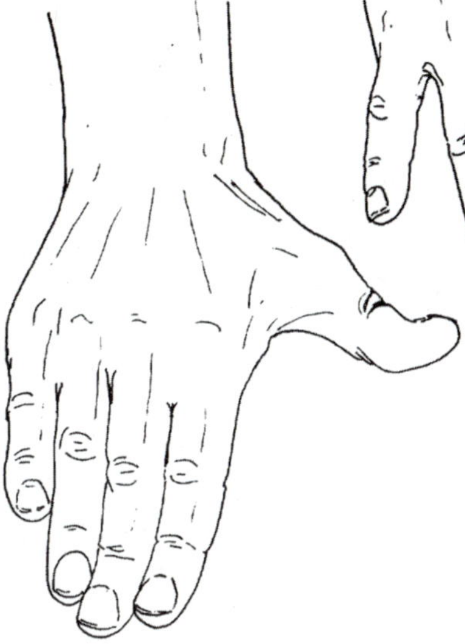

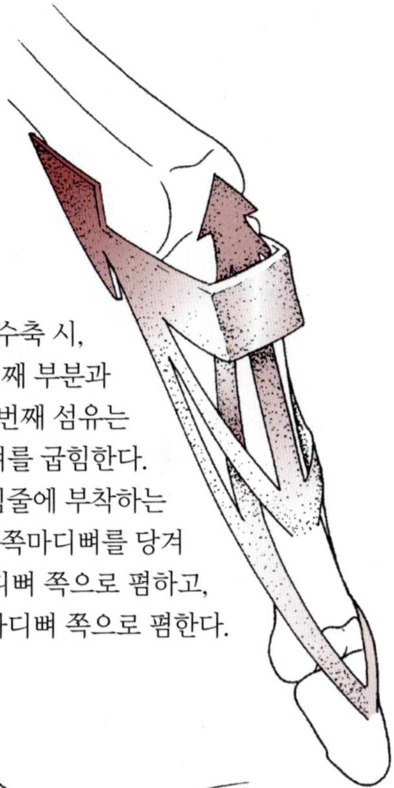

양측 수축 시,
힘줄의 첫 번째 부분과
두 번째 부분의 첫 번째 섬유는
몸쪽마디뼈를 굽힌다.
폄근 힘줄에 부착하는
두 번째 섬유는 몸쪽마디뼈를 당겨
중간마디뼈를 몸쪽마디뼈 쪽으로 펴고,
먼쪽마디뼈를 중간마디뼈 쪽으로 편다.

신경지배: 자신경(C8–T1)

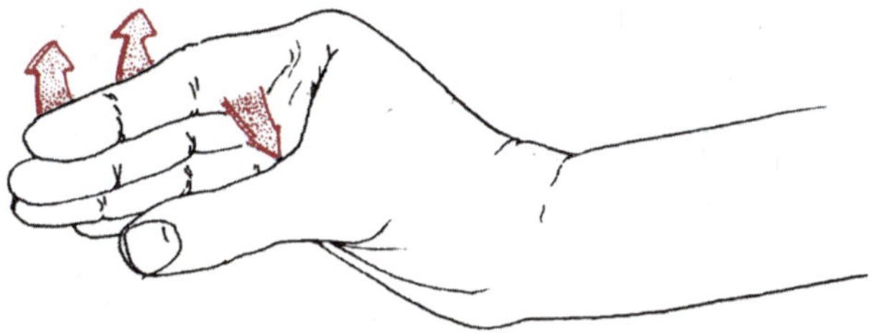

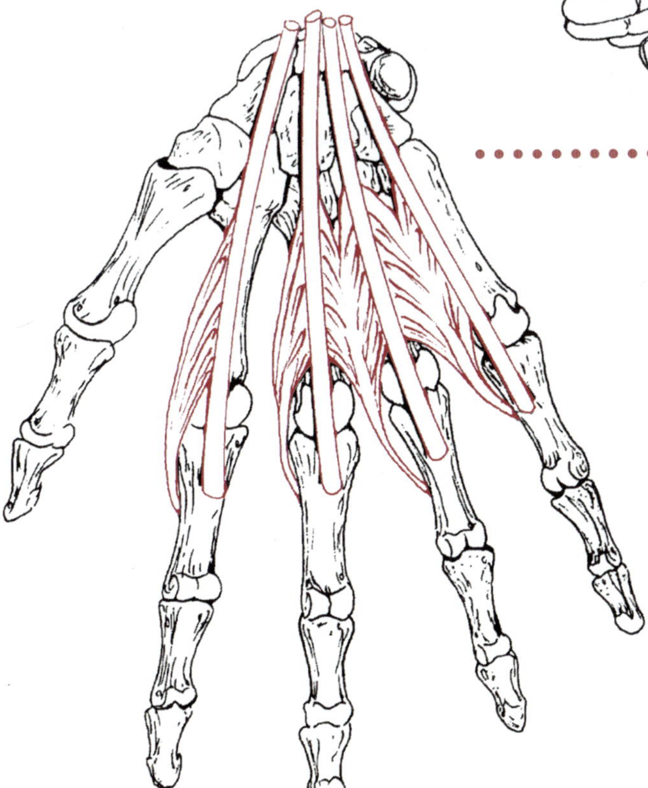

벌레근(충양근, *lumbricals*)

4개의 벌레근은
깊은손가락굽힘근의 힘줄에서
시작하여 손가락폄근 힘줄에 부착한다.

작용:

벌레근은 손허리손가락관절을 굽힘하고,
마디뼈사이관절을 편다.

신경지배: 자신경(C8–T1)

새끼손가락의 내재 근육(Intrinsic muscles of 5th finger)

새끼두덩의 힘살은 손바닥의 안쪽에 있는 새끼두덩(소지구)의 크기를 제공한다.

새끼맞섬근(소지대립근, *opponens digiti minimi*)

새끼맞섬근은 굽힘근지지띠와 갈고리뼈 혹에서 시작하여 5번 손허리뼈의 안쪽면에 부착한다.

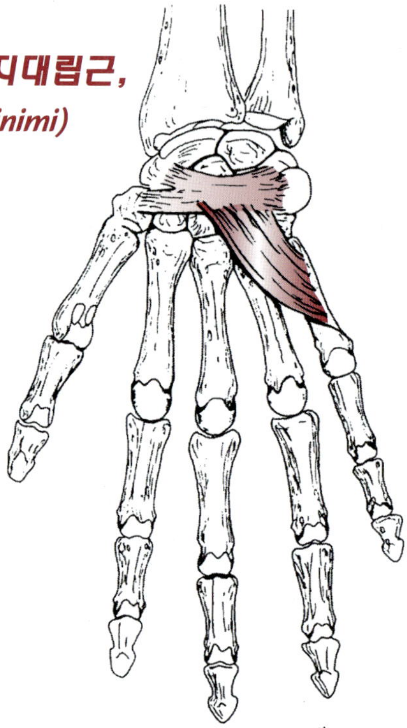

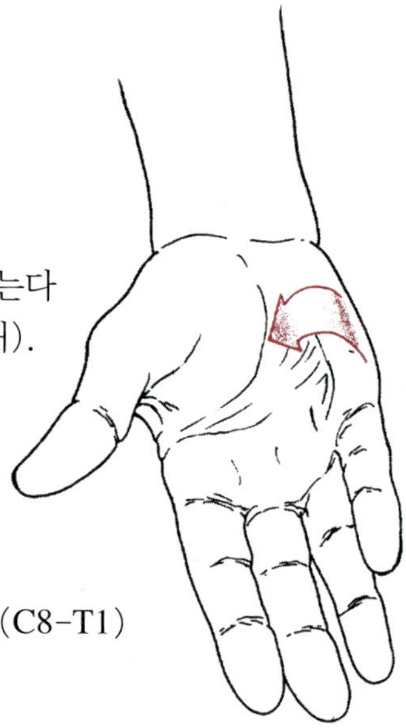

작용:
새끼손가락이 엄지 쪽으로 움직이는 것을 돕는다(잡기 활동을 위해).

신경지배: 자신경(C8–T1)

새끼굽힘근(소지굴근, *flexor digiti minimi*)

새끼굽힘근은 새끼맞섬근과 같은 이는곳을 갖고, 5번 손가락의 몸쪽마디뼈바닥에 부착한다.

작용: 새끼손가락의 굽힘

신경지배: 자신경 (C8–T1)

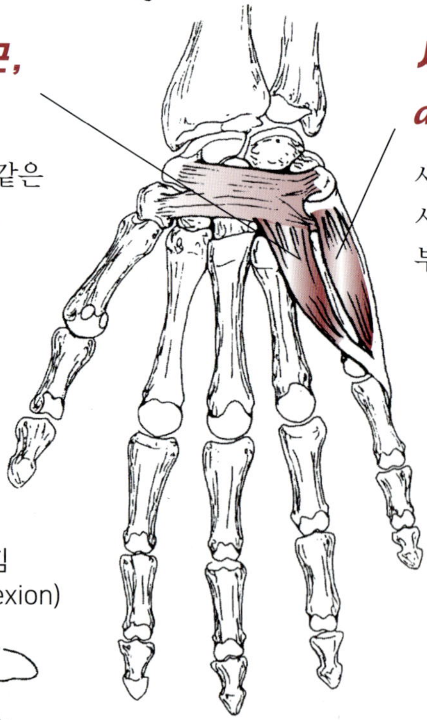

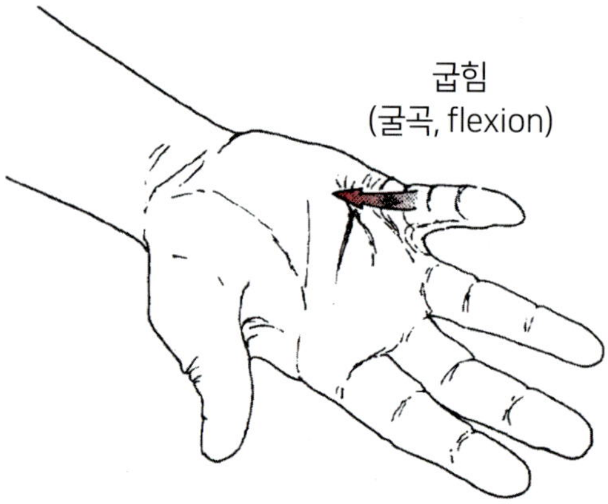

새끼벌림근(소지외전근, *abductor digiti minimi*)

새끼벌림근은 콩알뼈와 굽힘근지지띠에서 시작하여 새끼굽힘근과 같은 닿는곳에 부착한다.

작용: 새끼손가락의 벌림과 몸쪽마디뼈의 굽힘

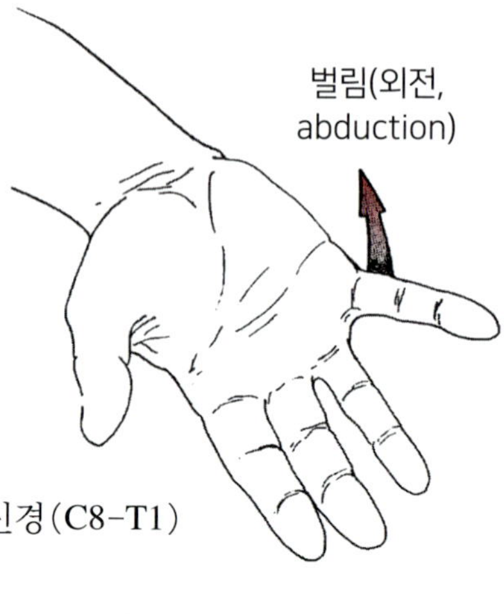

신경지배: 자신경(C8–T1)

엄지의 손목손허리관절(수근중수관절)
(Carpometacarpal articulation of thumb)

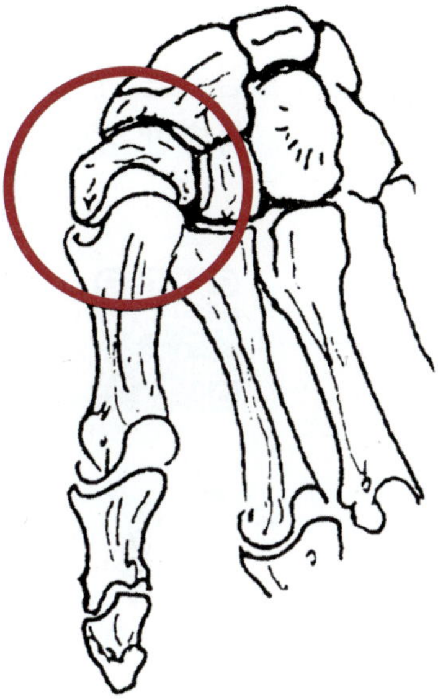

큰마름뼈의 아래쪽면은:
- 가로로 오목하고,
- 앞뒤로 볼록하다.

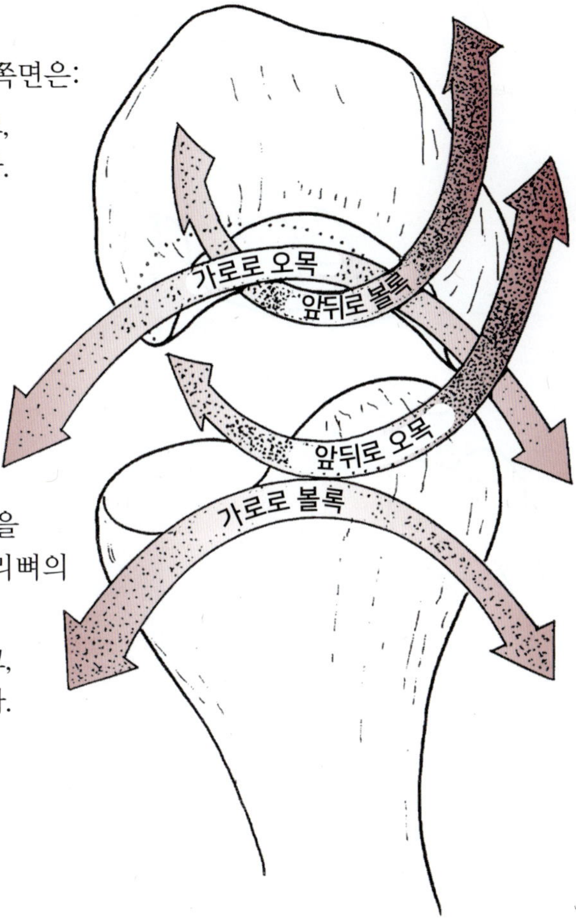

큰마름뼈와 관절을 이루는 1번 손허리뼈의 위쪽면은:
- 앞뒤로 오목하고,
- 가로로 볼록하다.

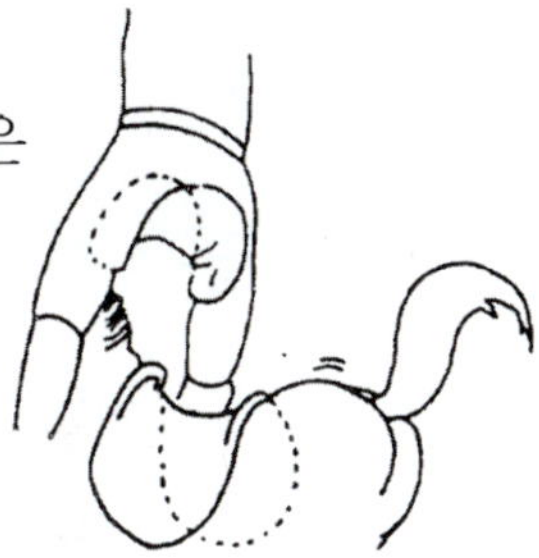

두 개의 관절면은 함께 하여 안장관절을 형성한다.

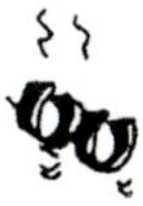

안장관절은 엄지가 3개의 운동면 (p.10–12에서 설명된)에서 움직이도록 만든다.

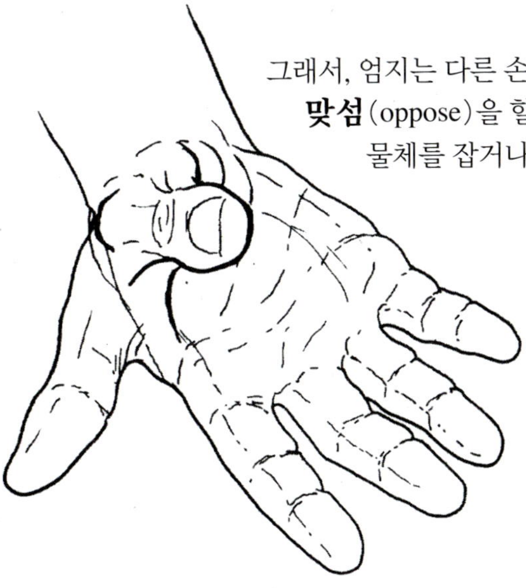

그래서, 엄지는 다른 손가락과 **맞섬**(oppose)을 할 수 있어서 물체를 잡거나 조작할 수 있다.

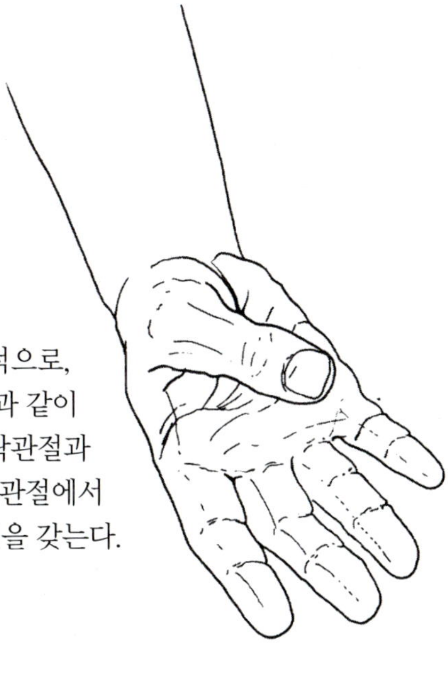

부가적으로, 엄지는 다른 손가락과 같이 손허리손가락관절과 마디뼈사이관절에서 동일한 가동성을 갖는다.

엄지(*Thumb*)

엄지는 나머지 손가락과 마주 보는
특별한 방향을 가진다:

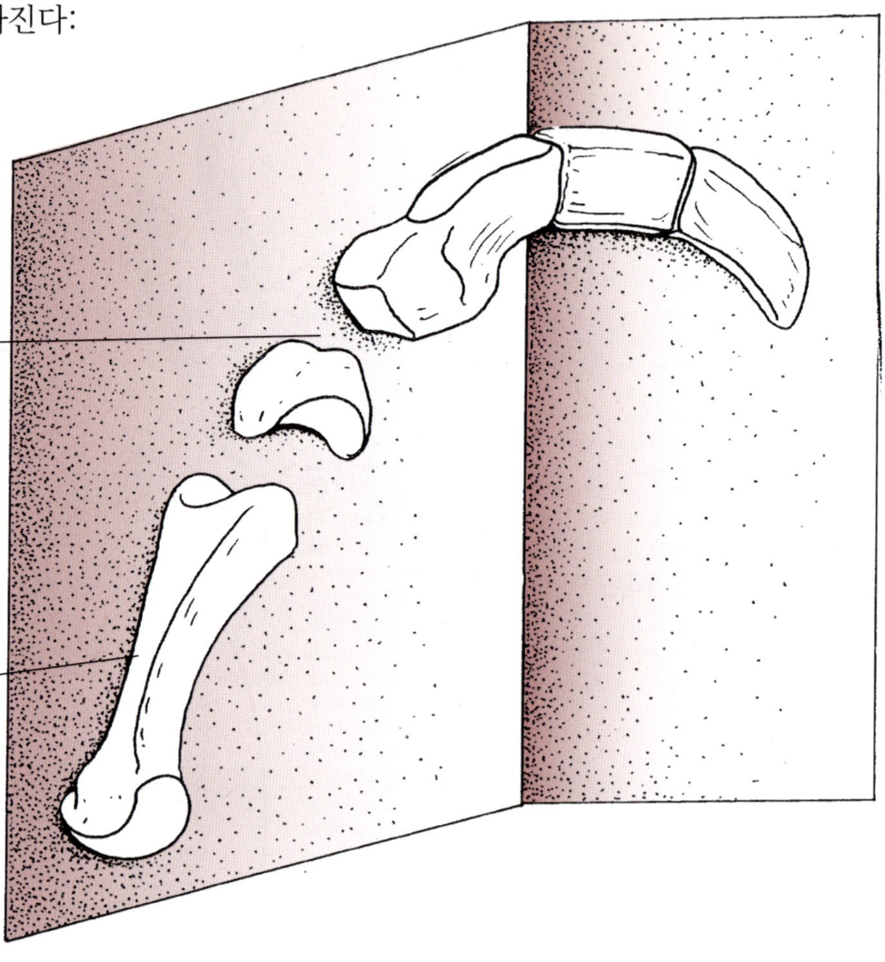

그래서 손이 휴식을 취할 때,
엄지는 나머지 손가락과 직각된 자세를 취한다.

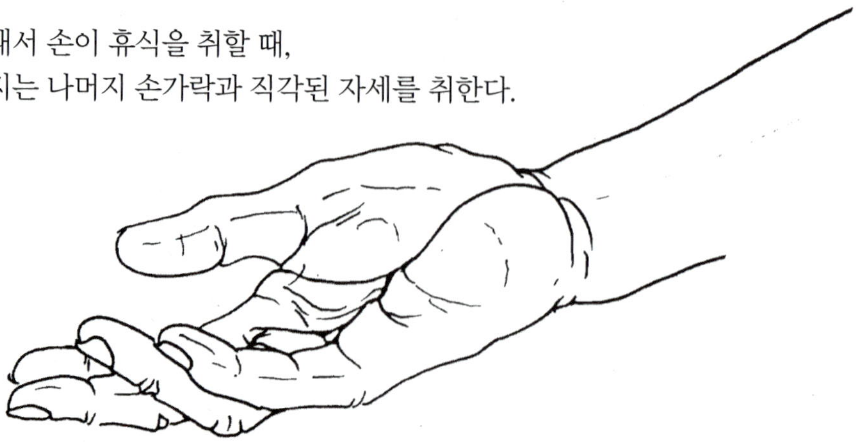

엄지의 움직임(즉, 1번 손허리뼈)은 나머지 손가락의 움직임과 다르게 정의되어야 한다:

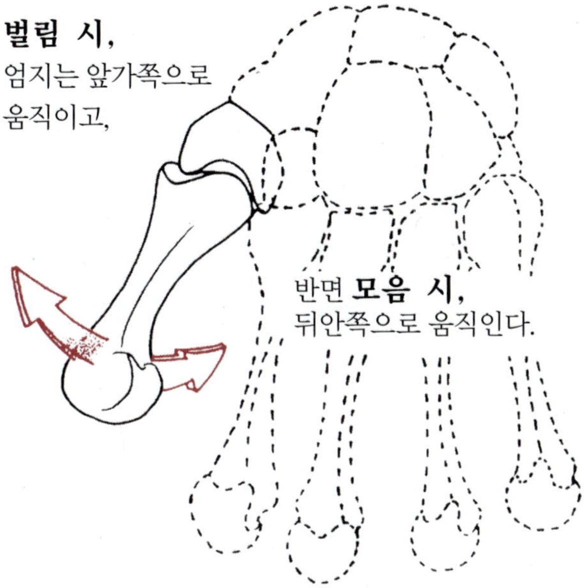

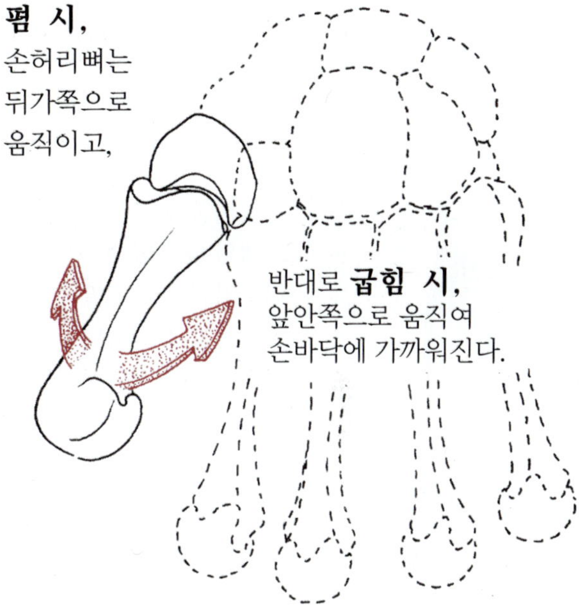

1번 손목손허리관절의 **관절주머니**는 느슨한 편이어서
위에서 설명된 움직임 이외에 몇 가지 축성 돌림을 허용하고,
엄지의 가동성을 더 좋게 만든다.

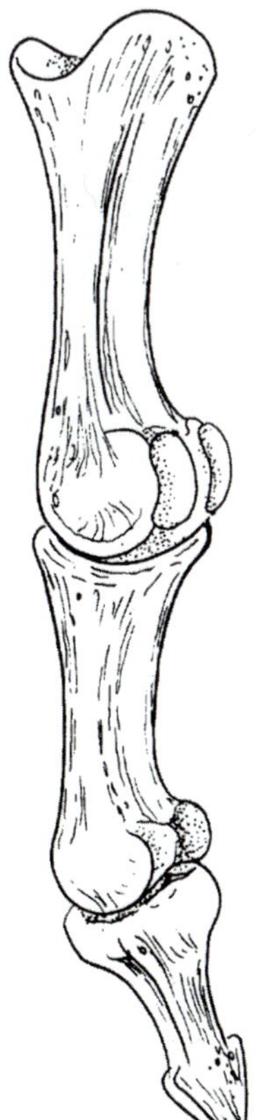

엄지 관절(Thumb joints)

손허리손가락관절(중수지관절, metacarpophalangeal joint)

몇몇 측면에서 볼 때,
1번 손허리손가락관절은 2번-5번 손허리손가락관절과 다르다:

- 1번 손허리손가락관절이 더 큰 편이다.
- 관절주머니가 더 느슨한 편이서 축성 돌림을 어느 정도 허용한다.
- 2개의 작은 종자뼈가 바닥근막 안에 박혀 있고,
  이런 종자뼈가 힘줄의 부착점으로 작용한다.

마디뼈사이관절(지골간 관절, interphalangeal joint)

엄지의 마디뼈사이관절은 2번-5번 손가락의 마디뼈사이관절과 비슷하지만,
관절의 크기가 더 큰 편이다.

엄지의 외재 근육(*Extrinsic muscles of the thumb*)

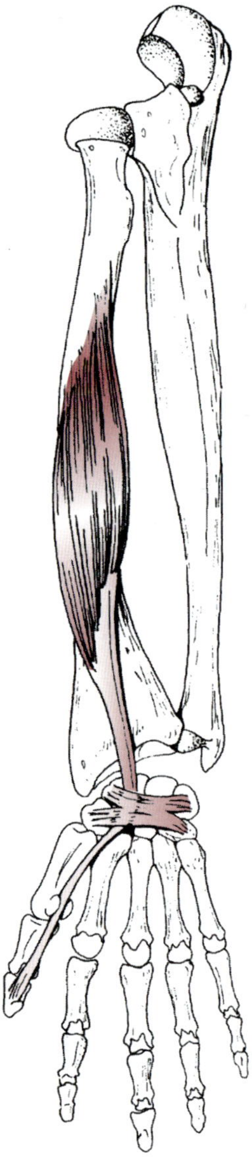

긴엄지굽힘근 (장무지굴근, *flexor pollicis longus*)

긴엄지굽힘근은
노뼈의 앞쪽면에서 시작한다.
긴엄지굽힘근 힘줄은
손목굴을 통과하여
엄지의 먼쪽마디뼈바닥에
부착한다.

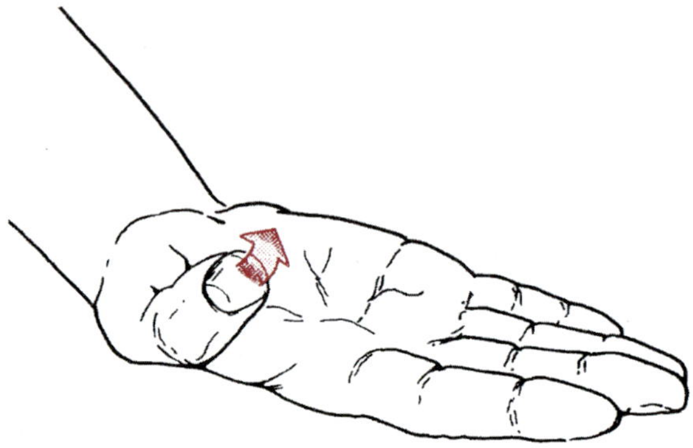

작용:
1번 마디뼈사이관절의 굽힘,
1번 손허리손가락관절의 굽힘, 그리고
1번 손목손허리관절의 굽힘;
손목의 굽힘과 벌림(노쪽치우침)을 돕는다.

신경지배: 앞뼈사이신경(C7-C8)

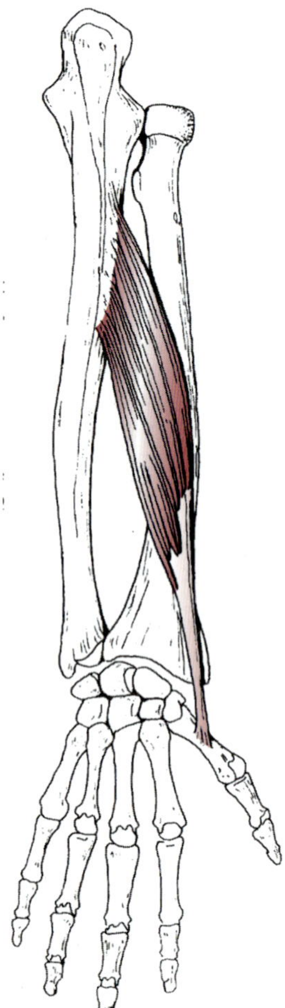

긴엄지벌림근(장무지외전근, *abductor pollicis longus*)

긴엄지벌림근은 뒤침근의 아래쪽인
자뼈, 노뼈 및 뼈사이막의
뒤쪽면에서 시작한다.
긴엄지벌림근의 힘줄은 폄근지지띠 밑을 지나
1번 손허리뼈바닥의 가쪽면에 부착한다.

작용:
엄지의 앞안쪽 움직임;

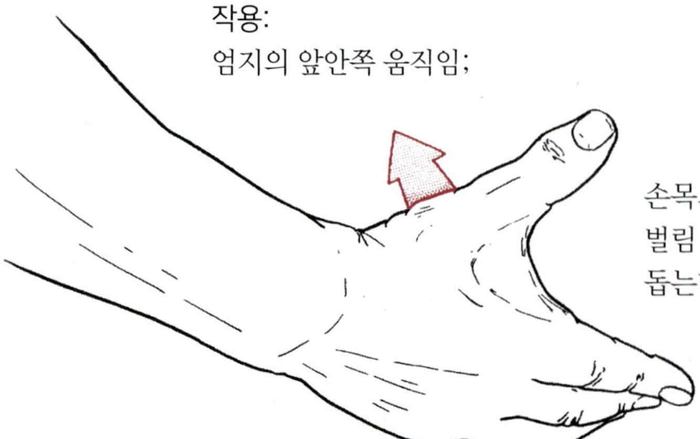

손목의 굽힘과
벌림(노쪽치우침)을
돕는다.

신경지배:
노신경(C7-C8)

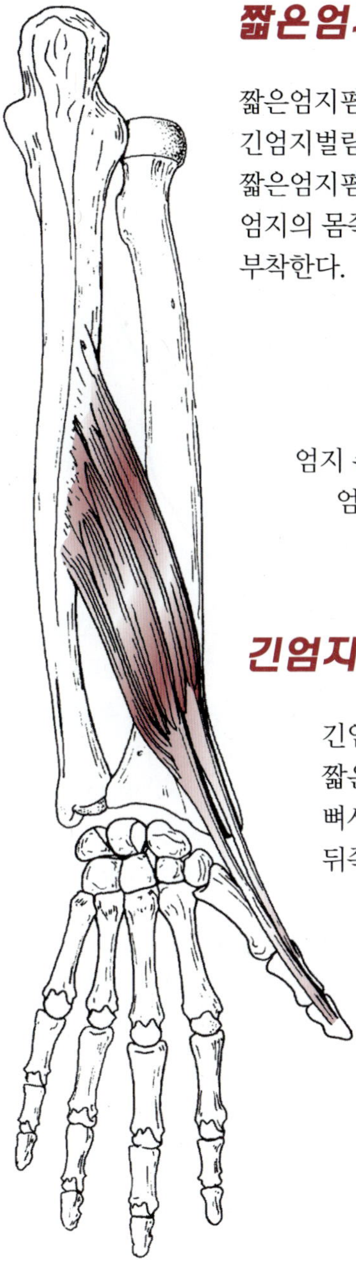

짧은엄지폄근(단무지신근, extensor pollicis brevis)

짧은엄지폄근은
긴엄지벌림근의 아래쪽에서 시작한다.
짧은엄지폄근의 힘줄은
엄지의 몸쪽마디뼈바닥에
부착한다.

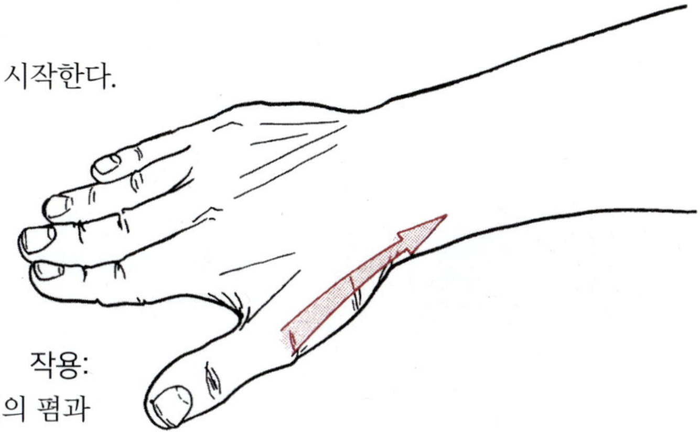

작용:
엄지 손허리손가락관절의 폄과
엄지 손목손허리관절의 폄;
엄지의 벌림을 돕는다.

신경지배: 노신경(C7–T1)

긴엄지폄근(장무지신근, extensor pollicis longus)

긴엄지폄근은
짧은엄지폄근의 아래쪽인,
뼈사이막과 자뼈의
뒤쪽면에서 시작한다.

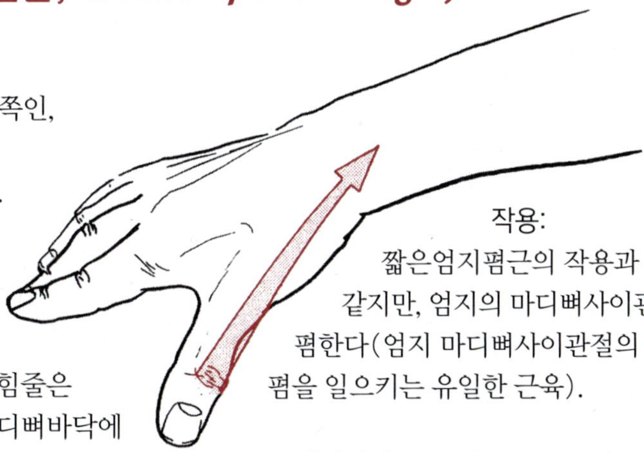

작용:
짧은엄지폄근의 작용과
같지만, 엄지의 마디뼈사이관절도
폄한다(엄지 마디뼈사이관절의
폄을 일으키는 유일한 근육).

긴엄지폄근의 힘줄은
엄지의 먼쪽마디뼈바닥에
부착한다.

신경지배: 노신경(C7–C8)

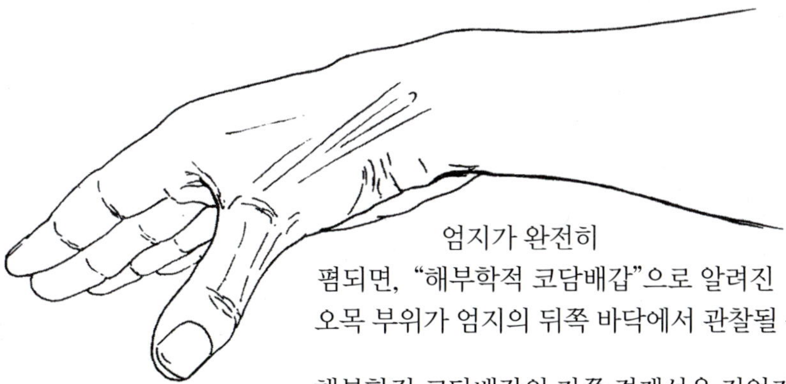

엄지가 완전히
폄되면, "해부학적 코담배갑"으로 알려진
오목 부위가 엄지의 뒤쪽 바닥에서 관찰될 수 있다.

해부학적 코담배갑의 가쪽 경계선은 긴엄지벌림근 힘줄과
짧은엄지폄근 힘줄이고, 안쪽 경계선은 긴엄지폄근 힘줄이다.

엄지의 내재 근육(Intrinsic muscles of the thumb)

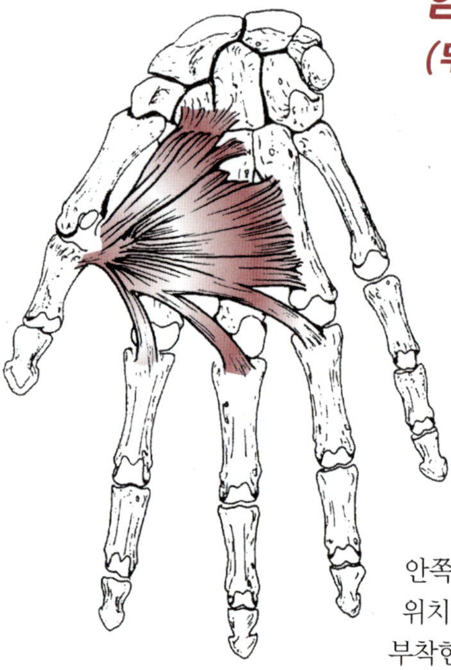

엄지모음근
(무지내전근, adductor pollicis)

엄지모음근은 2개의 섬유를 가진다:

- 엄지모음근의 빗갈래는 작은마름뼈와 알머리뼈에서 기시한다.
- 엄지모음근의 가로갈래는 2번과 3번의 손허리뼈에서 기시한다.

2개의 섬유는 엄지 몸쪽마디뼈바닥의 안쪽면과 1번 손허리손가락관절에 위치된 안쪽 종자뼈에서 부착한다.

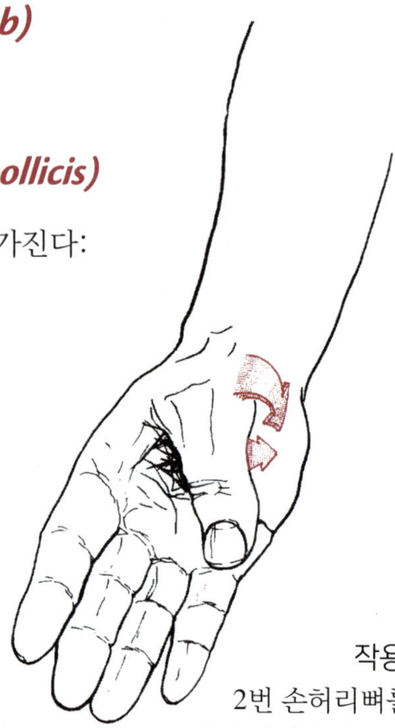

작용:
2번 손허리뼈를 1번 손허리뼈 쪽으로 움직인다; 또한 손허리손가락관절을 굽힌다.

신경지배: 자신경(C8–T1)

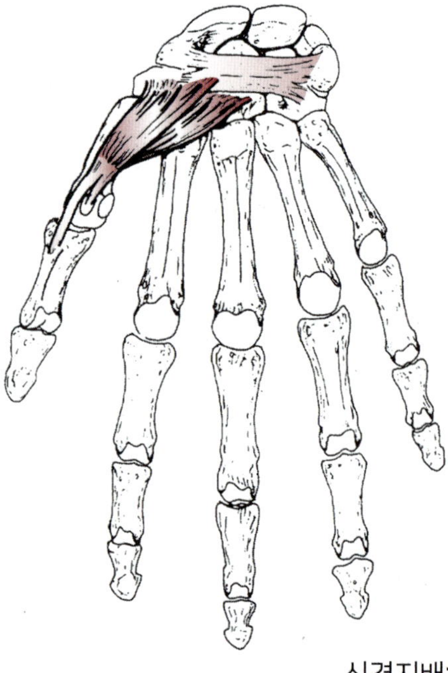

짧은엄지굽힘근
(단무지굴근, flexor pollicis brevis)

짧은엄지굽힘근은 2개의 층으로 구성된다:

- 깊은층 섬유는 작은마름뼈와 알머리뼈에서 기시한다.
- 얕은층 섬유는 큰마름뼈와 굽힘근지지띠에서 기시한다.

2개 층의 섬유는 하나의 힘줄로 합류하여, 엄지 몸쪽마디뼈 바닥의 가쪽면에 부착하고, 또 1번의 손허리손가락관절에 위치한 가쪽 종자뼈에 부착한다.

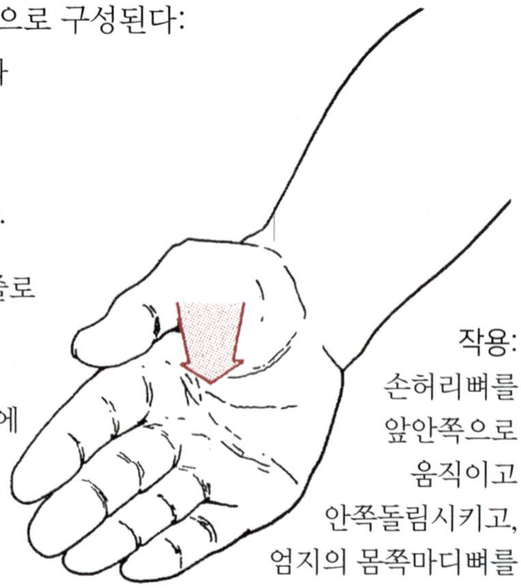

작용:
손허리뼈를 앞안쪽으로 움직이고 안쪽돌림시키고, 엄지의 몸쪽마디뼈를 굽힌다.

신경지배: 정중신경과 자신경(C8–T1)

엄지맞섬근(무지대립근, *opponens pollicis*)

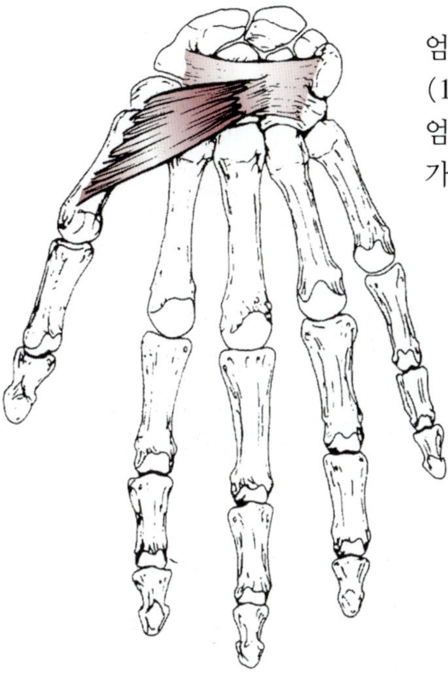

엄지맞섬근은 큰마름뼈와 굽힘근지지띠
(1번 손허리뼈의 앞안쪽면에 있는)에서 기시한다.
엄지맞섬근의 힘줄은 1번 손허리뼈몸통의
가쪽면에 부착한다.

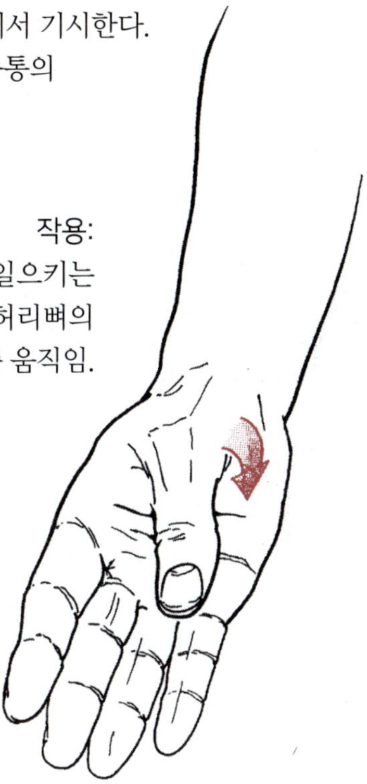

작용:
강한 안쪽돌림을 일으키는
1번 손허리뼈의
안앞쪽 움직임.

신경지배: 정중신경(C6–C7)

짧은엄지벌림근
(단무지외전근, *abductor pollicis brevis*)

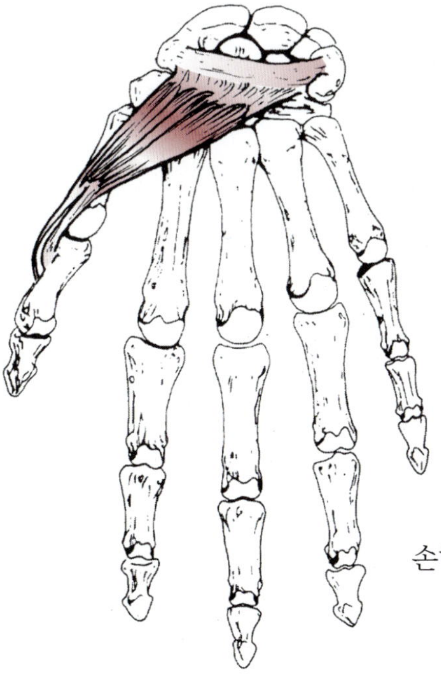

짧은엄지벌림근은
굽힘근지지띠, 손배뼈 및 큰마름뼈에서
시작하여 엄지 몸쪽마디뼈바닥의
가쪽면(짧은엄지굽힘근 옆에 있는)에
부착한다.

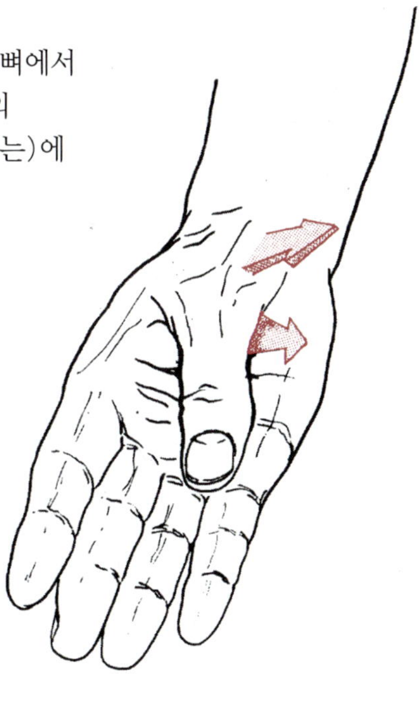

작용:
손허리뼈를
앞쪽으로 당겨
손허리손가락관절을 굽힘시킨다.

신경지배: 정중신경(C8–T1)

제 6 장

엉덩과 무릎(The Hip and Knee)

엉덩관절은 하지의 몸쪽 관절이며, 넙다리뼈와 골반을 연결시켜 준다.

엉덩관절은 두꺼운 근육에 의해 둘러싸여 있어 촉진하거나 국소화하기 어렵다.

엉덩관절의 안정성과 강력한 근조직은 서기와 걷기에 필수적이다.

많은 신체 활동은 엉덩관절의 좋은 가동범위를 필요로 한다. 엉덩관절의 가동범위 제한은 흔한 일이고, 허리, 무릎 및 발 등의 관절과 같이 이웃한 구조물에 영향을 준다.

우리는 엉덩관절의 움직임을 보다 쉽게 분리시키려면, 엉덩관절을 이해할 필요가 있다.

무릎관절은 하지의 중간 관절로서 굽힘과 폄의 기능을 주로 한다. 무릎관절의 가동성은 발과 몸통 사이의 거리를 크게 변화시킬 수 있다.

무릎관절의 안정성은 뼈의 구조물 때문이 아니라, 오히려 인대와 근육의 정렬 때문에 발생한다.

무릎은 위에서 내려오는 힘(체중)과 아래에서 위로 올라오는 힘(지면에 대한 발의 충격, 신발)과 같은 상당한 스트레스를 받는 관절이다.

본 장은 엉덩관절과 무릎관절을 함께 설명하는데, 그 이유는 이들 두 관절이 많은 근육들을 함께 공유하고 있기 때문이다.

뼈 표식점(Landmark)

[앞쪽면]

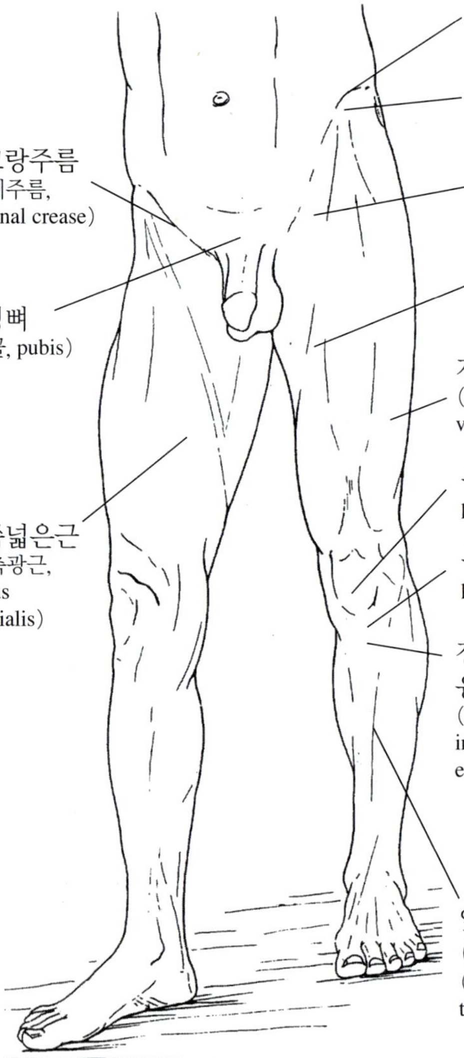

[측면]

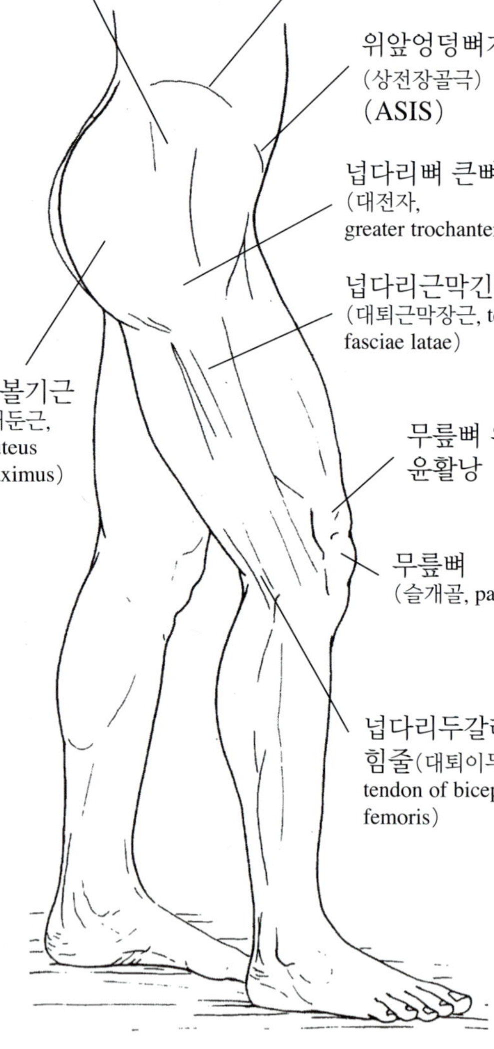

[뒤쪽면]

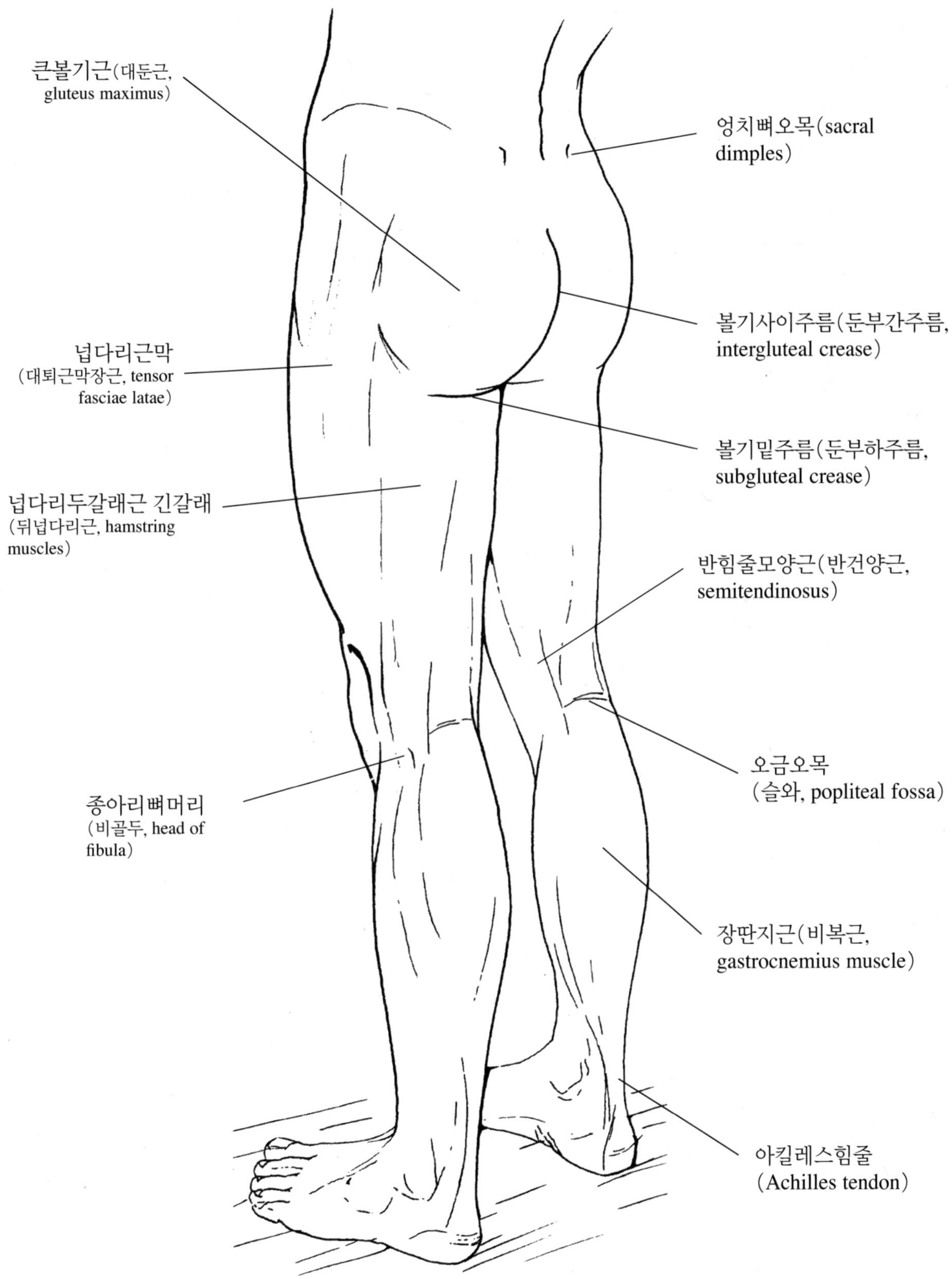
큰볼기근(대둔근, gluteus maximus)
엉치뼈오목(sacral dimples)
볼기사이주름(둔부간주름, intergluteal crease)
넙다리근막(대퇴근막장근, tensor fasciae latae)
볼기밑주름(둔부하주름, subgluteal crease)
넙다리두갈래근 긴갈래(뒤넙다리근, hamstring muscles)
반힘줄모양근(반건양근, semitendinosus)
오금오목(슬와, popliteal fossa)
종아리뼈머리(비골두, head of fibula)
장딴지근(비복근, gastrocnemius muscle)
아킬레스힘줄(Achilles tendon)

엉덩관절의 움직임(*Movemet of hip*)

관절의 형태(p.203-204 참고)는
엉덩관절을 다양한 방향으로 움직이게 만든다.
쉽게 공부하기 위해, 관련된 운동면(p.10-12 참고)에
대해 엉덩관절의 움직임을 설명하겠다.

우리는 먼저 골반을 고정시키고,
넙다리뼈만 움직인다고 가정할 것이다.

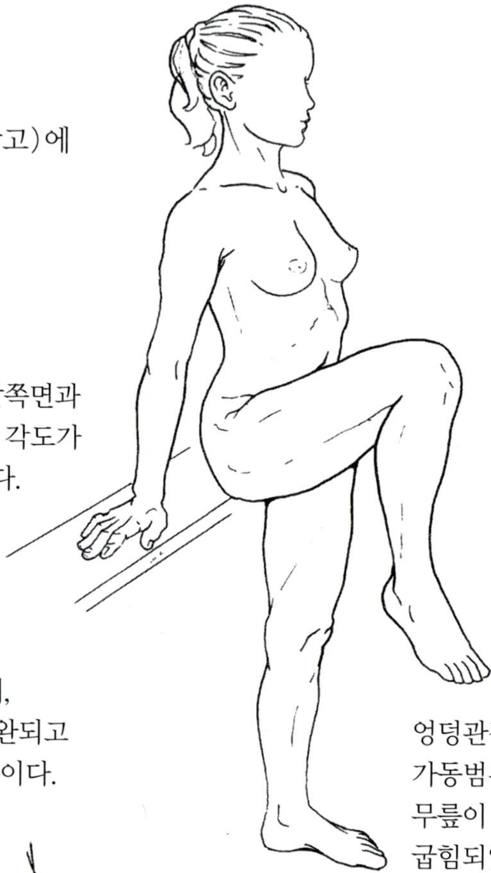

-**굽힘**은 허벅지 앞쪽면과
몸통 앞쪽면 사이의 각도가
감소하는 움직임이다.

엉덩관절 굽힘의
가동범위는
무릎이
굽힘되었을 때
더 커진다.

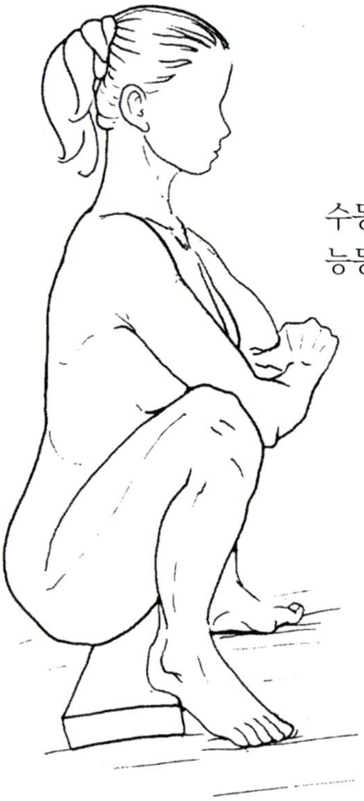

수동 굽힘 ROM은
능동 굽힘 ROM보다 더 큰데,
그 이유는 굽힘근이 이완되고
더 압박될 수 있기 때문이다.

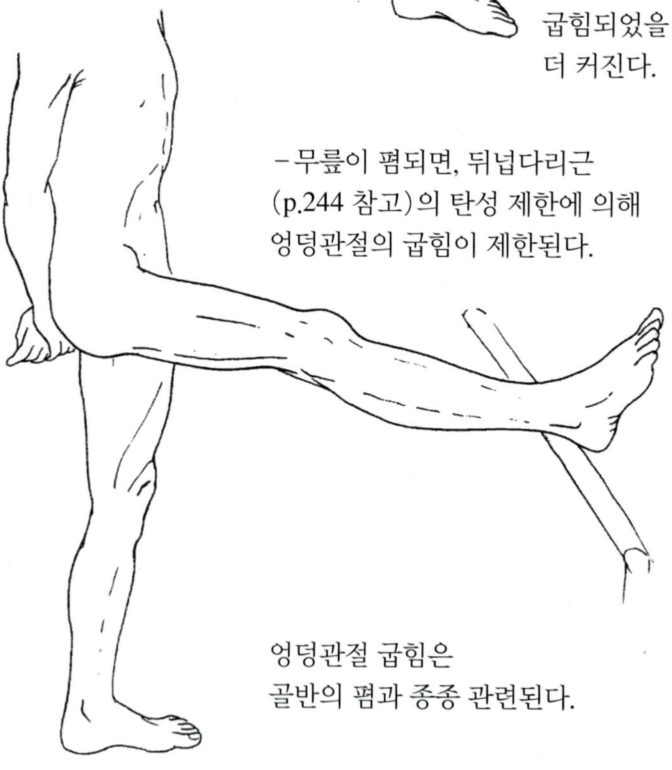

-무릎이 폄되면, 뒤넙다리근
(p.244 참고)의 탄성 제한에 의해
엉덩관절의 굽힘이 제한된다.

엉덩관절 굽힘은
골반의 폄과 종종 관련된다.

–엉덩관절의 **폄 시**,
허벅지 뒤쪽면과
몸통 뒤쪽면 사이의
각도가 감소한다.

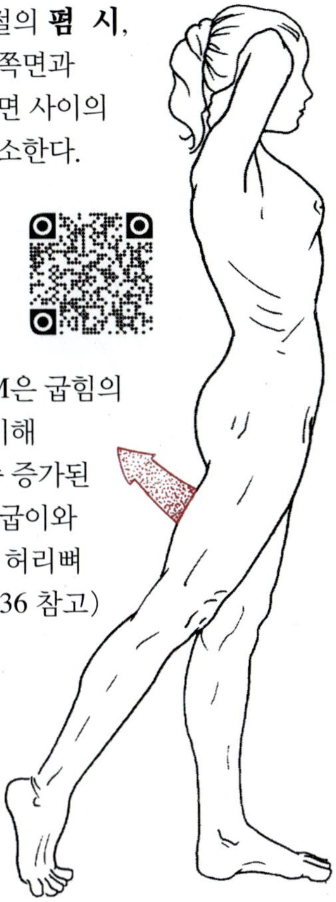

폄의 ROM은 굽힘의
ROM에 비해
적고, 종종 증가된
허리뼈 앞굽이와
혼동되고, 허리뼈
앞굽이(p.36 참고)
에 의해
증가된다.

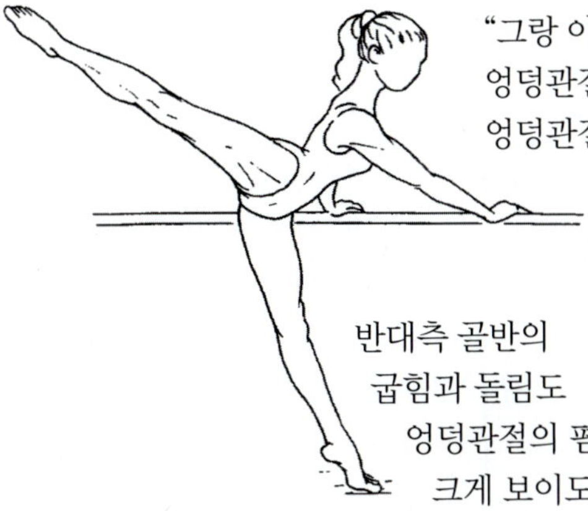

"그랑 아라베스끄" 자세에서,
엉덩관절의 폄은
엉덩관절의 가쪽돌림과 결합된다.

반대측 골반의
굽힘과 돌림도
엉덩관절의 폄을
크게 보이도록
만들 수 있다.

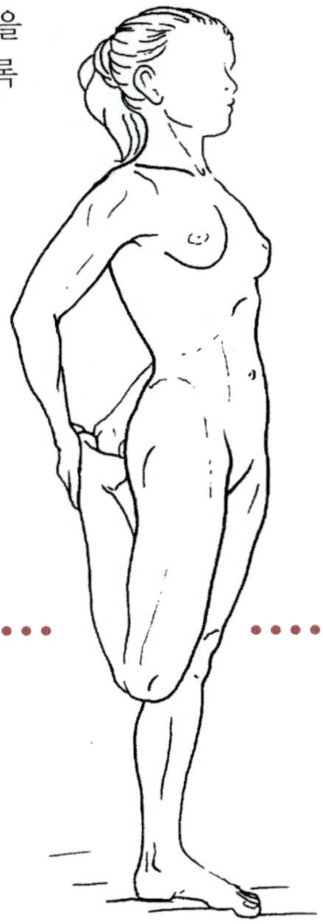

엉덩관절 폄의 ROM은
무릎이 폄되었을 때 더 크고,

무릎이 굽힘되었을 때
폄의 ROM이 감소되는데,
그 이유는 넙다리곧은근(p.242 참고)의
탄성 제한 때문이다.

–엉덩관절의 **모음 시**,
허벅지는 정중면쪽으로
움직이거나 정중면을 넘어간다.

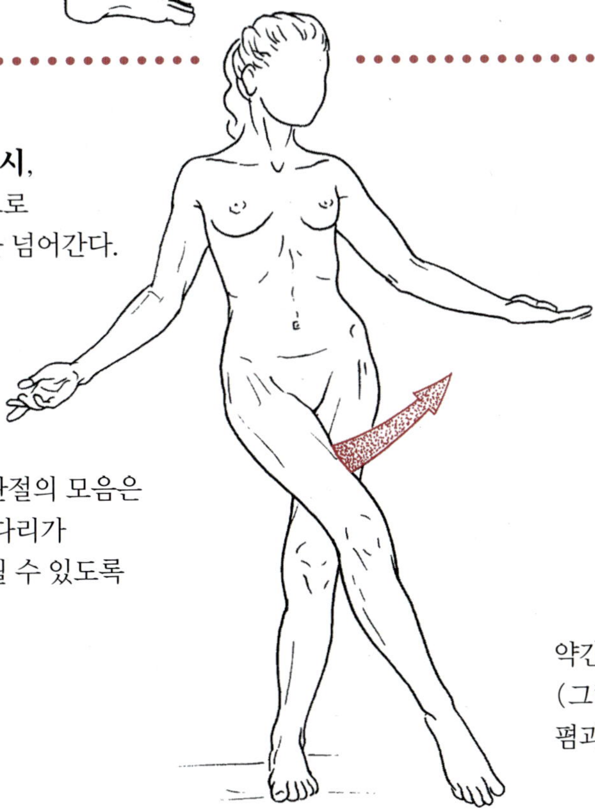

엉덩관절의 모음은
양쪽 다리가
교차될 수 있도록

약간의 굽힘과 결합될 수 있고
(그림에서 볼 수 있듯이), 혹은
폄과도 결합될 수 있다.

엉덩관절의 움직임(계속)

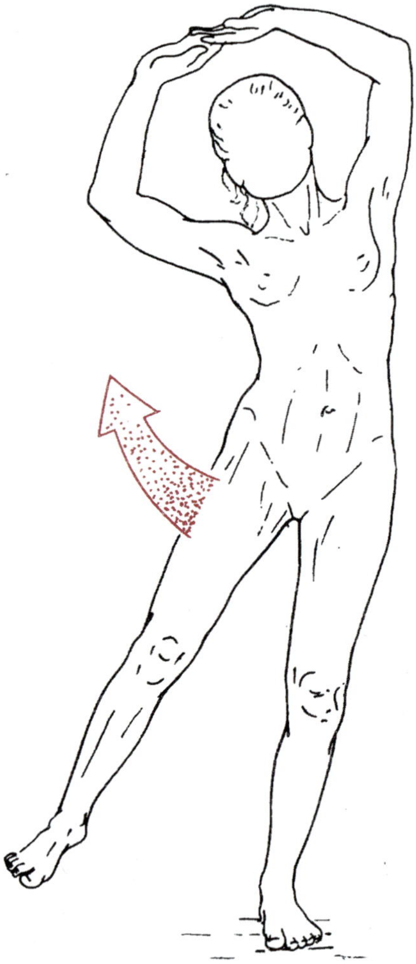

-엉덩관절의 **벌림 시**,
허벅지는 정중면으로부터 멀어지고,
허벅지 가쪽면과 몸통 가쪽면 사이의
각도가 감소한다.

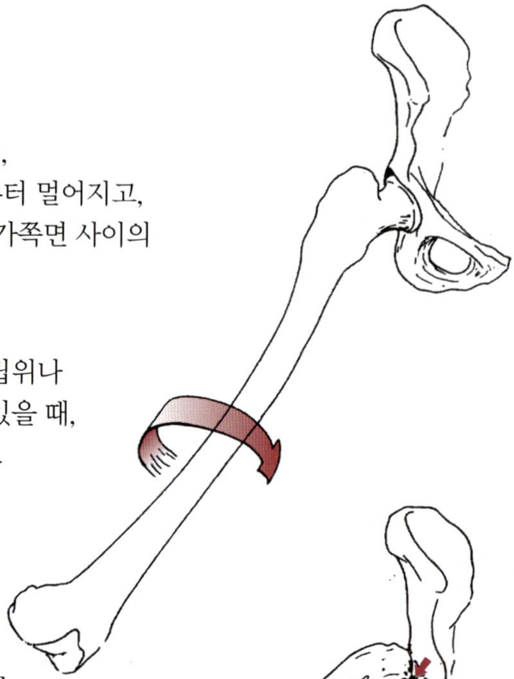

넙다리뼈가 중립위나
안쪽돌림되어 있을 때,
벌림은 약 40°로
제한되는데,

그 이유는 넙다리뼈목의
위쪽면과 절구(오른쪽)의
위쪽 모서리가 접촉되기 때문이다.

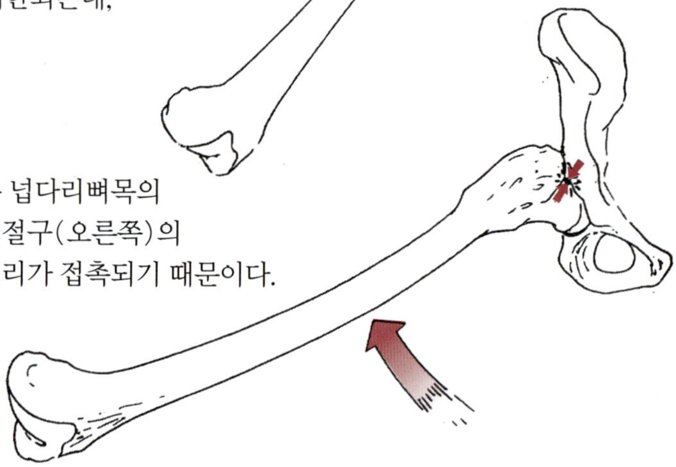

그러나, 넙다리뼈가 가쪽돌림되면,

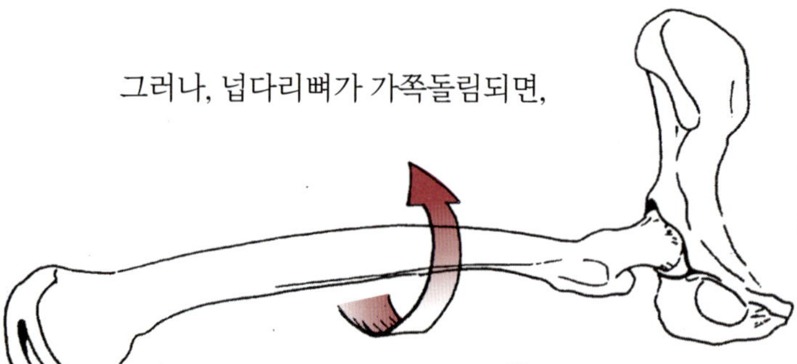

넙다리뼈목의 아래쪽면 방향은
절구의 모서리로 향하고,

벌림의 ROM이
더 커진다.

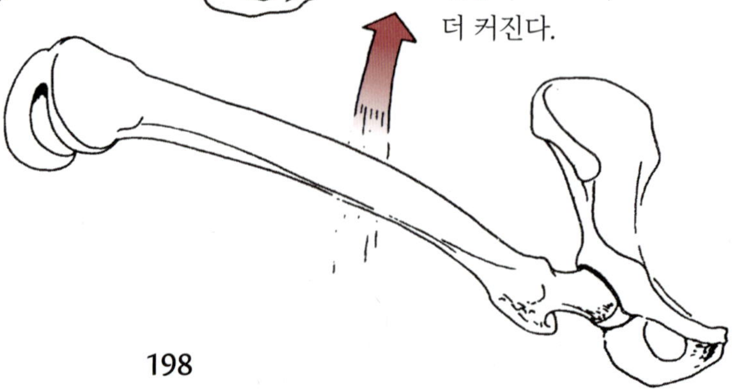

엉덩관절의 안쪽돌림시, 넙다리뼈는 긴축을 중심으로 돌림하여
발가락(혹은 허벅지 앞쪽면의 특정 저짐)이 정중면 쪽으로 가까워진다.

안쪽돌림은
무릎(p.212 참고)이나
발(p.263 참고)의 돌림과
혼동되어서는 안된다.

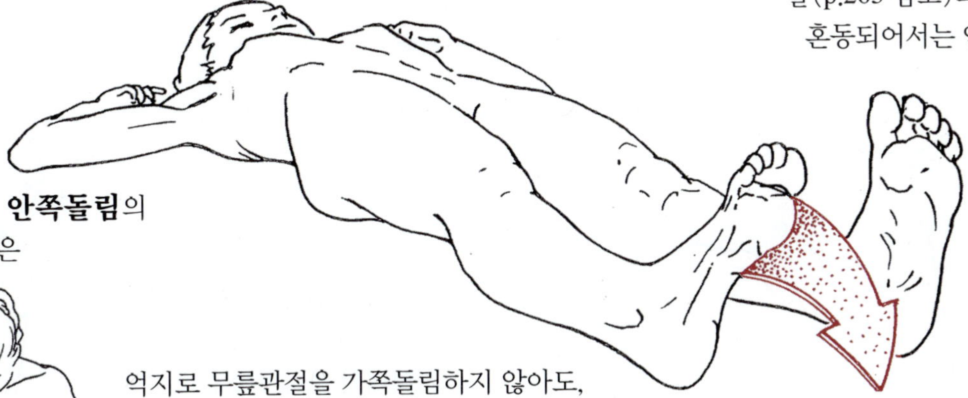

–엉덩관절 **안쪽돌림**의
좋은 ROM은

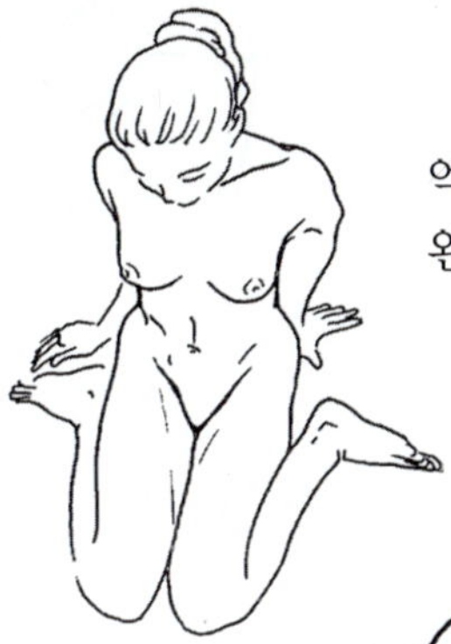

억지로 무릎관절을 가쪽돌림하지 않아도,
왼쪽 그림과 같은 자세를 취할 수 있다.

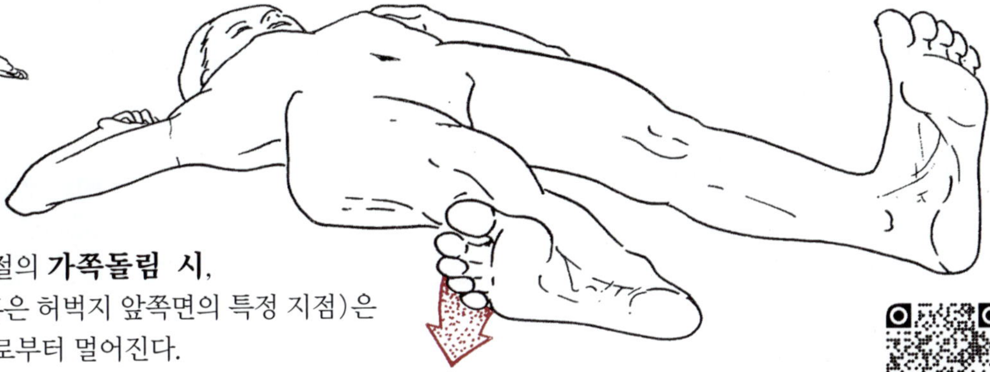

–엉덩관절의 **가쪽돌림 시**,
발가락(혹은 허벅지 앞쪽면의 특정 지점)은
정중면으로부터 멀어진다.

가쪽돌림의 좋은 ROM은
발렛의 "앙드오르"를 취하는데
꼭 필요하다.

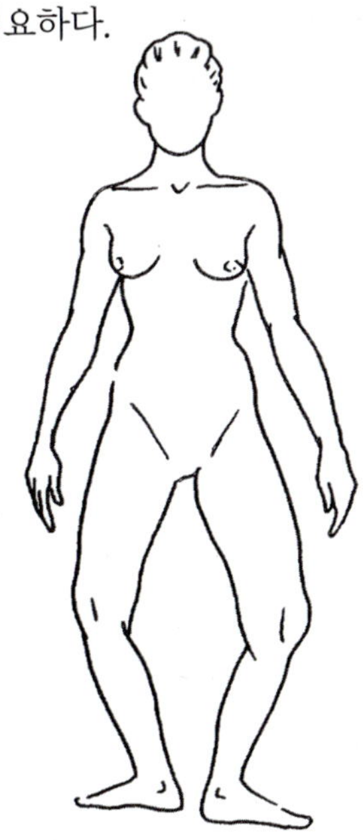

혹은 무릎관절과 발목관절에
스트레스를 가하지 않고
가부좌 자세를 취할 수 있다.

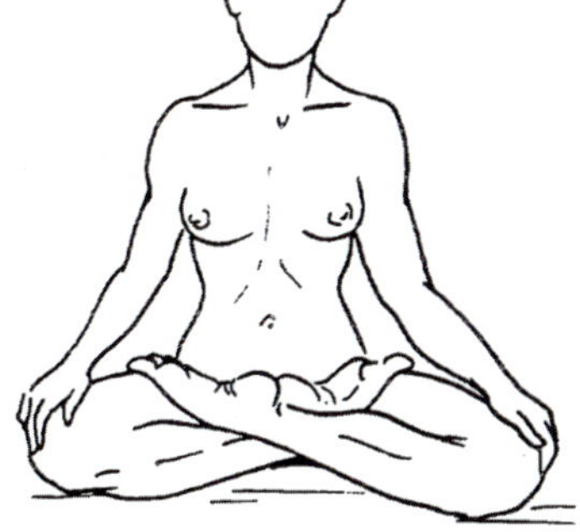

엉덩관절이 굽힘될 때,
가쪽돌림의 ROM이 더 커지는데,

그 이유는
엉덩넙다리인대가
느슨하기
때문이다
(p.209 참고).

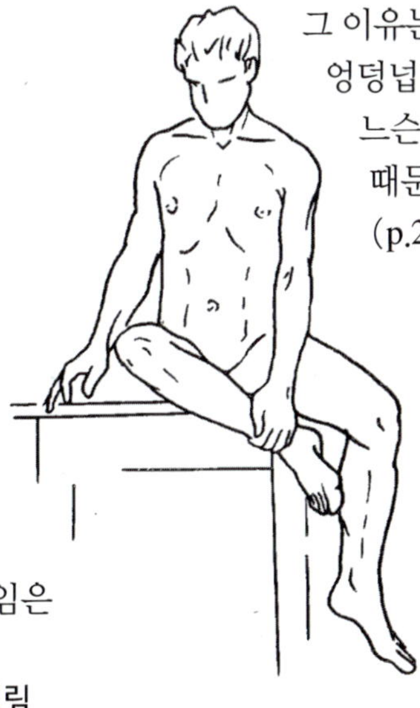

여기에서 설명된 대부분의 엉덩관절 움직임은
한 움직임에서 여러 방향으로 결합한다.
예를 들어, 벌림 + 가쪽돌림, 혹은 굽힘 + 벌림

엉덩관절의 움직임(계속)

이제, 넙다리뼈를 고정한 상태로 간주하고,
엉덩관절에서 일어나는 골반의 움직임을 살펴보자.
우리는 기준점으로서 ASIS에 초점을 맞출 것이다.

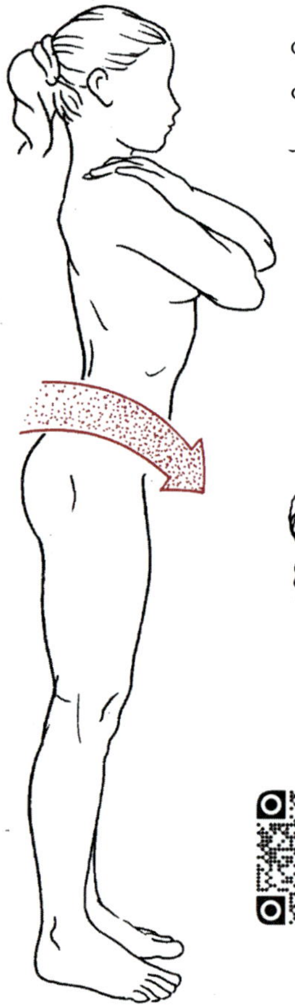

골반은 앞쪽으로 움직일 수 있는데(**굽힘**),
이것은 허리뼈의 앞굽이를
증가시키는 경향이 있다.

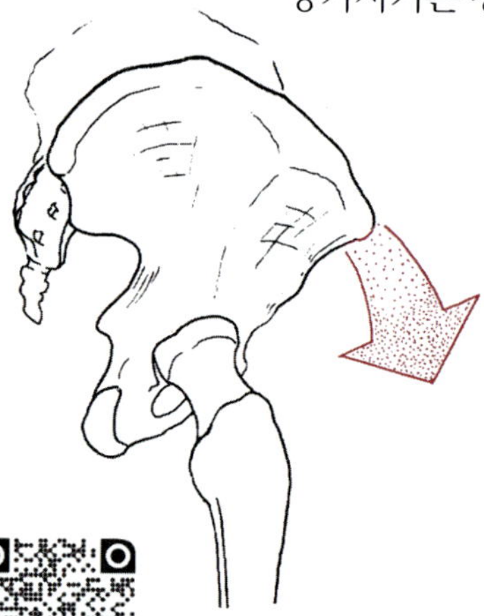

ASIS가 뒤쪽으로 움직일 수
있는데(골반의 **폄**), 이것은
허리뼈의 앞굽이를 감소시킨다.

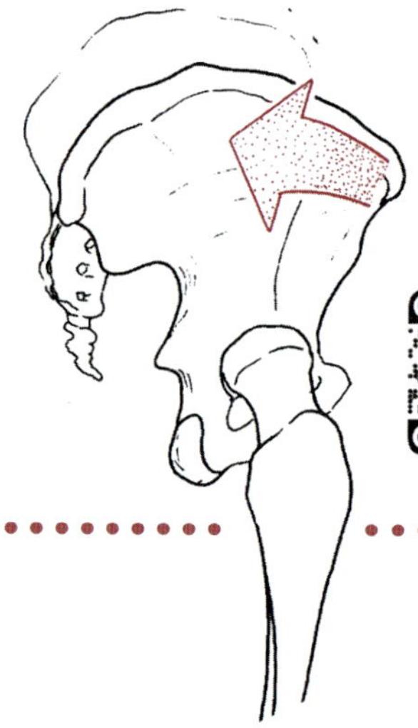

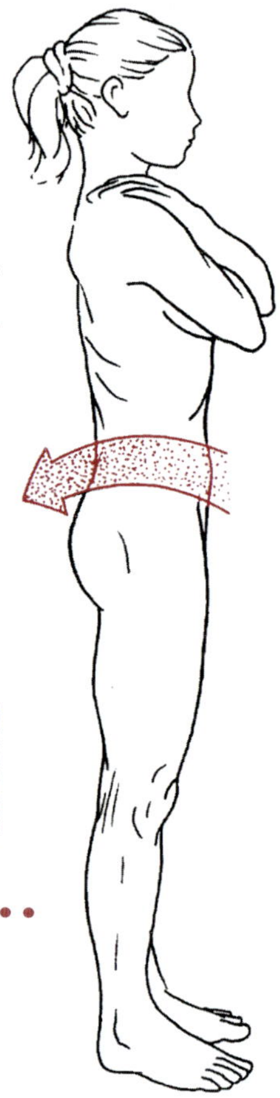

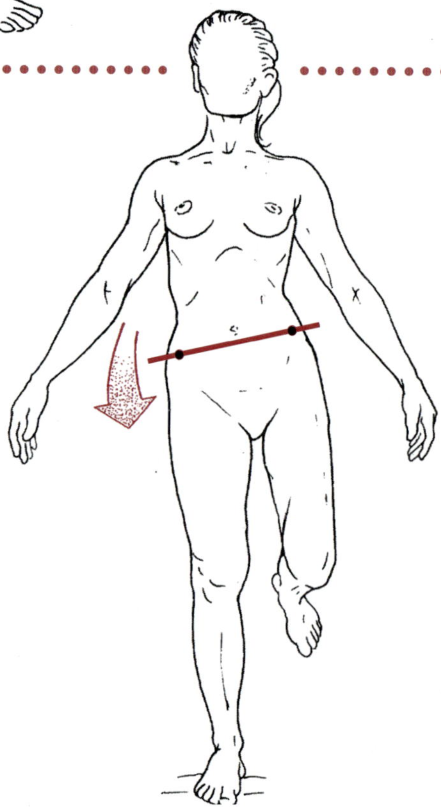

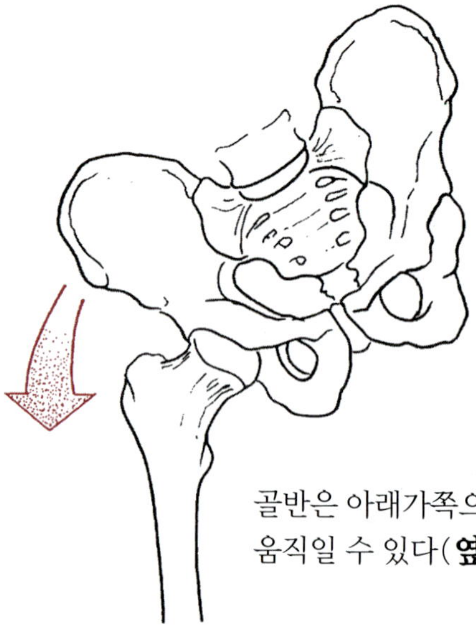

골반은 아래가쪽으로
움직일 수 있다(**옆굽힘**).

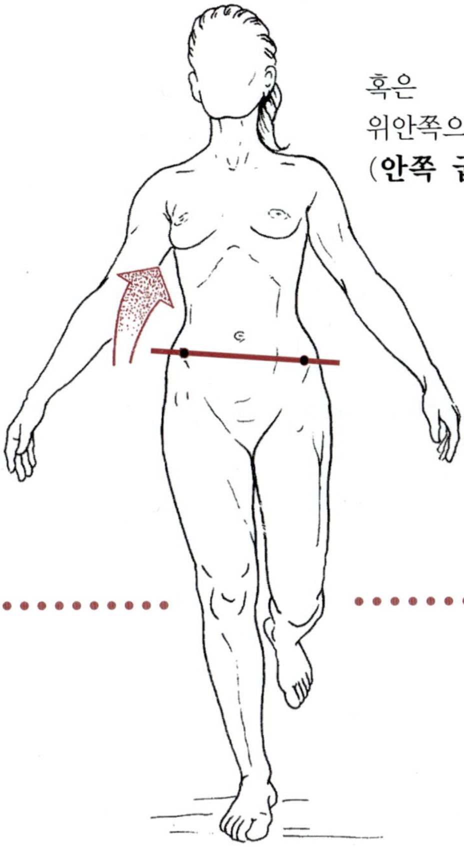

혹은
위안쪽으로 움직일 수 있다
(**안쪽 굽힘**)

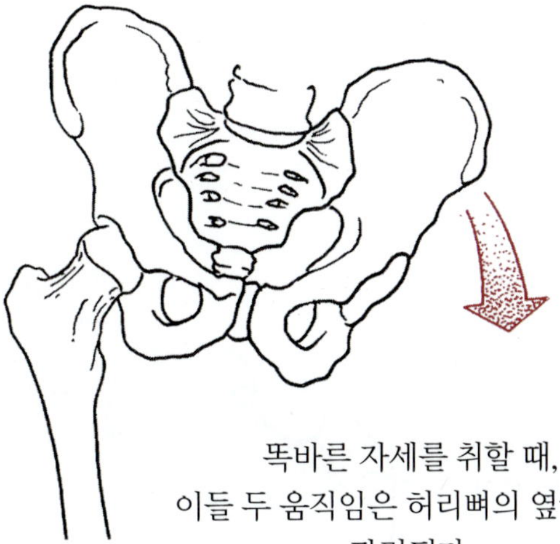

똑바른 자세를 취할 때,
이들 두 움직임은 허리뼈의 옆굽힘과
관련된다.

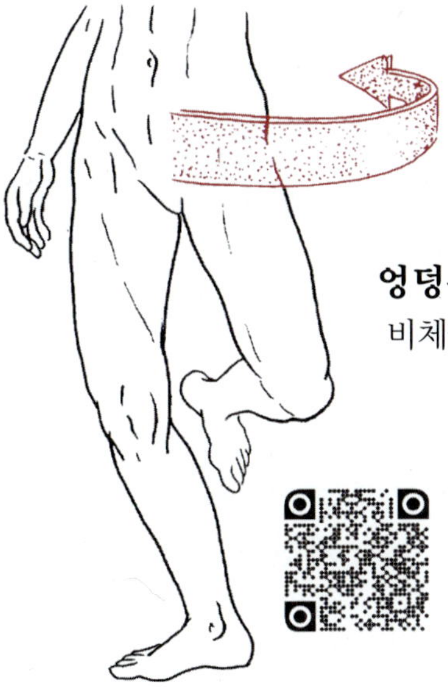

이들 두 그림에서,
여러분은 체중부하쪽 다리의
엉덩관절에 대한 골반의 움직임과
비체중부하쪽 다리의 엉덩관절에 대한
골반의 움직임을 관찰할 수 있다.

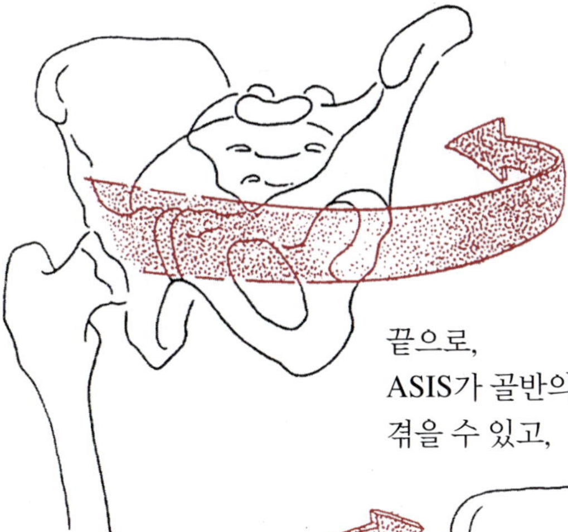

끝으로,
ASIS가 골반의 제한된 안**쪽돌림**을
겪을 수 있고,

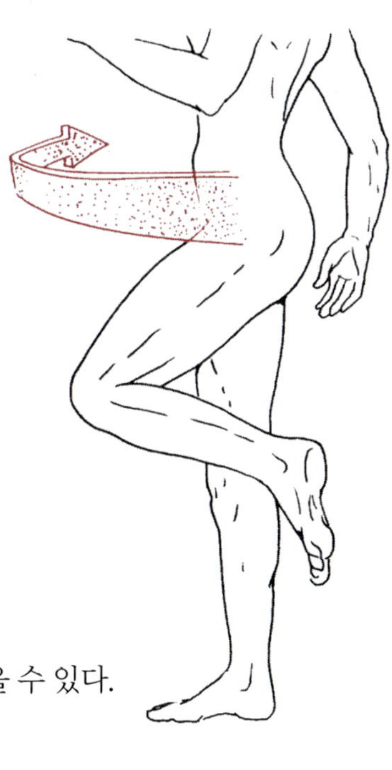

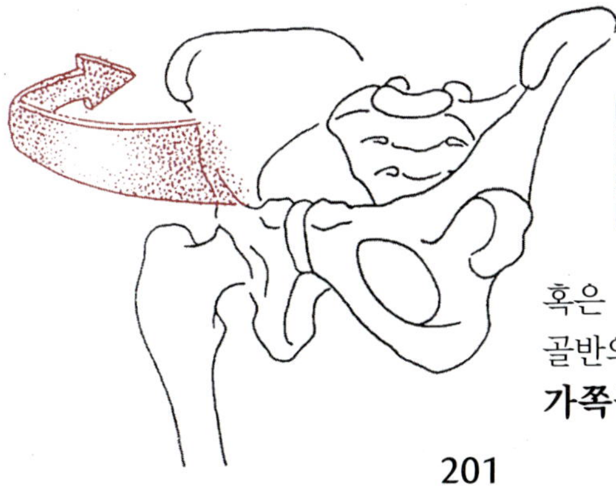

혹은
골반의 제한된
가쪽돌림을 겪을 수 있다.

넙다리뼈(대퇴골, *Femur*)

넙다리뼈는 인체에서 가장 길고 무거운 뼈이다.

– 위쪽 끝은 **넙다리뼈머리**이고,

– 매끈한 구형의 관절면을 가지고 있다.

– **큰뼈돌기**와 **작은뼈돌기**는 돌출부위이며 근의 부착점으로 작용한다.

– **넙다리뼈목**은 머리의 바로 먼쪽에 위치한다.

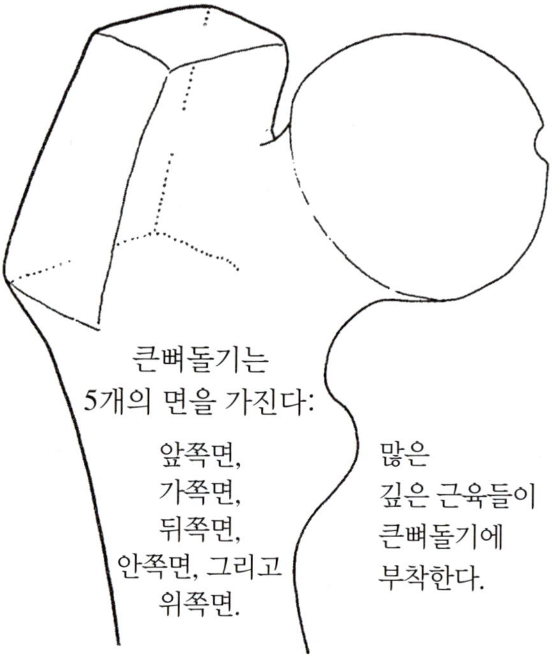

큰뼈돌기는 5개의 면을 가진다:

앞쪽면,
가쪽면,
뒤쪽면,
안쪽면, 그리고
위쪽면.

많은 깊은 근육들이 큰뼈돌기에 부착한다.

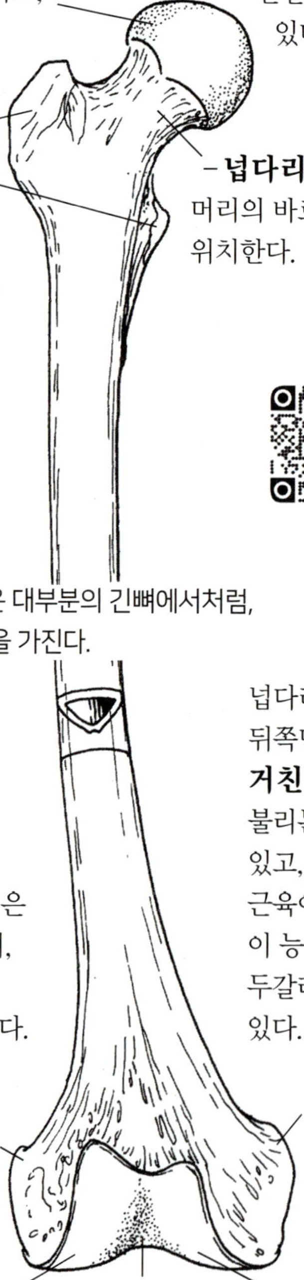

넙다리뼈몸통은 대부분의 긴뼈에서처럼, 삼각형의 단면을 가진다.

넙다리뼈의 먼쪽 끝(뼈끝)은 큰 형태를 띠며, 무릎관절과 관절을 형성한다.

넙다리뼈몸통의 뒤쪽면에는, **거친선**(linear aspera)으로 불리는 이중 능선이 있고, 여기에 9개의 근육이 부착한다. 이 능선은 위아래로 두갈래로 나누어져 있다.

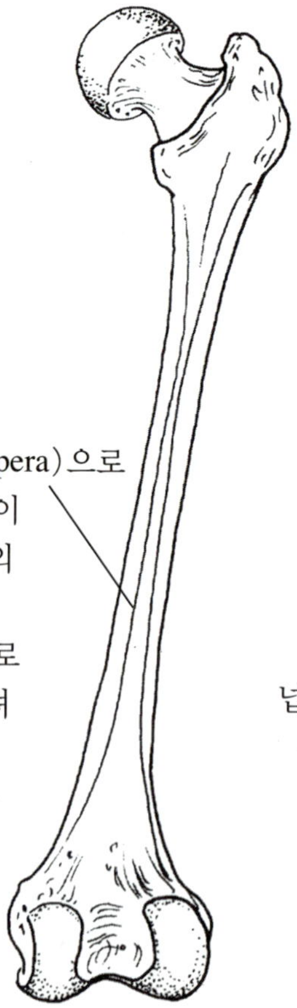

[뒤쪽면]

측면에서 보면, 넙다리뼈몸통은 약간 뒤쪽으로 오목하게 굽은 형태를 띤다.

측면에서 보면, 넙다리뼈몸통은 약간 뒤쪽으로 오목하게 굽은 형태를 띤다.

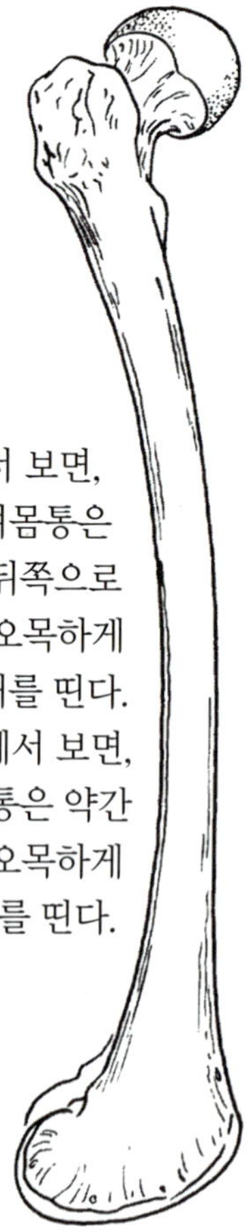

엉덩관절(고관절, *Hip joint or coxo−femoral joint*)

볼기뼈의 가쪽면에
엉덩뼈, 두덩뼈 및
궁둥뼈(p.46 참고)에 의해
형성된 깊은 오목인 **절구**
(acetabulum)가 있다.
절구를 폐쇄구멍
(obturator foramen)과
혼동해서는 안된다.

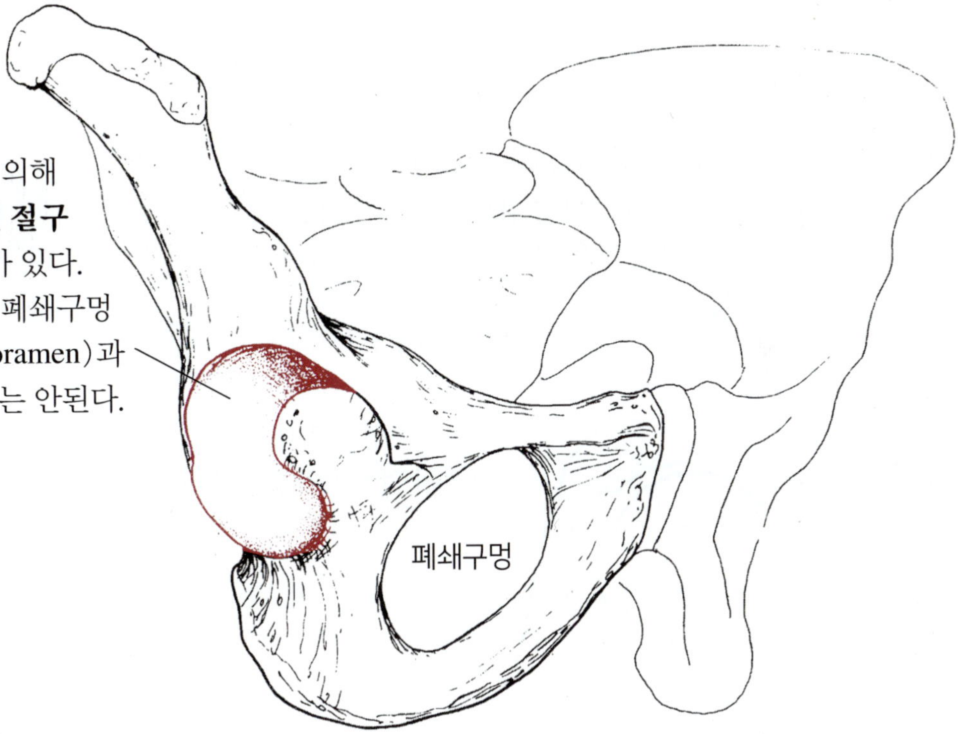

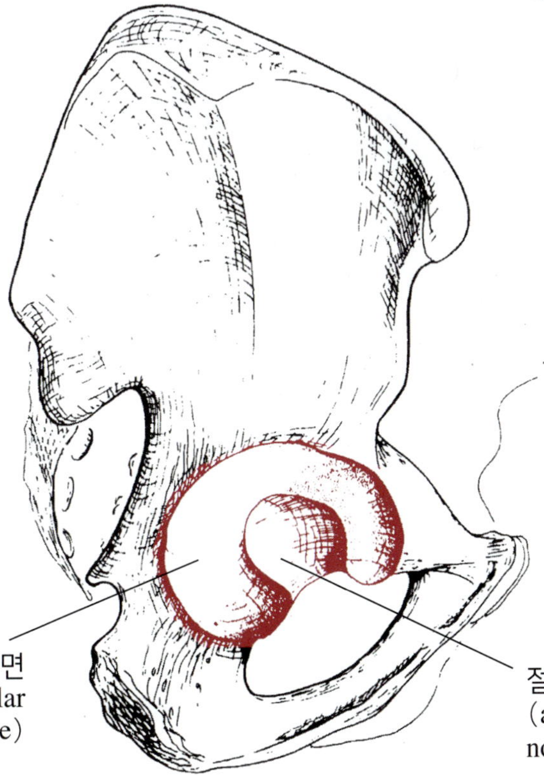

엉덩의 관절면은 절구의 일부로만 구성된다.
절구는 초승달 모양이며,
절구의 반달 관절면이다.

절구의 깊은 부분은 넙다리뼈와
관절을 이루지 않는다.
절구의 깊은 부분은
원인대(ligamentum teres)가
위치하는 지점이기도 하다.
절구의 앞아래쪽으로는 관절면이 없다
(초승달의 끝부분에서).
초승달은 종종 뒤쪽으로 절개되기도 한다.

엉덩관절의 관절면(*Articular surfaces of hip*)

골반의 구조물 때문에, 절구는 가쪽, 앞쪽 및 아래쪽으로 향한다.

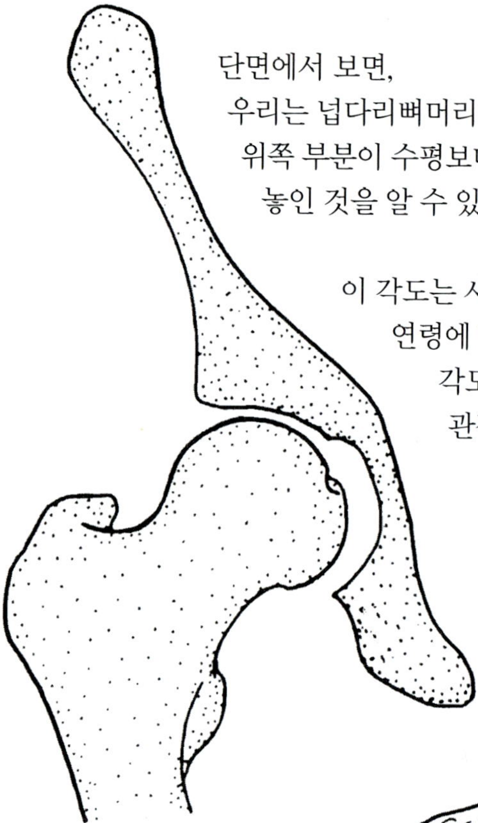

단면에서 보면, 우리는 넙다리뼈머리와 만나는 절구의 위쪽 부분이 수평보다는 약간 사선으로 놓인 것을 알 수 있다.

이 각도는 사람이나 연령에 따라 달라질 수 있다. 각도가 수평으로 더 편위될수록, 관절의 안정성이 떨어진다.

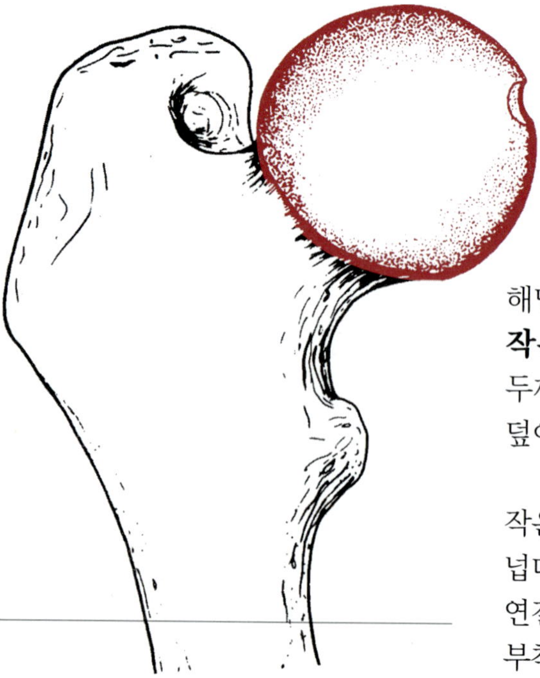

넙다리뼈의 관절면인 넙다리뼈머리는 약 공의 2/3에 해당되는 형태이고, **작은오목**을 제외하고는 두꺼운 관절연골로 덮여 있다.

작은오목(fovea)에는 넙다리뼈머리와 절구를 연결하는 **원인대**가 부착되어 있다.

넙다리뼈목의 위쪽 부분에 넙다리뼈머리가 위치한다.

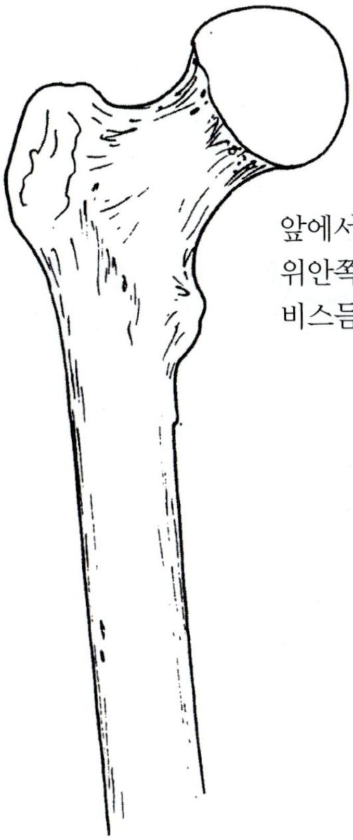

앞에서 보면, 넙다리뼈목은
위안쪽 방향으로
비스듬하게 위치한다.

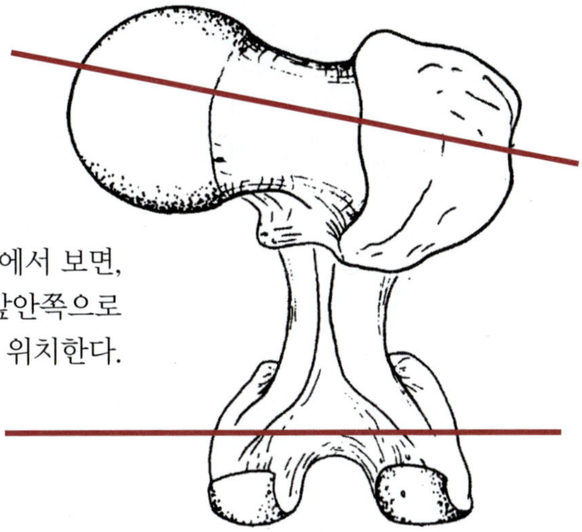

위쪽에서 보면,
넙다리뼈목은 앞안쪽으로
비스듬하게 위치한다.

넙다리뼈머리의 정확한 각도와 넙다리뼈목의 길이는
사람과 연령에 따라 달라질 수 있다.

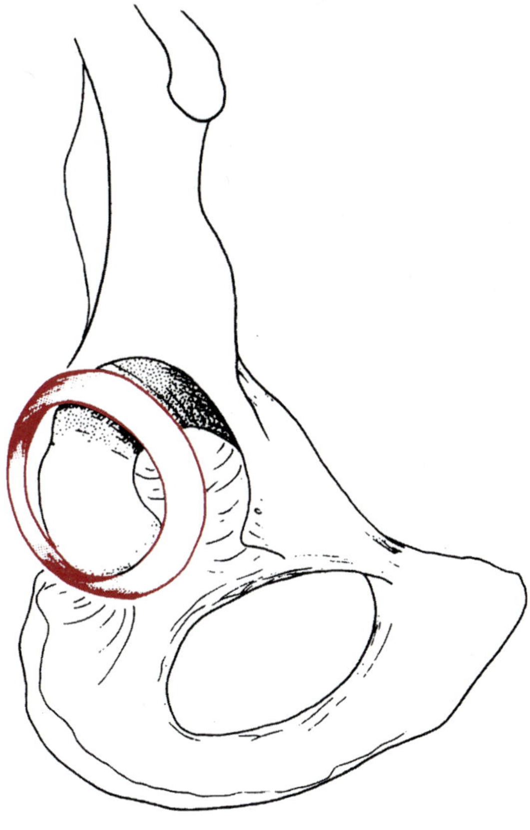

절구테두리로 불리는 섬유연골성 고리가
절구의 가장자리를 따라 부착되어 있고,
절구패임의 아래쪽 입구를 연결하는
가로절구인대에 의해 보강된다.

절구테두리는 넙다리뼈머리를
제자리에 유지하는데 도움이
되고, 절구의 깊이 효과를 증가시킨다.

넙다리뼈머리는 절구와 어떻게 관절을 이루는가

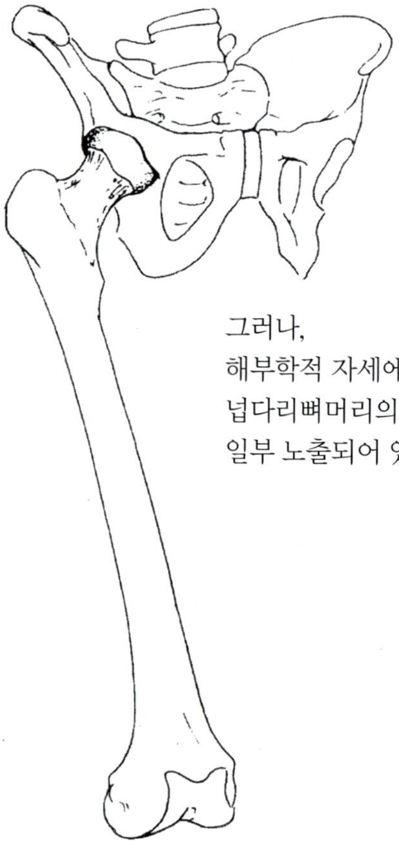

엉덩관절의 관절면(섬유연골성 고리와 함께)은
"케이스 안에 들어간" 형태의 관절 구조를 형성한다.

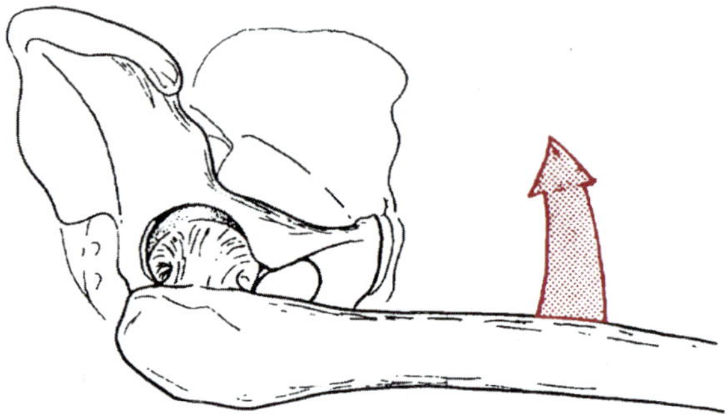

그러나,
해부학적 자세에서,
넙다리뼈머리의 앞쪽 부분이
일부 노출되어 있다.

무릎꿇기 자세에서처럼,
넙다리뼈를 90° 굽힘했을 때
넙다리뼈머리가 절구에 더 잘 맞물린다.

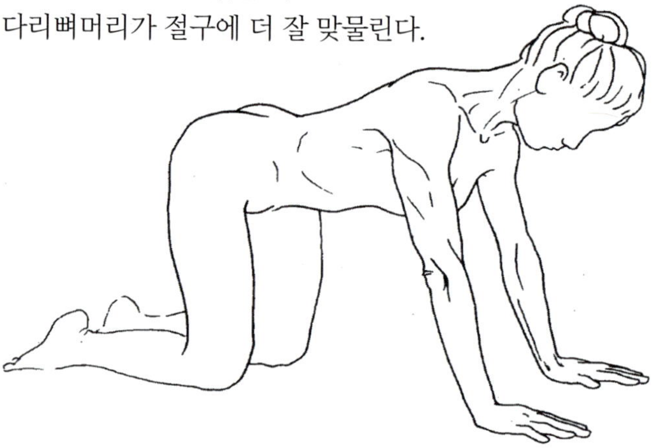

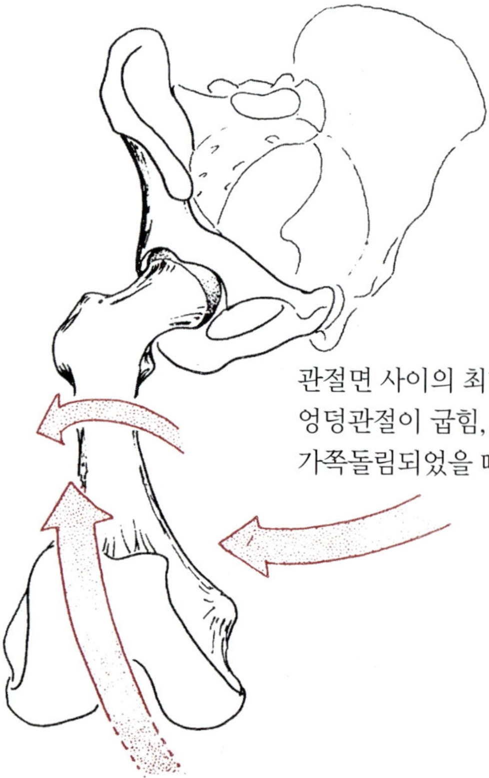

관절면 사이의 최대 접촉은
엉덩관절이 굽힘, 벌림 및
가쪽돌림되었을 때 달성된다.

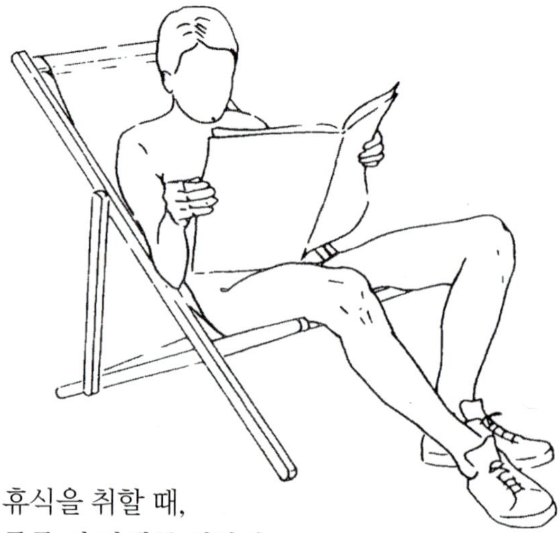

휴식을 취할 때,
종종 이 자세를 취한다.

엉덩관절의 변이

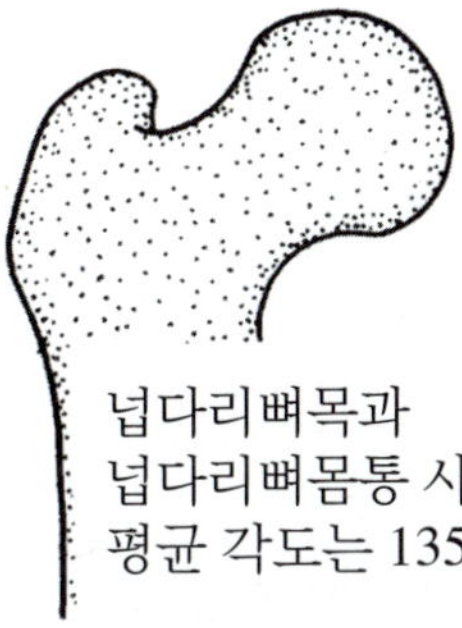

넙다리뼈목과
넙다리뼈몸통 사이의
평균 각도는 135°이다.

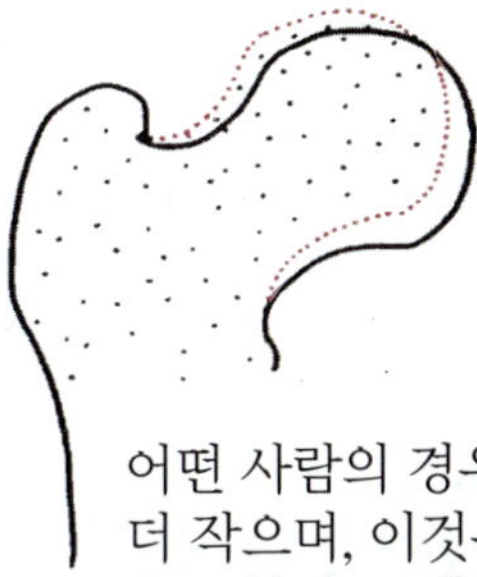

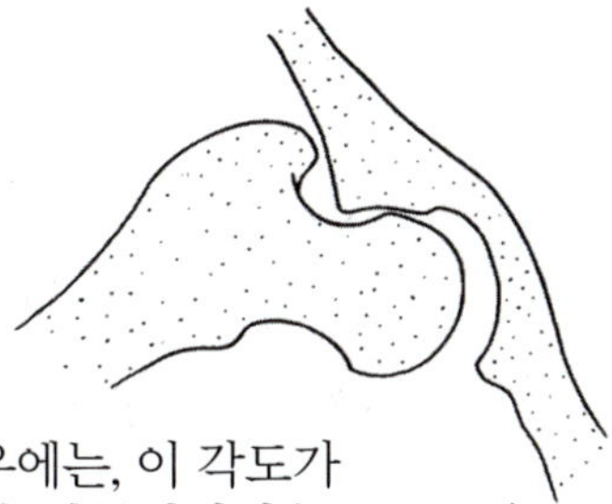

어떤 사람의 경우에는, 이 각도가
더 작으며, 이것은 안굽이엉덩(coxa vara)
으로 불리고, 벌림의 범위가 감소된다.

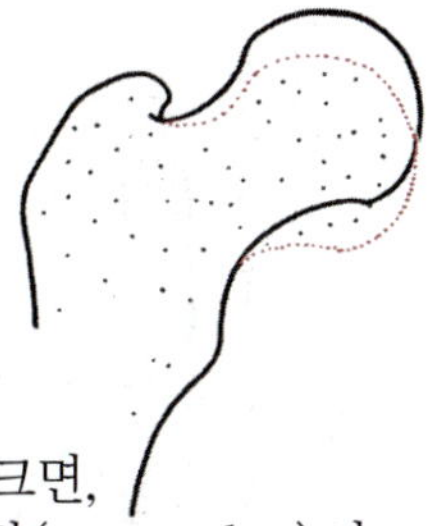

이 각도가
135°보다 크면,
밖굽이엉덩(coxa valga)이
되고, 벌림의 가동범위가
증가된다.

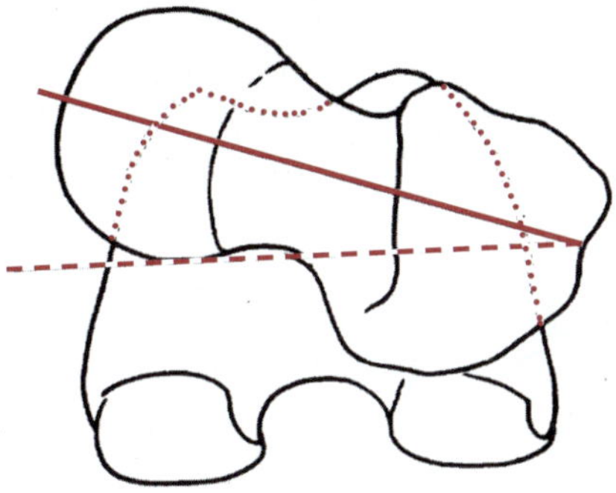

위에서 보면, 넙다리뼈목이 앞쪽으로
10–30° 정도 각을 형성한다.

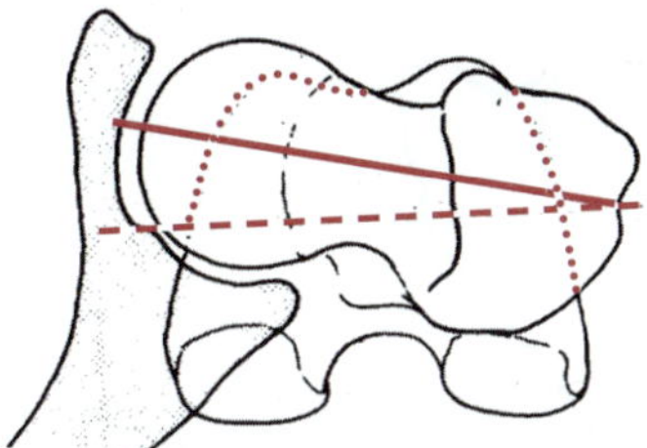

이런 "앞방향경사"의 각도가 작으면,
넙다리뼈머리는 해부학적 자세에서
절구와 더 잘 맞물린다.

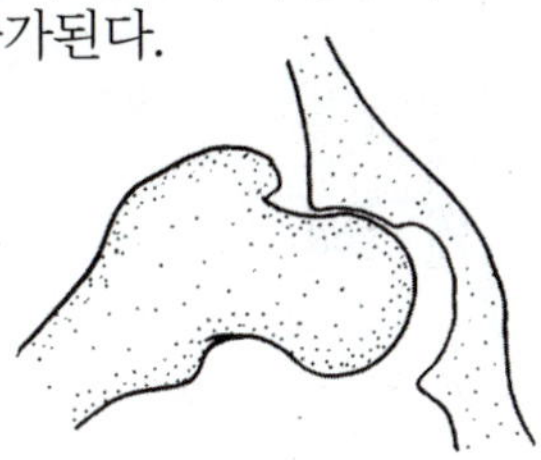

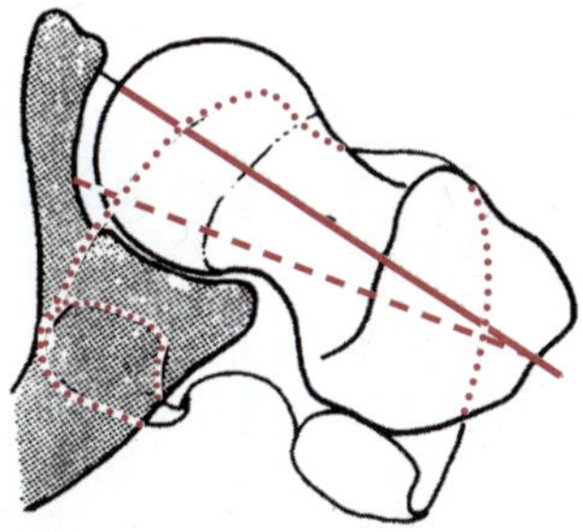

그리고 심지어 가쪽돌림되더라도
좋은 관절 접촉을 유지한다.

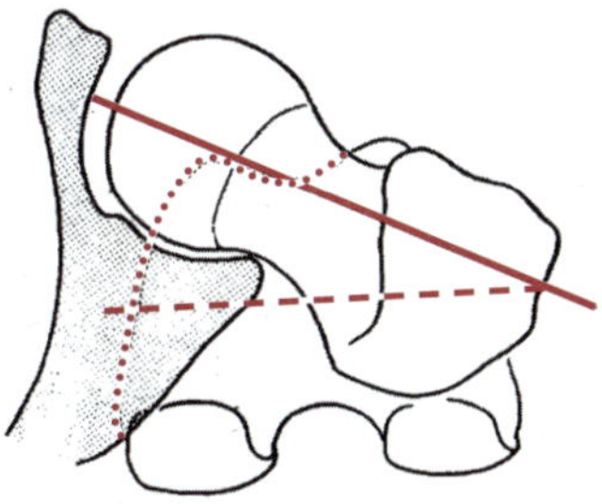

앞방향경사의 각도가 크면,
해부학적 자세에서
넙다리뼈머리의 앞쪽 부분이
더 많이 노출된다.

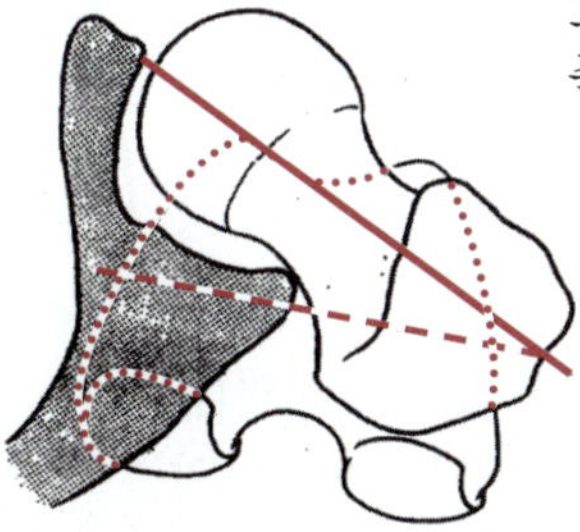

그리고 가쪽돌림시 넙다리뼈머리의
뒤쪽 부분이 절구와 접촉되지 않는다.

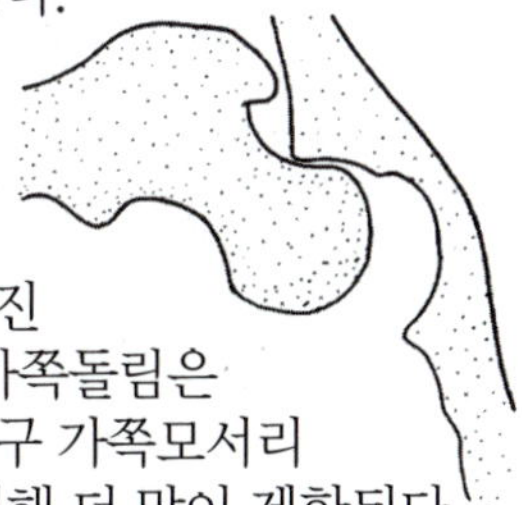

앞방향경사를 가진
사람에 있어서, 가쪽돌림은
넙다리뼈목과 절구 가쪽모서리
사이의 접촉에 의해 더 많이 제한된다.

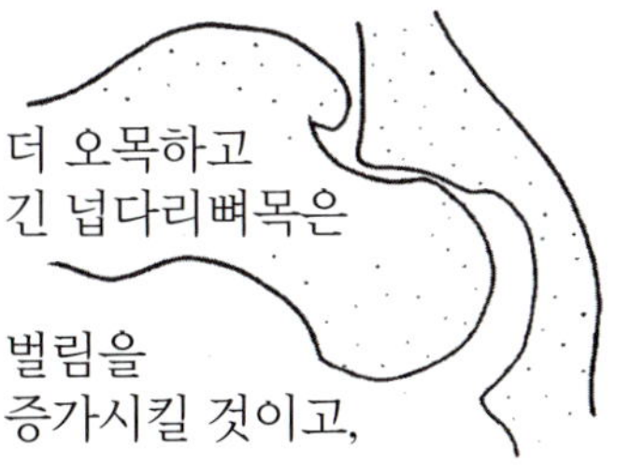

더 오목하고
긴 넙다리뼈목은

벌림을
증가시킬 것이고,

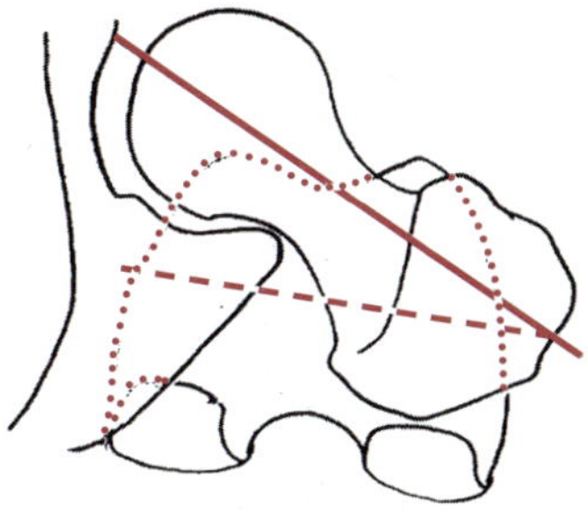

또 가쪽돌림을 증가시킬 것이다.

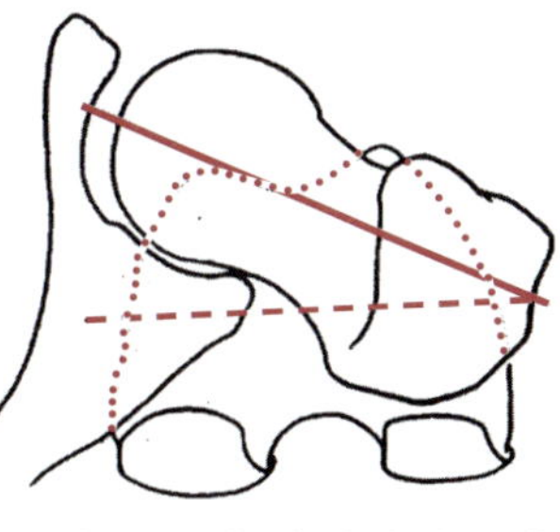

더 짧고 덜 오목한 넙다리뼈목의
경우에는, 벌림과 가쪽돌림이
절구 모서리와의 접촉으로 제한된다.

관절을 이루는 뼈의 모양 때문에, 엉덩관절에서 ROM의 내적 제한이 일어난다. 뼈 모양은 사람마다 다소 차이가 있다. 춤이나 다른 신체 운동을 가르칠 때, 이런 변이를 알고 있는 것이 중요하다. 사실, 뼈의 제한으로 엉덩관절의 ROM 제한을 가진 사람들은 특정 자세를 취하려고 시도할 때 손상을 당할 수 있고, 위쪽 분절의 관절(허리뼈)이나 아래쪽 분절의 관절(무릎관절)에 더 많은 스트레스가 가해짐으로써 손상이 일어날 수 있다.

엉덩관절의 관절주머니와 인대(Capsule and ligament of hip joint)

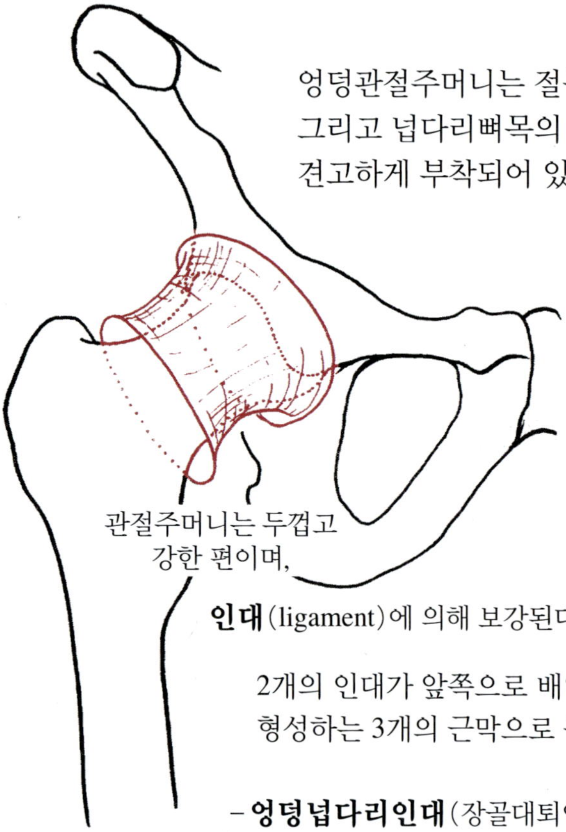

엉덩관절주머니는 절구의 가장자리를 따라,
그리고 넙다리뼈목의 바닥에서
견고하게 부착되어 있다.

관절주머니는 두껍고
강한 편이며,

인대(ligament)에 의해 보강된다.

2개의 인대가 앞쪽으로 배열되어 N자 형태를
형성하는 3개의 근막으로 구성된다:

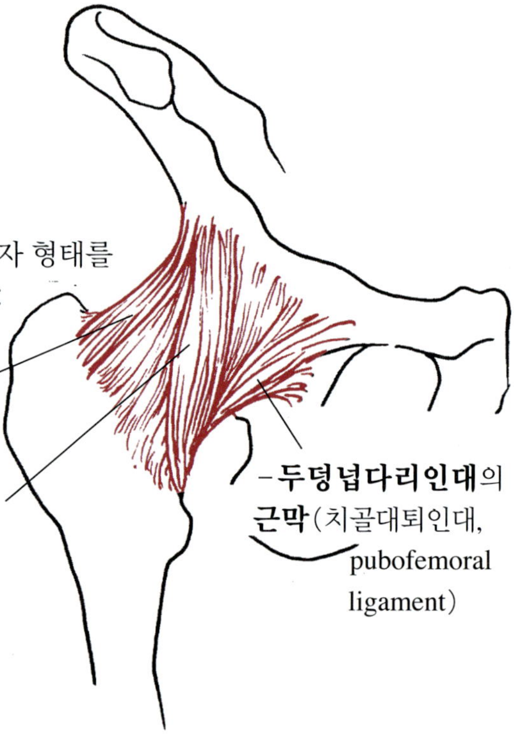

- **엉덩넙다리인대**(장골대퇴인대, iliofemoral ligament)의 **위쪽 근막**
- **엉덩넙다리인대**(장골대퇴인대, iliofemoral ligament)의 **중간 근막**
- **두덩넙다리인대**의 **근막**(치골대퇴인대, pubofemoral ligament)

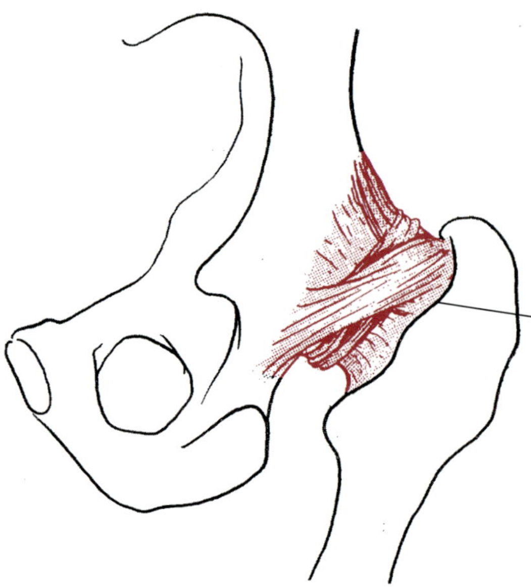

엉덩관절의 뒤쪽에는,
궁둥넙다리인대(좌골대퇴인대, ischiofemoral ligament)가 나선 형태로 배열되어 있다.
이 인대는 다른 인대보다 약한 편이다.
깊은 원형의 섬유가 관절주머니의 중간 부분을 보강해 주는데, 이것에 의해 모래시계 형태를 띠게 된다.

엉덩관절의 움직임 동안, 앞쪽 인대의 타이트한 정도가 다양하게 나타난다.

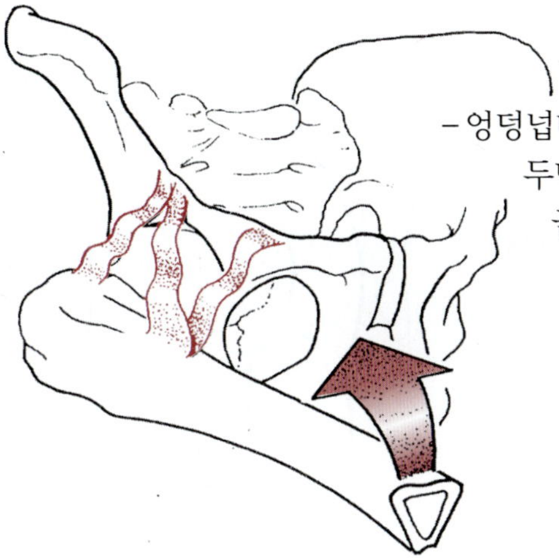

– 엉덩넙다리인대(양쪽 가지)와
두덩넙다리인대는
굽힘 시 느슨해지고,

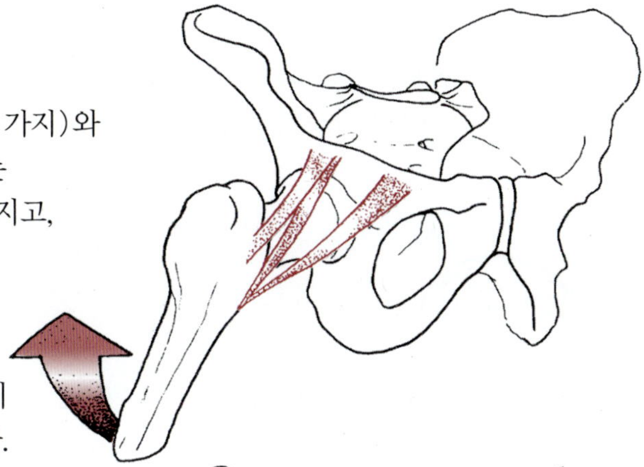

– 폄 시
타이트해진다.

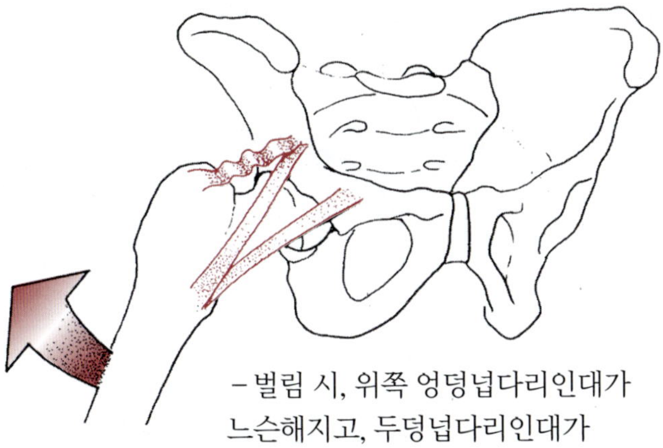

– 벌림 시, 위쪽 엉덩넙다리인대가
느슨해지고, 두덩넙다리인대가
타이트해진다.

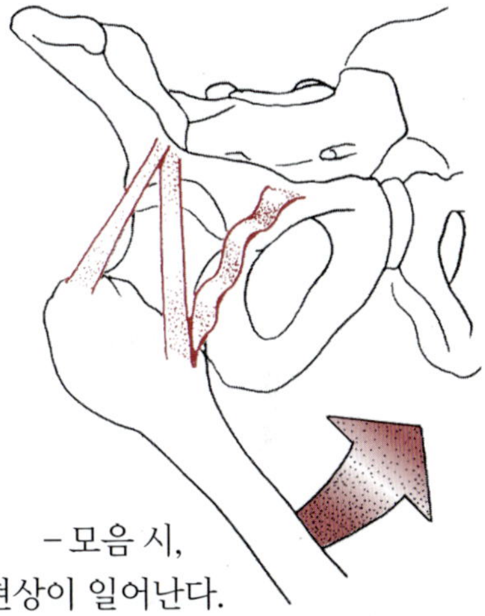

– 모음 시,
반대 현상이 일어난다.

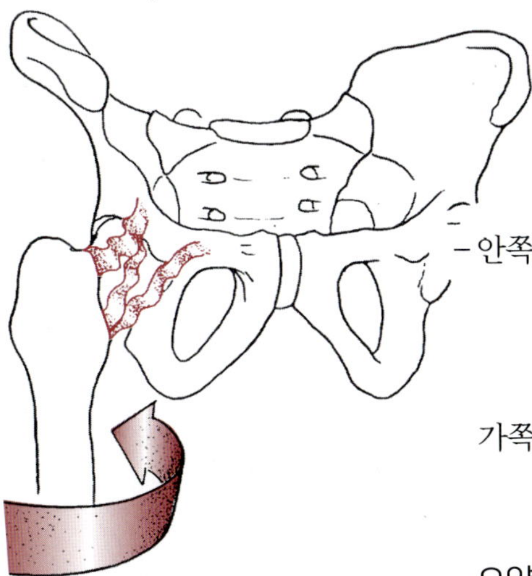

– 안쪽돌림 때 느슨해진다.

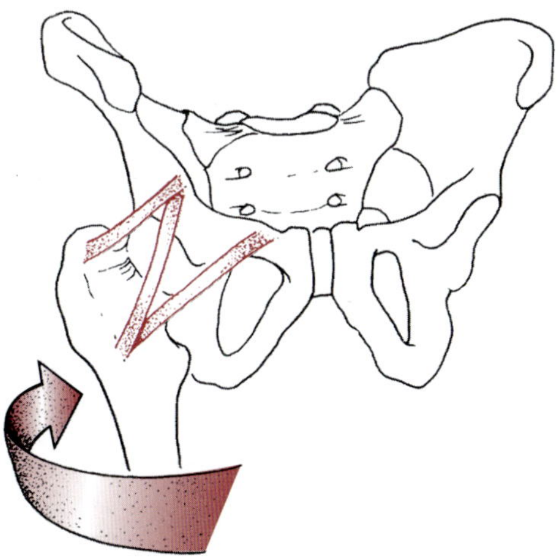

– 모든 인대는
가쪽돌림 때 타이트해지고,

요약하면: – 굽힘과 안쪽돌림 때는 인대가 느슨해지고,
– 반면 폄과 가쪽돌림 때 인대가 타이트해진다.

무릎관절의 움직임(*Movement of the knee*)

무릎은 경첩관절이다:

굽힘(flexion)은 허벅지 뒤쪽면과 종아리 뒤쪽면 사이의 각도가 감소하는 것이다.

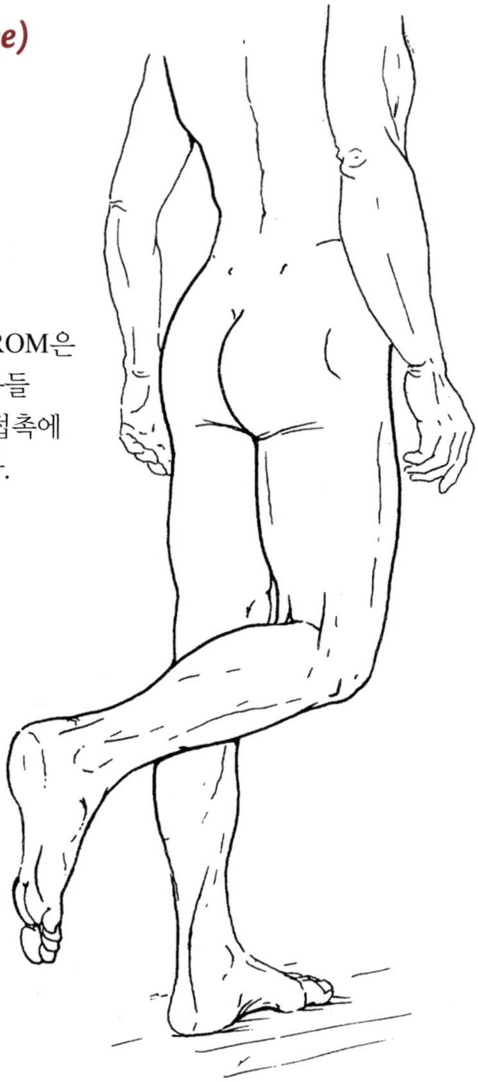

능동 굽힘의 ROM은 수축하는 근육들 힘살 사이의 접촉에 의해 감소된다.

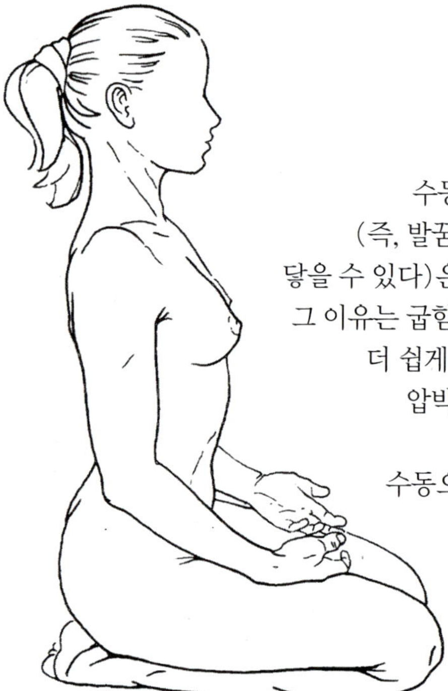

수동 굽힘의 ROM (즉, 발꿈치가 엉덩이에 닿을 수 있다)은 더 큰 편인데, 그 이유는 굽힘근이 이완하고 더 쉽게 근육의 힘살이 압박되기 때문이다 (폄근들은 수동으로 신장된다).

부가적으로, 굽힘의 ROM은 엉덩관절이 굽힘될 때 커지고, 엉덩관절이 폄될 때 작아진다.

그 이유는? 엉덩관절의 자세가 넙다리곧은근(p.242 참고)의 긴장에 영향을 주기 때문이다.

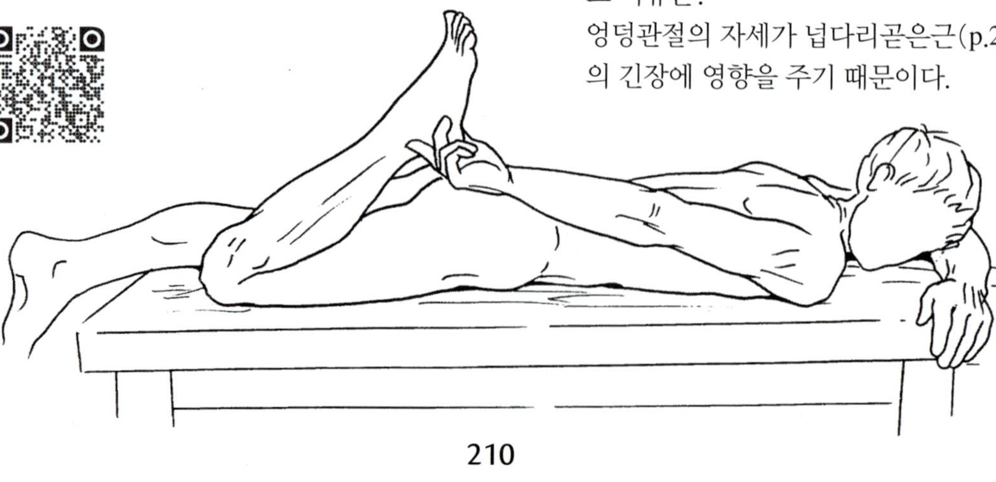

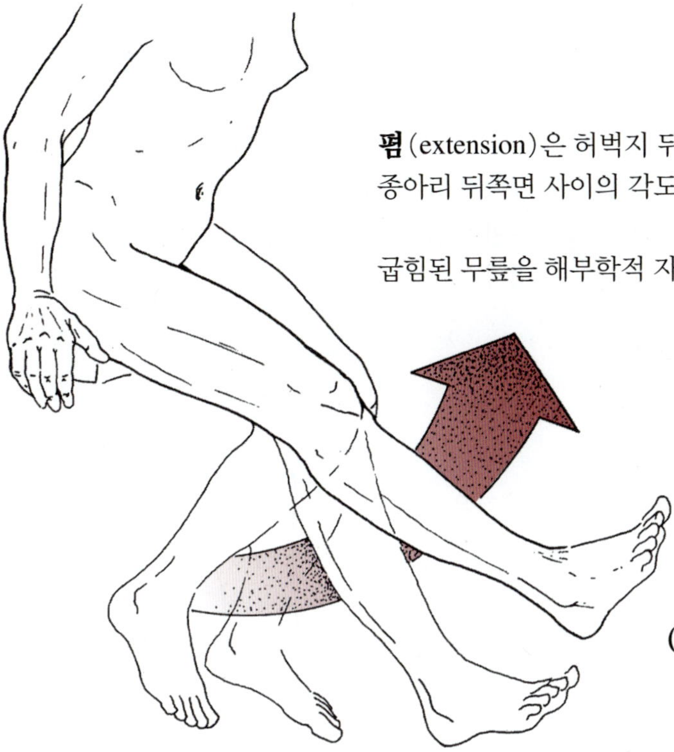

폄(extension)은 허벅지 뒤쪽면과
종아리 뒤쪽면 사이의 각도가 증가되는 것이며,

굽힘된 무릎을 해부학적 자세로 다시 움직이는 것이다.

젖힘 혹은 "**젖힌무릎**
(전반슬, *genu recurvatum*)"
(이 각도가 180°를 초과해서
증가되는 것)은
비정상적인 상태이다.

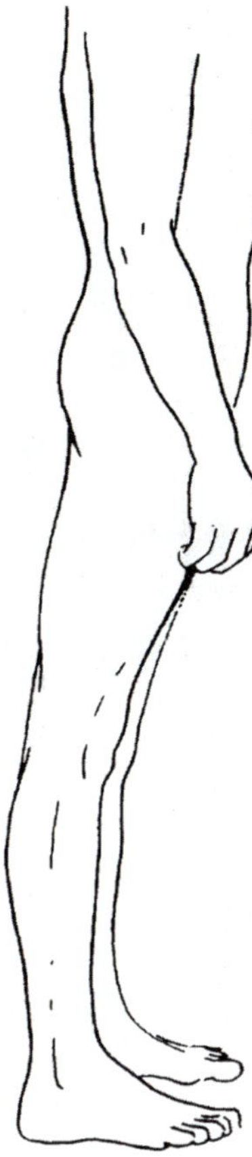

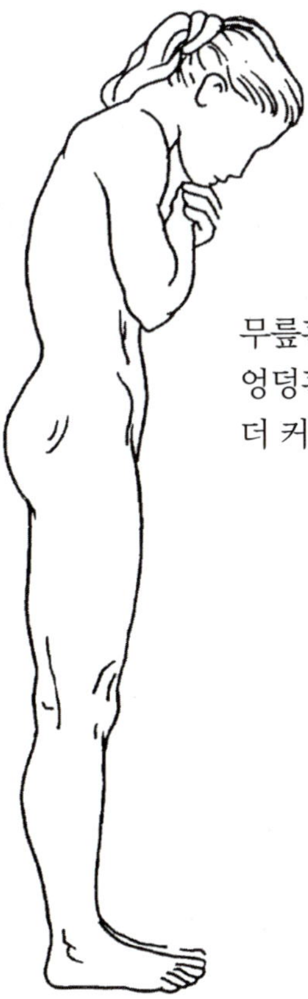

무릎관절의 폄 ROM은
엉덩관절이 폄되었을 때
더 커지고,

엉덩관절이 굽힘되었을 때
무릎관절의 폄이 제한된다.

이것은
뒤넙다리근(p.246 참고)의
긴장 정도를 반영한다.

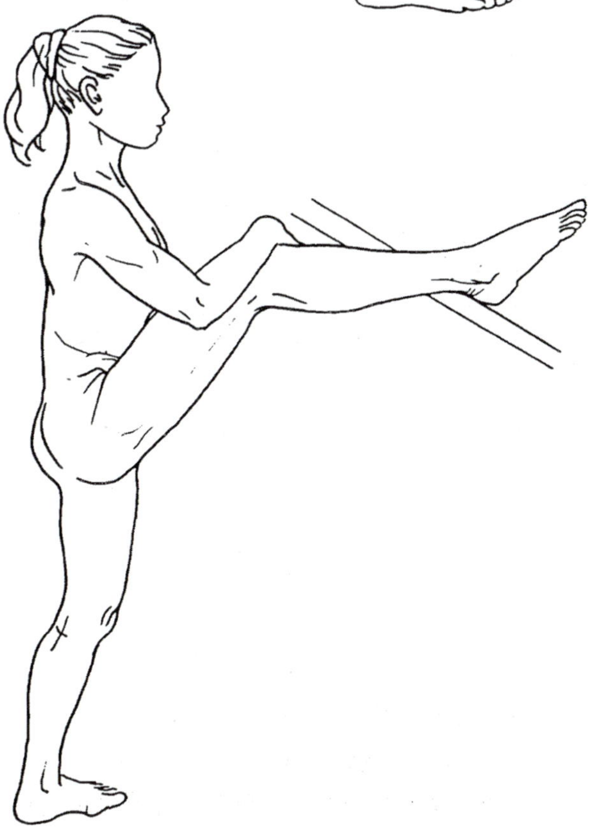

무릎관절의 움직임(계속)

돌림을 설명하기 위해, 넙다리뼈가 고정된 것으로 가정할 것이다.

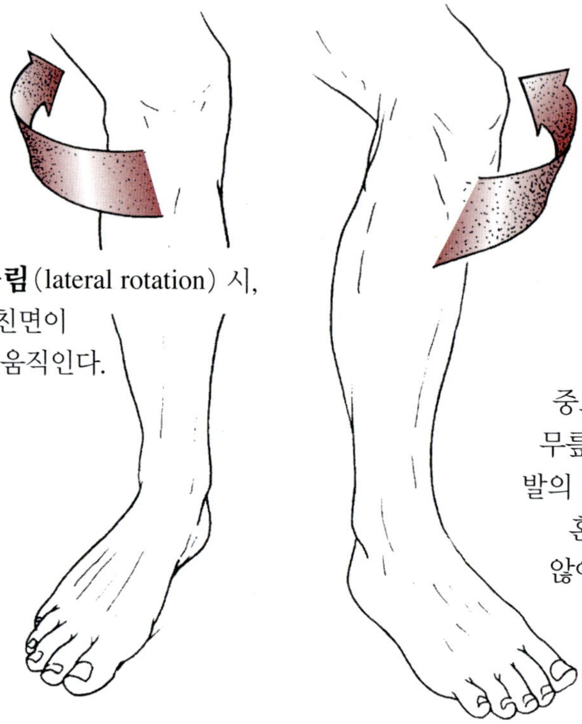

– **안쪽돌림** (medial rotation) 시,
정강뼈거친면이 안쪽으로 움직인다.

– **가쪽돌림** (lateral rotation) 시,
정강뼈거친면이
가쪽으로 움직인다.

중요한 것은
무릎의 돌림과
발의 벌림/모음을
혼동하지
않아야 한다.

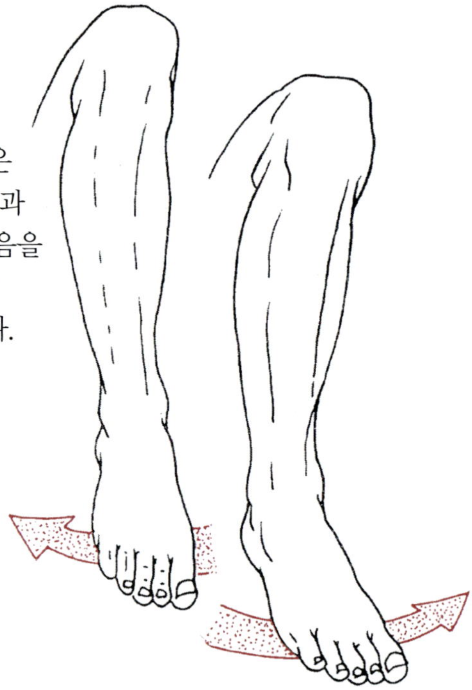

돌림은 무릎이 굽힘되고 인대가 이완될 때만 일어날 수 있다
(p.224 참고).

무릎이 폄되고
여러분이
정강뼈거친면이
안쪽이나 가쪽으로
이동되었다면,
이것은 무릎관절의
돌림이 아니라
엉덩관절의
돌림이다.

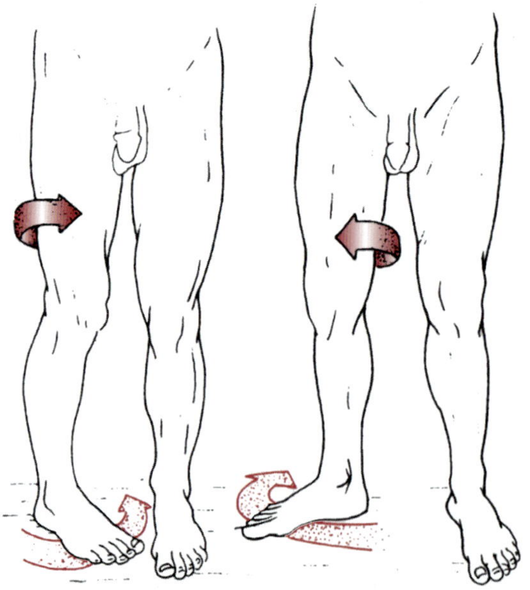

이것은 발의 움직임보다는
정강뼈거친면의 움직임에 초점을
맞추는 이유이다.

비록 돌림 ROM이 작고 양쪽 뼈들(위에서 보았듯이, 넙다리뼈 아래에 있는 가동성이 좋은 정강뼈가 아니라)이 관여할지라도, 이들 돌림은 무릎이 굽힘하거나 폄할 때 자동적으로 일어난다.
이들 돌림은 관절면의 형태 때문에 주로 일어난다(p.225 참고).

무릎관절은 3개의 뼈로 구성된다.

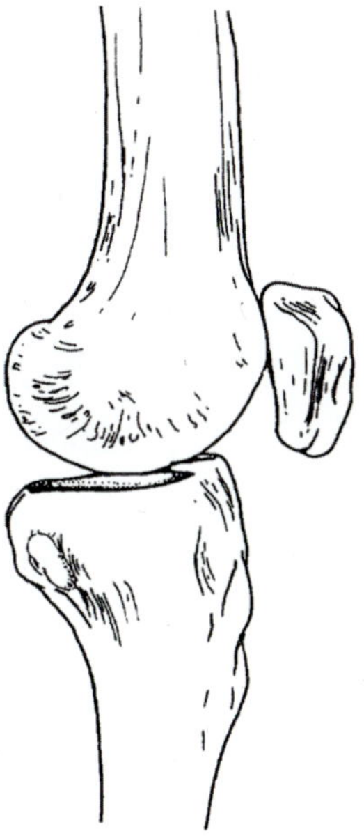

넙다리뼈는
무릎뼈와 관절을 이루고, 이 관절을
무릎넙다리관절이라 한다.

넙다리뼈는 정강뼈와
관절을 이루고, 이 관절을
넙다리정강관절이라고
한다.

무릎뼈는
정강뼈와 관절을
이루지 않는다.
p.227에서
무릎뼈에 대해
자세히 설명할 것이다.
여기에서,
넙다리정강관절을
살펴볼 것이다.

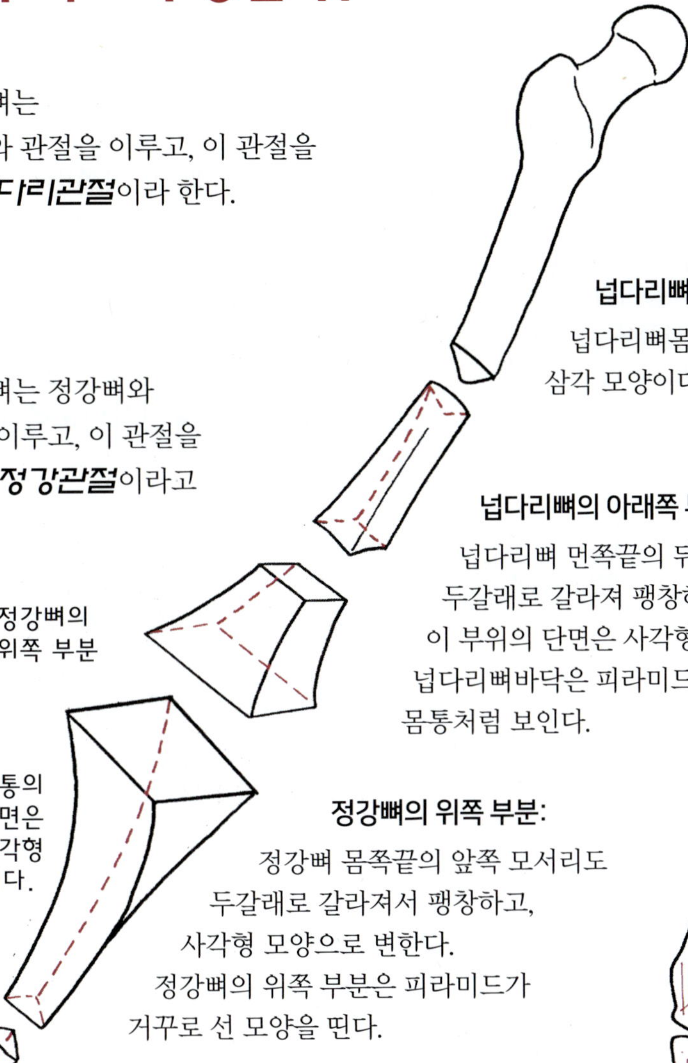

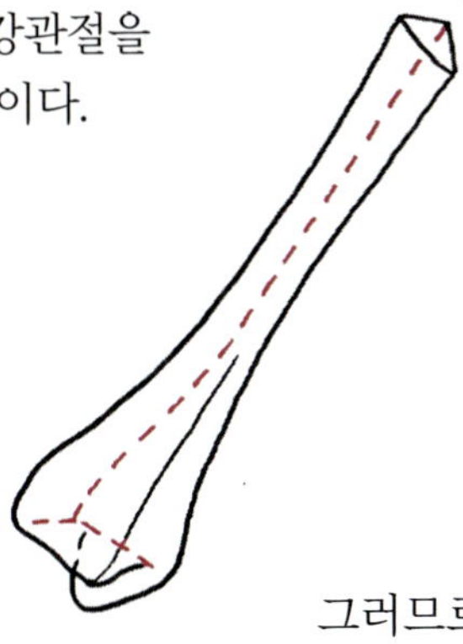

넙다리뼈의 바닥:

넙다리뼈몸통의 단면은
삼각 모양이다(p.202 참고).

넙다리뼈의 아래쪽 부분:

넙다리뼈 먼쪽끝의 뒤쪽 모서리는
두갈래로 갈라져 팽창하고,
이 부위의 단면은 사각형이다:
넙다리뼈바닥은 피라미드의
몸통처럼 보인다.

정강뼈의
위쪽 부분

정강뼈몸통의
단면은
삼각형
모양이다.

정강뼈의 위쪽 부분:

정강뼈 몸쪽끝의 앞쪽 모서리도
두갈래로 갈라져서 팽창하고,
사각형 모양으로 변한다.
정강뼈의 위쪽 부분은 피라미드가
거꾸로 선 모양을 띤다.

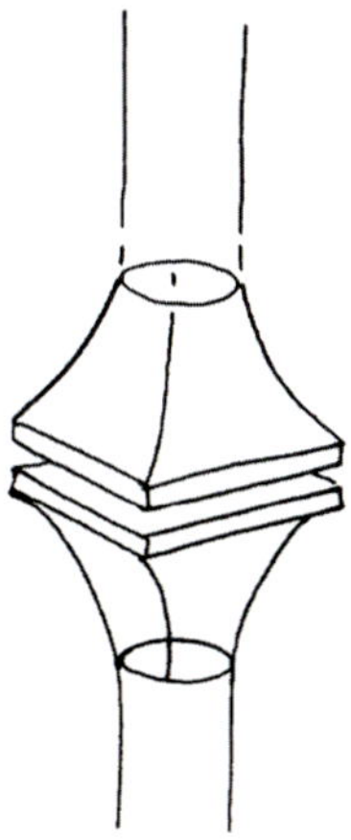

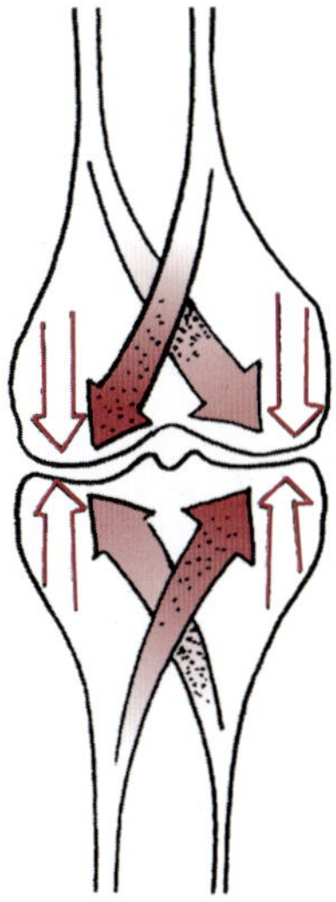

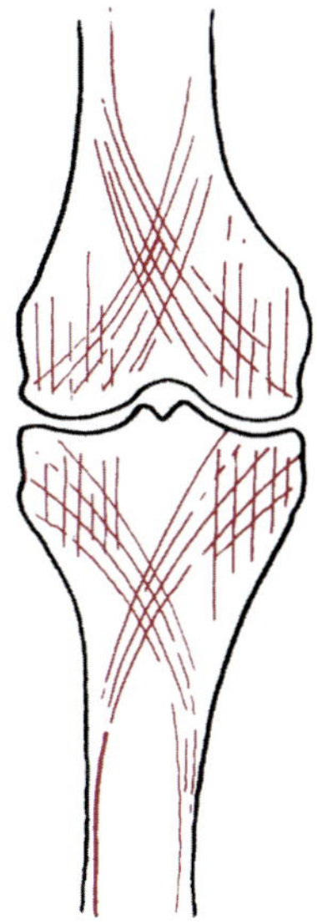

그러므로,
이들 두 뼈는 함께
팽창되어 2개 기둥의 끝처럼
생긴 커다란 구조물을 형성한다.
이것은 그들의 안정성과
체중부하 능력을 증가시킨다.

뼈잔기둥(해면뼈)의
섬유들은 대각선과
수직 방향으로
주행할 뿐만 아니라,
수평으로 주행하여
그들의 강도를 증가시킨다.

무릎관절의 면(*Surfaces of the knee joint*)

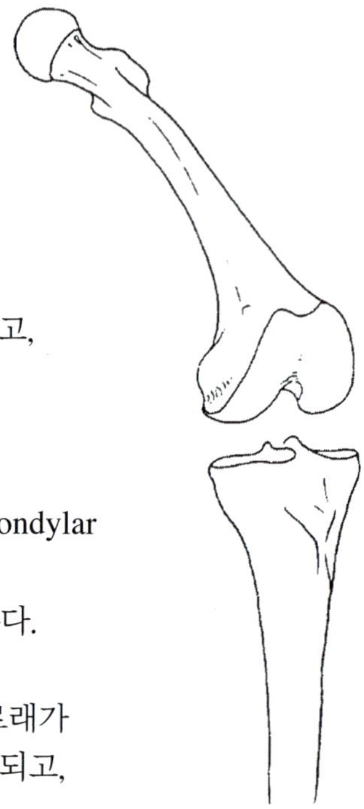

넙다리뼈의 관절면:
(Surfaces of femur)

[아래-앞-가쪽면]

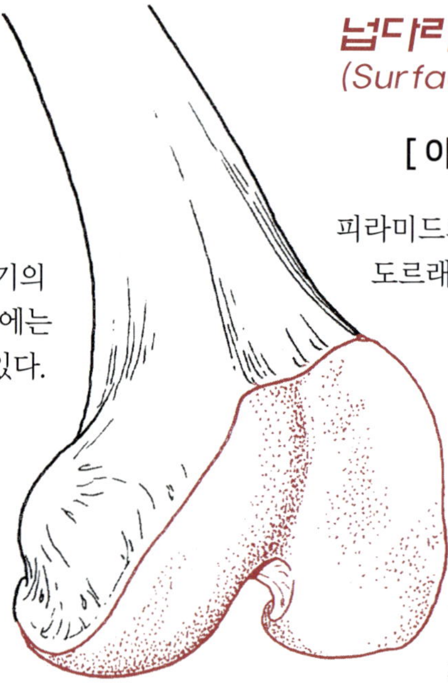

피라미드의 바닥은 둥근 관절면이고,
도르래처럼 생겼다.

두 융기의
위쪽와 뒤쪽에는
하나의 뼈 거친면이 있다.

앞쪽 부분은 넙다리뼈의
융기사이오목(intercondylar
fossa)으로 불리고,
무릎뼈와 관절을 이룬다.
뒤아래쪽으로,
단일 트랙을 가진 도르래가
이중 트랙의 도르래로 되고,
관절면의 형태는
흔들의자의 다리처럼 생겼다.

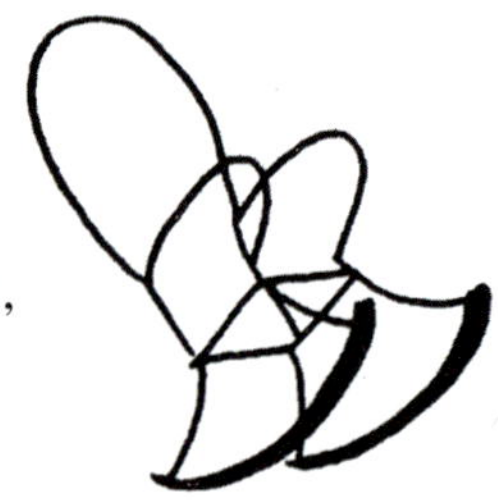

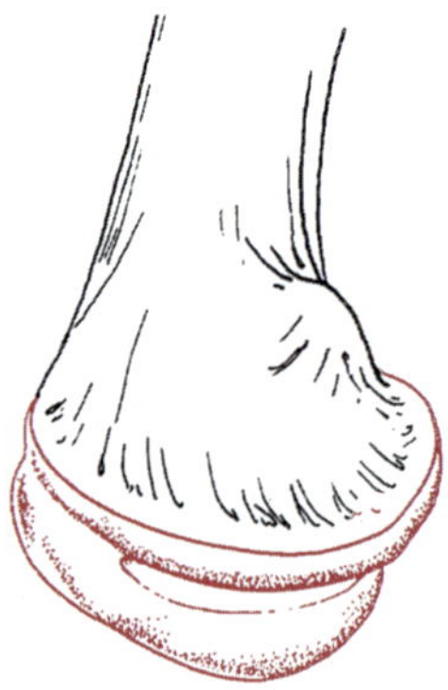

흔들의자의 다리는
넙다리뼈의 **안쪽융기**와 **가쪽융기**이며,
정강뼈의 융기와 관절을 이룬다.

융기는 앞쪽으로
덜 휘어져 있고
(체중부하
기능에
유리하다),

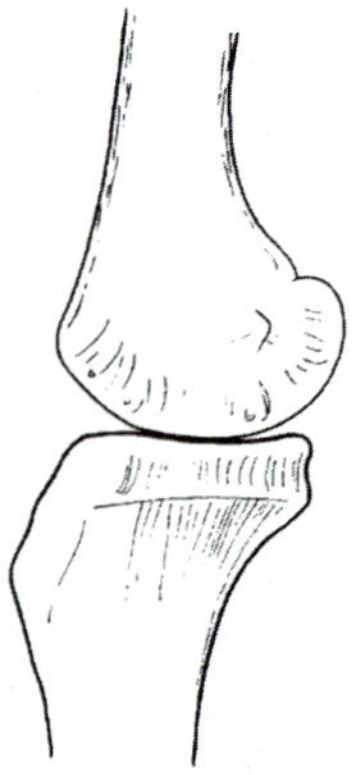

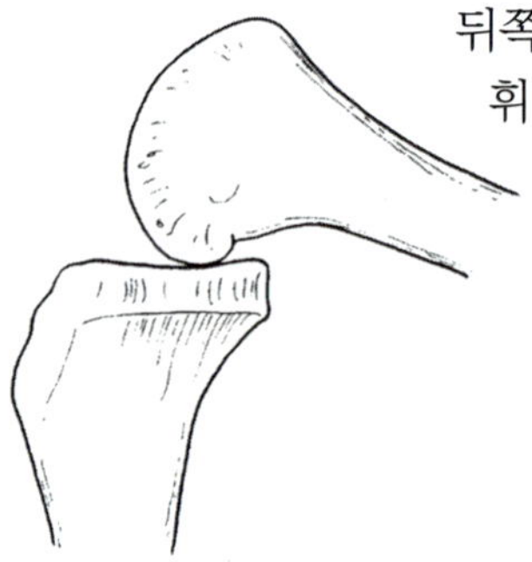

뒤쪽으로 더 많이
휘어져 있다.
(굽힘 움직임에
유리하다.)

전체적으로, 안쪽융기는 가쪽융기보다 더 많이
만곡되어 있는데, 이것은 굽힘/폄 동안
무릎의 자동돌림을 설명하는데 도움을 준다(p.225 참고).

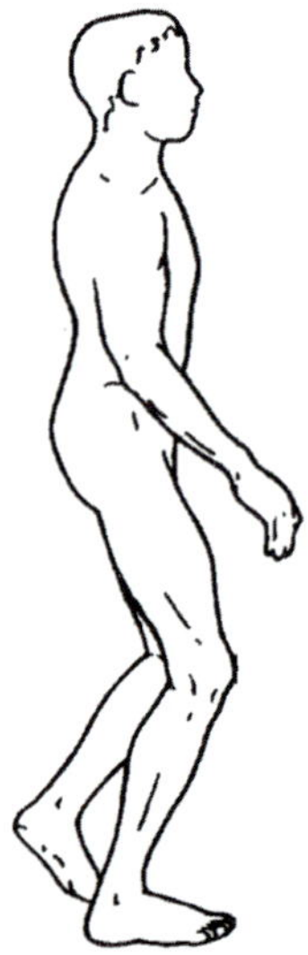

무릎을 약간
굽힘한 장시간의
서기 자세는
융기의 작은 관절면에
스트레스를 가하고,
연골 손상을
일으킬 수 있다.

정강뼈의 관절면
(Surfaces of tibia)

정강뼈의 위쪽면은
정강뼈고원으로 불린다.

[앞-가-위쪽면]

정강뼈의 **가쪽 융기**와 **안쪽 융기**는 연골로 보호되고, 넙다리뼈의 볼록한 융기와 관절을 이루기 위해 오목한 형태를 띤다.

정강뼈고원의 가쪽면은 **Gerdy 결절**로 불리는 결절이 있고, 이곳에 넙다리근막(fascia lata)이 부착한다.

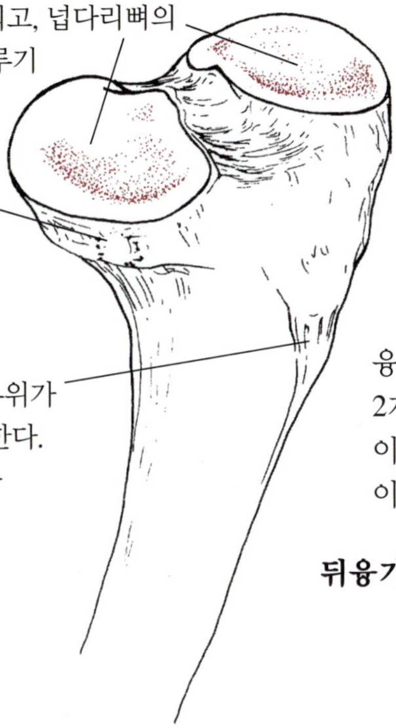

정강뼈고원의 중앙에는, 융기의 모서리가 솟아 올라와 **융기사이융기**를 형성한다.

정강뼈의 앞쪽면에는 **앞정강뼈거친면**으로 불리는 돌출 부위가 있고, 이곳에 넙다리네갈래근이 부착한다. 여러분은 무릎 꿇기를 할 때 이 부위를 느낄 수 있다.

융기사이융기의 앞쪽과 뒤쪽에는 2개의 오목한 면이 있고, 이곳은 넙다리뼈와 관절을 이루지 않는다:

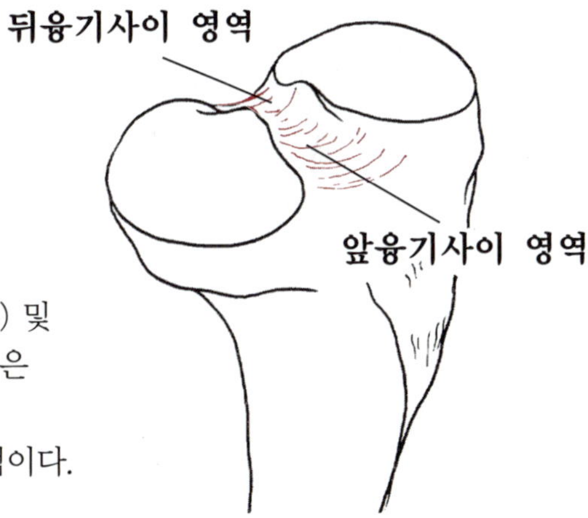

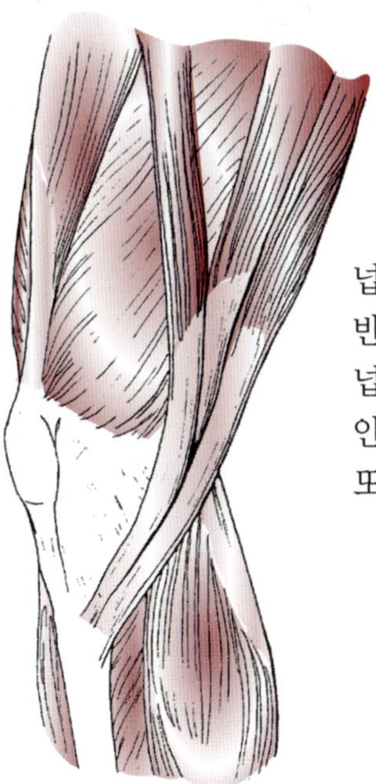

넙다리빗근(봉공근, sartorius), 반힘줄모양근(반건양근, semitendinosus) 및 넙다리곧은근(대퇴직근, rectus femoris)은 안쪽 정강뼈몸통의 위쪽면에 부착한다.
또한 이곳은 정강쪽곁인대가 부착한 지점이다.

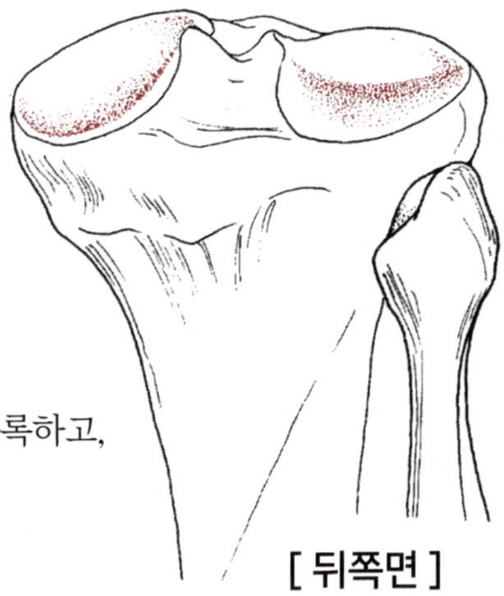

[뒤쪽면]

넙다리정강관절은 2개 트랙에 잘 맞는 이중 바퀴 구조처럼 보인다.

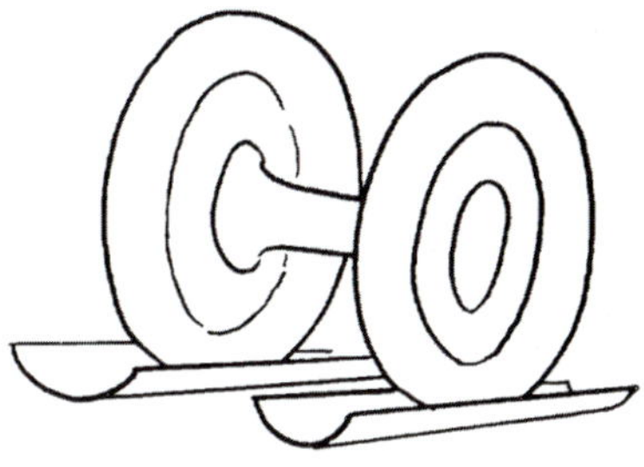

정강뼈융기는
가로방향으로 오목하지만,
가쪽융기는 앞뒤 방향으로 볼록하고,

안쪽융기는 앞뒤방향으로
오목하다(p.225 참고).

무릎 움직임 동안 일어나는 융기의 변위

무릎의 굽힘과 폄 움직임과 관련된 2가지 기전이 있다:

- 구르기(rolling)와
- 활주(gliding)

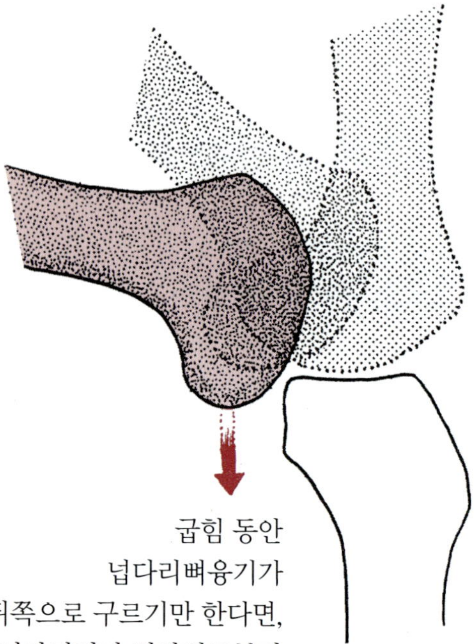

굽힘 동안
넙다리뼈융기가
뒤쪽으로 구르기만 한다면,
넙다리뼈가 정강뼈로부터
벗어나게 될 것이다.

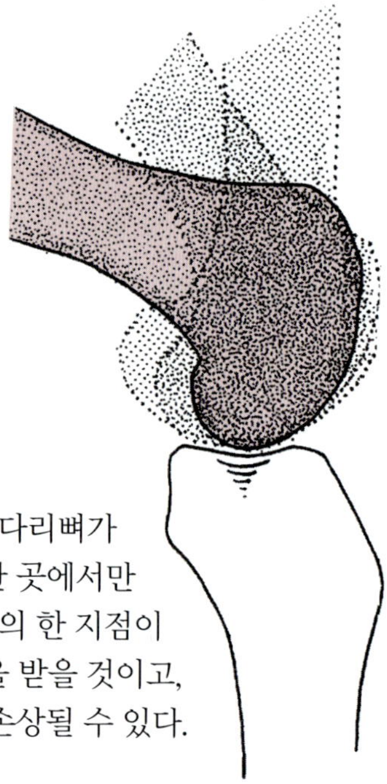

넙다리뼈가
볼 베어링처럼 한 곳에서만
활주한다면, 정강뼈의 한 지점이
모든 마찰을 받을 것이고,
이로 인해 연골이 손상될 수 있다.

그러므로,
시상면에서의 무릎 움직임은
다음과 같이 설명될 수 있다:

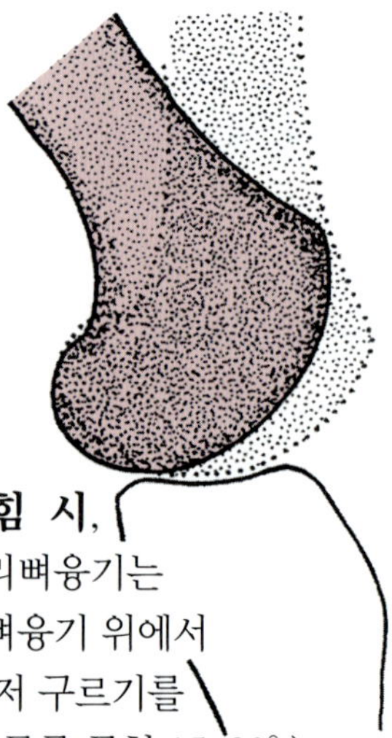

-굽힘 시,
넙다리뼈융기는
정강뼈융기 위에서
맨 먼저 구르기를
한다(무릎 굽힘 15-20°).

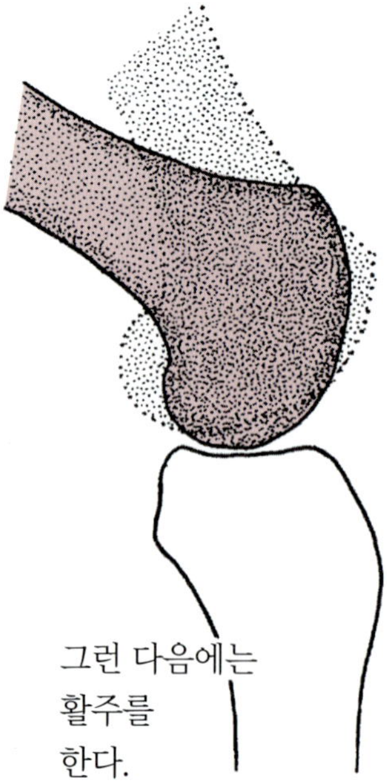

그런 다음에는
활주를
한다.

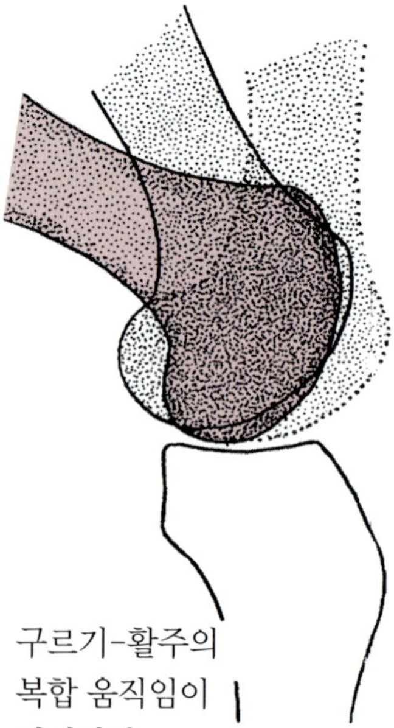

구르기-활주의
복합 움직임이
일어난다.

**-무릎을
폄할 때는**
반대 움직임이
일어난다:
처음에는 활주만
일어나고,
그 다음에는
구르기가 일어난다.
폄 동안, 가쪽융기가
안쪽융기보다
더 많은 구르기를
하는데, 이것이
무릎의 자동돌림을
유도한다(p.225 참고).

융기의 변위

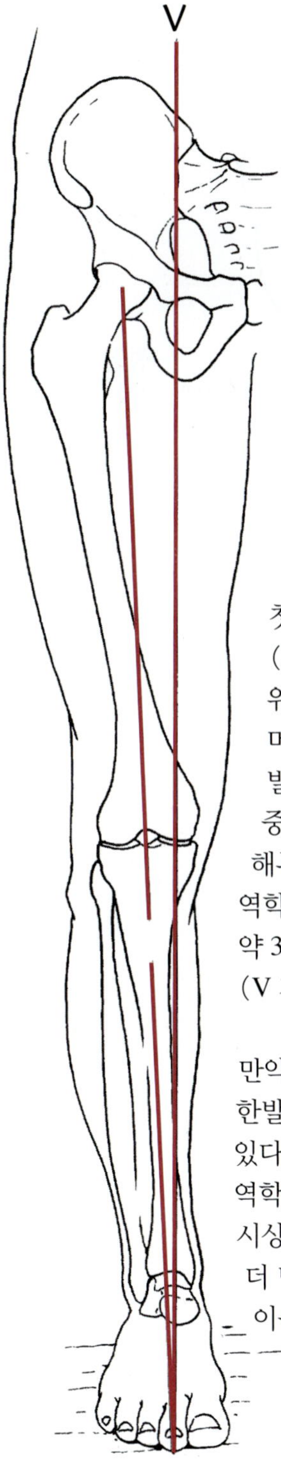

첫 번째 축 (역학적 축)는 위쪽의 넙다리뼈 머리에서 아래쪽으로 발목관절의 중간지점을 통과한다. 해부학적 자세에서, 역학적 축은 수직축과 약 3°의 각을 형성한다 (V 자 모양).

만약 여러분이 한발 서기를 하고 있다면, 역학적 축은 시상면으로부터 더 먼 곳으로 이동한다.

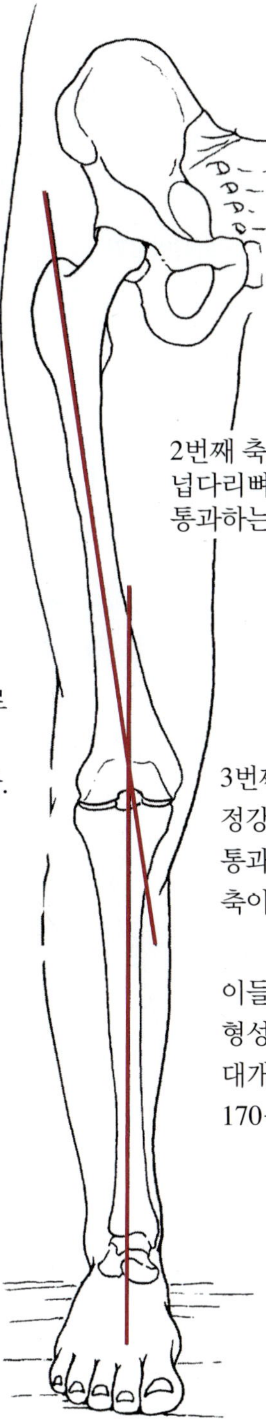

2번째 축은 넙다리뼈몸통을 통과하는 축이고,

3번째 축은 정강뼈몸통을 통과하는 축이다.

이들 축이 형성하는 각도는 대개 170–175°이다.

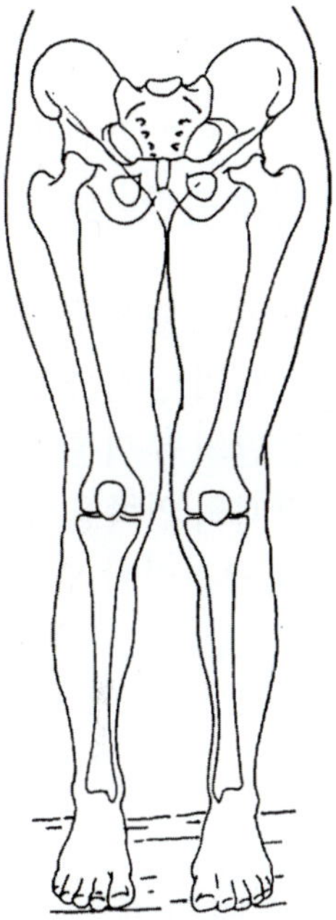

이들 축에 의해 형성된 가쪽 각도는 사람에 따라 달라질 수 있다:

- 그 각도가 180°보다 작을 수 있다(**밖굽이무릎**).
- 그 각도가 180°보다 클 수 있다(**안굽이무릎**).

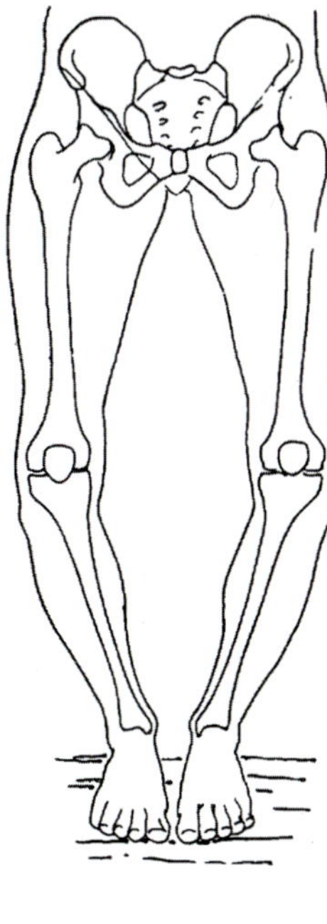

반달판(Menisci)

반달판은 2개의 반달 모양으로 된 관절내 원반이며, 섬유연골성 구조물이다.

반달판의 얇은 중앙의 끝은 정강뼈의 융기사이융기에 부착되고, 반달판의 두꺼운 가장자리는 정강뼈의 안쪽융기와 가쪽융기의 주변 모서리에 부착된다.

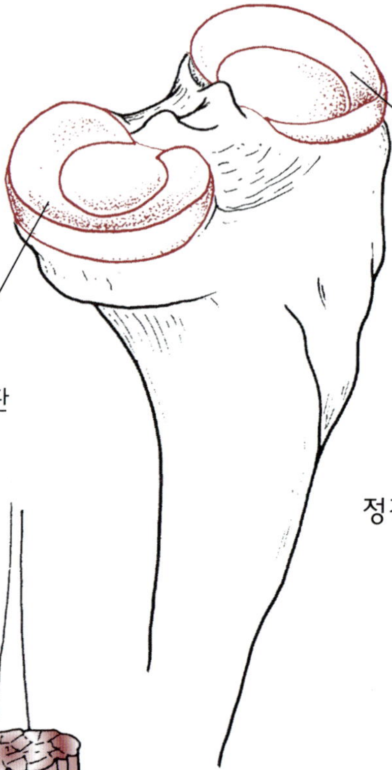

정면
정강뼈(경골)의 내측

또한 반달판은

반달무릎인대, 오금근힘줄 및 반막모양근 등과 같은 구조물 가까운 곳에 부착점을 가진다.

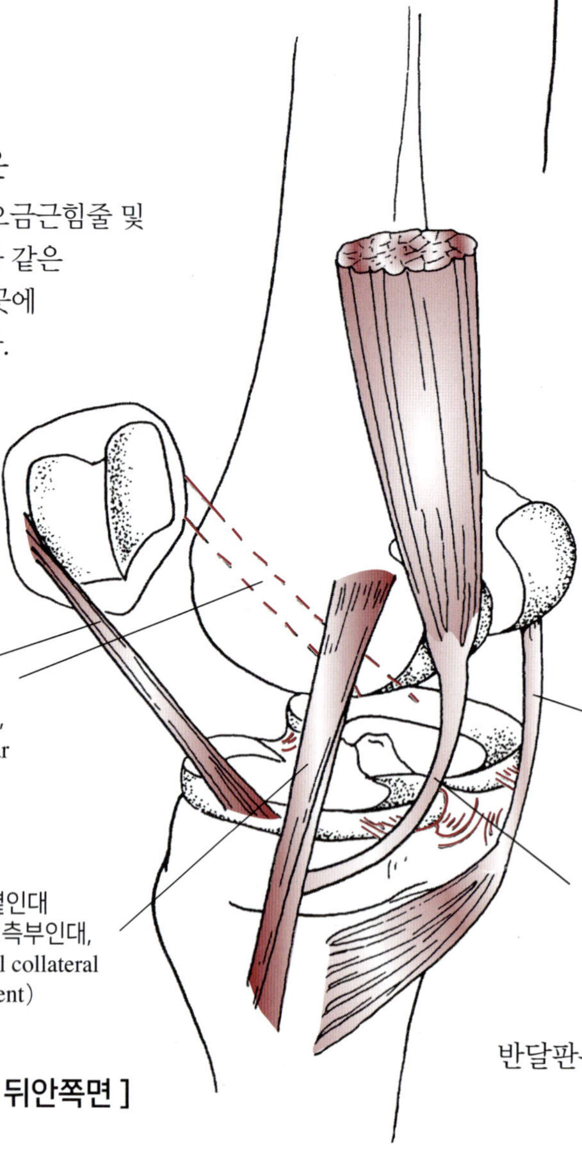

[오른쪽 무릎, 뒤안쪽면]

반달판은 약간의 가동성을 가지고 있어서, 무릎이 움직이는 동안 윤활액의 분산에 도움을 준다.

반달판은 몇 가지 기능을 가지고 있다:

– 반달판이 움직일 때 그들은 윤활액의 분산을 증가시킨다.

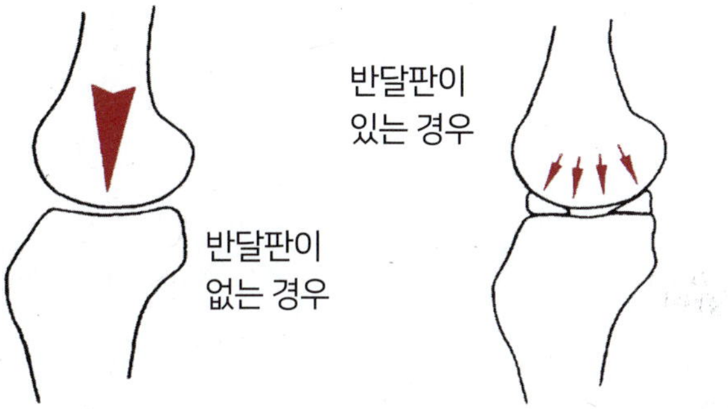

– 그들은 체중부하의 면적을 증가시켜서, 그들이 움직일 때 더 좋은 압박력의 분산을 일으킨다.

– 쐐기처럼, 그들은 정강뼈융기의 오목 형태를 더 증가시켜서, 더 좋은 안정성을 제공한다.

무릎의 움직임 동안 반달판은 어떻게 움직이는가?

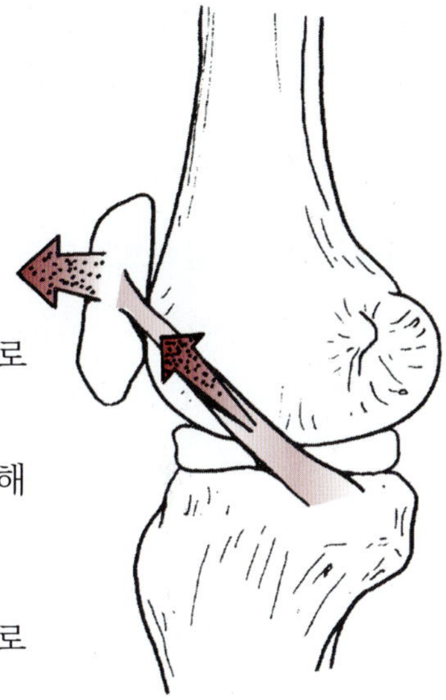

폄 시,
반달판은 앞쪽으로 움직이는데,

그 이유는
(1) 그들이 넙다리뼈융기에 의해 앞쪽으로 밀리기 때문이고,

(2) 반달무릎인대에 의해 당기기 때문이다.
그 다음에는 무릎뼈의 움직임에 의해 위쪽으로 당기게 된다.

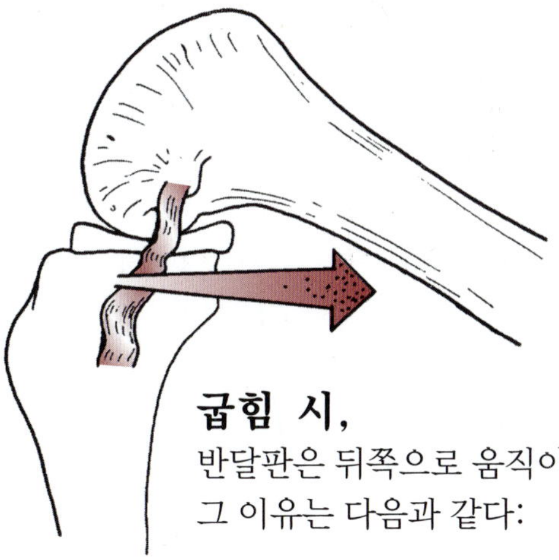

굽힘 시,
반달판은 뒤쪽으로 움직이는데, 그 이유는 다음과 같다:

(1) 넙다리뼈융기에 의해 뒤쪽 방향으로 밀기 때문이고,

(2) 반막모양근과 오금근의 힘줄과 안쪽 곁인대에 의해 당기기 때문이다.

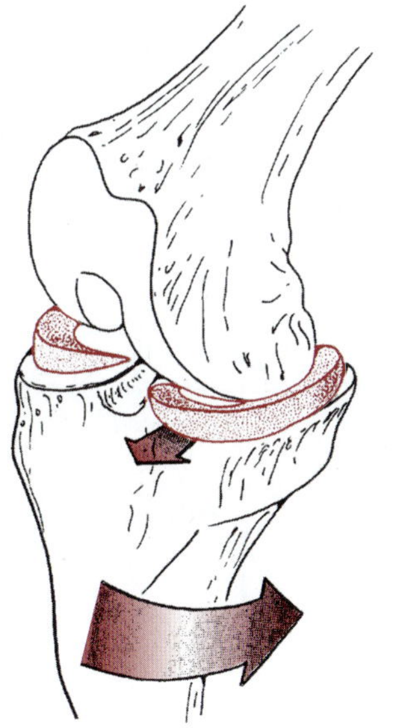

돌림 시,
동측 반달판은 앞쪽으로 움직이는데,

그 이유는
넙다리뼈융기에 의한 압박 때문이고,
동측 반달판은 반달무릎인대에 의해 억제된다.

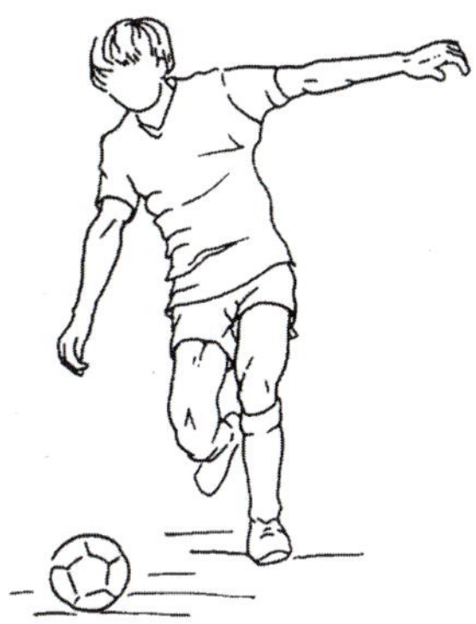

이들 움직임은 무릎관절의 정상 기능에 필수적이다.
몇몇 경우에서는(축구선수처럼, 빠르게 폄 운동을 할 때), 반달판이 충분히 빠르게 움직이지 못해서 **반달판이 으깨지거나 찢어질** 수 있다.

무릎관절주머니(Knee capsule)

무릎관절은 두꺼운 관절주머니에 의해 억제된다.
관절주머니는 관련되는 3개 뼈의 관절면 바로 바깥쪽에 부착된다.
무릎뼈를 앞쪽 관절주머니 안에 들어 있다.
그래서, 무릎뼈, 넙다리뼈, 정강뼈는 윤활액이 순환하는
하나의 관절주머니 안에 들어 있다.

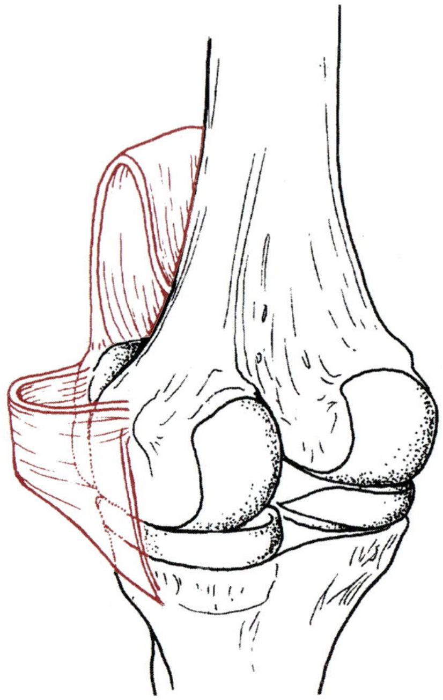

관절주머니는 앞쪽으로 매우 느슨하다.

그래서 굽힘에 좋은 ROM을 허용한다.

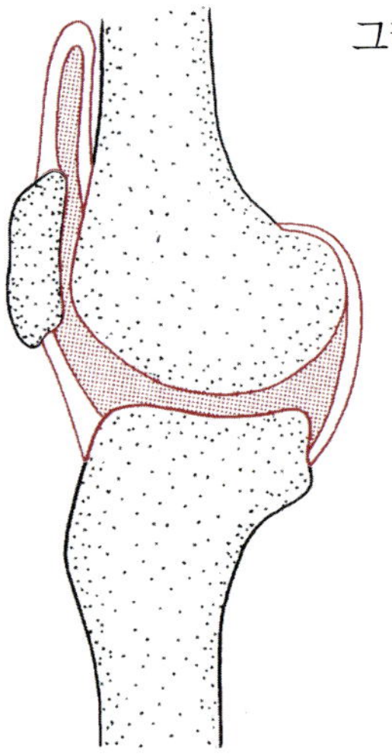

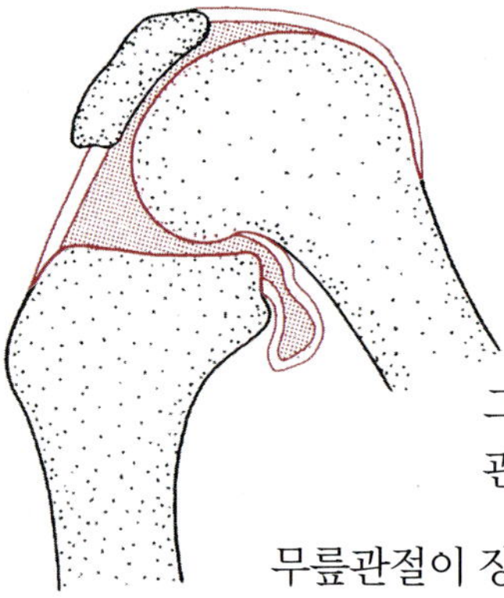

그러므로 무릎을 폄했을 때,
관절주머니는 앞쪽과 측면에서 깊은 주름을 형성한다.

무릎관절이 장기간 고정된 경우에는, 이들 주름에서 유착이
발생할 수 있고, 이로 인해 굽힘의 제한이 일어날 수 있다.

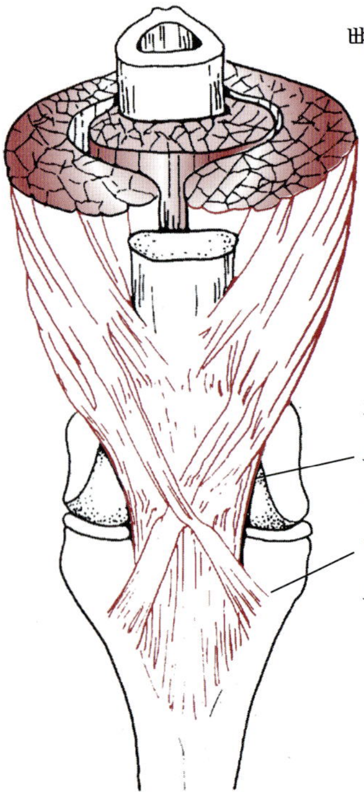

뼈의 형태 측면에서,
무릎은 매우 나쁜 일치성을 가진 관절이 아니다.
그러므로 인대들이 무릎의 안정성에 필수적이다.

무릎뼈(p.226 참고)는 작은 인대
(실제로 관절주머니가 비후된 것)들에 의해
넙다리뼈융기와 반달판에 부착된다.

강한 **무릎뼈인대**(무릎뼈와 정강뼈거친면에
부착된)는 넙다리네갈래근 힘줄의
연장 구조물로 간주될 수 있다.
넙다리네갈래근 힘줄의 섬유들은
무릎관절에서 서로 교차한다.

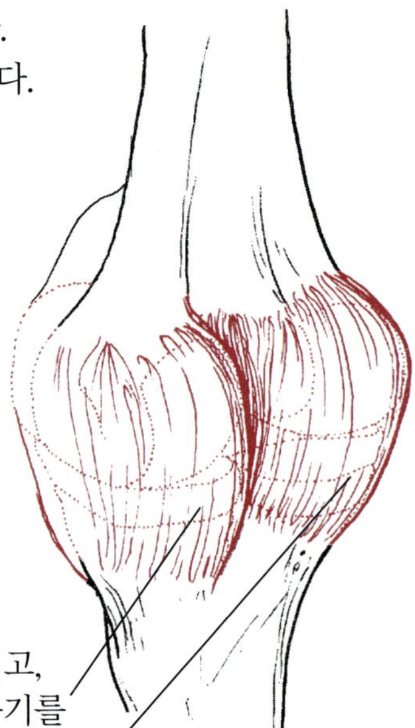

무릎관절주머니의 뒤쪽 부분은 두꺼운 편이고,
넙다리뼈융기와 정강뼈융기를
연결하는 강한 2개의 밴드를 형성한다.
그들은 무릎관절의 젖힘에 저항하여 선 자세를 취할 때
수동 안정성을 제공한다(p.224 참고).

십자인대(cruciate ligament)

무릎관절은 넙다리뼈의 융기사이오목 안에 위치한 2개의 십자인대에 의해 제자리에 유지된다. 십자인대는 정강뼈에 부착된 지점에 따라 이름이 붙여진다. 해부학적으로, 십자인대는 관절주머니 밖에 위치하는 인대이다.

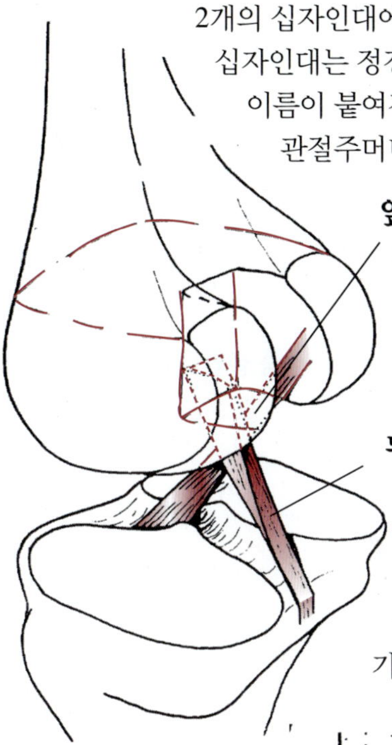

앞십자인대는 정강뼈의 앞융기사이 영역에 부착한다. 앞십자인대는 뒤-위-가쪽으로 주행한 후, 가쪽 넙다리뼈관절융기의 안쪽면에 부착한다.

뒤십자인대는 정강뼈의 뒤융기사이 영역에 부착한다. 뒤십자인대는 앞-위-안쪽으로 주행한 후, 안쪽 넙다리뼈관절융기의 가쪽면에 부착한다.

십자인대의 주요 역할은 넙다리뼈와 정강뼈의 앞-뒤 변위를 막는 것이다.

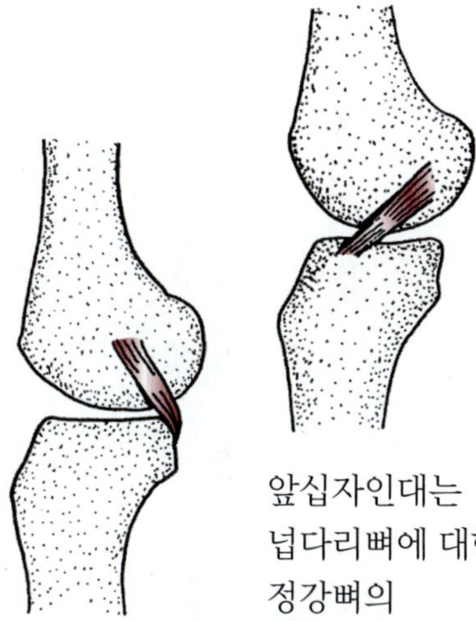

앞십자인대는 넙다리뼈에 대한 정강뼈의 앞쪽 변위에 저항하고,

반대로 뒤십자인대는 뒤쪽 변위에 저항한다.

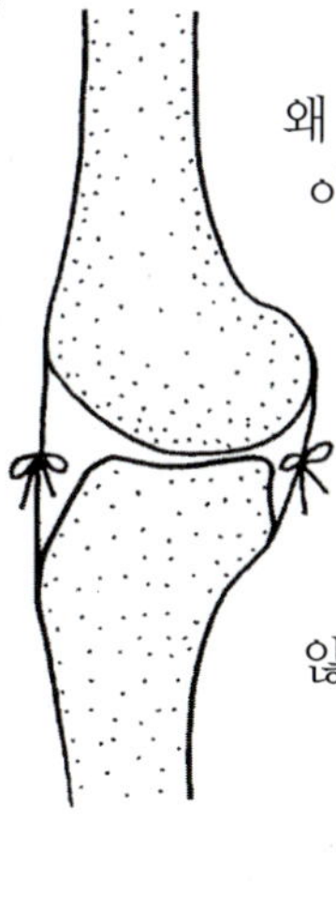

왜 사선 방향의 인대들이 이런 제동 작용을 수행하는가?

앞십자인대와 뒤십자인대가 굽힘을 허용하지 않기 때문이다.

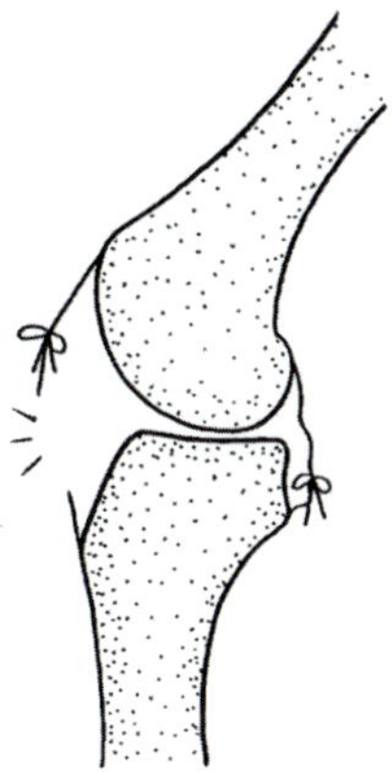

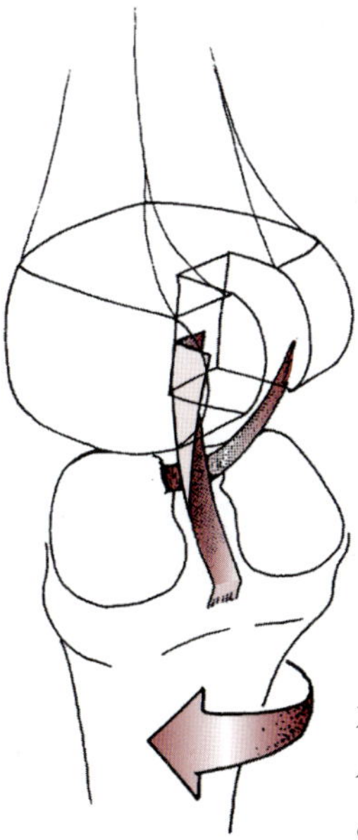

굽힘과 폄을 할 때, 십자인대는 타이트함을 유지하고, 넙다리뼈에 대한 정강뼈의 변위를 최소화시킨다.

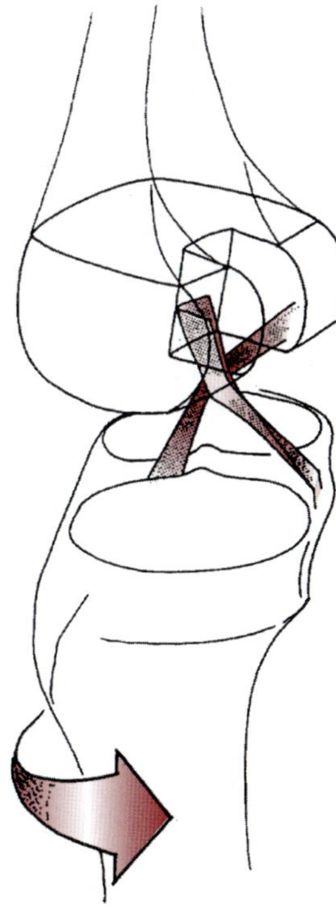

가쪽돌림 시, 십자인대는 어느 정도 느슨해진다.

안쪽돌림 시, 그들은 서로에 대해 저항하여 더욱 타이트해진다.

측면에서,
관절주머니는 2개의 곁인대에 의해 보강된다.

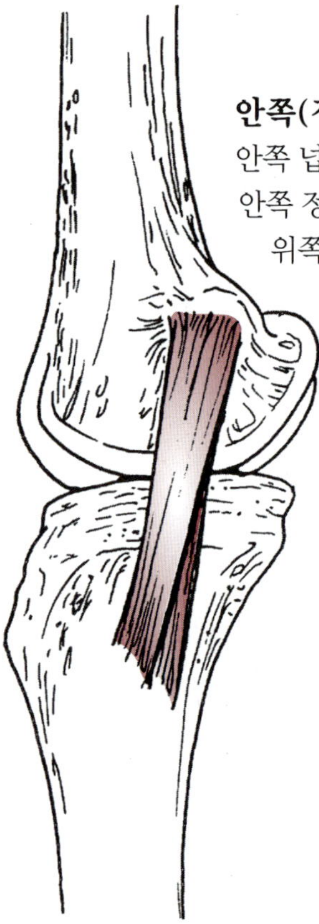

안쪽(정강쪽) 곁인대는
안쪽 넙다리뼈융기에서
안쪽 정강뼈몸통의
위쪽으로 주행한다.

안쪽 곁인대의
아래쪽 부착점은
위쪽 부착점에 대해
약간 앞쪽에 위치한다.

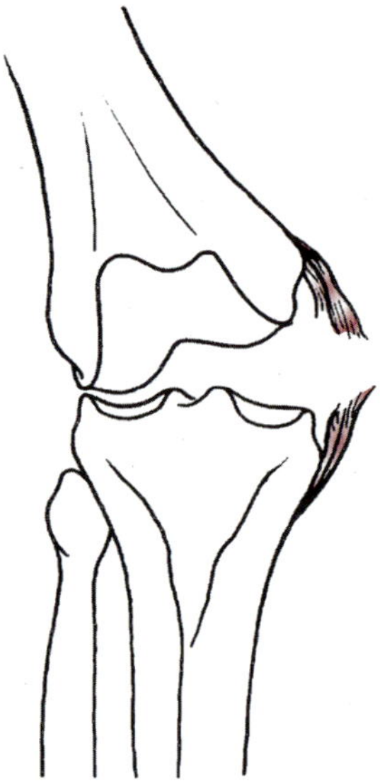

안쪽 곁인대의 주요 인대는
관절을 안정화시키고,
무릎관절의 안쪽에서
틈이 생기지 않도록 막는다.

안쪽 곁인대가 파열되면,
정강뼈가 **가쪽으로**
이동될 수 있다.

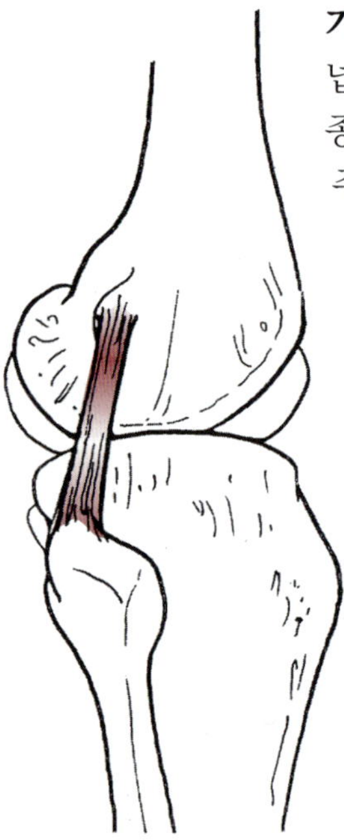

가쪽(종아리쪽) 곁인대는
넙다리뼈의 가쪽융기에서
종아리뼈머리로
주행한다.

가쪽 곁인대의
아래쪽 부착점은
위쪽 부착점에 비해
약간 뒤쪽에 위치한다.

가쪽 곁인대의 주요 기능은
무릎관절의 가쪽에 틈이 생기지 않도록
막는 것이다.

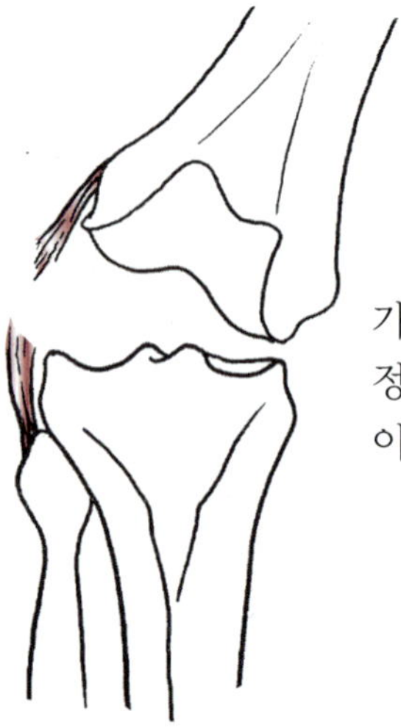

가쪽 곁인대가 파열되면,
정강뼈가 **안쪽으로**
이동될 수 있다.

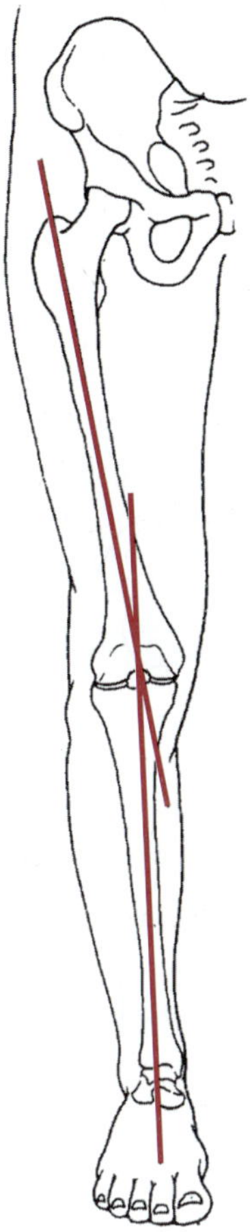

안쪽 곁인대는
가쪽 곁인대보다
상당히 두껍고 강하다.
그 이유는?

일반적인 사람의 경우,
넙다리뼈와 정강뼈에 의해
형성된 각도는 180°보다
약간 작은 편이다
(밖굽이무릎, p.217 참고).
무릎의 안쪽 틈이 더 큰 편이기
때문에, 무릎 안쪽의 안정성을
더 필요로 한다.

곁인대는 폄 시 타이트해지는 경향이 있고,

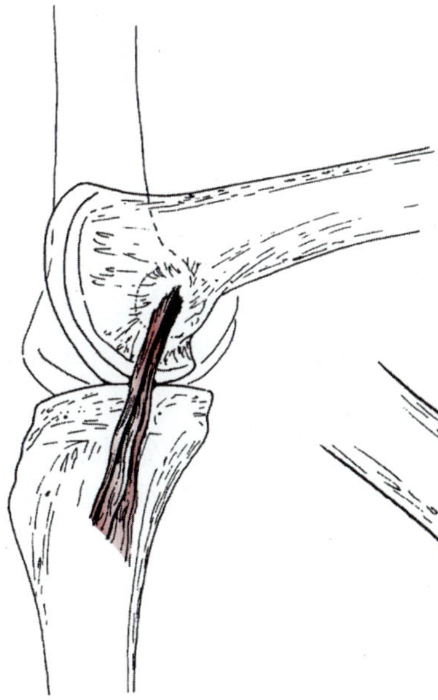

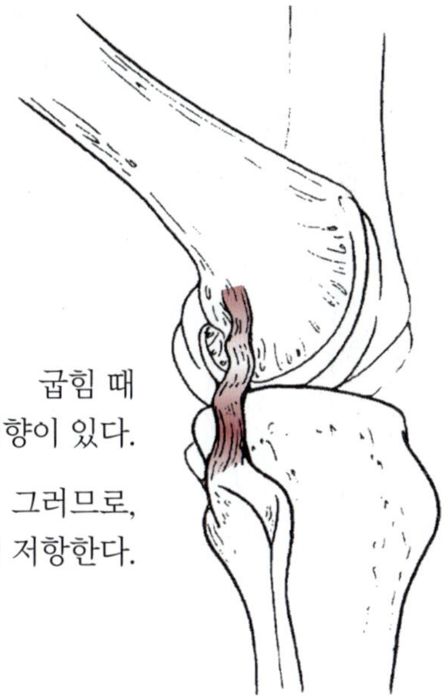

굽힘 때
느슨해지는 경향이 있다.

그러므로,
그들은 젖힘에 저항한다.

그림에서
곁인대의 상황을
잘 보여주기 위해
다리의 두 뼈를 당겼다.

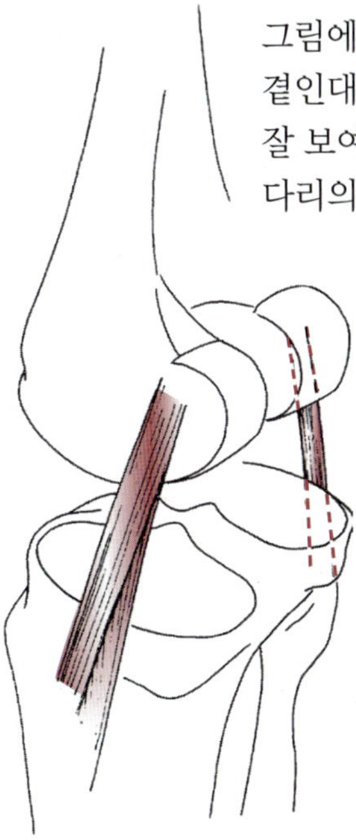

정강뼈의
안쪽돌림 시
두 곁인대의 방향
때문에 곁인대들이
느슨해지는 것을
볼 수 있다.

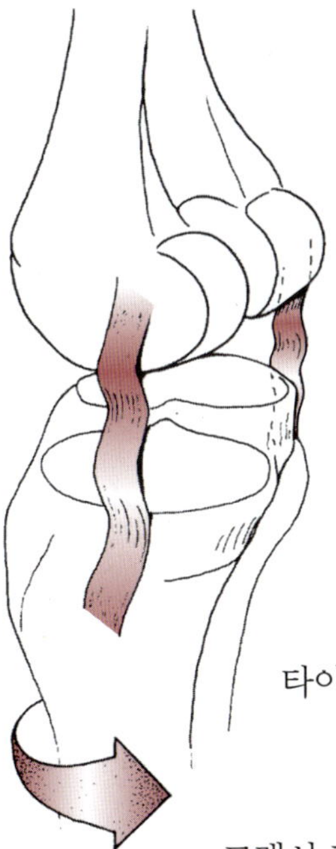

그리고
가쪽돌림 시
곁인대가
타이트해지는 것을
볼 수 있다.

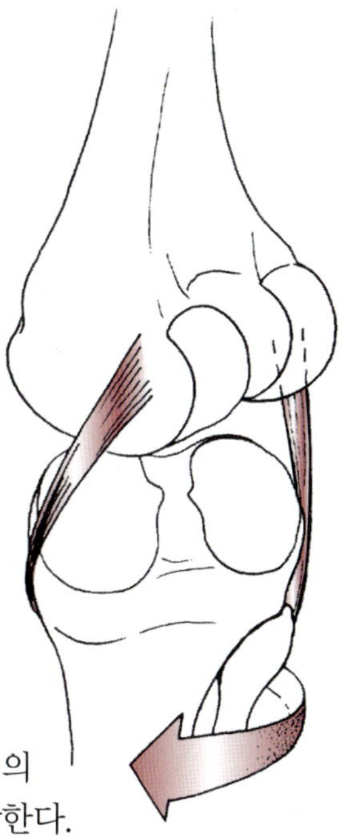

그래서 곁인대는 정강뼈의
과도한 가쪽돌림에 저항한다.

인대가 무릎을 어떻게 안정시키는가?

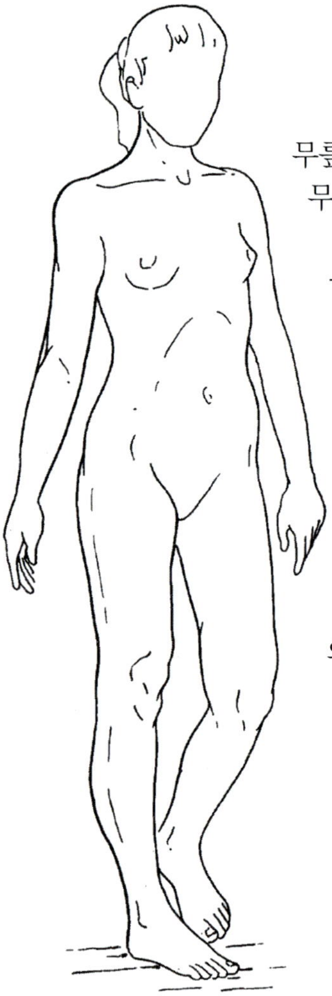

무릎 인대들은 함께 작용하여
무릎관절을 안정화시킨다.

-폄 시,
예를 들어, **한발로 서서 균형 잡을 때,**
모든 인대들이 타이트해지고,

근육의 작용 없이도 무릎관절이
수동으로 안정화될 수 있다.

무릎관절은 인대들의 타이트함
(특히, 관절주머니의 뒤쪽 부분)에
의해 약간 젖힘되어 잠김된다.

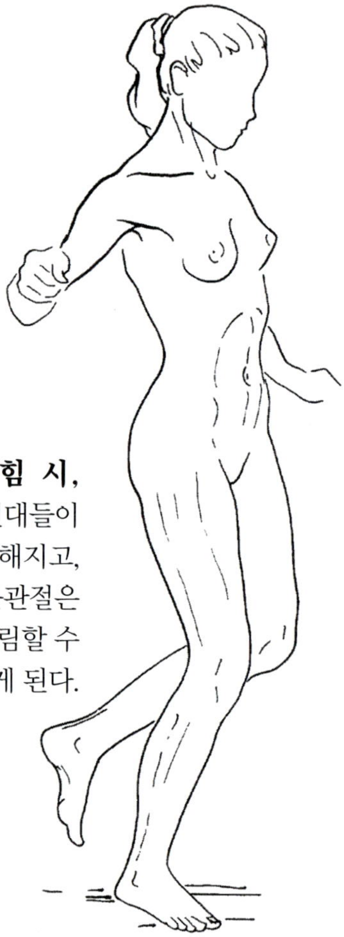

-굽힘 시,
대부분의 인대들이
느슨해지고,
무릎관절은
어느 정도 돌림할 수
있게 된다.

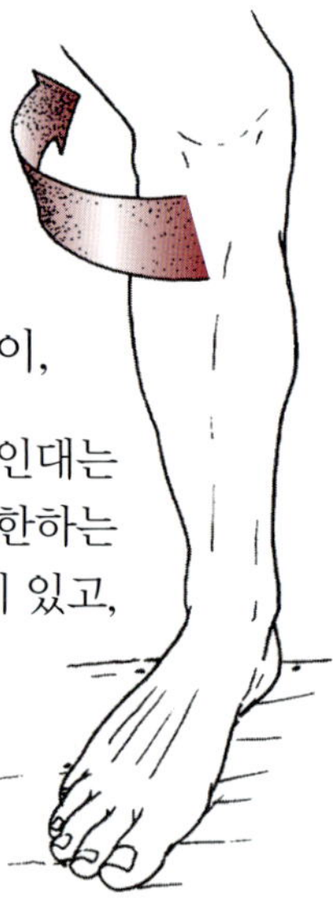

앞에서 언급되었듯이,

-곁인대는
가쪽돌림을 제한하는
경향이 있고,

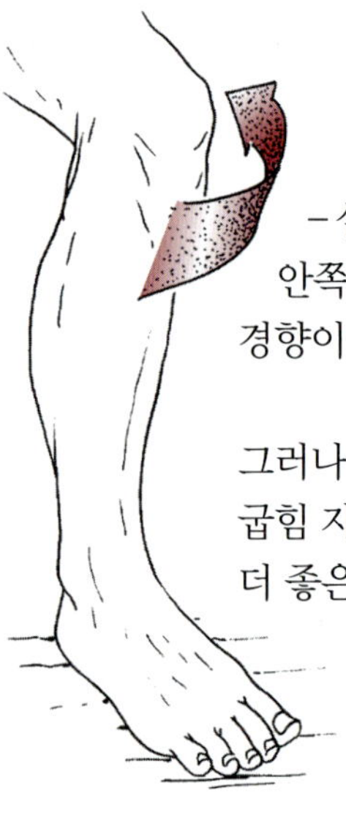

-십자인대는
안쪽돌림을 제한하는
경향이 있다.

그러나 그들 인대는
굽힘 자세보다는 폄 자세일 때
더 좋은 제한 능력을 갖는다.

무릎을 굽힘하고, 한발로
균형을 잡을 때, 몸을 안정화시키기
위해 몇몇 근육이 작용한다:

- 넙다리네갈래근은 무릎이 더 굽힘되는 것을 막아준다.
- 돌림 근육들이 과도한 돌림을 막아주거나 천천히 제어한다.

안쪽: 안쪽넓은근, 넙다리빗근, 두덩정강근, 반힘줄모양근

가쪽: 가쪽넓은근, 넙다리두갈래근, 넙다리근막긴장근
(p.256에 있는 근육 작용 참고).

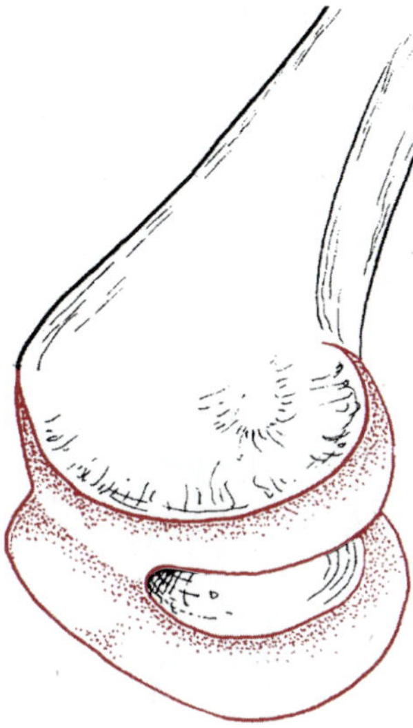

무릎의 일부 자동 돌림은 굽힘/폄 동안에 일어난다.
그 이유는 무엇인가?

-1차 설명은 넙다리뼈융기와 정강뼈융기의 형태와 관련된다.

-안쪽 넙다리뼈융기가 가쪽넙다리뼈융기보다 더 많이 만곡되어 있다. 즉, 곡률반경이 더 작다.

이것의 의미를 쉽게 이해하기 위해,
두 융기의 형태를 종이컵처럼 생각해 보고,
또 넙다리뼈몸통을 사각형의 널빤지라고 생각해 보자.
그 널빤지 앞에 돌출부를 부착하여
이 돌출부를 기준점으로 생각해 보자.

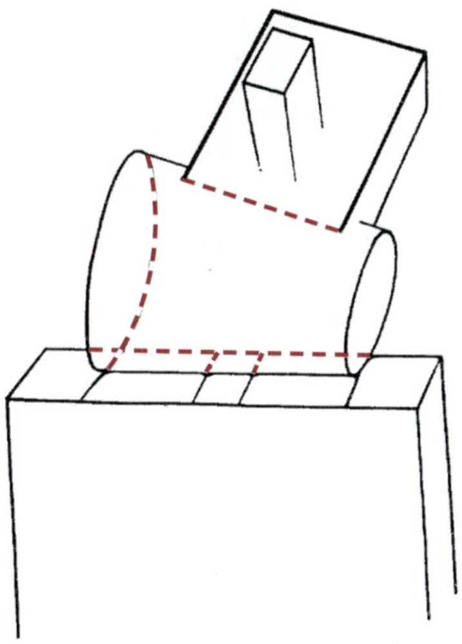

-굽힘을 할 때,
종이컵의 형태 때문에
널빤지의 돌출부가 약간
가쪽으로 회전할 것이다.

-폄을 할 때,
넙다리뼈몸통(널판지)
은 앞쪽으로
움직일 것이다.

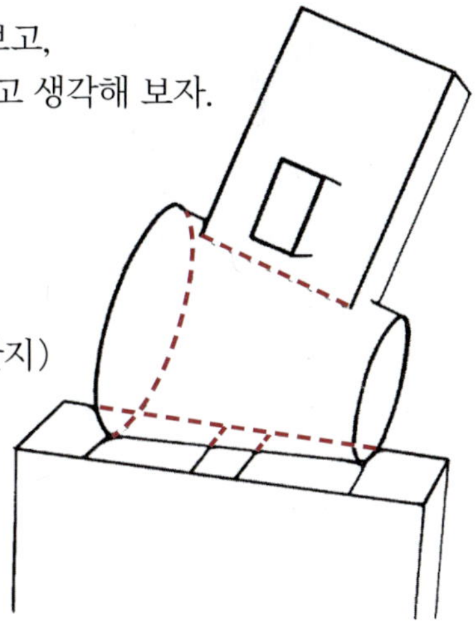

정강뼈융기도 전체적으로 봤을 때 대칭적이지 않다;
양쪽 융기는 가로 방향으로 오목하지만, 가쪽융기는 앞뒤 방향으로 약간 볼록하고, 안쪽융기는 앞뒤방향으로 오목하다.
그러므로 정강뼈 가쪽융기는 안쪽융기보다
더 많은 구르기를 허용한다.

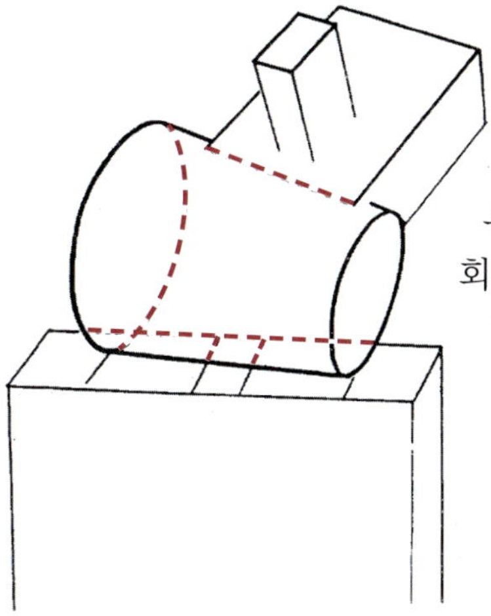

굽힘 동안, 가쪽 넙다리뼈융기는
안쪽 융기보다 뒤쪽으로 더 많은
구르기를 허용한다.

우리의 기준점(돌출부)이 가쪽으로
회전된다. 즉, 넙다리뼈의 가쪽돌림이
일어난다.

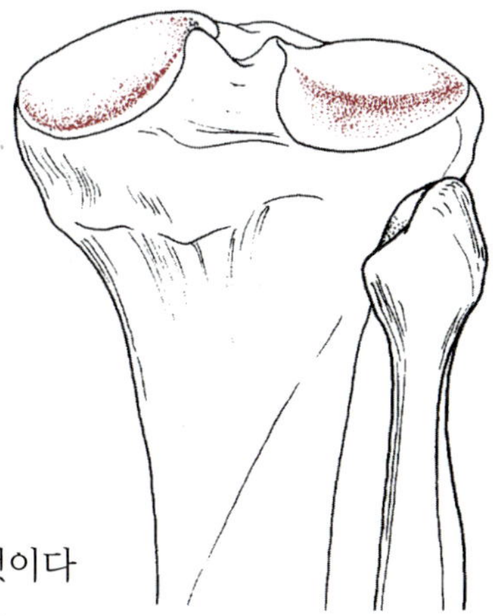

[뒤쪽면]

-**무릎 자동돌림에 대한 2차 설명**은
안쪽 곁인대이 가쪽 곁인대보다 강하다는 것이다
(p.222 참고). 이것은 안쪽 넙다리뼈융기가
가쪽 넙다리뼈융기보다 덜 움직이는 경향을 보강해 준다.

무릎뼈(슬개골, *Patella*)

무릎뼈는 종자뼈이고, 넙다리뼈의 먼쪽 끝에 위치하며, 넙다리네갈래근 힘줄(오른쪽 그림) 속에 들어 있다.

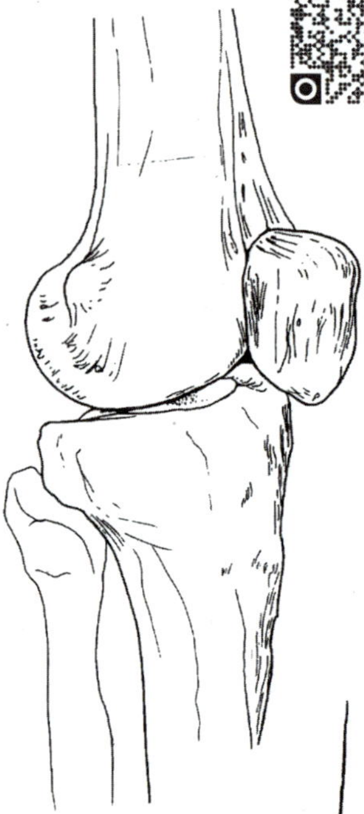

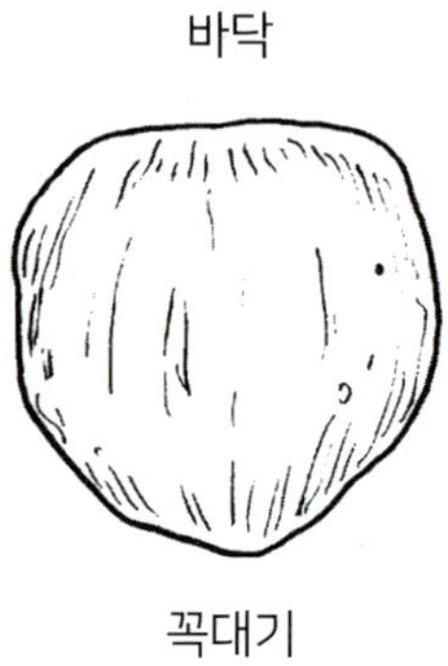

무릎뼈의 앞쪽면은 피부 바로 밑에 위치하기 때문에 쉽게 촉지될 수 있다.

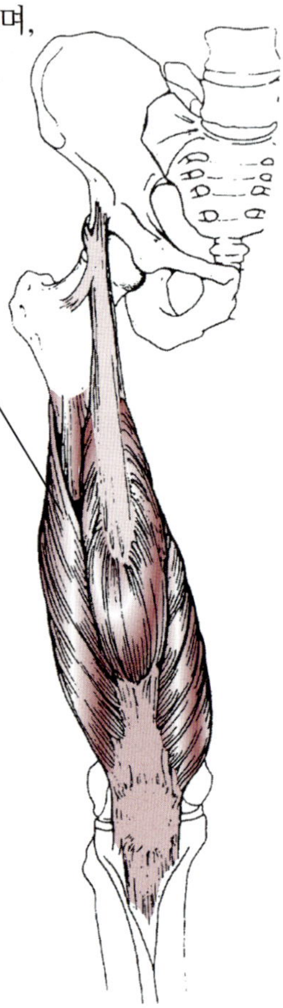

무릎뼈의 뒤쪽면에는 2개의 파셋이 있고, 이들은 수직 능선에 의해 나누어진다.

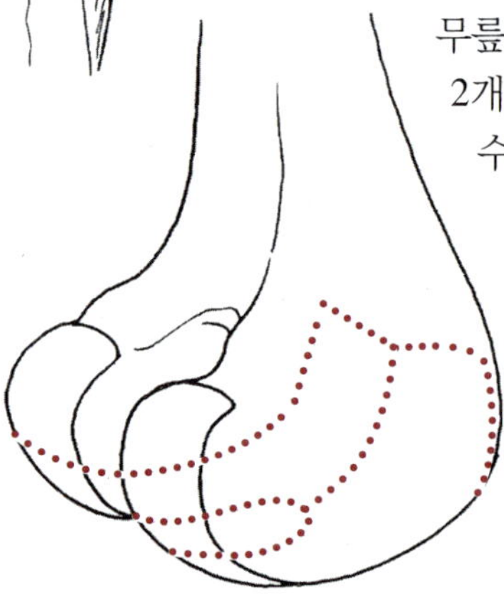

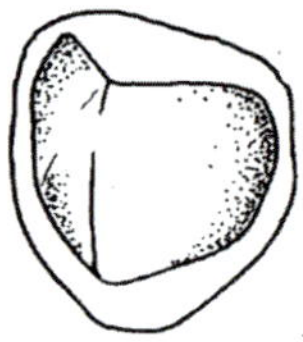

그리고 이들 파셋은 넙다리뼈의 무릎뼈 면 (patellar surface)에 잘 맞물린다.

무릎뼈는 무릎에 붙어 있고, 위쪽 방향으로 가동성이 좋다.

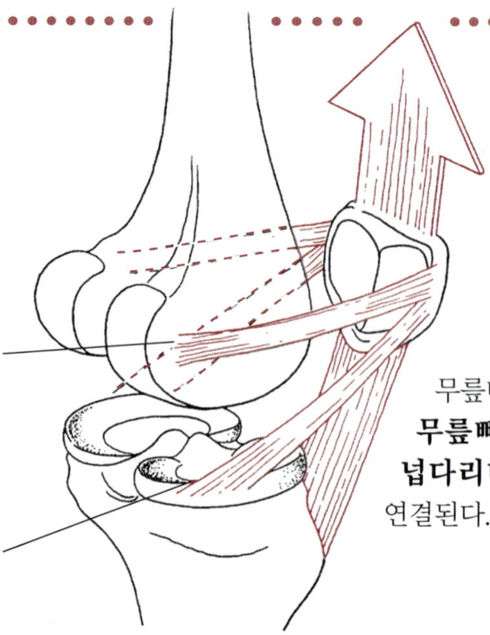

무릎뼈는:

– 가쪽과 안쪽의 무릎넙다리인대를 통해 넙다리뼈융기와 연결되고,

– 반달무릎인대를 통해 반달판과 연결된다.

무릎뼈는 **무릎뼈인대**를 통해 **넙다리네갈래근 힘줄**과 연결된다.

무릎뼈는 정확하게 어떤 작용을 하는가?

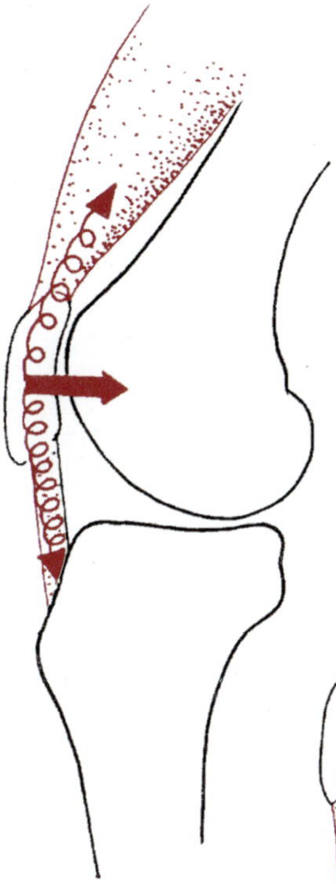

무릎뼈의 1차 기능은 넙다리네갈래근 힘줄을 보호하는 것이다. 움직임 동안, 넙다리네갈래근의 힘줄은 도르래의 로프처럼 넙다리뼈융기 사이의 고랑 안에서 활주한다.

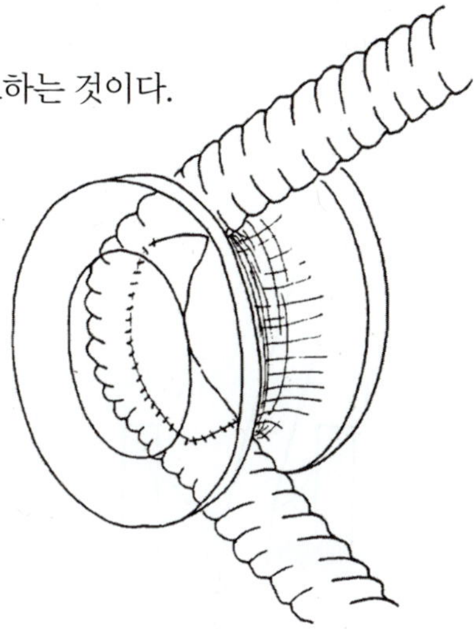

이것은 무릎뼈에 강한 스트레인을 일으킨다:

– 넙다리네갈래근의 당김 작용 때문에, 굽힘 동안 고랑에 압박됨으로써 스트레인 발생하고,

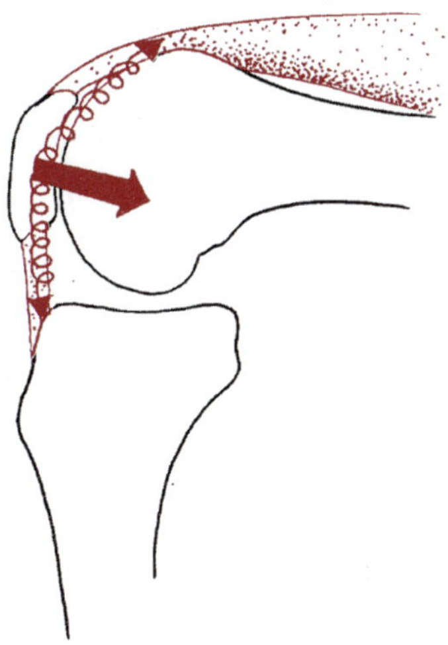

이런 압박은 스쿼트 동안 400kg 이상일 수 있고, 무거운 물건을 운반할 때 심지어 그 이상일 수도 있다.

– 신장으로 스트레인이 발생할 수 있다.

– 지속적인 사용으로 스트레인이 발생할 수 있다.

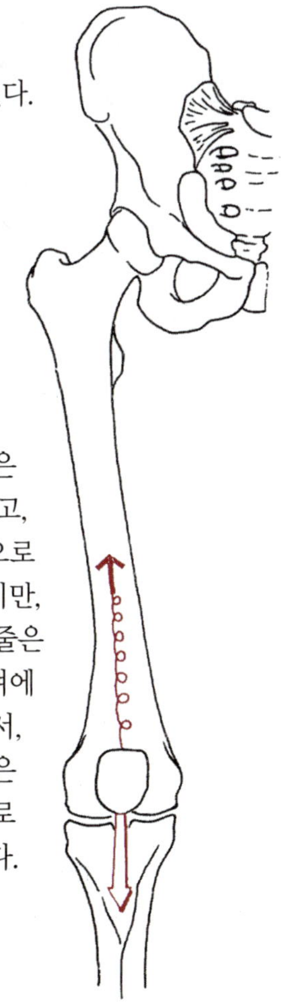

무릎뼈는 가쪽 안정성이 떨어진다.

넙다리네갈래근은 넙다리뼈몸통을 따라 주행하고, 약간 사선 방향으로 힘을 발생시키지만, 넙다리네갈래근의 힘줄은 수직 방향으로 정강뼈에 부착한다. 그래서, 넙다리네갈래근의 수축은 무릎뼈를 가쪽으로 당기는 경향이 있다.

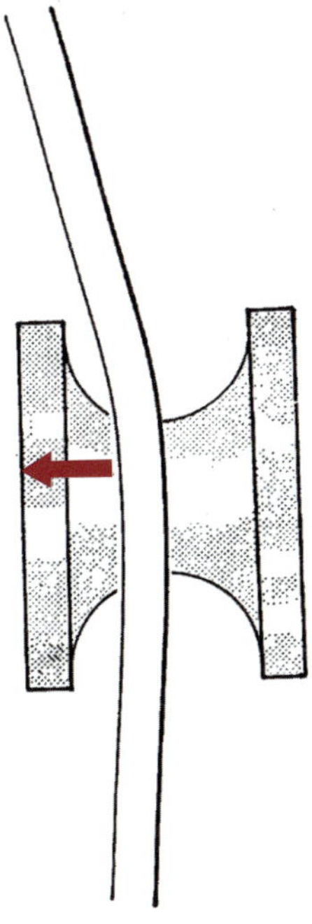

마치 로프가 비스듬히 아래로 내려오듯이 도르래를 옆으로 움직이는 것과 같다.

무릎뼈(계속)

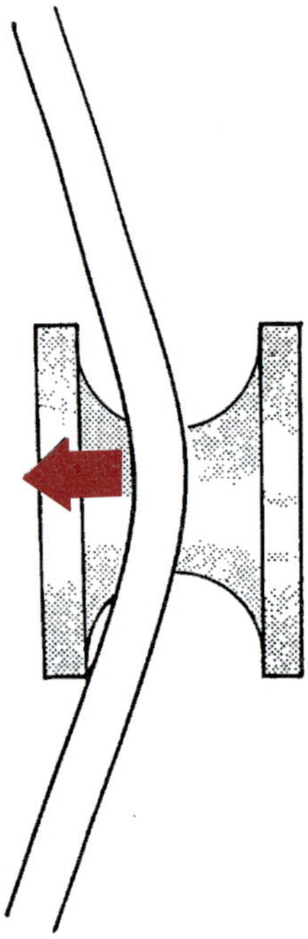

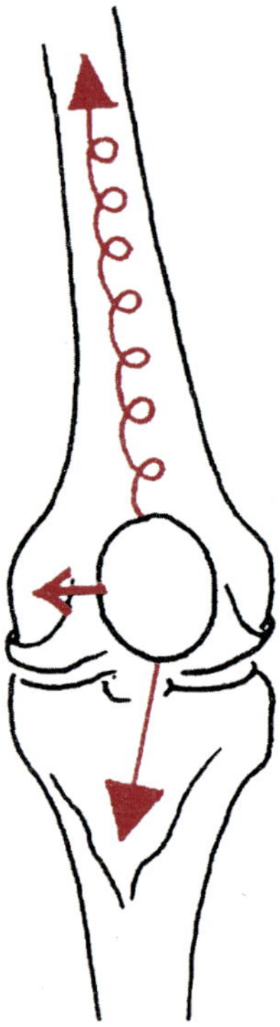

무릎뼈의 가쪽 불안정은
무릎뼈가 넙다리뼈의 관절면에 완전히 압박되지 않은 상태에서의 약간의 무릎 굽힘이나 능동 폄 시에 최대로 일어난다; 완전 굽힘 동안에는 무릎뼈가 완전히 제자리에 잠김된다.

이런 불안정은
무릎뼈힘줄의 아래쪽 부분 뿐만 아니라
위쪽 부분이 비스듬한 방향으로
정렬되는 정강뼈의 가쪽돌림 동안에
증가된다.

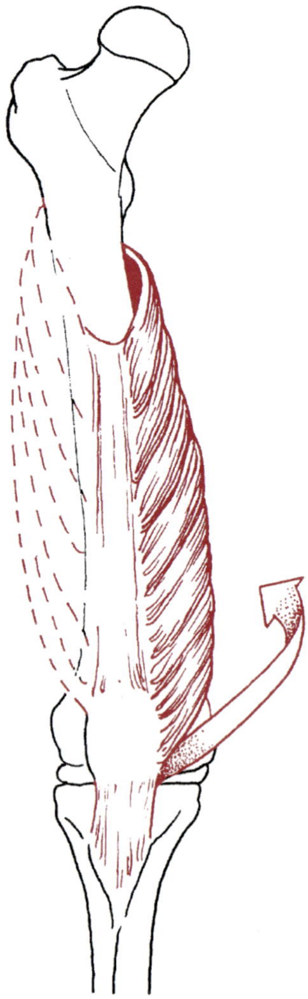

무릎뼈가 가쪽으로 이동하는 경향은
2가지 기전에 의해
줄어들 수 있다:

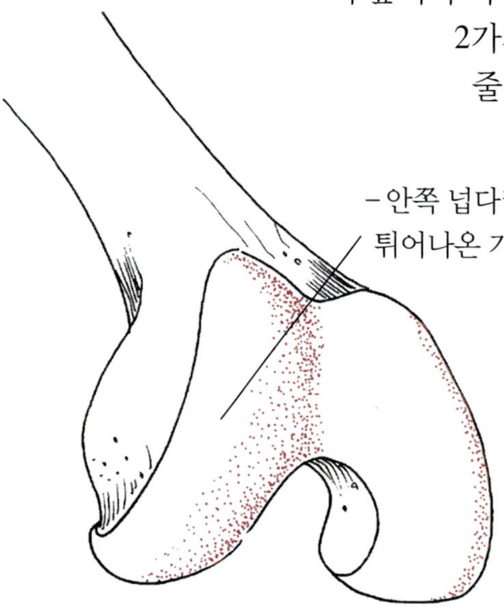

- 안쪽 넙다리뼈융기보다 더 많이 튀어나온 가쪽 넙다리뼈융기의 돌출

- 넙다리네갈래근 힘줄을 안쪽으로 당기는 안쪽넓은근의 수축

여러분이 볼 수 있듯이, 넙다리뼈에 대한 무릎뼈의 관절면은
특히, 가쪽면의 커다란 스트레인과 스트레스에 노출되기 쉽다.
이것은 관절염이 무릎관절에서 많이 발생하는 이유가 되고,
관절염은 무릎뼈의 적절한 활주와 무릎의 능동 폄을 방해할 수 있다.

엉덩과 무릎의 근육과 그들의 부착점

무릎관절(색깔음영)

엉치뼈(천골):
큰볼기근의 얕은층 근막

궁둥뼈(좌골):
반힘줄모양근
반막모양근
넙다리두갈래근의 긴갈래
두덩정강근
넙다리빗근
넙다리근막긴장근
넙다리곧은근

넙다리뼈(대퇴골):
안쪽넓은근
가쪽넓은근
중간넓은근
넙다리두갈래근의 짧은갈래
오금근

정강뼈:
넙다리네갈래근
반막모양근
반힘줄모양근
두덩정강근
오금근
넙다리빗근
넙다리근막긴장근
큰볼기근의 얕은층 근막

종아리뼈:
넙다리두갈래근의 긴갈래와 짧은갈래

무릎뼈:
중간넓은근
안쪽넓은근
가쪽넓은근
넙다리곧은근

발꿈치뼈: 장딴지근

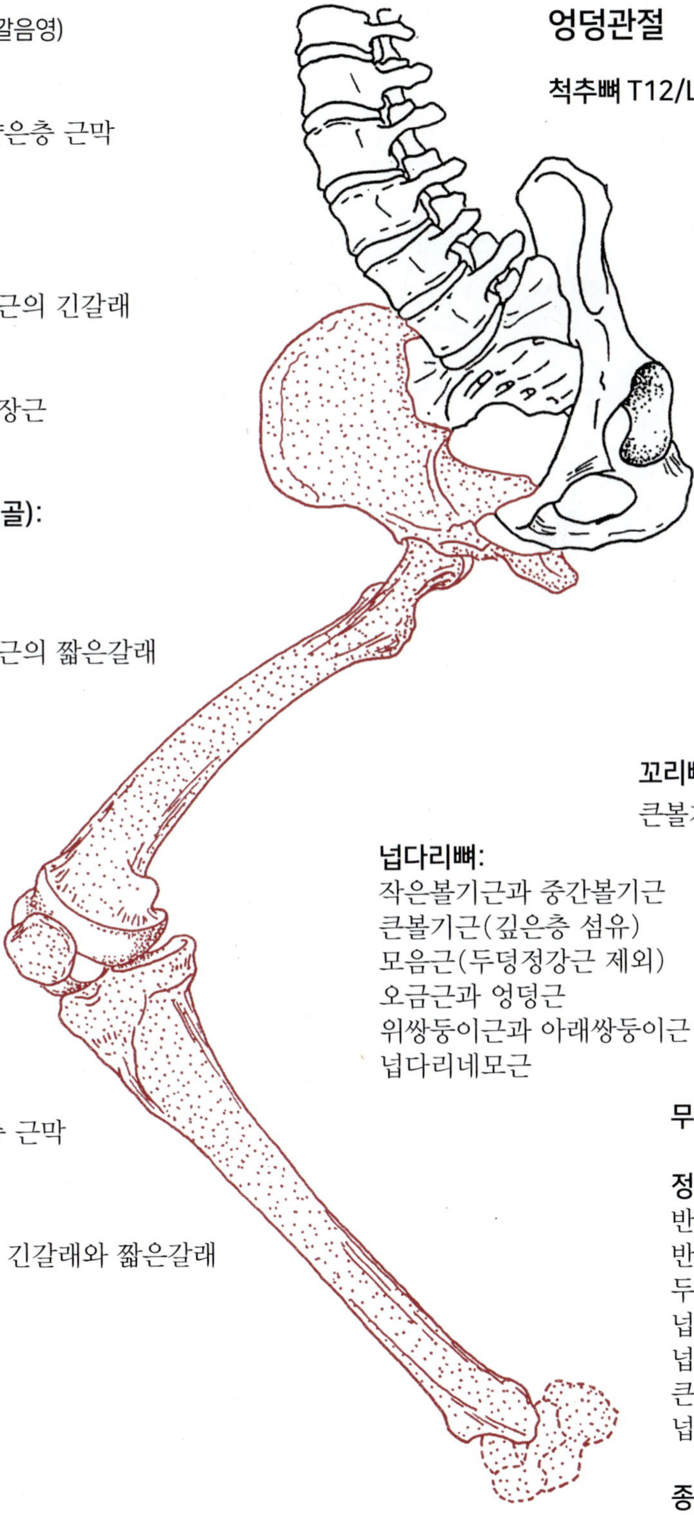

엉덩관절

척추뼈 T12/L5: 허리근

엉치뼈:
궁둥구멍근
큰볼기근

궁둥뼈:
넙다리곧은근
넙다리빗근
넙다리근막긴장근
볼기근
반힘줄모양근
반막모양근
넙다리두갈래근의 긴갈래
모음근
폐쇄근
쌍둥이근
넙다리네모근

꼬리뼈:
큰볼기근

넙다리뼈:
작은볼기근과 중간볼기근
큰볼기근(깊은층 섬유)
모음근(두덩정강근 제외)
오금근과 엉덩근
위쌍둥이근과 아래쌍둥이근
넙다리네모근

무릎뼈: 넙다리네갈래근

정강뼈:
반힘줄모양근
반막모양근
두덩정강근
넙다리빗근
넙다리근막긴장근
큰볼기근(얕은층 섬유)
넙다리곧은근

종아리뼈:
넙다리두갈래근의 긴갈래

엉덩관절의 근육(*Muscles of the hip*)

6개의 깊은 근육 그룹이 골반의 아래쪽면에서 보여지고 있다.

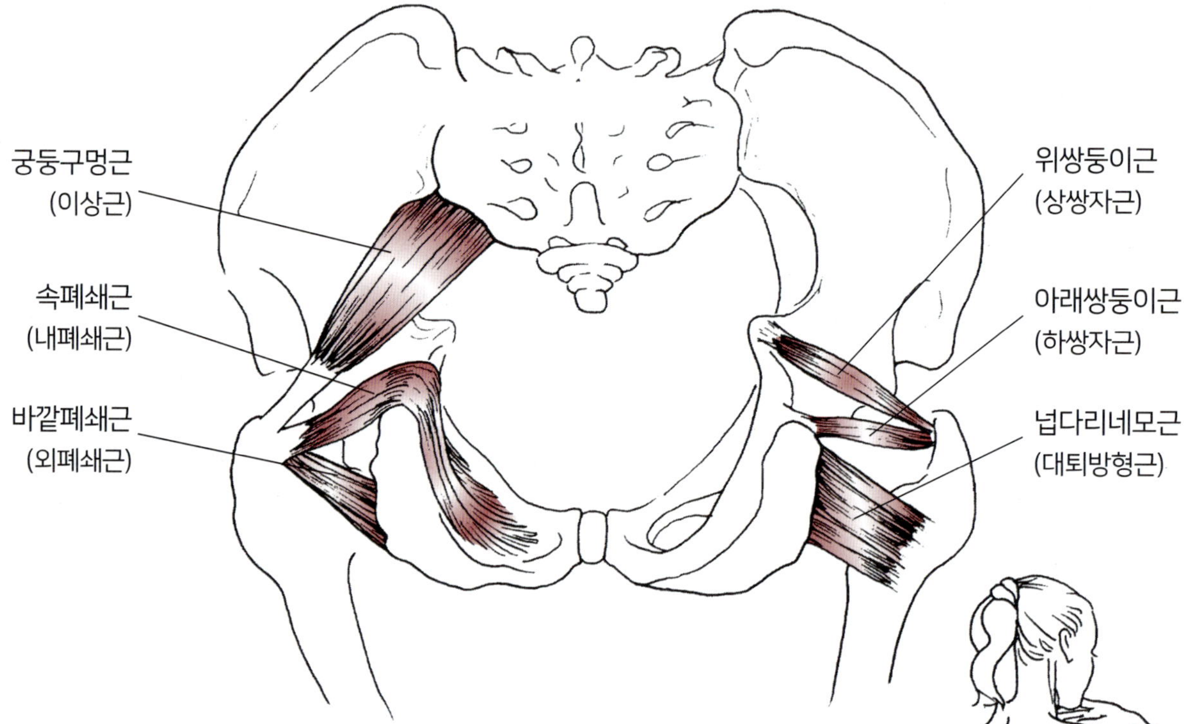

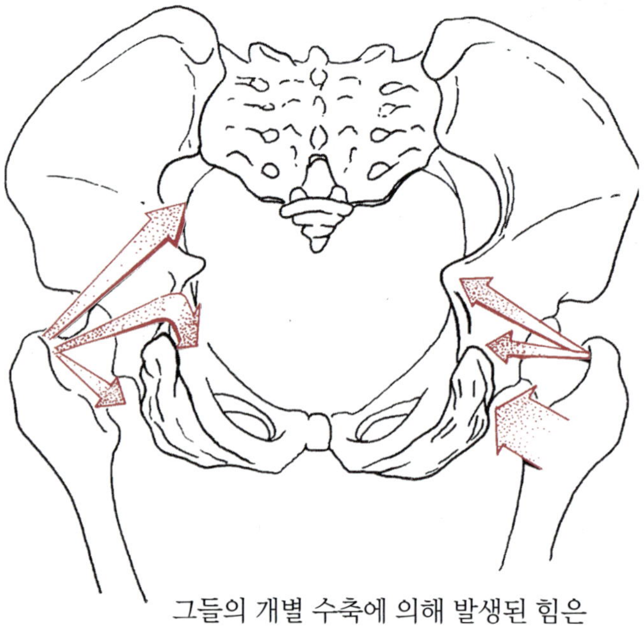

그들의 개별 수축에 의해 발생된 힘은
화살표로 표시되고 있다.

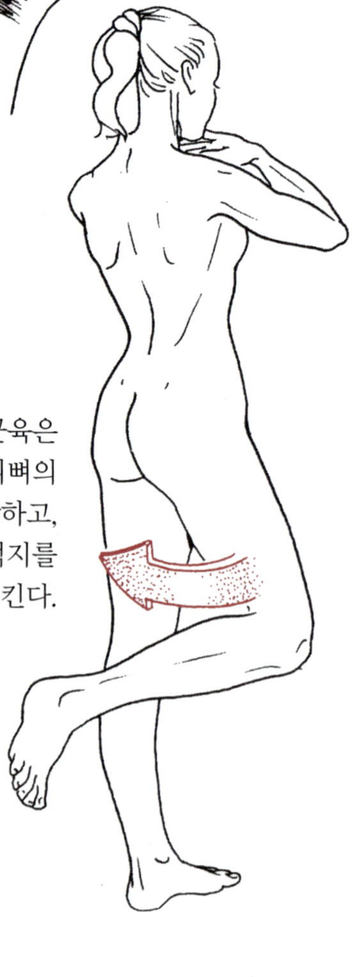

이들 근육은
모두 넙다리뼈의
큰뼈돌기에 부착하고,
허벅지를
가쪽돌림시킨다.

궁둥구멍근
(이상근, *piriform muscle*)

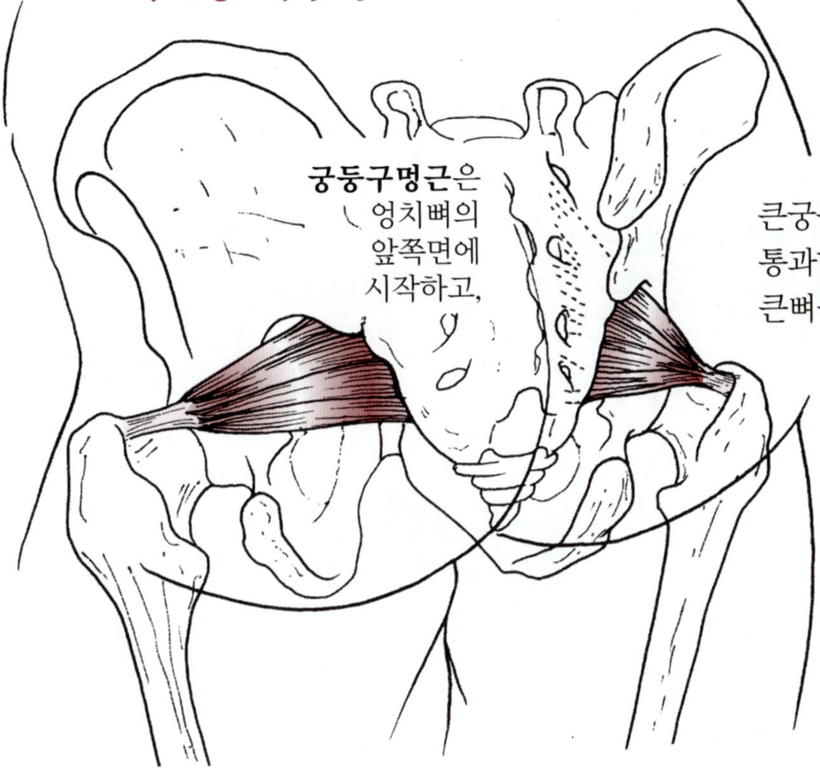

큰궁둥뼈패임 밑을
통과한 후,
큰뼈돌기에 부착한다.

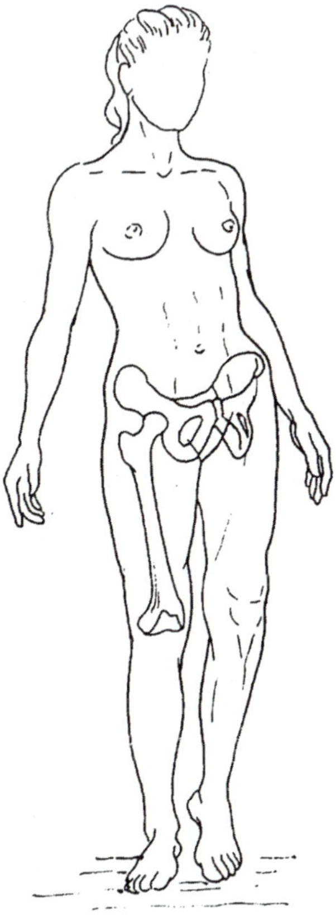

작용:

– 엉치뼈가 고정되면,
궁둥구멍근은 넙다리뼈를
가쪽돌림, 벌림 및 굽힘시킨다.

– 넙다리뼈가 고정되면,

-궁둥구멍근은
골반의 폄에 기여하거나
(양측 수축 시)

-혹은 골반의
안쪽돌림에 기여한다
(편측 수축 시)

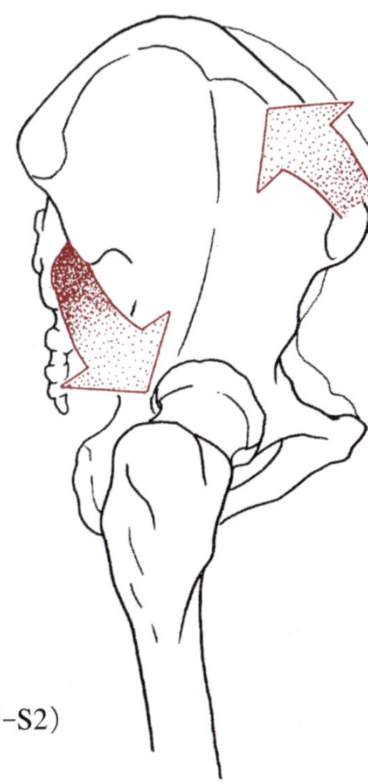

신경지배:
엉치신경얼기(L5–S2)

엉덩관절의 근육(계속)

넙다리네모근
(대퇴방형근, *quadratus femoris*)

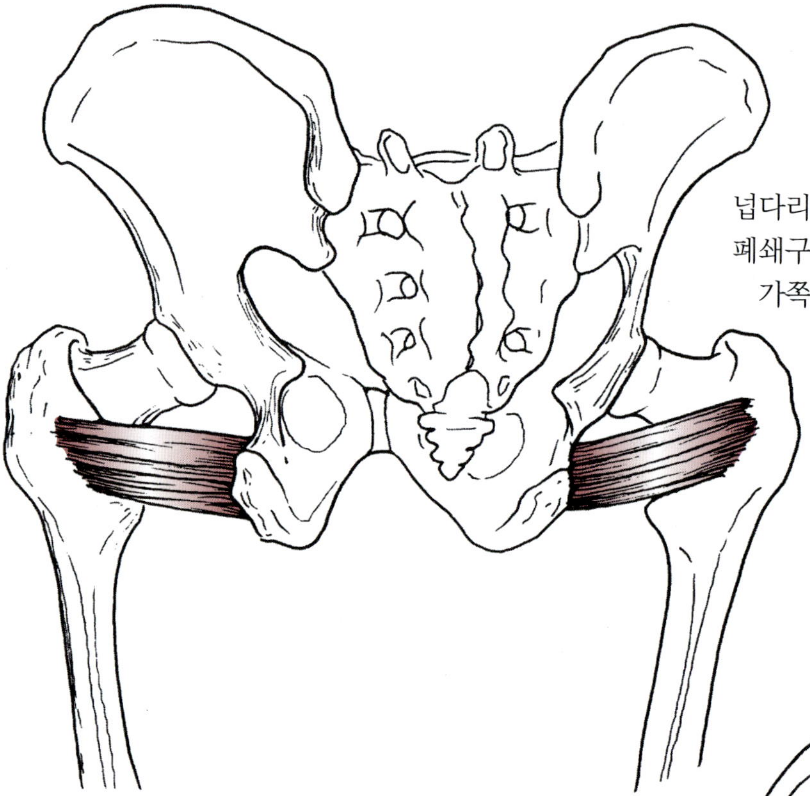

넙다리네모근은
폐쇄구멍의 뒤쪽인
가쪽 궁둥뼈에서 시작하여

수평으로 주행한 후,
큰뼈돌기의 뒤쪽면에
부착한다.

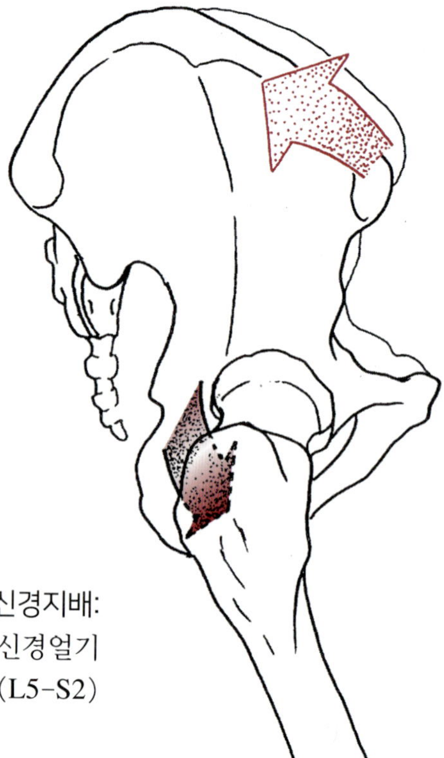

작용:
- 골반이 고정되면,
넙다리네모근은 허벅지를 가쪽돌림시킨다.

- 넙다리뼈가 고정되면,
  - 골반의 폄에 기여하거나
(양측 수축 시),
  - 골반의 안쪽돌림에 기여한다.
(편측 수축 시)

신경지배:
아래볼기신경, 엉치신경얼기
(L5-S2)

다음의 4개 근육은 돌기오목으로 불리는 함몰 부위의 큰뼈돌기 안쪽면에 부착한다.

속폐쇄근(내폐쇄근, Obturator internus m.)

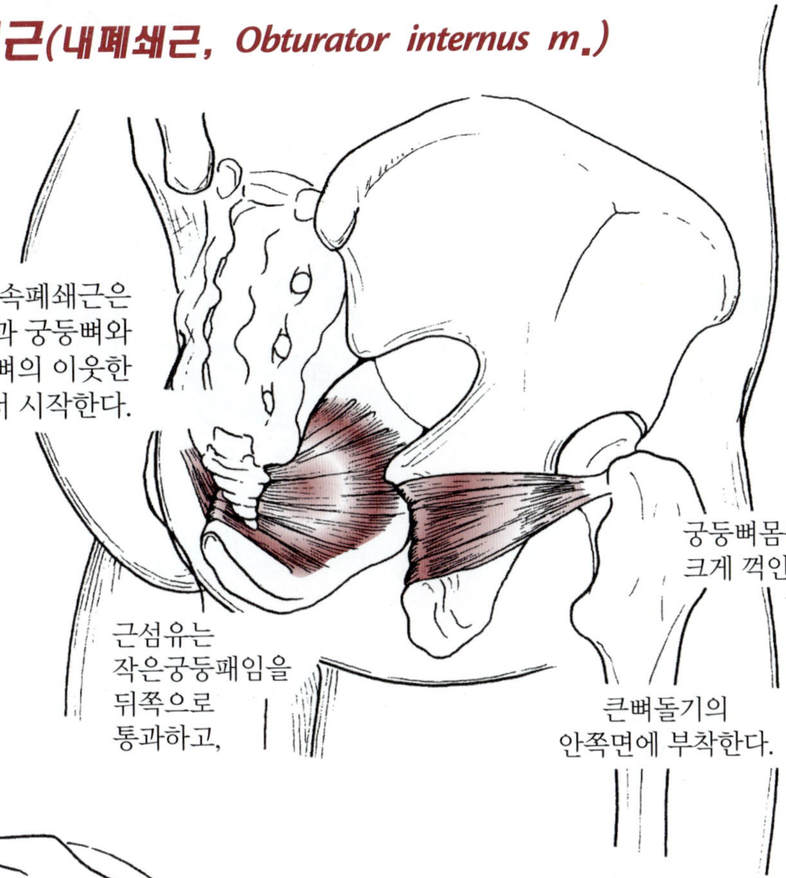

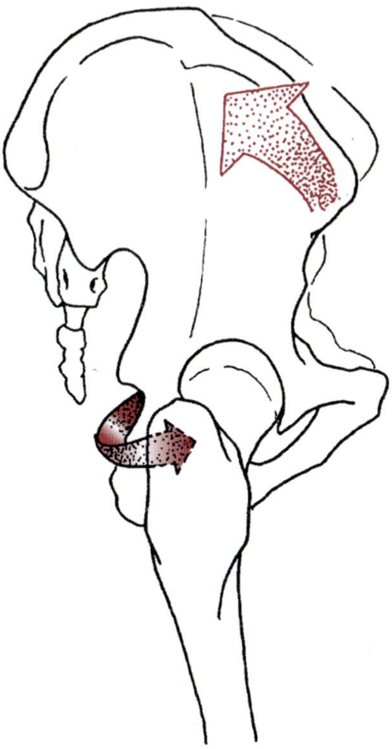

작용:

– 골반이 고정되면,
속폐쇄근은 허벅지를 가쪽돌림, 굽힘 및 벌림시킨다.

– 넙다리뼈가 고정되면,
- 속폐쇄근은 골반의 폄에 기여하거나 (양측 수축 시),
- 골반의 안쪽돌림에 기여한다 (편측 수축 시)

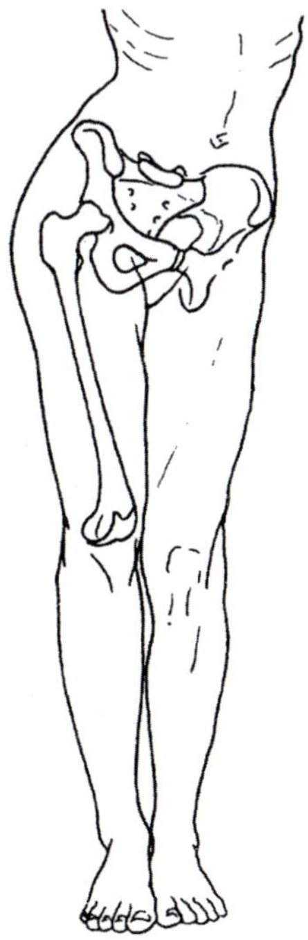

신경지배: 아래볼기신경,
엉치신경얼기(L5–S2)

엉덩관절의 근육(계속)

위쌍둥이근(상쌍자근, *superior gemellus*)과 아래쌍둥이근(하쌍자근, *inferior gemellus*)

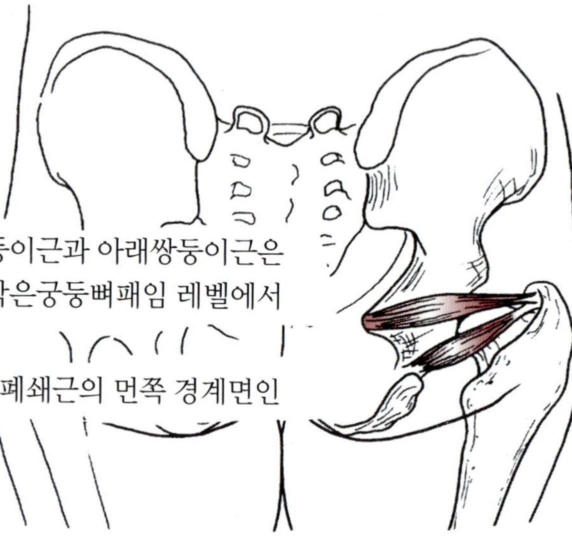

위쌍둥이근과 아래쌍둥이근은
작은궁둥뼈패임 레벨에서
각각 속폐쇄근의 먼쪽 경계면인
속폐쇄근의 위쪽과
아래쪽에 위치한다.

바깥폐쇄근 (외폐쇄근, *obturator externus*)

바깥폐쇄근은 폐쇄막의
바깥면에서 시작하여
넙다리뼈목의 뒤쪽을 지난 후,

큰뼈돌기의 안쪽면에 있는
오목 부위에 부착하다.

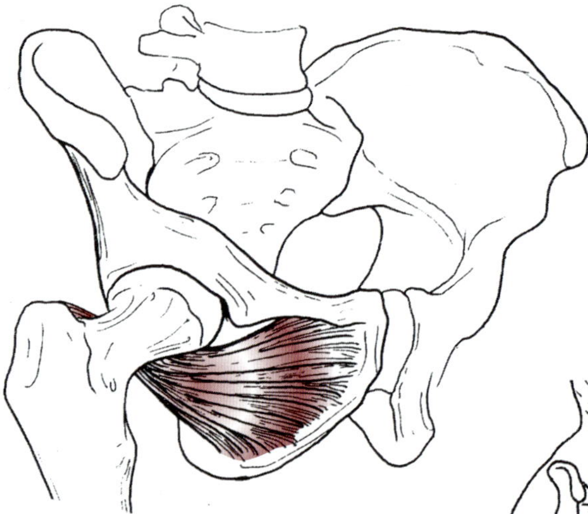

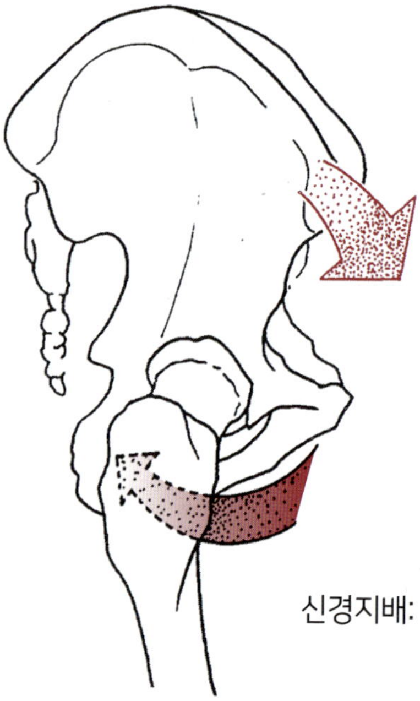

작용:
- 골반이 고정되면,
넙다리뼈를 가쪽돌림, 굽힘 및 벌림시킨다.

- 넙다리뼈가 고정되면,
  - 폐쇄근은 골반의 굽힘을 시키거나(양측 수축 시)
  - 골반의 안쪽돌림과 굽힘을 일으킨다 (편측 수축 시)

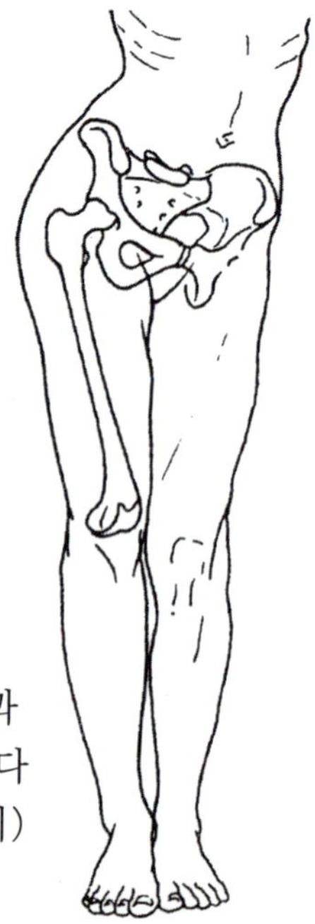

신경지배: 폐쇄신경(L1-L4)

폐쇄근과 쌍둥이근은 엉덩관절을 어떻게 지지하는가?

엉덩관절을 오른쪽에서 관찰할 때

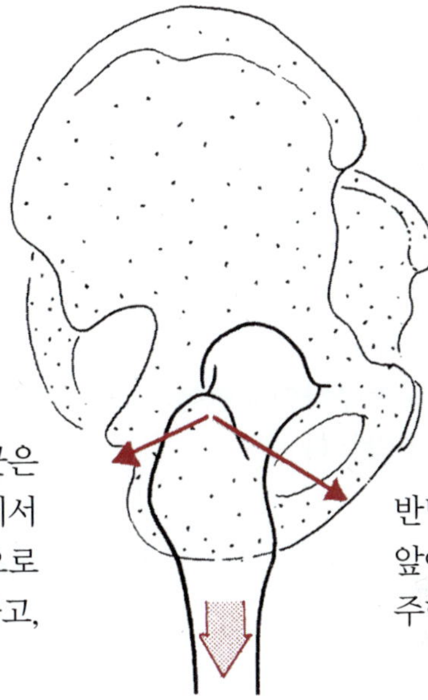

속폐쇄근과 쌍둥이근은 큰뼈돌기에서 뒤아래쪽 방향으로 주행하고,

반면, 바깥폐쇄근은 앞아래쪽으로 주행한다.

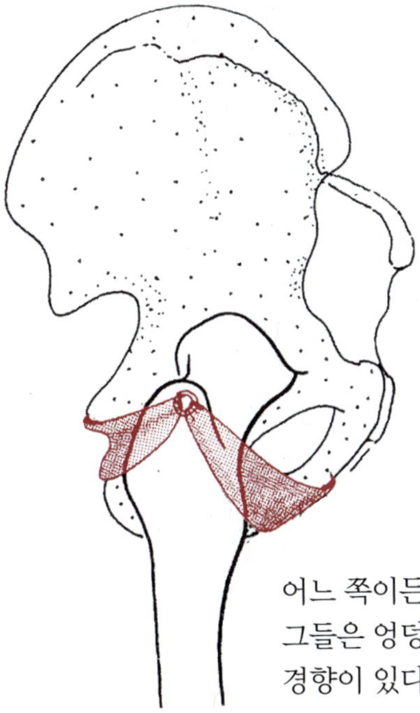

폐쇄근과 쌍둥이근의 결합 작용은 다음과 같이 이해될 수 있다:

- 골반이 고정되면,
  이들 근육은 골반을 기준으로 넙다리뼈를 아래쪽으로 당길 것이다.
- 넙다리뼈가 고정되면,
  이들 근육은 넙다리뼈를 기준으로 골반을 위로 들어올릴 것이다.

어느 쪽이든, 아주 작지만 그들은 엉덩관절을 견인하는 경향이 있다.

이것은 특정 통증 질환(연골이 마모된 상태)에 아주 유익한 감압 효과이다.

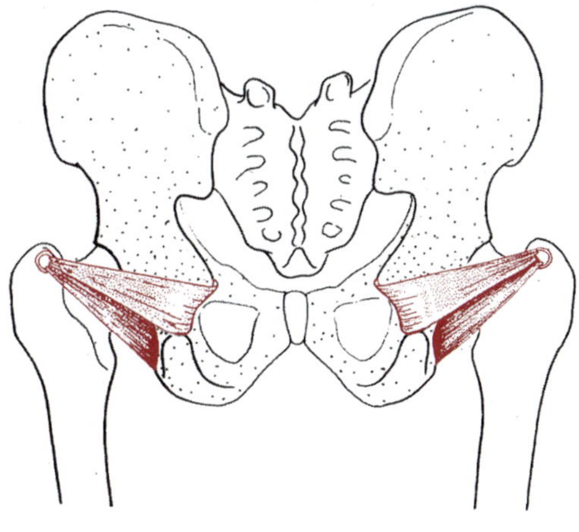

폐쇄근과 쌍둥이근은 골반을 지지하는 "해먹"과 비교될 수 있다.

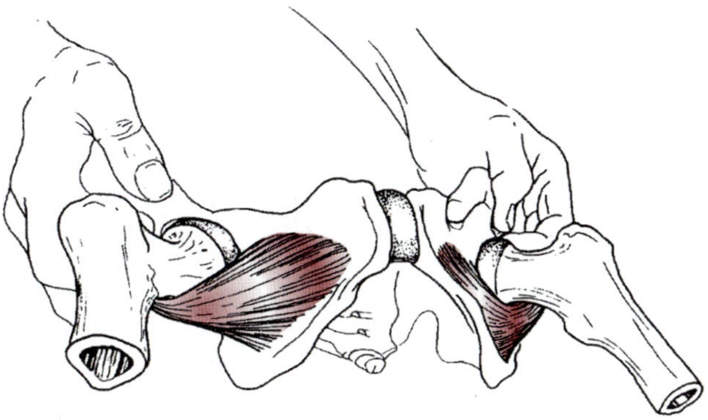

이것은 골반을 뒤쪽경사시킨 후, 아래쪽에서 2개의 바깥폐쇄근을 보고 있는 그림이다.

여러분은 넙다리뼈머리를 위가쪽으로 움직이기 전에, 이들 근육이 넙다리뼈머리와 넙다리뼈목을 어떻게 감싸고 있는지를 볼 수 있다.

엉덩관절의 근육(계속)

큰허리근(대요근, *psoas major*)

큰허리근은 T12/L5의 몸통과
이들 척추뼈몸통의 뼈 부분을 연결하는
근막활에서 시작한다.
이런 근막활은 척추사이원반에
있는 부착하지 않는다.

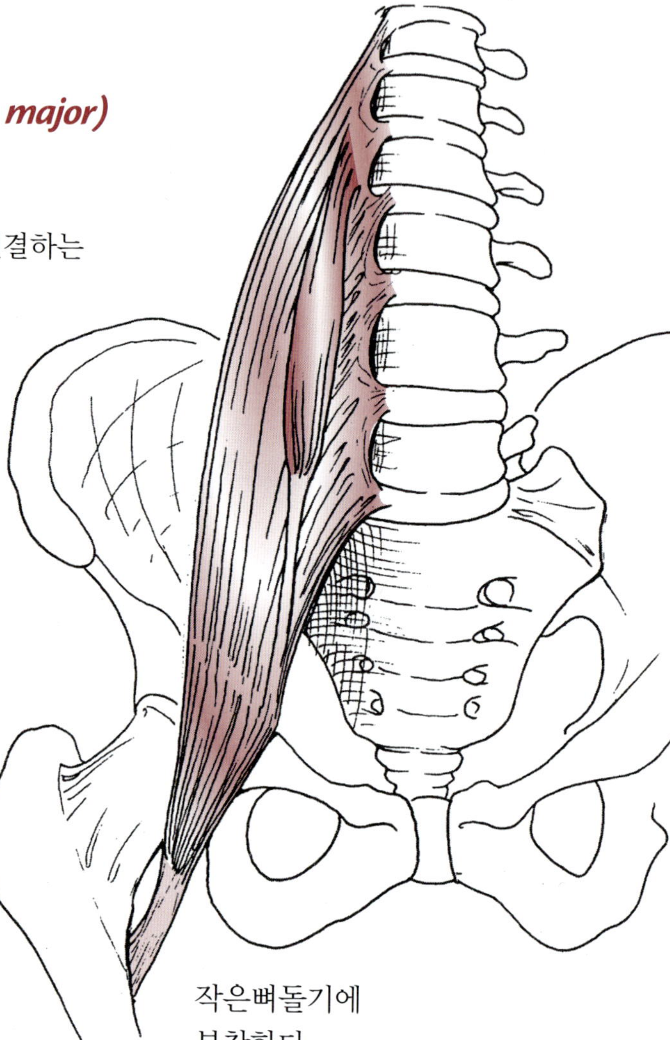

큰허리근은
골반의 앞쪽을 주행하고,
그 다음, 샅굴인대의 뒤쪽을
주행한 후

작은뼈돌기에
부착한다.

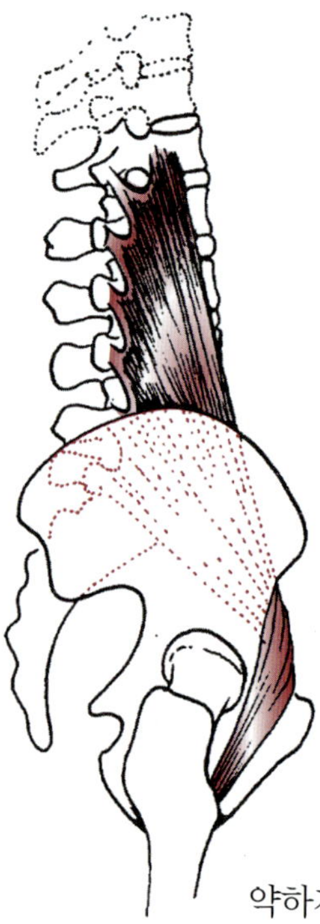

근육이 앞쪽 골반에서 꺾이는
지점에 마찰이 감소되도록
윤활주머니가 있다.

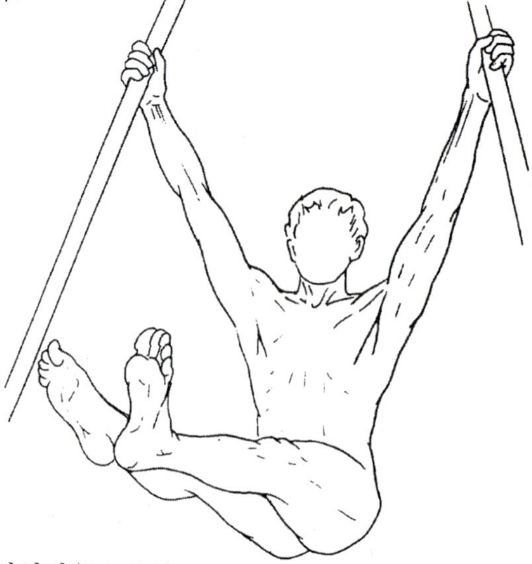

작용:
– 척추뼈가 고정되면,
큰허리근은 엉덩관절을 굽힘하고,
약하지만 모음근과 가쪽돌림으로도 작용한다.

– 넙다리뼈가 고정되었을 때, 허리뼈에 대한
큰허리근의 효과는 p.94에서 설명되었다.

신경지배: 넙다리신경(L1–L3)

엉덩근(장근, *iliacus muscle*)

엉덩근은
안쪽 엉덩뼈오목 전체에서
시작한다.

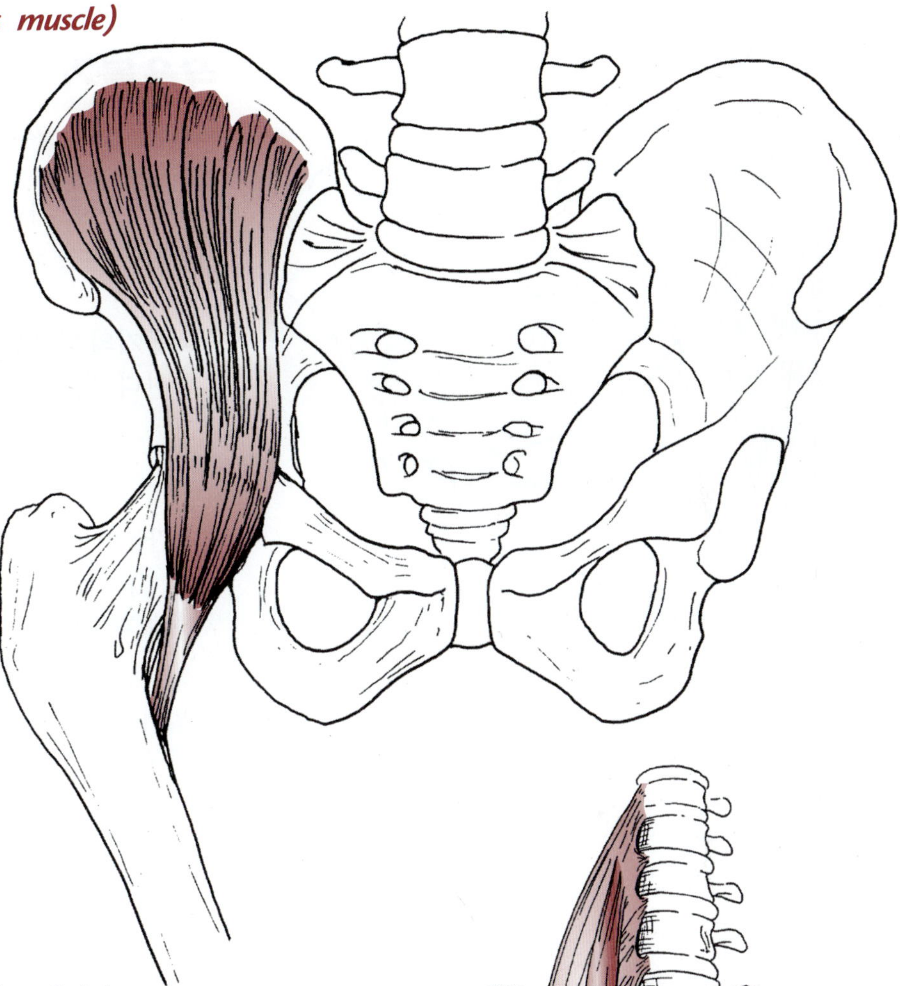

아래쪽에서
엉덩근의 섬유는
허리근 섬유와 합류하고,

같은 힘줄을 통해
작은뼈돌기에
부착한다.

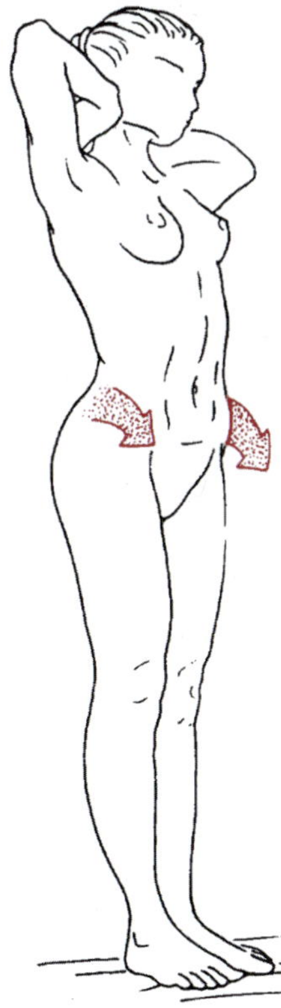

작용:
- 골반이 고정되면,
  엉덩근은 엉덩관절을 굽힘시키는
  큰허리근의 작용과 동일하다.

- 넙다리뼈가 고정되면,
  엉덩근은 골반을 굽힘시키는 작용을 한다
  (양측 수축 시).

신경지배: 허리신경얼기,
넙다리신경(L2-L4)

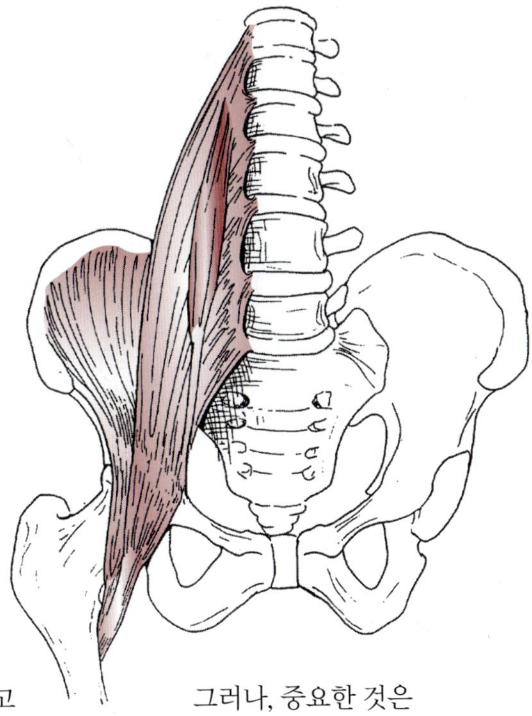

그들이 동일한 힘줄을 공유하고
허벅지에 동일한 작용을 하기 때문에,
엉덩근과 큰허리근은 종종
단일 근육처럼 기술된다
(엉덩허리근).

그러나, 중요한 것은
그들 근육의 위쪽 부착점이 완전히
다르다는 것이다. 넙다리뼈가 고정되면,
엉덩근은 골반에 작용하지만,
반면 큰허리근은 허리뼈에 작용한다.

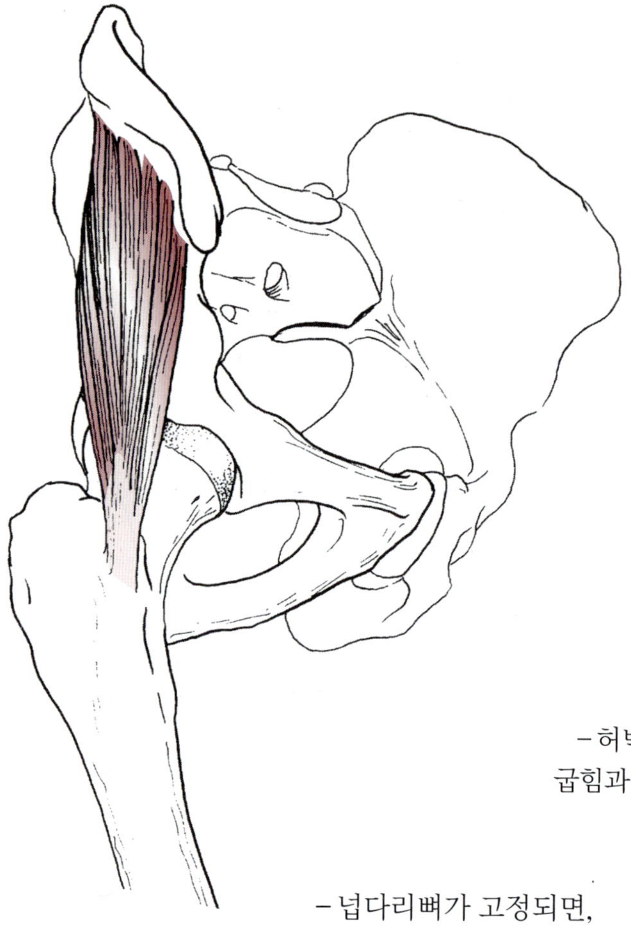

엉덩관절의 근육(계속)

작은볼기근 (소둔근, *gluteus minimus*)

작은볼기근은 가쪽엉덩뼈오목에서
시작하는 작은 근육이며,

큰뼈돌기의 앞쪽면에
부착한다.

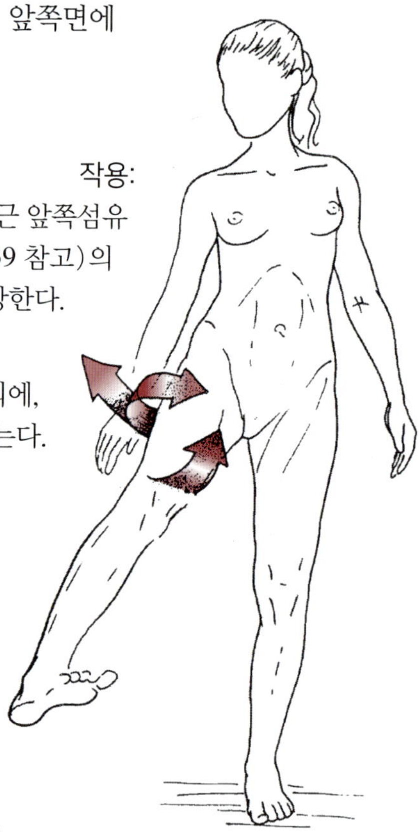

작용:
중간볼기근 앞쪽섬유
(p.239 참고)의
작용을 보강한다.

– 허벅지의 벌림 이외에,
굽힘과 안쪽돌림을 돕는다.

– 넙다리뼈가 고정되면,

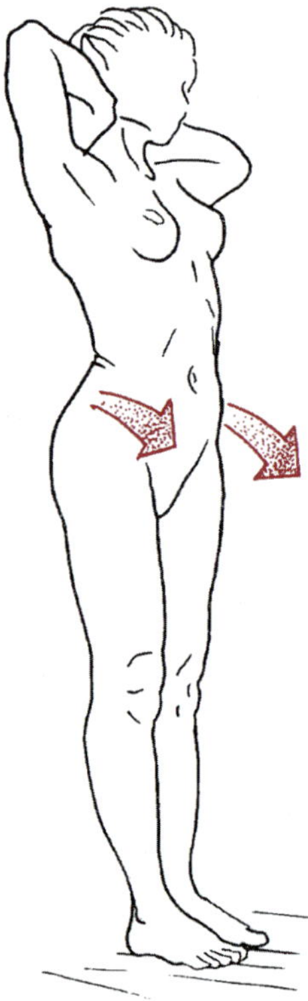

– 작은볼기근은
굽힘을 돕고
(양측 수축 시),

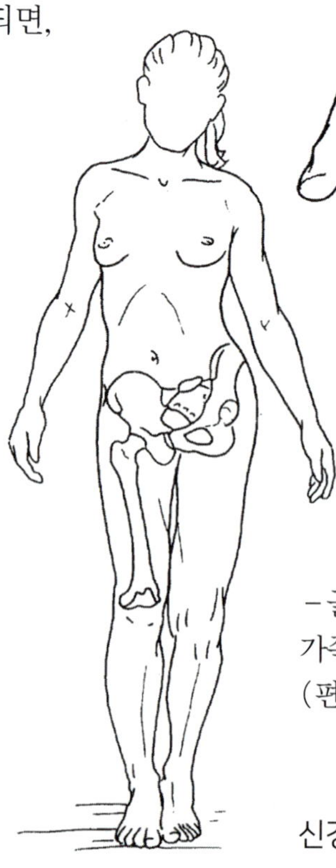

– 골반의 옆굽힘이나
가쪽돌림을 돕는다
(편측 수축 시).

신경지배: 위볼기신경(L4–S1)

중간볼기근
(중둔근, *gluteus medius*)

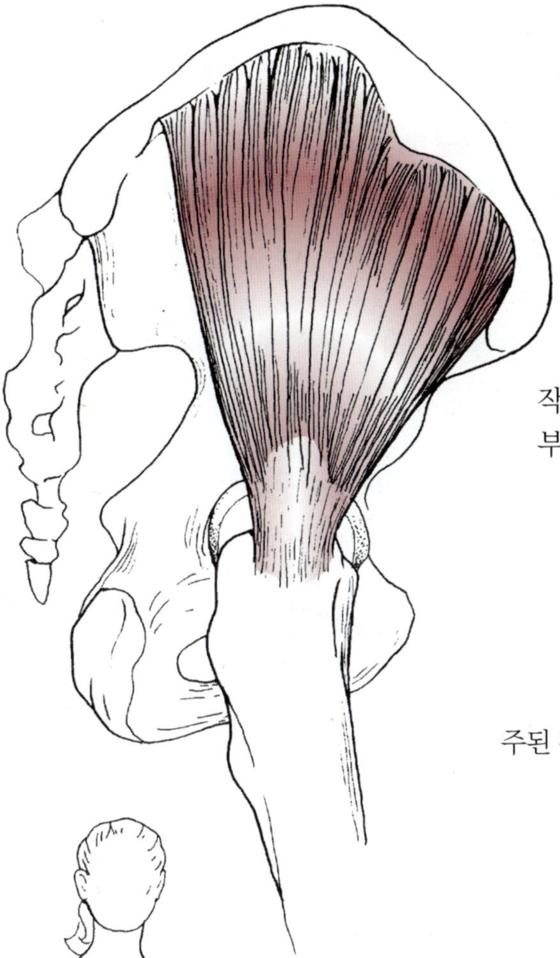

중간볼기근은
가쪽엉덩뼈오목의
넓은 부분에서 기시한다.

근섬유들은 수렴하여
작은뼈돌기의 가쪽면에
부착한다.

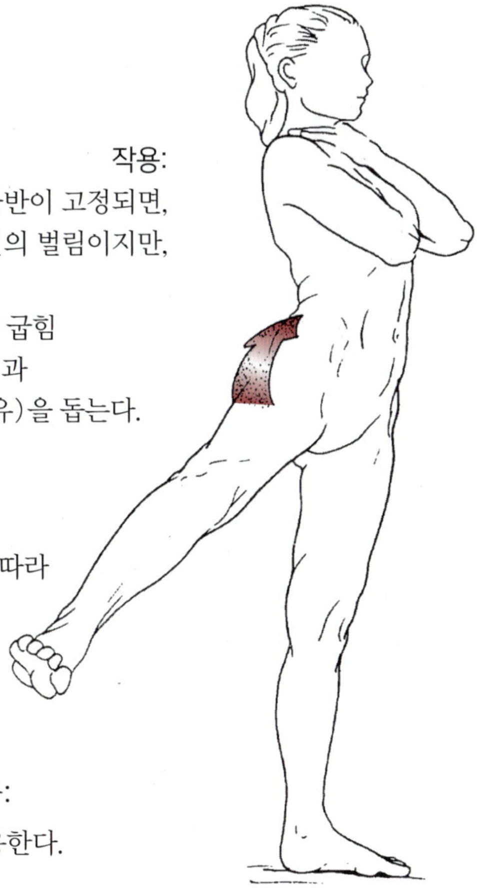

작용:
–골반이 고정되면,
주된 작용은 엉덩관절의 벌림이지만,

엉덩관절의 굽힘
(앞쪽섬유)과
폄(뒤쪽섬유)을 돕는다.

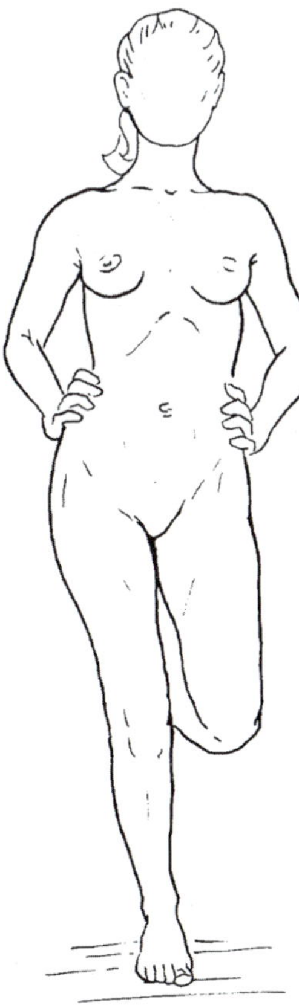

–넙다리뼈가 고정되면,
중간볼기근은 앞쪽섬유와 뒤쪽섬유에 따라
–골반의 굽힘과
–폄에 참여한다(양측 수축 시).

주요 작용은
사람이 한발로 섰을 때 확인될 수 있다:
중간볼기근은 골반의 옆굽힘에 주로 작용한다.

편측 수축 시, 중간볼기근은 골반의 옆굽힘에 작용하고,
또 보행(p.257 참고)을 하거나 한발로 섰을 때 골반을 안정화시킨다.

신경지배: 위볼기신경(L4–L5)

엉덩과 무릎의 근육
(Muscles of the hip and knee)

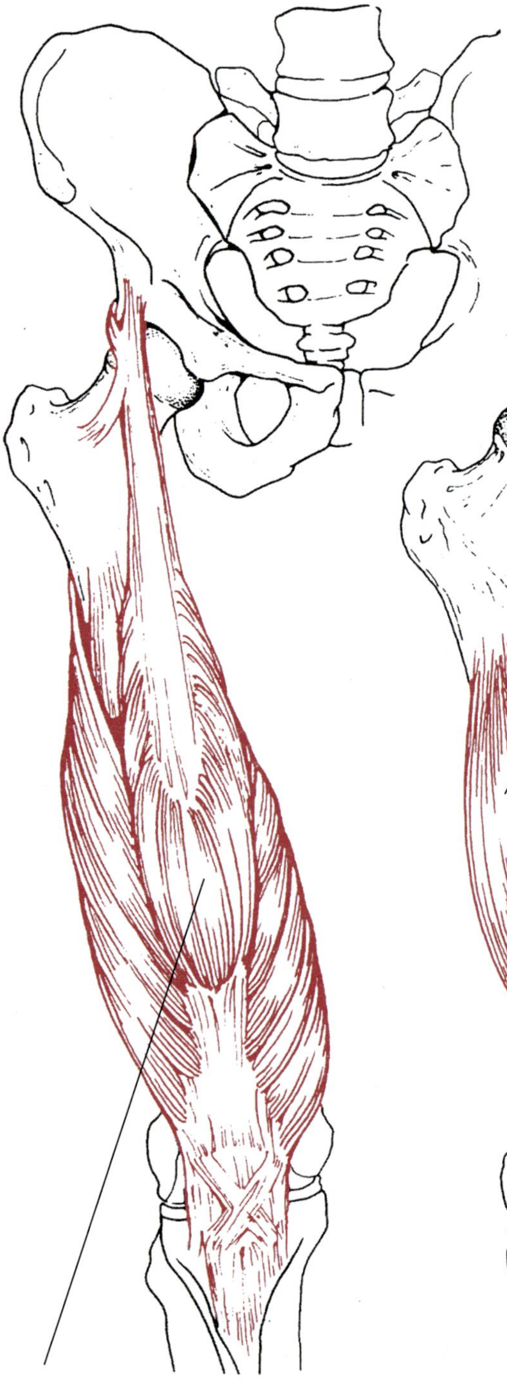

넙다리네갈래근(대퇴사두근)은
4개의 힘살(넙다리곧은근, 가쪽넓은근, 중간넓은근, 안쪽넓은근)을 가진 커다란 근육이고,
이들 근육은 하나의 넙다리네갈래근 힘줄에 수렴한다.
이 힘줄은 무릎뼈와 주위 조직에 부착한 후,
무릎뼈인대를 통해 정강뼈거친면에 부착한다
(p.215 참고).

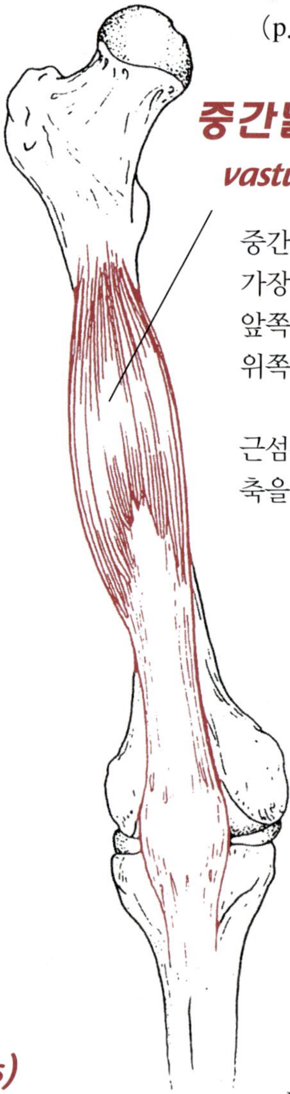

중간넓은근(중간광근, *vastus intermedialis*)

중간넓은근은 가장 깊은 근육이며, 앞쪽 넙다리뼈몸통의 위쪽 2/3에서 기시한다.

근섬유는 넙다리뼈의 축을 따라 주행한다.

중간넓은근은 가쪽넓은근과 안쪽넓은근에 의해 덮여 있다.

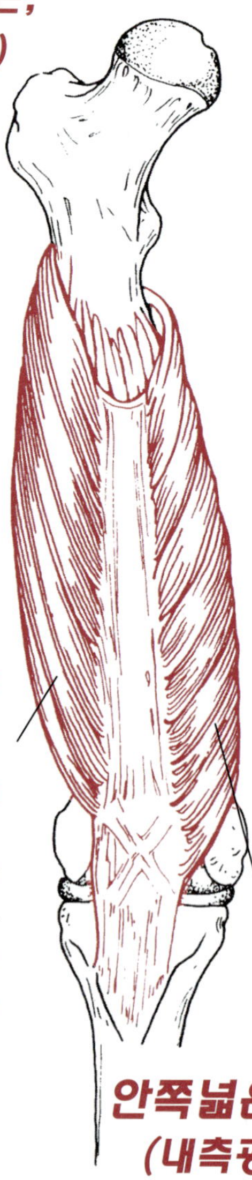

가쪽넓은근(외측광근, *vastus lateralis*)

가쪽넓은근과 안쪽넓은근은 넙다리뼈몸통 뒤쪽면에 있는 거친선의 각 측면에서 기시한 후, 앞쪽으로 감싼 후 중간넓은근과 만난다.

넙다리곧은근(대퇴직근, *rectus femoris*)

넙다리곧은근은 **아래앞엉덩뼈가시**(AIIS)와 절구 근처의 엉덩뼈 부분에서 기시하여,
3개 넓은근의 표층으로 지나간 후, 공동 힘줄에 부착한다.
그래서, 넓은근과는 달리, 무릎관절뿐만 아니라,
엉덩관절을 지나간다.

안쪽넓은근(내측광근, *vastus medialis*)

신경지배: 넙다리신경(L2–L4)

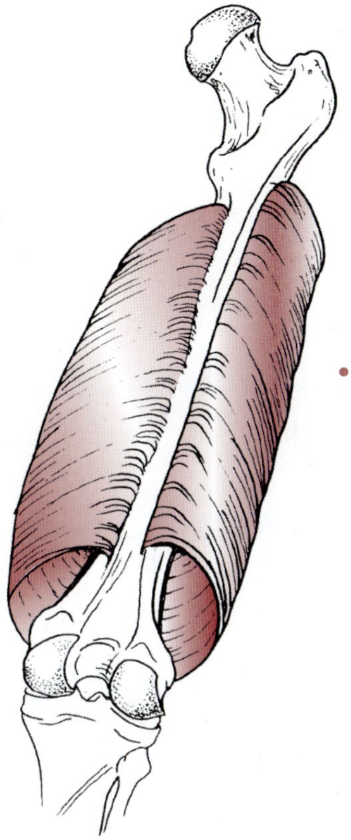

넙다리뼈의 뒤쪽면은 거친선을 따라 부착된
넓은근의 기시점을 보여주고 있다(p.202 참고).
안쪽넓은근은 넙다리뼈의 안쪽면에 기시점을 가지고 있고,
반면 가쪽넓은근은 넙다리뼈의 가쪽면에 기시점을 가지고 있다.
여기에서부터, 그들은 허벅지의 안쪽으로 향한다.

넙다리네갈래근의 작용:

4개의 힘살이 함께 작용하여, 넙다리네갈래근은
무릎을 편한다. 이것은 신체에서 가장 강한 근육이다.

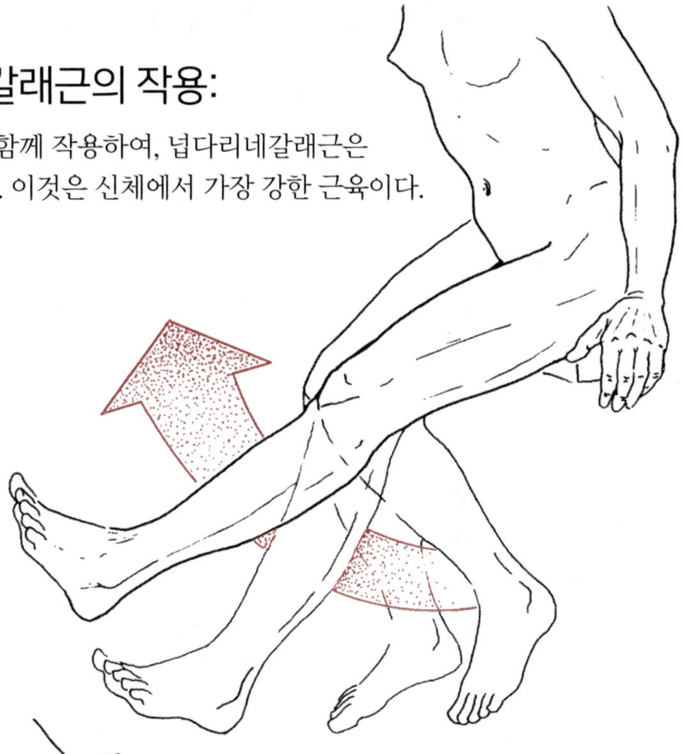

무릎이 굽힘될 때,
안쪽넓은근과 가쪽넓은근은
그들의 방향에서 정강뼈의 돌림에
작은 역할을 할 수 있다.

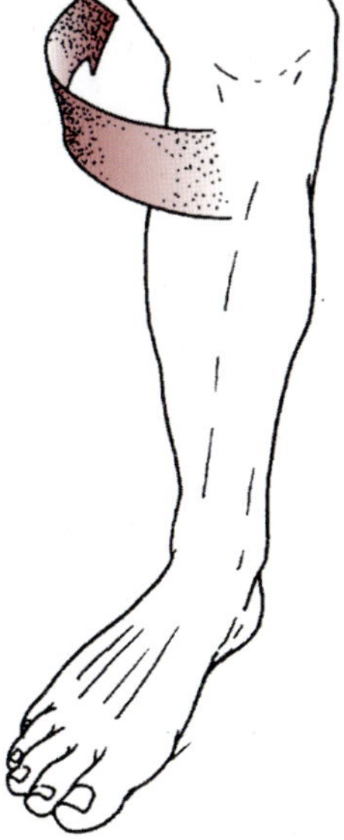

가쪽돌림
(가쪽넓은근)

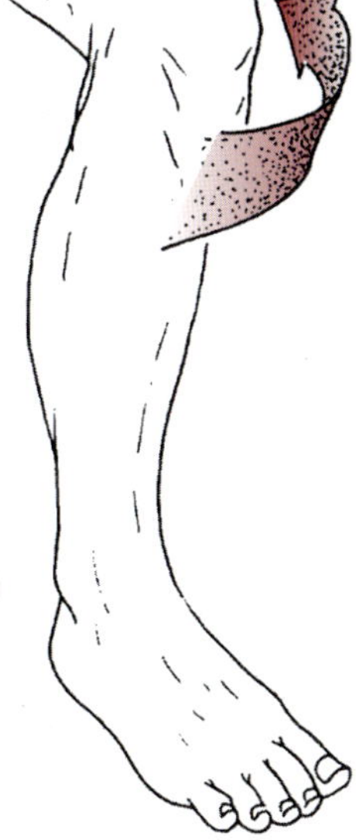

안쪽돌림
(안쪽넓은근)

무릎이 폄되었을 때,
이들 두 근육은 가쪽 변위에 대해
무릎을 고정시키고,

인대의 작용을 완전히 보완해 준다.

넙다리네갈래근의 작용(계속)

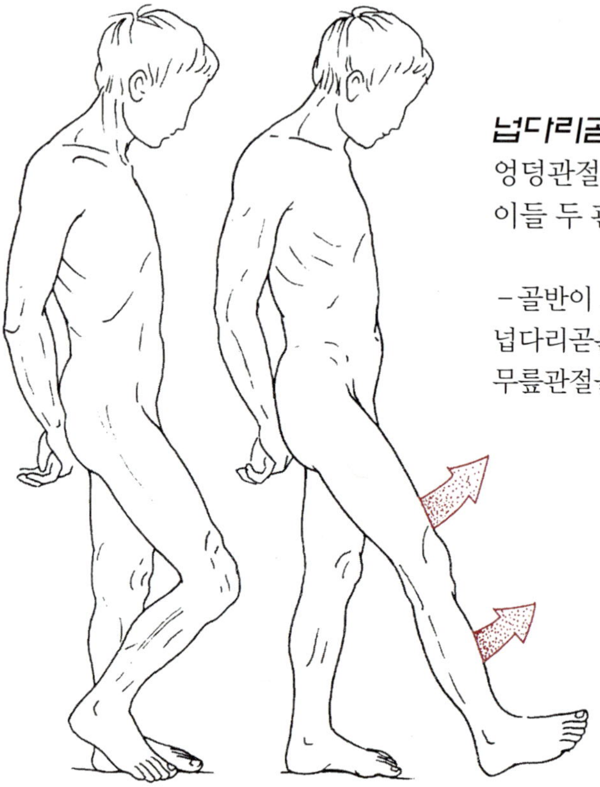

넙다리곧은근(대퇴직근)이
엉덩관절과 무릎관절을 모두 지나가기 때문에,
이들 두 관절에 작용한다.

–골반이 고정되면,
넙다리곧은근은 엉덩관절을 굽힘하고,
무릎관절을 폄한다(예, 보행에서처럼).

–넙다리뼈가 고정되면,
넙다리곧은근은 골반의 굽힘과
무릎관절의 폄에 작용한다.

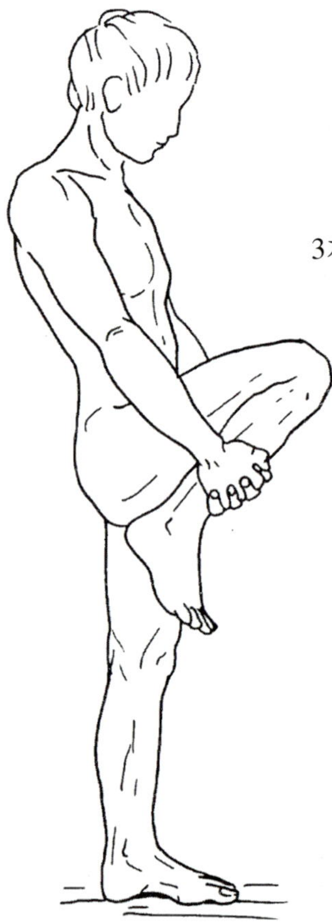

3개의 넓은근은
무릎관절과 엉덩관절을
완전히 굽힘함으로써
신장될 수 있다.

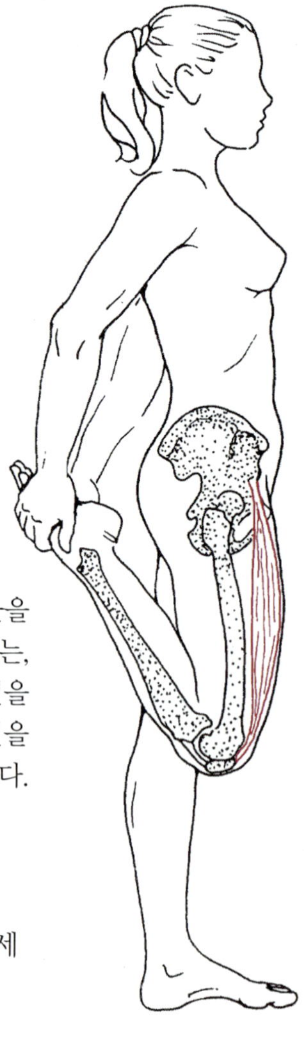

넙다리곧은근을
신장하기 위해서는,
엉덩관절을
폄한 후 무릎관절을
굽힘한다.

넙다리곧은근이 단축되면,
종종 이것에 의해 엉덩관절의 굽힘 자세
(즉, 골반의 굽힘)가 초래될 수 있다.

엉덩과 무릎의 근육(계속)

넙다리빗근(봉공근, sartorius)

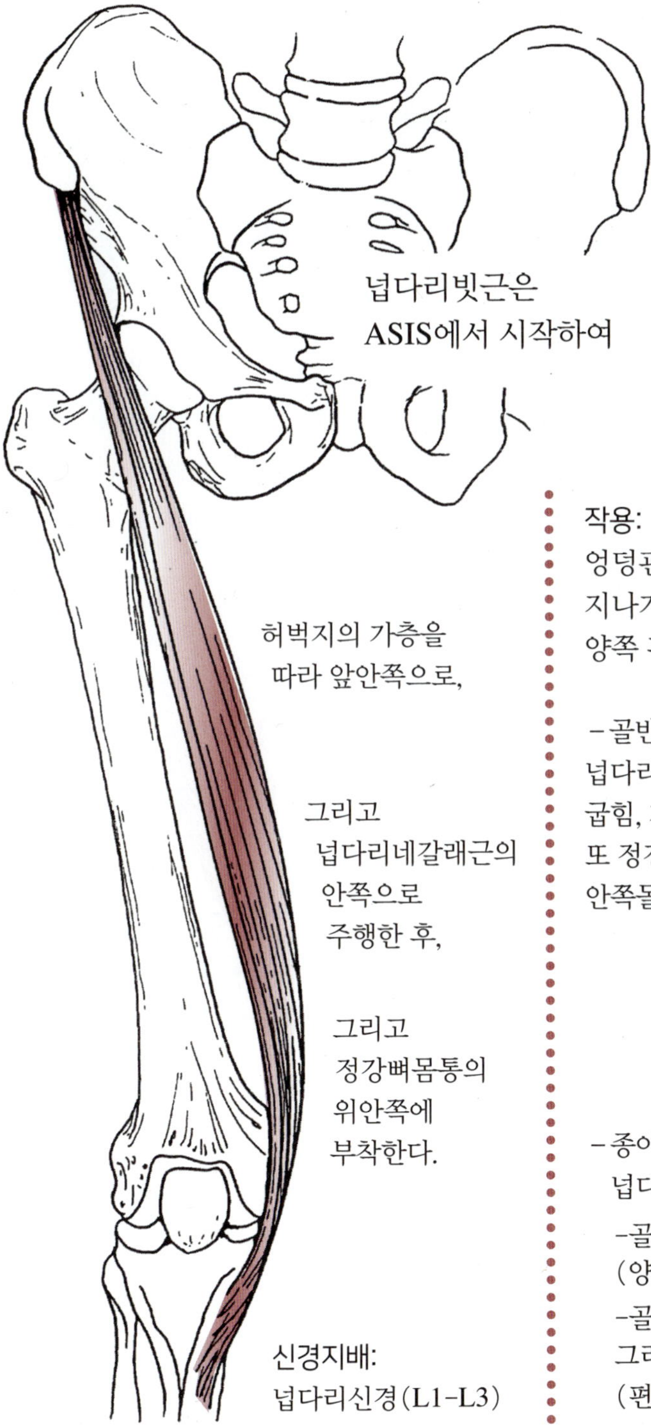

넙다리빗근은
ASIS에서 시작하여

허벅지의 가층을
따라 앞안쪽으로,

그리고
넙다리네갈래근의
안쪽으로
주행한 후,

그리고
정강뼈몸통의
위안쪽에
부착한다.

신경지배:
넙다리신경(L1-L3)

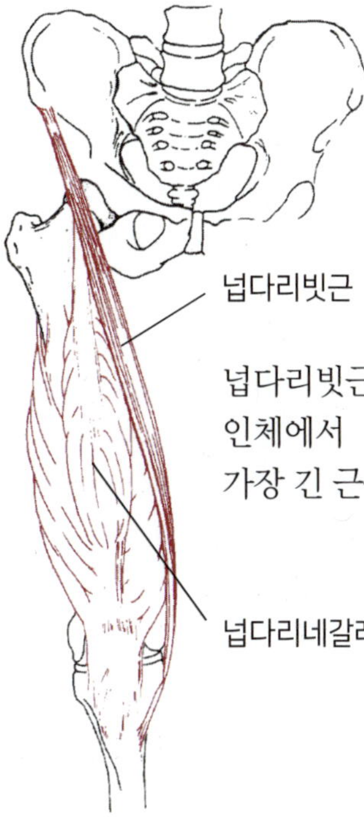

넙다리빗근은
인체에서
가장 긴 근육이다.

작용:
엉덩관절과 무릎관절을
지나가기 때문에,
양쪽 관절에 작용한다.

-골반이 고정되면,
넙다리빗근은 넙다리뼈를
굽힘, 가쪽돌림 및 벌림하고,
또 정강뼈를 굽힘하고
안쪽돌림시킨다.

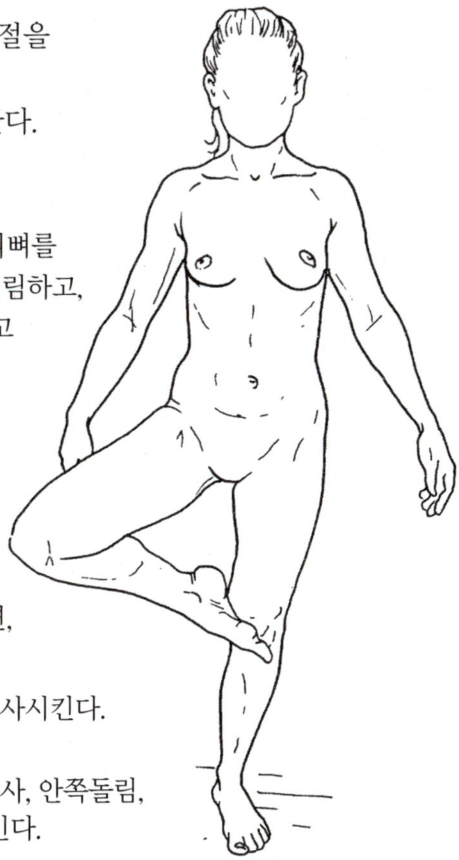

-종아리가 고정되면,
넙다리빗근은:

-골반을 앞방향경사시킨다.
(양측 수축 시)

-골반을 앞방향경사, 안쪽돌림,
그리고 옆굽힘시킨다.
(편측 수축 시)

엉덩과 무릎의 근육(계속)

뒤넙다리근(슬괵근, hamstrings)은 허벅지 뒤쪽에 있는 3개 근육의 그룹이며, 함께 작용하여 무릎관절을 굽힘하고, 넙다리뼈를 폄한다. 그들은 볼기뼈의 뒤쪽에 있는 궁둥뼈에서 시작하여 종아리의 뼈에 부착한다.

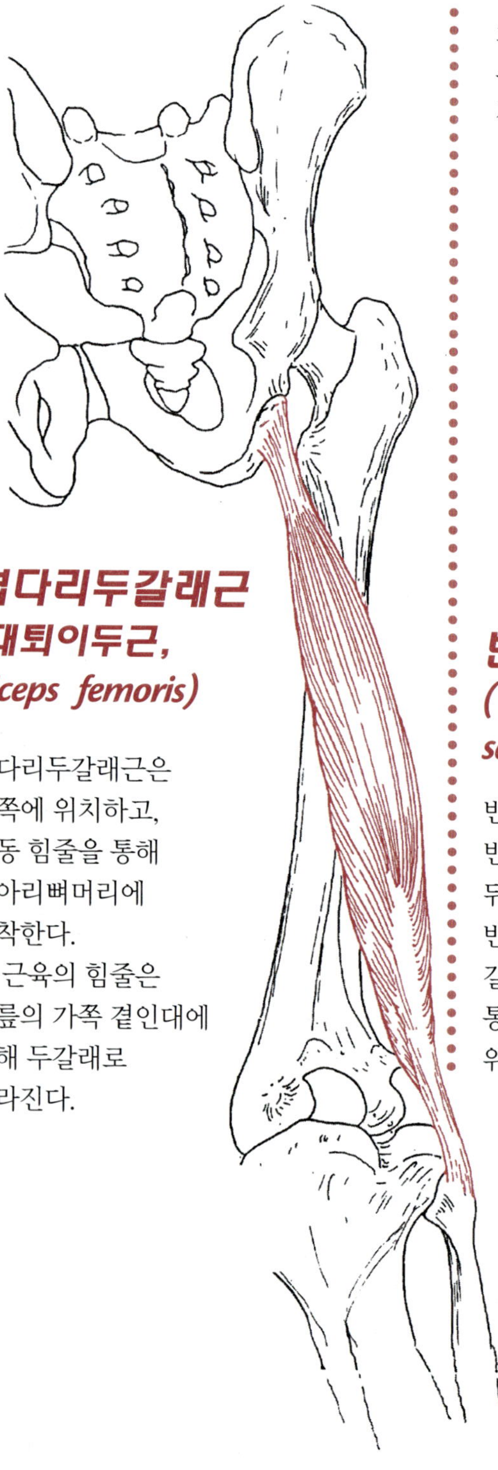

넙다리두갈래근 (대퇴이두근, *biceps femoris*)

넙다리두갈래근은 가쪽에 위치하고, 공동 힘줄을 통해 종아리뼈머리에 부착한다. 이 근육의 힘줄은 무릎의 가쪽 곁인대에 의해 두갈래로 갈라진다.

뒤넙다리근 중 2개의 근육은 안쪽에 위치하고, 정강뼈에 부착한다.

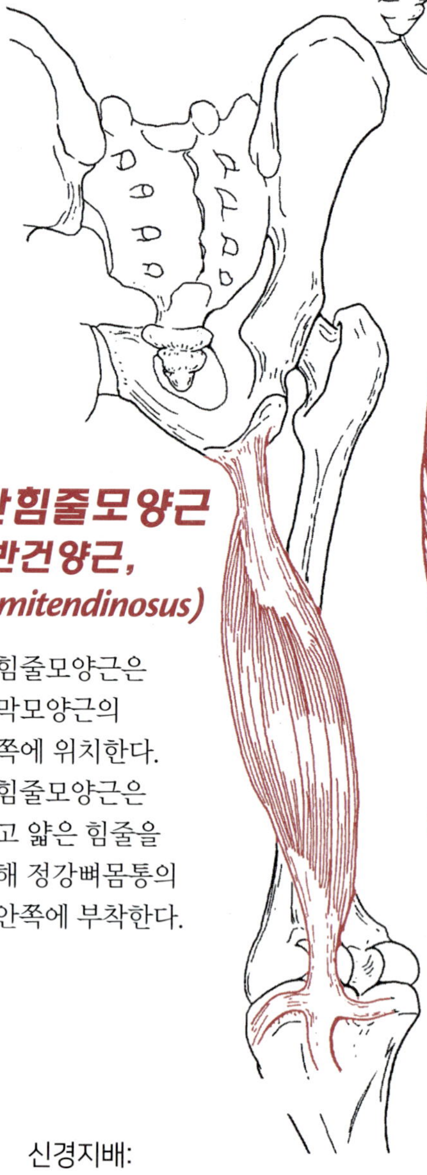

반힘줄모양근 (반건양근, *semitendinosus*)

반힘줄모양근은 반막모양근의 뒤쪽에 위치한다. 반힘줄모양근은 길고 얇은 힘줄을 통해 정강뼈몸통의 위안쪽에 부착한다.

신경지배:
온정강신경(L5-S2)

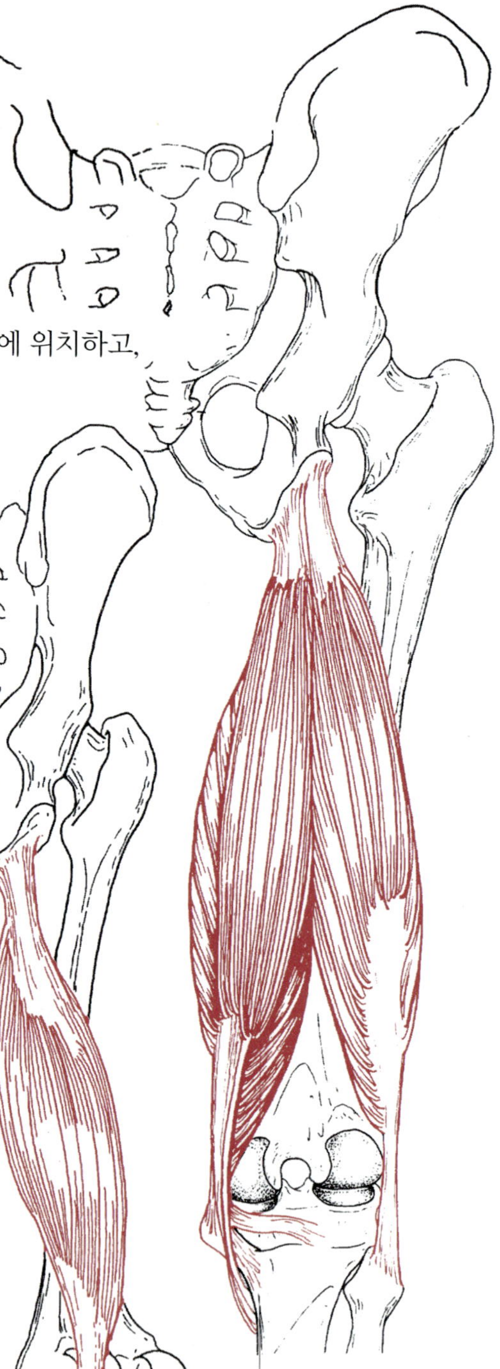

반막모양근 (반막양근, *semitendinosus*)

반막모양근은 정강뼈융기의 뒤안쪽면에 부착한다.

전체적으로, **뒤넙다리근**은 엉덩관절과 무릎관절의 다관절 근육이다. 즉, 그들은 1개 이상의 관절을 지나가고 작용한다.

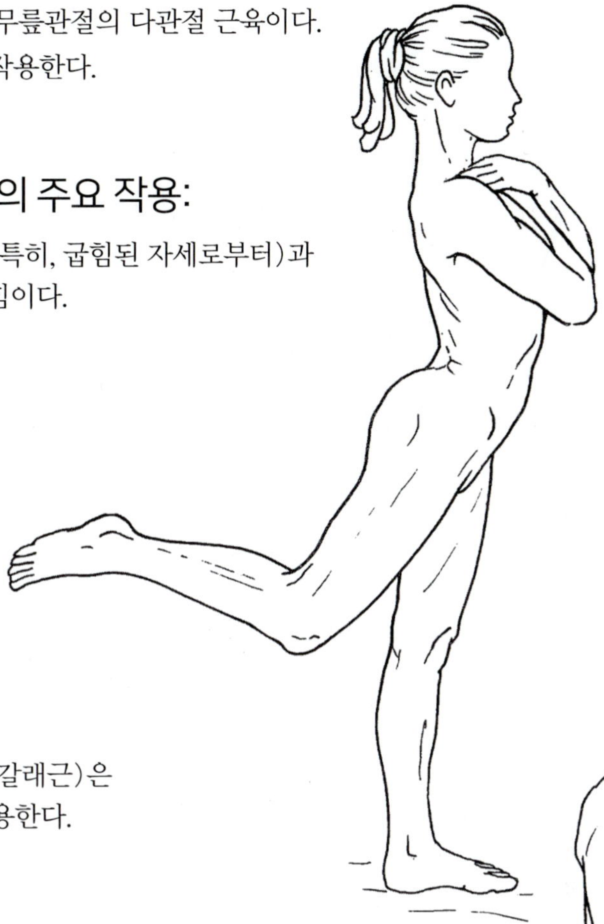

뒤넙다리근의 주요 작용:

– 허벅지의 폄(특히, 굽힘된 자세로부터)과 무릎관절의 굽힘이다.

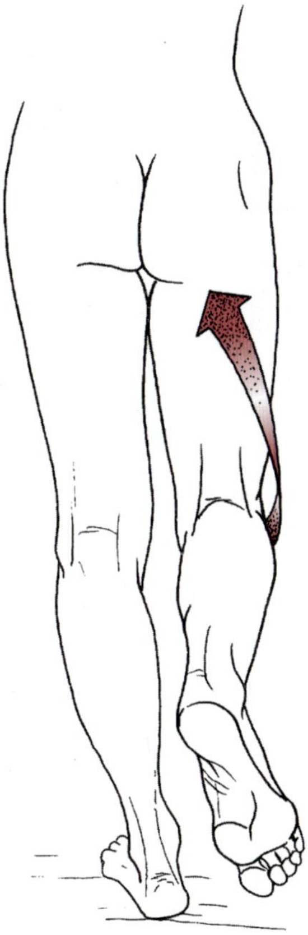

가쪽에 부착된 근육(넙다리두갈래근)은 가쪽돌림에 작용한다.

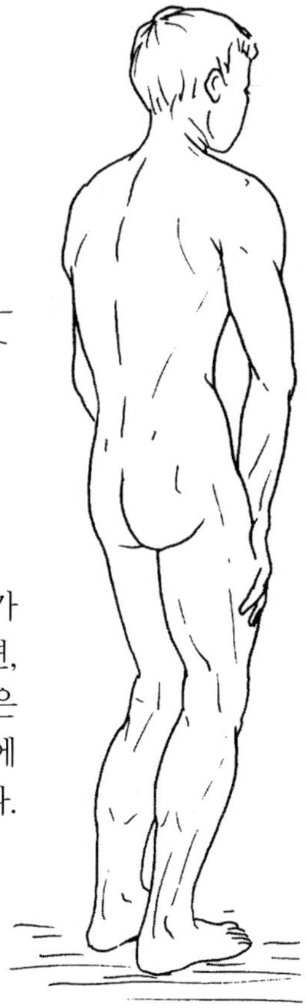

– 허벅지와 종아리가 고정되면, 뒤넙다리근은 골반의 폄에 작용한다.

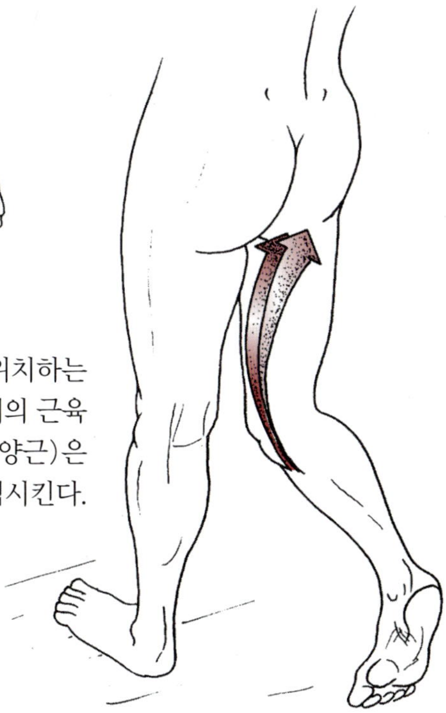

안쪽에 위치하는 2개의 근육(반힘줄모양근과 반막모양근)은 무릎을 안쪽돌림시킨다.

무릎이 굽힘된 자세에서, 뒤넙다리근의 힘줄은 **오금오목**을 뚜렷하게 만드는데, 이것은 뒤쪽에서 쉽게 볼 수 있다.

뒤넙다리근의 주요 작용(계속)

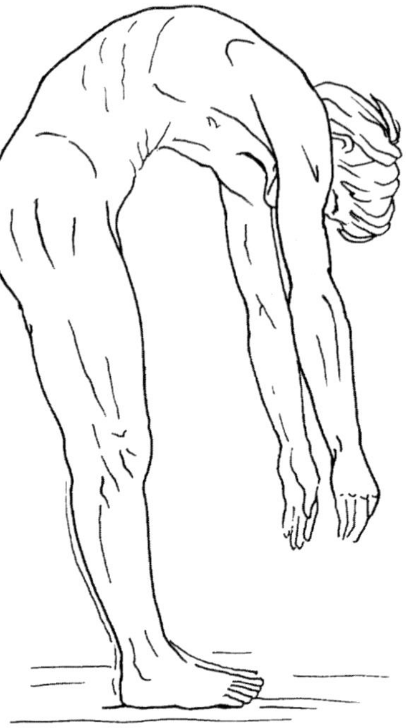

워밍-업 운동으로, 발가락닿기 운동은
엉덩관절의 굽힘과 무릎의 폄을 일으키는데,
이런 동작은 뒤넙다리근을 신장시킨다.

뒤넙다리근이 타이트하면,
이런 동작이 힘들어지고, 선 자세에서 상체를
아래쪽으로 굽힘할 때 손이 바닥에 닿지 않을 수 있다.

이런 타이트니스는
다른 신체 부위에도
영향을 줄 수 있다.

예를 들어, 무릎을 펴고
앉은 자세를 취할 때,
궁둥뼈거친면을
바닥에 닿게 하고
앉지 못할 수도 있다.

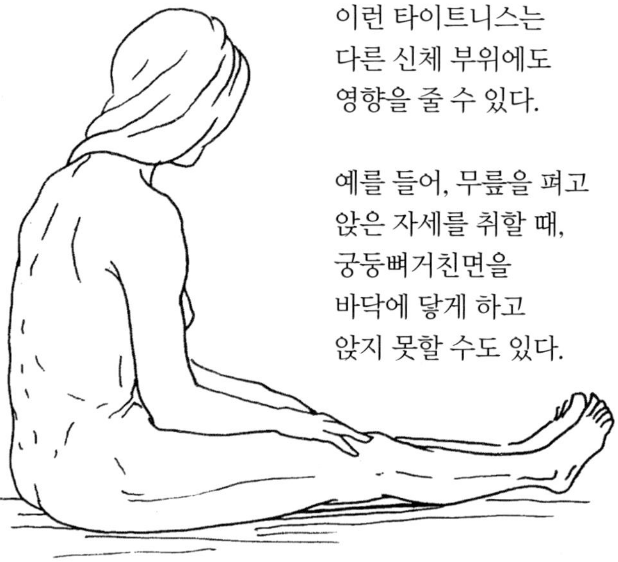

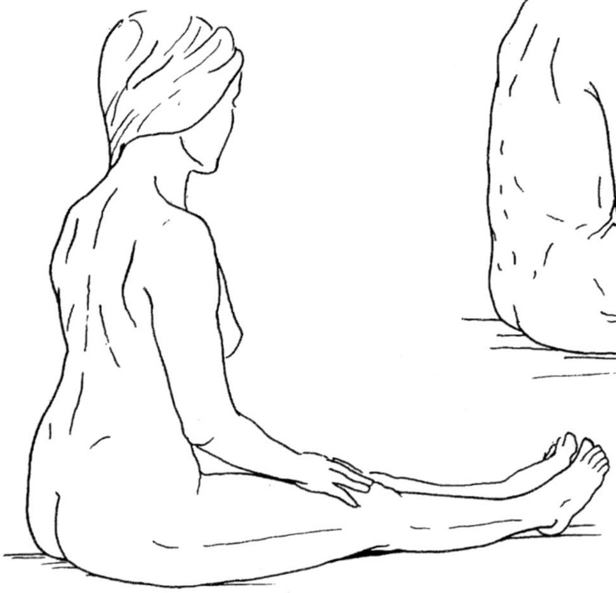

그 이유는 뒤넙다리근이 골반을 폄되는 쪽으로 당기는 경향이 있고,
그것에 의해 허리뼈의 앞굽이가 일자화(감소)되기 때문이다.

타이트한 뒤넙다리근은 허리뼈 영역의 굽힘을 증가시킬 수 있고,
그 허리뼈 레벨의 원반 문제를 간접적으로 초래할 수 있다(p.44 참고).

중요한 것은 이런 문제를 인지하고, 마루바닥에서 적절한 워밍-업 운동(특히, 초보자를 위해)을
수행하는 것이다.

모음근(내전근, adductors)

모음근은 안쪽 허벅지에 근육의 힘살을 가진 근육이며, 5개의 근육으로 이루어져 있다.

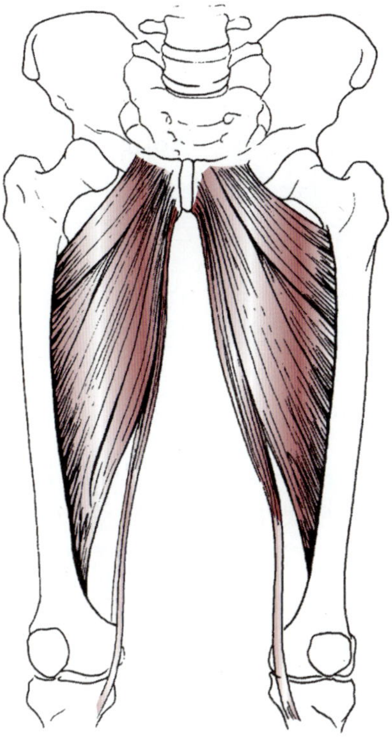

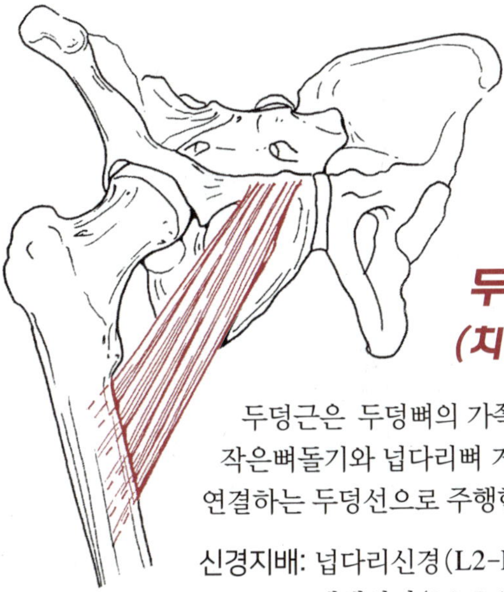

두덩근
(치골근, pectineus)

두덩근은 두덩뼈의 가쪽에서 시작해 작은뼈돌기와 넙다리뼈 거친선을 연결하는 두덩선으로 주행한다.

신경지배: 넙다리신경(L2–L3),
폐쇄신경(L2–L4)

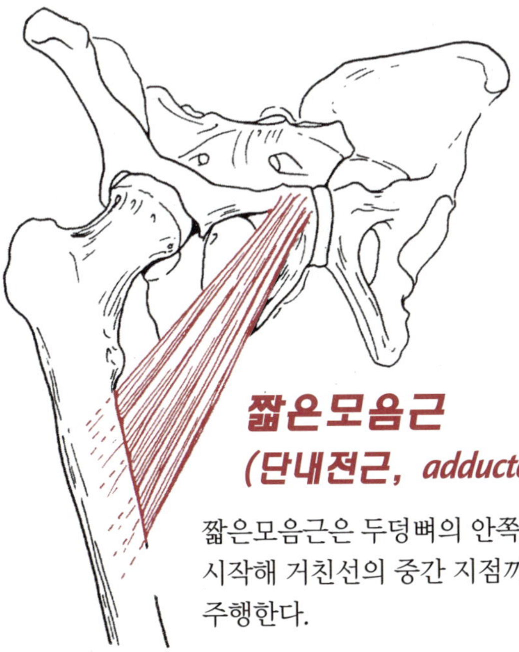

짧은모음근
(단내전근, adductor brevis)

짧은모음근은 두덩뼈의 안쪽에서 시작해 거친선의 중간 지점까지 주행한다.

신경지배: 폐쇄신경(L2–L4)

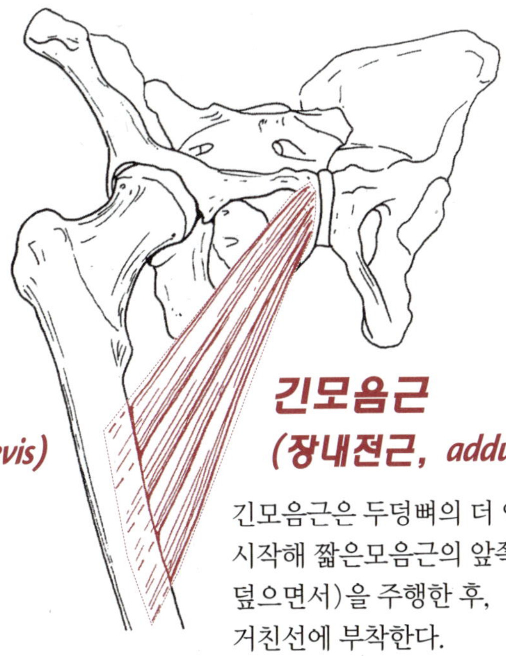

긴모음근
(장내전근, adductor longus)

긴모음근은 두덩뼈의 더 안쪽에서 시작해 짧은모음근의 앞쪽(완전히 덮으면서)을 주행한 후, 거친선에 부착한다.

신경지배: 폐쇄신경(L2–L4)

이 그림은 뒤쪽에서 본, 2개의 모음근을 보여주고 있다.
그들은 다른 것과 쉽게 구분될 수 있다.

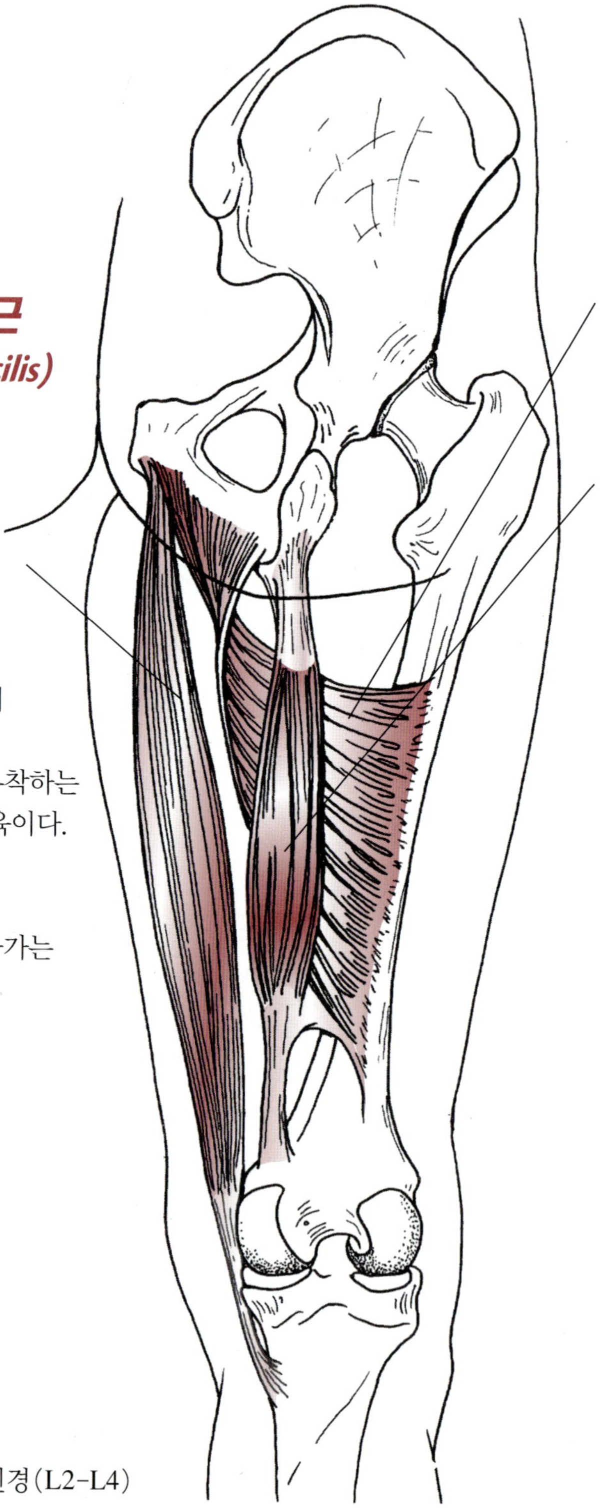

두덩정강근 (박근, *gracilis*)

두덩정강근은 길고 얇은 가층 근육이며, 두덩뼈의 아래안쪽에서 시작하여 정강뼈 안쪽융기 바로 아래쪽의 정강뼈몸통에 부착하는 비교적 약한 근육이다. 두덩정강근은 엉덩관절과 무릎관절을 지나가는 2관절 근육이다.

신경지배: 폐쇄신경(L2–L4)

큰모음근(대내전근, *adductor magnus*)

큰모음근은 모음근 그룹 중에서 가장 크고 강한 근육이며, 2개의 다른 척수신경에 의해 지배를 받는 복합 근육이다.

– 큰모음근의 앞쪽 부분은 궁둥두덩가지에서 시작하여 아래안쪽으로 주행한 후, 거친선에서 매우 넓게 착지한다.

– 뒤쪽 부분은 궁둥뼈거친면에서 시작해 아랫방향으로 곧게 주행한 후, 안쪽 넙다리뼈융기 바로 위쪽에 부착한다.

신경지배:
폐쇄신경, 궁둥신경(L3–L5)

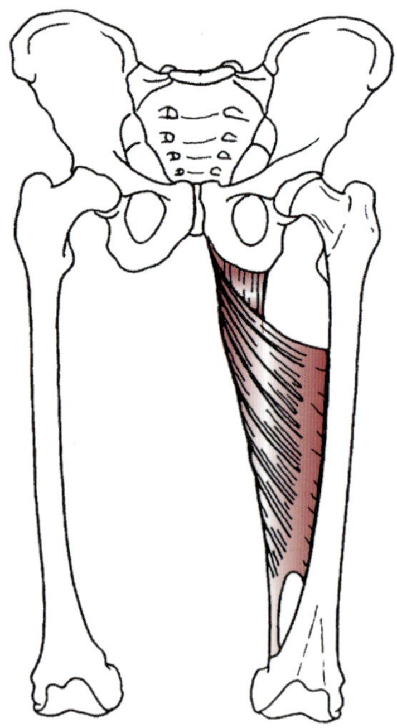

앞쪽에서 본, 엉덩뼈에서 넙다리뼈까지 주행하는 큰모음근.

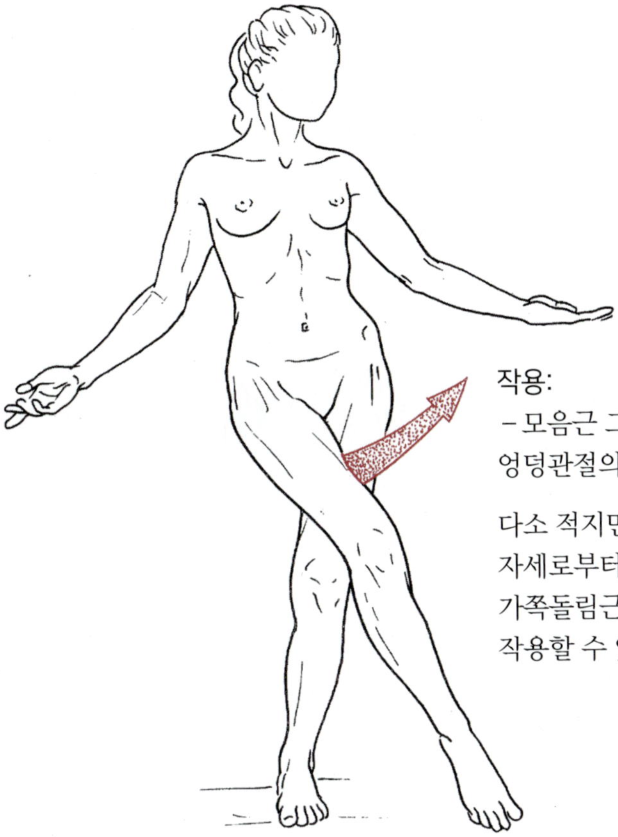

작용:

– 모음근 그룹의 주요 작용은 엉덩관절의 모음이다.

다소 적지만, 그들은 해부학적 자세로부터 엉덩관절 굽힘근이나 가쪽돌림근 혹은 안쪽돌림근으로 작용할 수 있다.

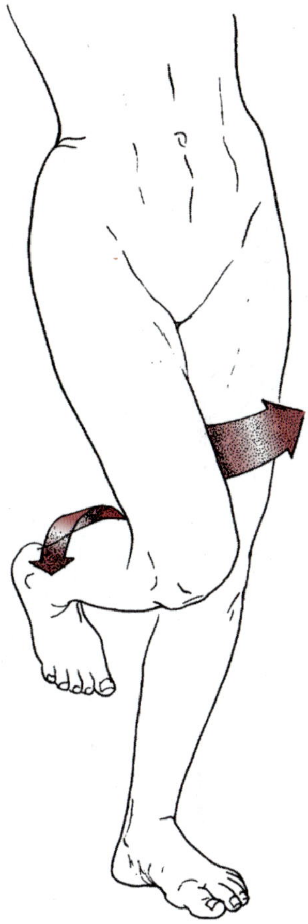

두덩정강근은 다관절 근육이며, 무릎을 굽힘과 안쪽돌림시킬 수 있다.

엉덩관절이 굽힘된 자세일 때는, 그들은 폄근으로 작용한다.

– 넙다리뼈가 고정되면, 모음근은 골반의 굽힘, 가쪽돌림 혹은 안쪽돌림(두덩정강근의 경우와 큰모음근의 뒤쪽 부분)에 참여한다.

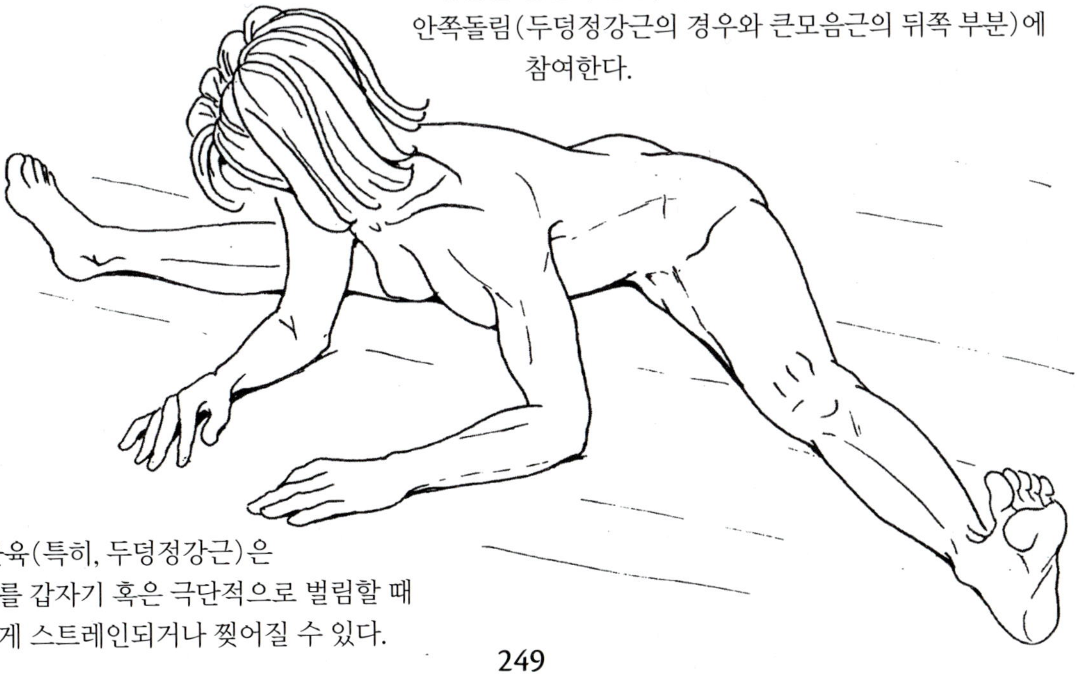

이들 근육(특히, 두덩정강근)은 허벅지를 갑자기 혹은 극단적으로 벌림할 때 빈번하게 스트레인되거나 찢어질 수 있다.

엉덩과 무릎의 근육(계속)

넙다리근막긴장근
(대퇴근막장근, *tensor fasciae latae*)

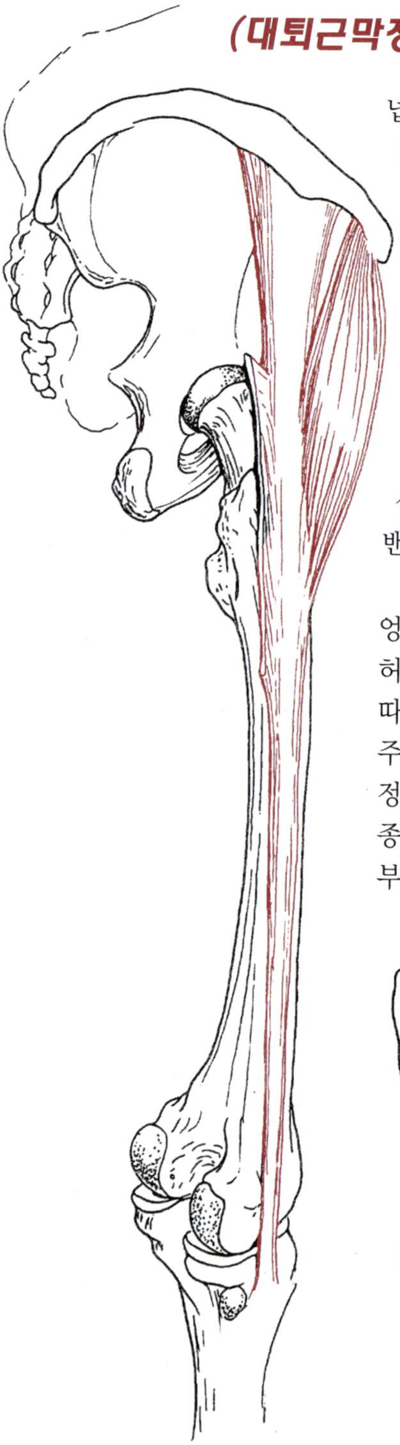

넙다리근막긴장근은 앞쪽 엉덩뼈능선 (ASIS 근처)에서 시작하여 아래쪽과 약간 뒤쪽으로 주행한다.

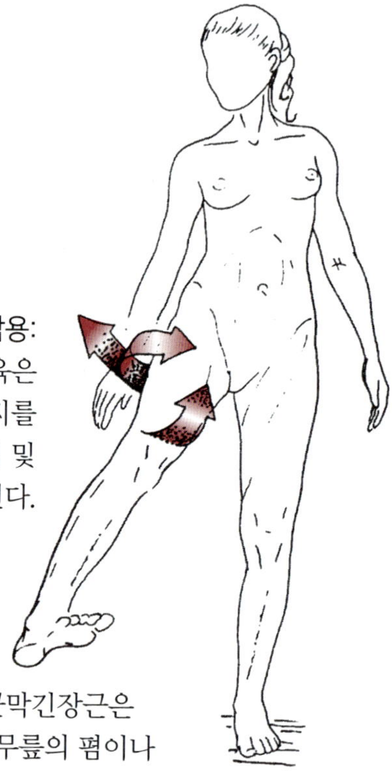

근육은 뼈에 부착하지 않고, **넙다리근막** 혹은 엉덩정강띠로 불리는 강한 섬유조직의 밴드에 부착한다.

작용:
– 이 근육은 허벅지를 벌림, 굽힘 및 안쪽돌림시킨다.

엉덩정강띠는 허벅지 가쪽으로 따라 아래로 주행하여 정강뼈의 위가쪽과 종아리뼈머리에 부착한다.

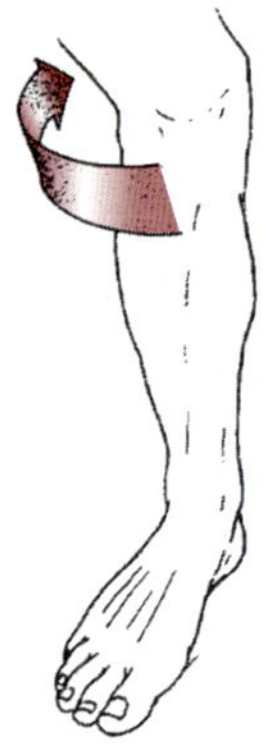

넙다리근막긴장근은 작지만, 무릎의 폄이나 굽힘된 무릎의 가쪽돌림에 작용한다.

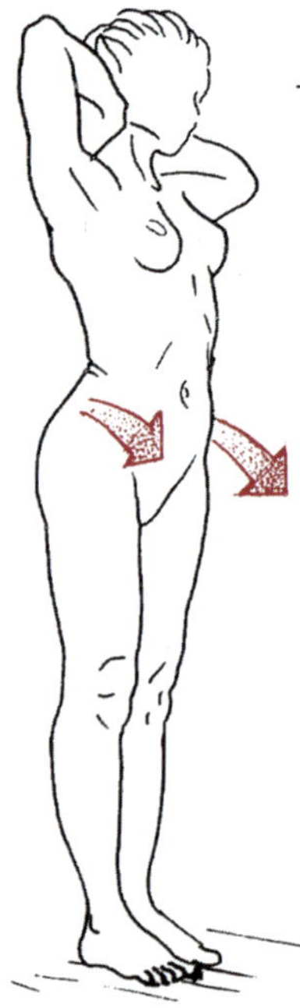

– 허벅지와 종아리가 고정되면,

– 넙다리근막긴장근은 굽힘에 작용하고 (양측 수축 시),

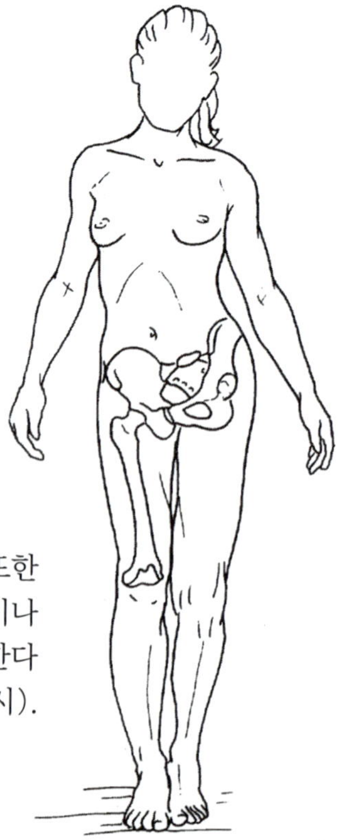

– 또한 골반의 옆굽힘이나 가쪽돌림에 작용한다 (편측 수축 시).

큰볼기근(대둔근, *gluteus*)

큰볼기근은 신체의 가장 크고 강한 근육 중의 하나이다.
큰볼기근은 2개의 층을 가지고 있다: 깊은층 섬유와 얕은층 섬유.

큰볼기근은 엉치뼈와 꼬리뼈의 뒤쪽 뿐만 아니라, 뒤가쪽 엉덩뼈오목에서 시작한다.
깊은층 섬유는 넙다리뼈의 거친선 위쪽에 부착하고, 반면 얕은층 섬유는 넙다리근막에 부착한다.

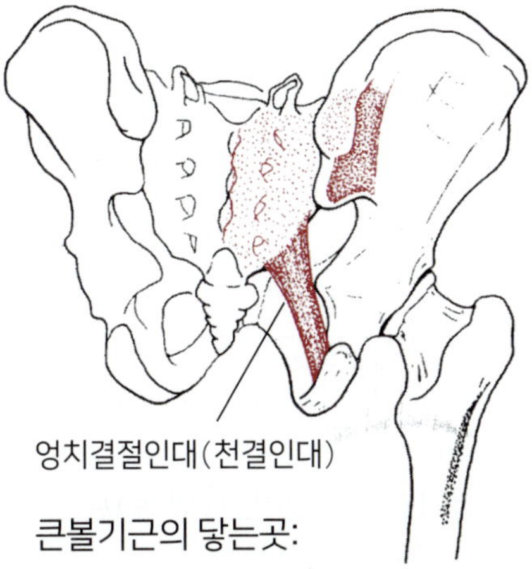

큰볼기근의 닿는곳:

밝은색은 얕은층 섬유를 나타내고, 어두운색은 깊은층 섬유를 나타낸다.

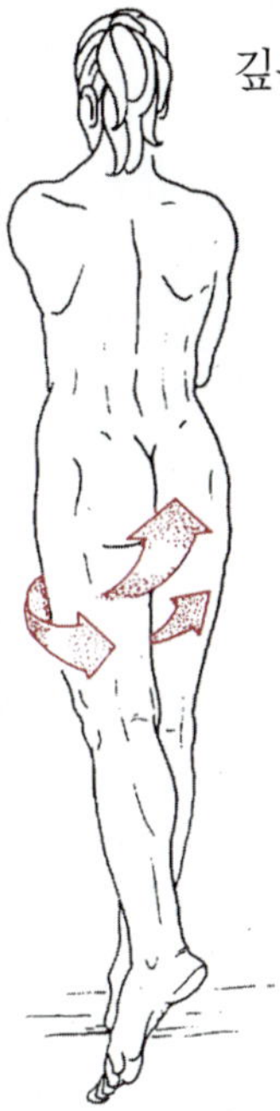

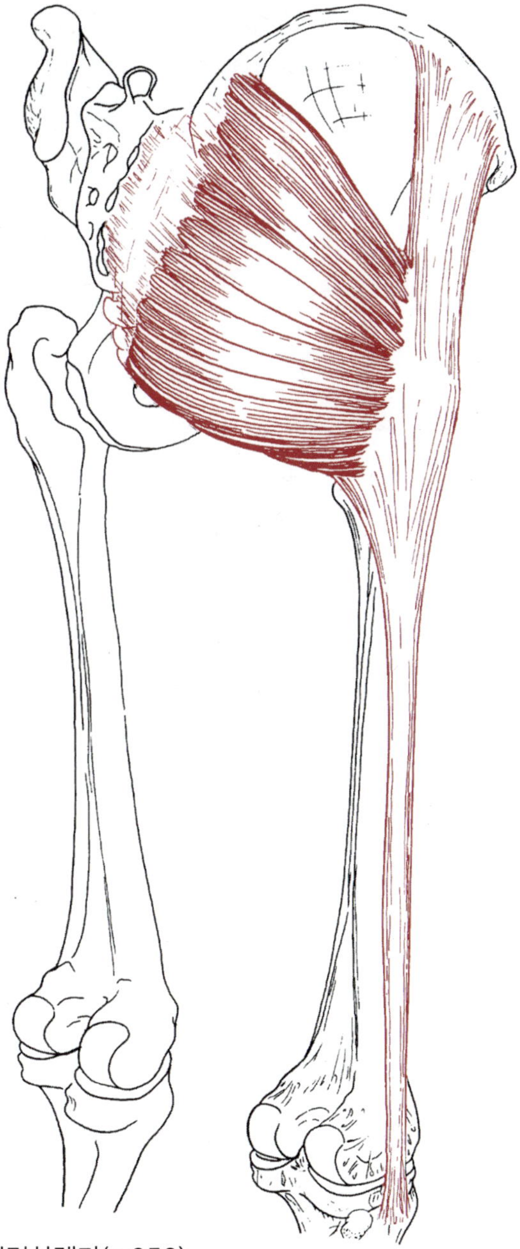

깊은층 섬유의 작용:

– **볼기뼈가 고정되면,** 이것은 넙다리뼈가 가쪽돌림과 약간 모음되도록 뒤쪽으로 당긴다.

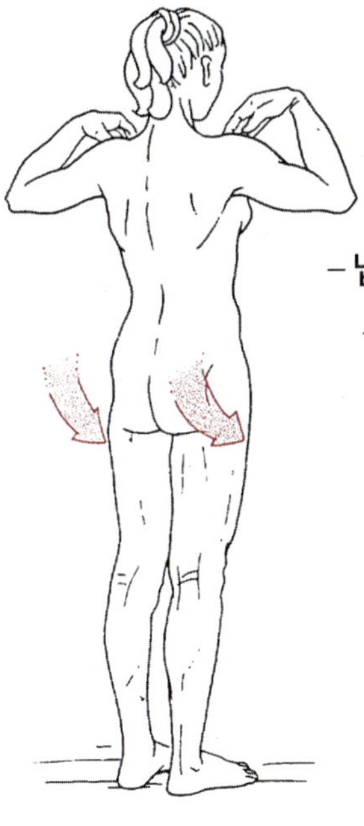

– **넙다리뼈가 고정되면,**

– 이것은 골반의 폄에 작용하고 (양측 수축 시),

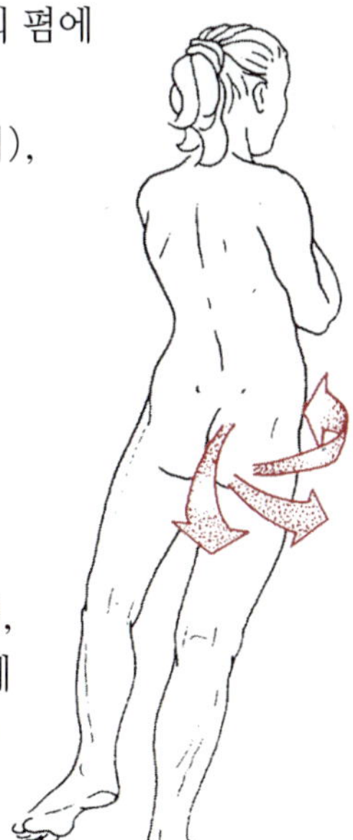

– 또 골반의 폄, 안쪽돌림 및 안쪽 옆굽힘에 작용한다(편측 수축 시)

얕은층 섬유의 작용은 다음 페이지에서 넙다리근막긴장근과 함께 설명하겠다(p.252).

엉덩과 무릎의 근육(계속)

"골반 세모근(pelvic deltoid mucles)"

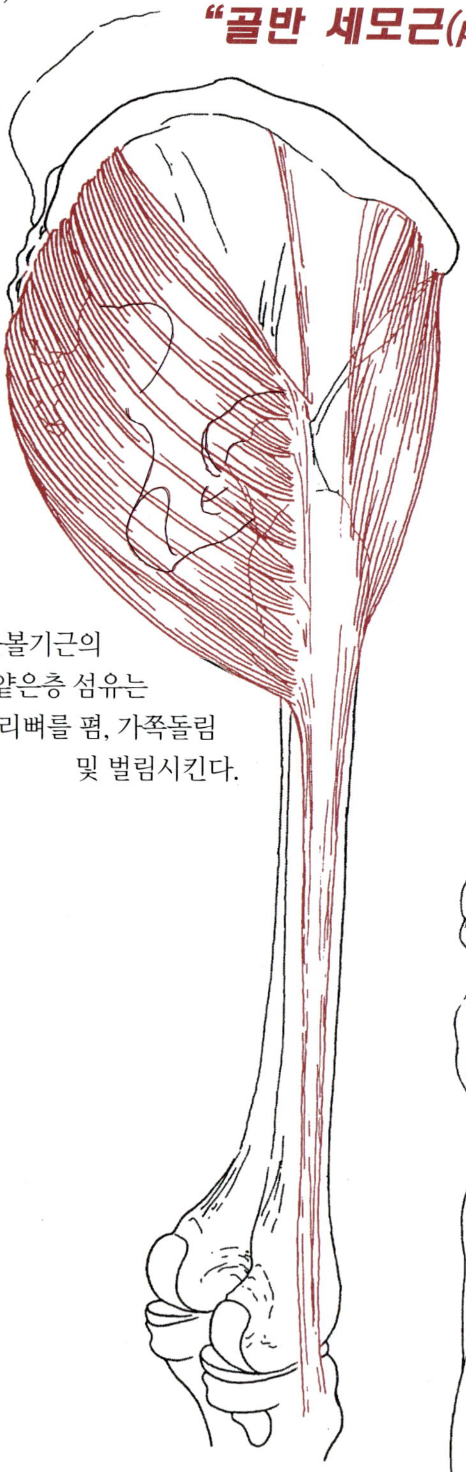

큰볼기근
(gluteus maximus muscle)

넙다리근막긴장근
(tensor fasciae latae m.)

큰볼기근의
얕은층 섬유(뒤쪽)와

넙다리근막긴장근(앞쪽)은
반대 방향으로부터
엉덩정강띠에 부착한다.

넙다리근막긴장근은
넙다리뼈를 굽힘, 안쪽돌림 및
벌림시킨다.

큰볼기근의
얕은층 섬유는
넙다리뼈를 폄, 가쪽돌림
및 벌림시킨다.

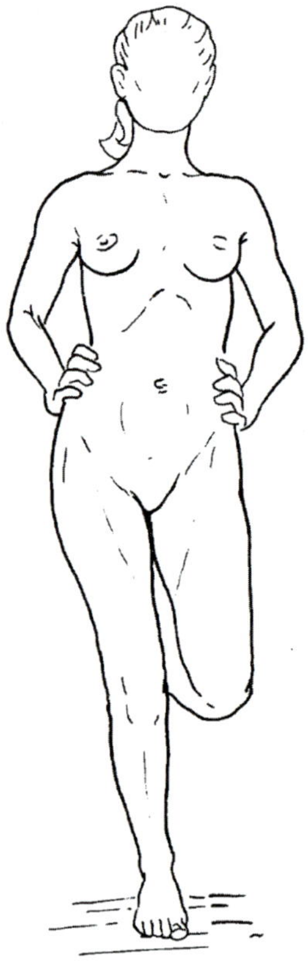

이들 근육이
함께 작용하면,
엉덩관절을 벌림시킨다.

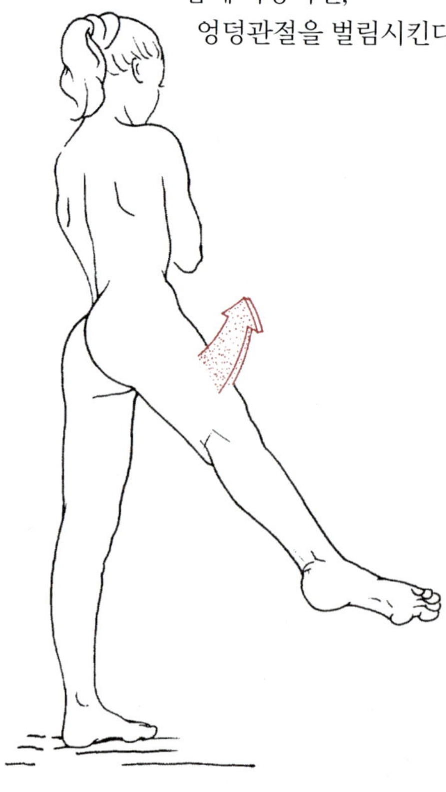

넙다리뼈가 고정되면,
이들 근육은 골반의 옆굽힘을 돕는다.
그들은 한발 서기를 할 때, 반대쪽 골반의 자세를
유지하는 중간볼기근을 돕는다(p.239 참고).

무릎의 근육(*Muscles of the knee*)

무릎에 작용하는 대부분의 근육들은 엉덩관절에도 작용하고, 그들은 위에서 설명되었다. 엉덩관절을 지나가지 않는 3개 근육에 대해서만 언급하고자 한다.

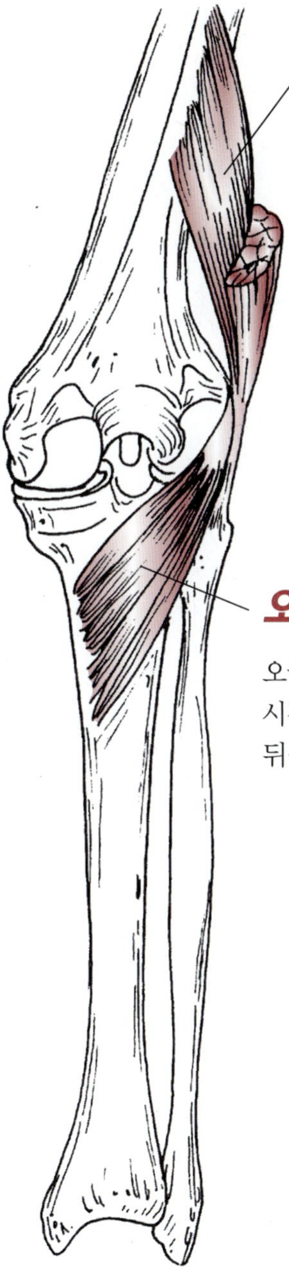

넙다리두갈래근 (대퇴이두근, *biceps femoris*)

넙다리두갈래근의 짧은갈래는 넙다리뼈몸통에서 시작한다.

이 근육은 넙다리두갈래근의 긴갈래(p.244)와 공동 힘줄에서 합류한 후, 종아리뼈머리에 부착한다.

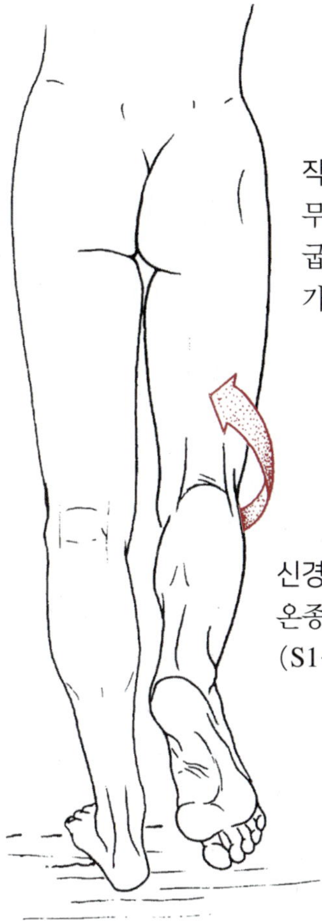

작용:
무릎의 굽힘과 가쪽돌림

신경지배:
온종아리신경 (S1-S2)

오금근(슬와근, *popliteus*)

오금근은 가쪽 넙다리뼈융기의 가쪽면에서 시작하여 아래안쪽으로 주행한 후, 뒤-위-안쪽 정강뼈몸통의 삼각 영역에 부착한다.

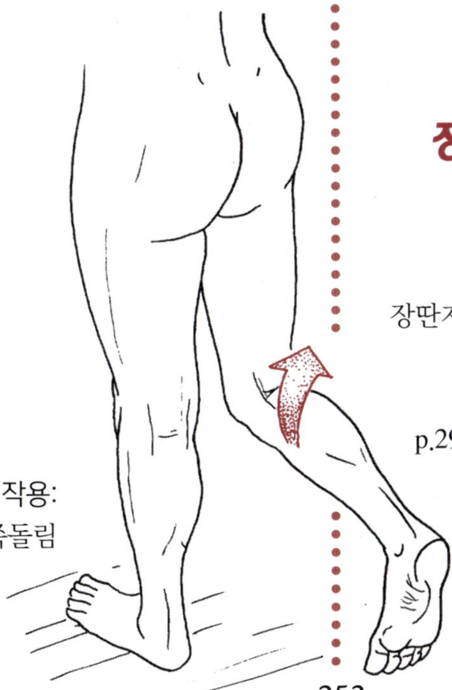

작용:
무릎의 굽힘과 안쪽돌림

신경지배:
정강신경(L4-S1)

장딴지근(비복근, *gastrocnemius*)

장딴지근은 종아리세갈래근의 한 부분이다. 종아리세갈래근은 p.294에 있는 발목 근육에서 자세히 설명될 것이다.

장딴지근은 무릎을 굽힘한다.

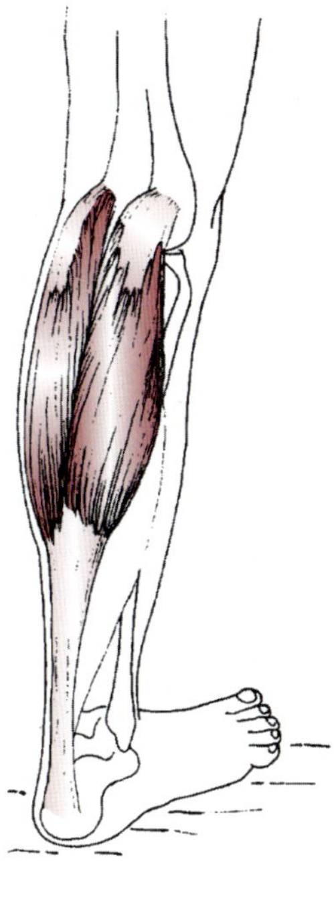

엉덩관절 근육 작용의 요약

(Summary of muscle actions of the hip)

화살표는 여러 근육에 의해 생성되는 작용을 의미한다.

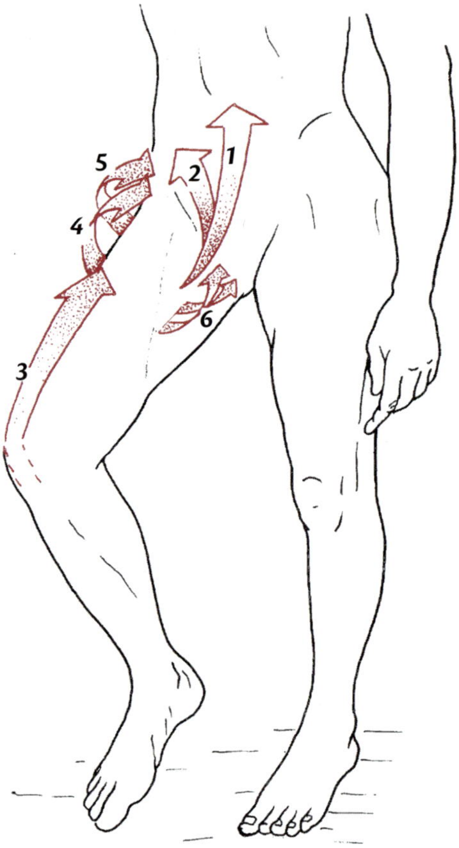

엉덩관절의 굽힘

(1) 허리근
(2) 엉덩근
(3) 넙다리곧은근
(4) 넙다리근막긴장근
(5) 작은볼기근과
중간볼기근(앞쪽섬유)
(6) 긴모음근과 짧은모음근

그림에 없는 근육:
두덩정강근,
넙다리빗근,
두덩근

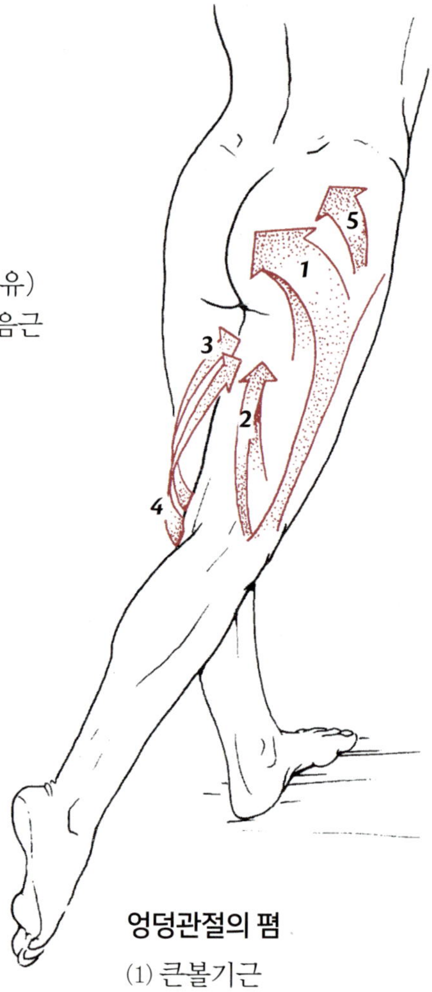

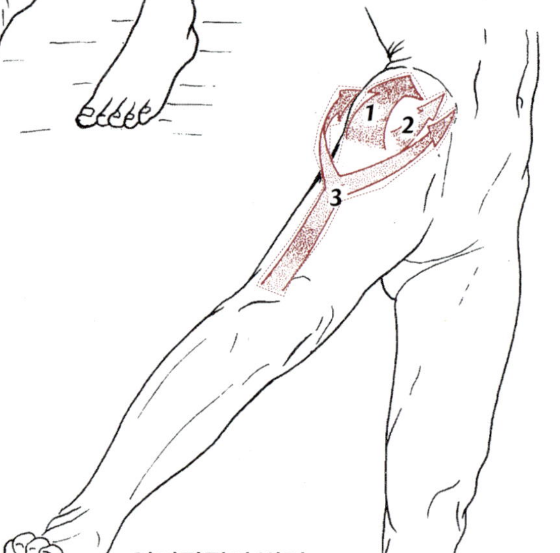

엉덩관절의 벌림

(1) 중간볼기근
(2) 작은볼기근
(3) 넙다리근막긴장근,
큰볼기근
(얕은층 섬유)

그림에 없는 근육:
궁둥구멍근, 폐쇄근, 쌍둥이근 및 넙다리빗근

엉덩관절의 폄

(1) 큰볼기근
(2) 넙다리두갈래근 긴갈래
(3) 반막모양근
(4) 반힘줄모양근
(5) 중간볼기근(뒤쪽 섬유)

그림에 없는 근육:
큰모음근

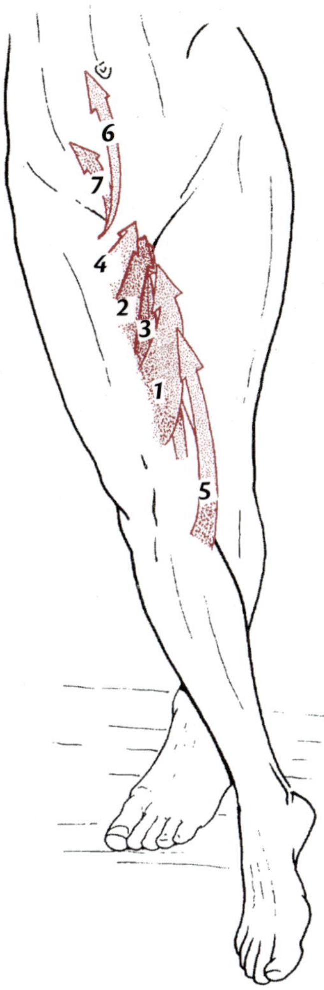

엉덩관절의 모음

(1) 큰모음근
(2) 짧은모음근
(3) 긴모음근
(4) 두덩근
(5) 두덩정강근
(6) 허리근
(7) 엉덩근

그림에 없는 근육:

넙다리두갈래근(긴갈래)
큰볼기근(깊은층 섬유)

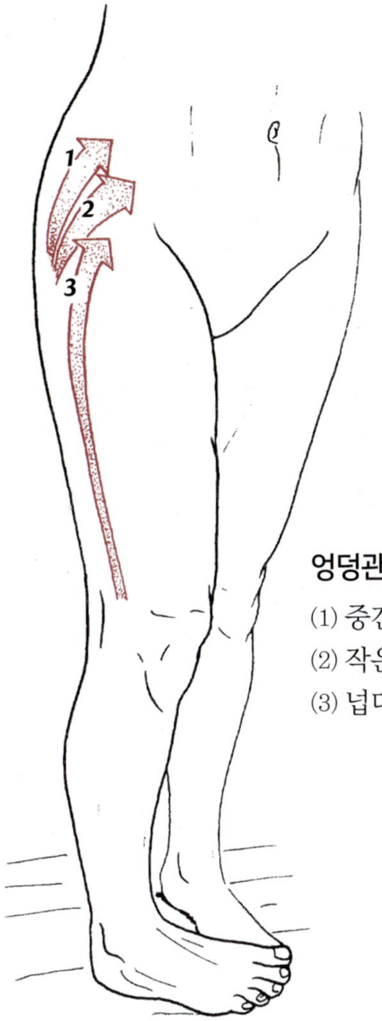

엉덩관절의 안쪽돌림

(1) 중간볼기근
(2) 작은볼기근
(3) 넙다리근막긴장근

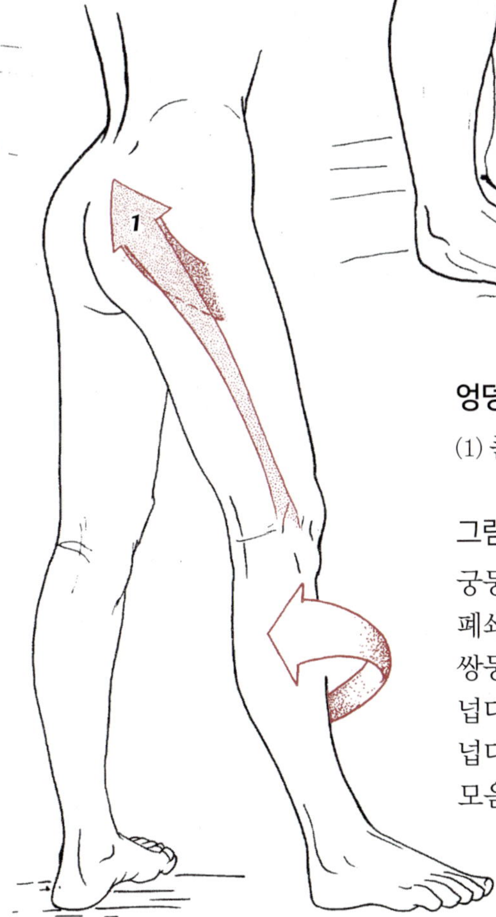

엉덩관절의 가쪽돌림

(1) 큰볼기근

그림에 없는 근육:

궁둥구멍근,
폐쇄근,
쌍둥이근,
넙다리네모근,
넙다리두갈래근(긴갈래),
모음근

무릎 움직임의 근육 작용

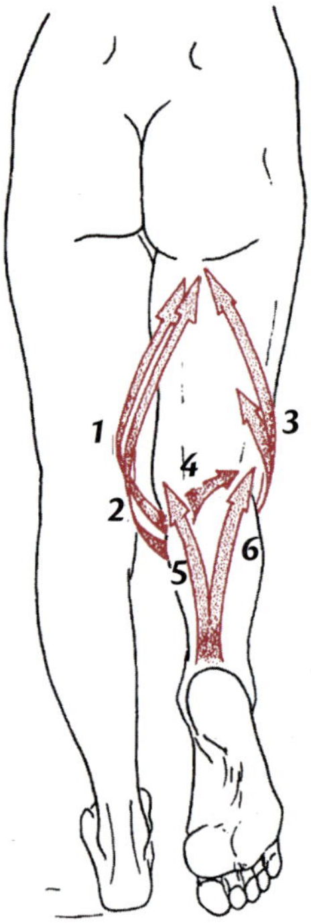

무릎의 굽힘

(1) 반힘줄모양근
(2) 반막모양근
(3) 넙다리두갈래근(긴갈래)
(4) 오금근
(5, 6) 장딴지근
(안쪽갈래와 가쪽갈래)

그림에 없는 근육:
넙다리빗근, 두덩정강근

무릎의 폄

(1) 넙다리네갈래근
(2) 넙다리근막긴장근, 큰볼기근(얕은층 섬유)

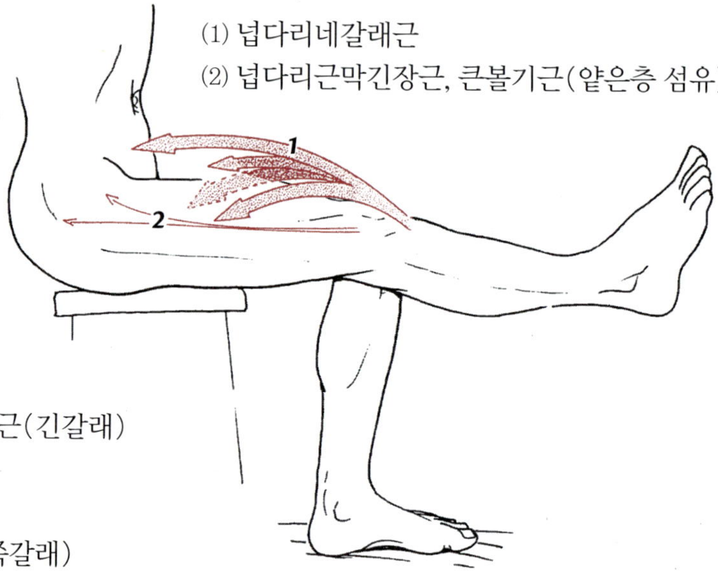

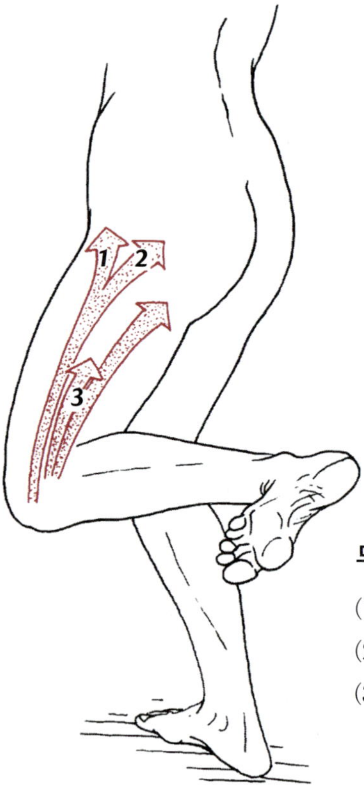

무릎의 가쪽돌림

(1) 넙다리근막긴장근
(2) 큰볼기근(얕은층 섬유)
(3) 넙다리두갈래근
(긴갈래와 짧은갈래)

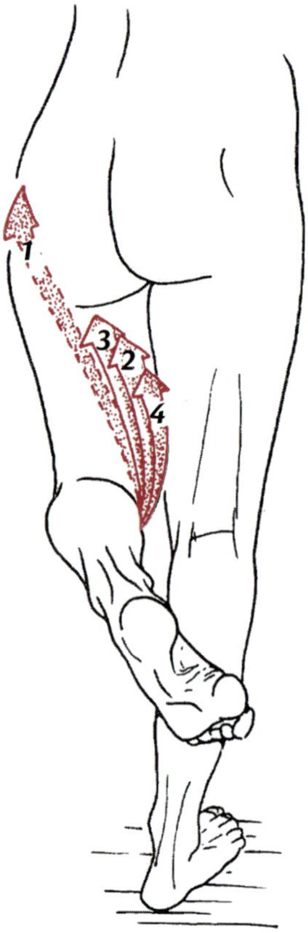

무릎의 안쪽돌림

(1) 넙다리빗근
(2) 반힘줄모양근
(3) 반막모양근
(4) 두덩정강근

그림에 없는 근육:
오금근

보행 동안의 엉덩관절과 무릎관절의 근육작용

(Actions of the hip and knee in walking)

첫 번째 단계:
다리는 몸을 앞쪽으로
추진한다.

두 번째 단계:
체중부하를 하지 않는 다리는
진동운동을 하여 발을 앞쪽으로 가져간다.

세 번째 단계:
체중이 다시 그 다리 위
로 이동한다.

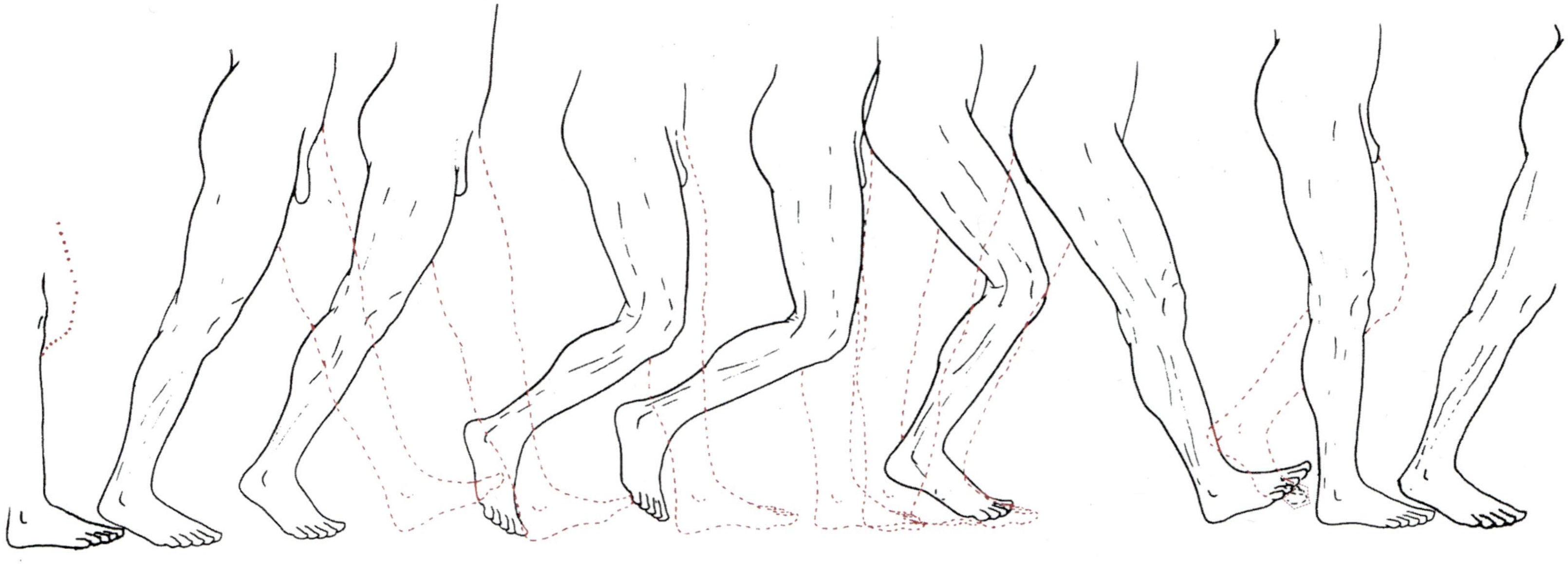

넙다리네갈래근,
뒤넙다리근,
쌍둥이근 및
큰볼기근의 수축

넙다리곧은근(엉덩관절을 굽힘하고,
무릎을 폄하는)의 수축이 일어나고,
그 다음, 넙다리네갈래근의 수축
(무릎을 폄하는)이 일어난다.

엉덩관절과 무릎관절의
가쪽 안정화 근육의 수축

(p.300 참고).

제 7 장

발목과 발(The Ankle and Foot)

두 발 자세에 적응된, ***발***은 이중 기능을 한다:

-전신 체중을 지탱하고, 보행에 필요한 동적 움직임을 수행한다.

-발의 근력과 유연성 모두를 필요로 한다.

발에는 26개의 뼈, 31개의 관절, 그리고 20개의 발 내재근이 있다.

불행하게도, 발의 변형은 과도한 체중과 맞지 않는 신발로부터 오는 역학적 스트레스로 인해 흔하게 발생된다. 우리는 발의 구조와 기능을 이해함으로써 발의 손상을 피할 수 있다.

발목관절은 발의 순응성에 다리 뼈들의 강도를 결합한다. 본 장에서, 우리는 발과 발목을 모두 다룰 것인데, 그 이유는 발목에 작용하는 근육이 발에도 작용하기 때문이다.

뼈 표식점(Landmarks)

[앞쪽면]

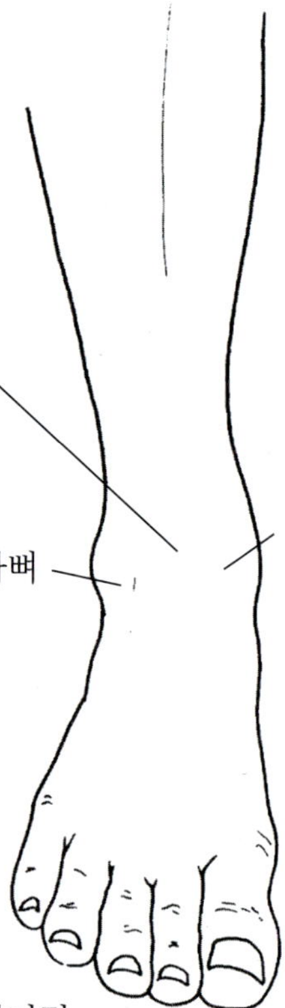

[안쪽면]

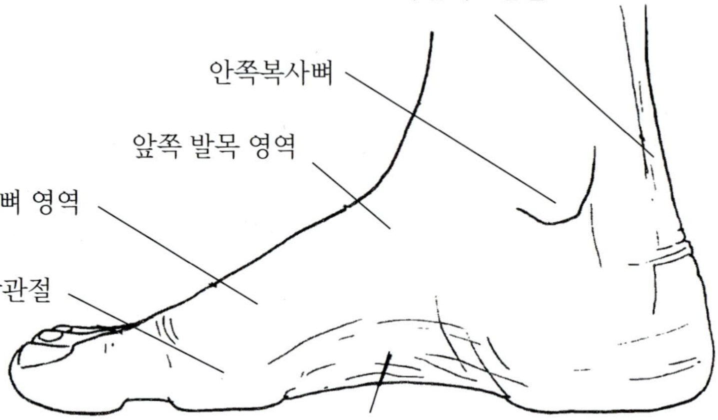

[뒤쪽면]

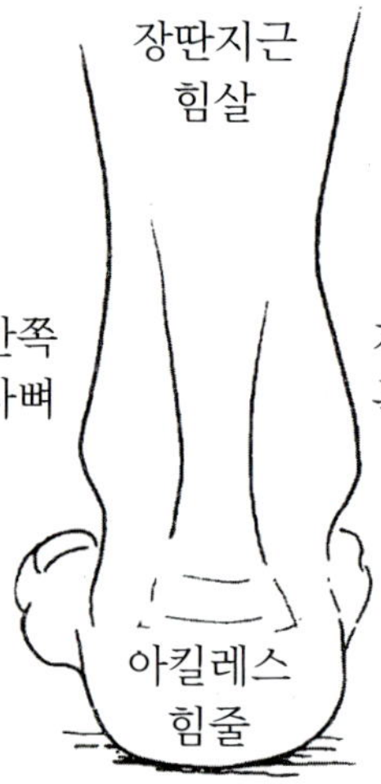

[아래쪽면]

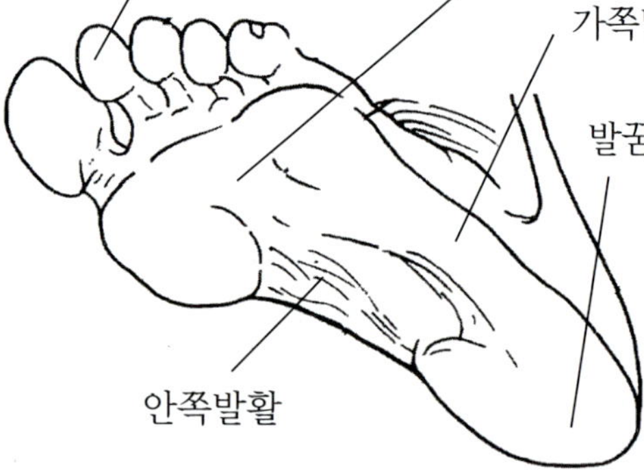

[가쪽면]

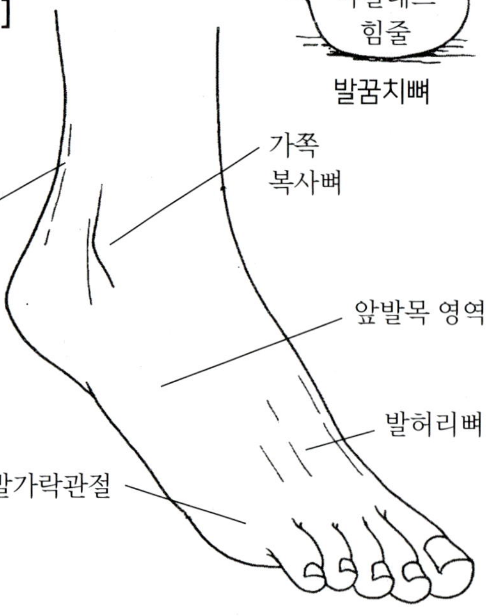

여러분은 젖은 발자국을 볼 수 있을 때, 안쪽발활과 몸쪽마디뼈가 지면에 접촉하지 않는 것이 정상임을 할 수 있다.

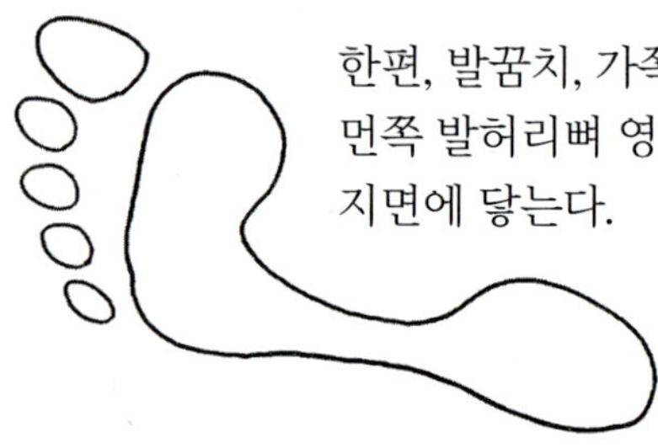

한편, 발꿈치, 가쪽발활, 먼쪽 발허리뼈 영역은 지면에 닿는다.

발의 뼈 배열(*Arrangment of bones in foot*)

위에서 본 발의 뼈대는 3개의 영역을 보여주고 있다(앞에서부터 뒤로).

-발의 앞 부분은

날씬한 5개의 뼈가 나란하게 배열되어 있고,
수레바퀴의 살처럼 퍼져 있다(안쪽에서 가쪽 순으로,
Ⅰ-Ⅴ으로 번호가 매겨져 있다).
각 바퀴살은 **발허리뼈**와 **마디뼈**(발가락)로
구성되어 있다.

-발의 뒤쪽 부분은

2개의 큰 뼈가 아래위로 겹쳐져 있다:
목말뼈와 **발꿈치뼈**.
발의 이 부분은 **발뒤부** 혹은
뒤쪽 발목뼈로 알려져 있다.

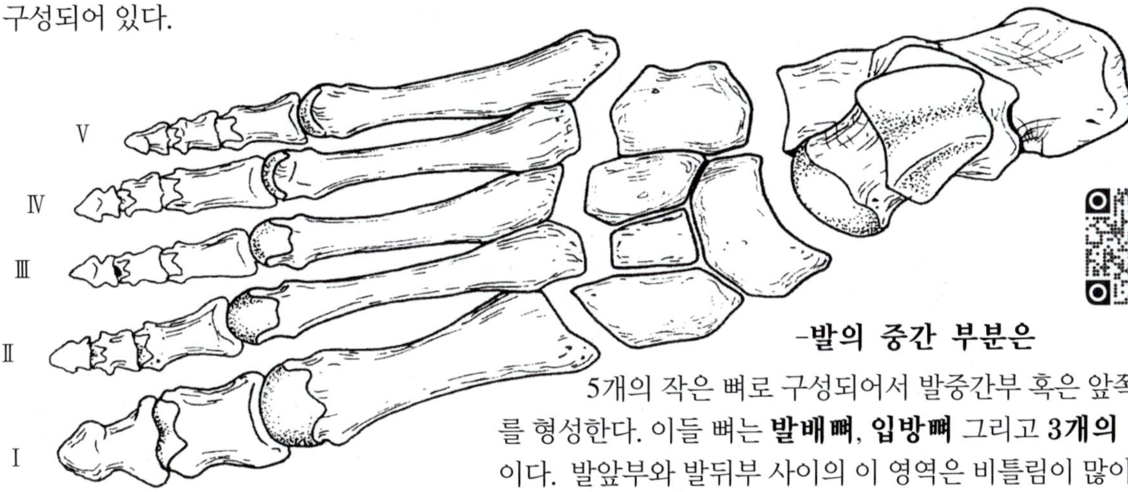

-발의 중간 부분은

5개의 작은 뼈로 구성되어서 발중간부 혹은 앞쪽 발목뼈를 형성한다. 이들 뼈는 **발배뼈**, **입방뼈** 그리고 **3개의 쐐기뼈**이다. 발앞부와 발뒤부 사이의 이 영역은 비틀림이 많이 일어나는 이음부이다. 이 부위는 발이 지면에 잘 적응하도록 돕는다.

안쪽에서 가쪽 방향으로 보면, 발의 뼈 구조는 포크 모양이다:

-가쪽발은 발꿈치뼈에서 시작한다.
가쪽발은 2개의 가쪽 바퀴살(Ⅳ-Ⅴ)까지 포함한다.
발의 이 부분은 체중을
수용하는 것과
관련된다.

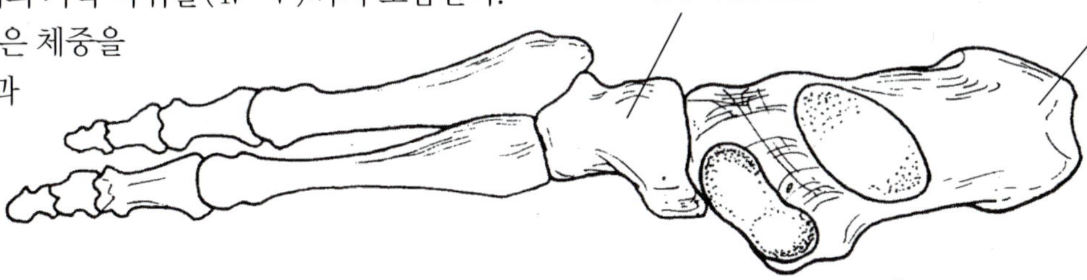

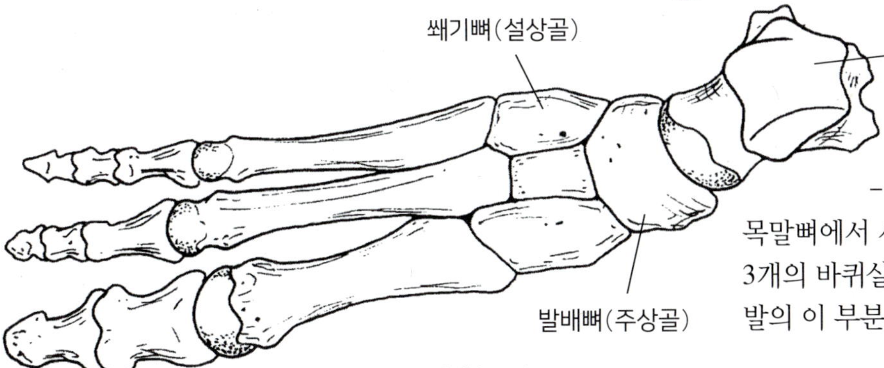

- 안쪽발은
목말뼈에서 시작해서
3개의 바퀴살(Ⅰ-Ⅲ)로 이어진다.
발의 이 부분은 추진과 관련된다.

발의 움직임(*Movements of the foot*)

우리는 발 전체를 기준으로 다음의 움직임을 설명할 것이다.

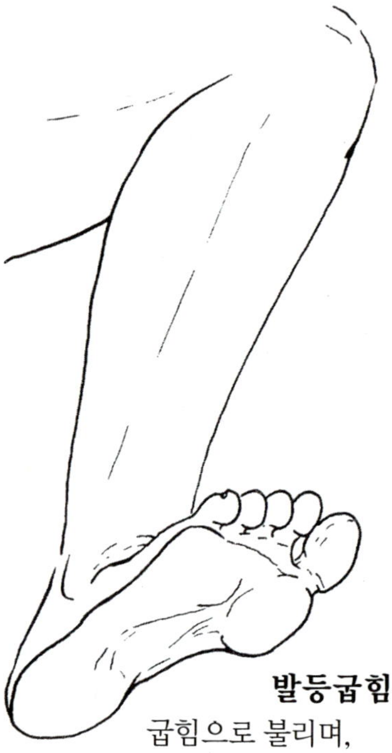

발등굽힘은 굽힘으로 불리며, 발의 위쪽면(발등)과 종아리의 앞쪽 부분 사이의 각도가 감소하는 것이다.

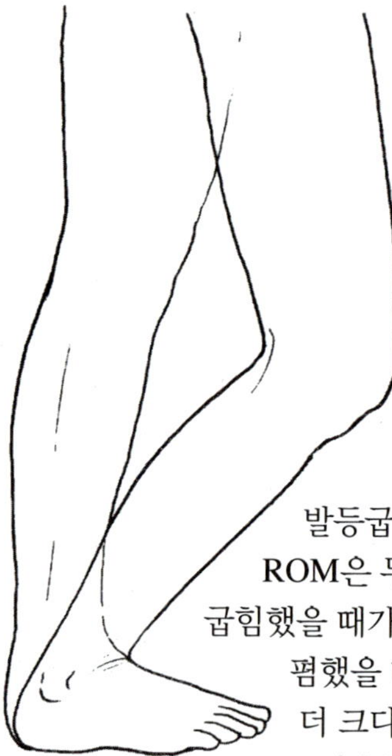

발등굽힘의 ROM은 무릎을 굽힘했을 때가 폄했을 때보다 더 크다. 그 이유는 무릎을 폄했을 때 장딴지근의 긴장이 더 커지기 때문이다 (p.295 참고).

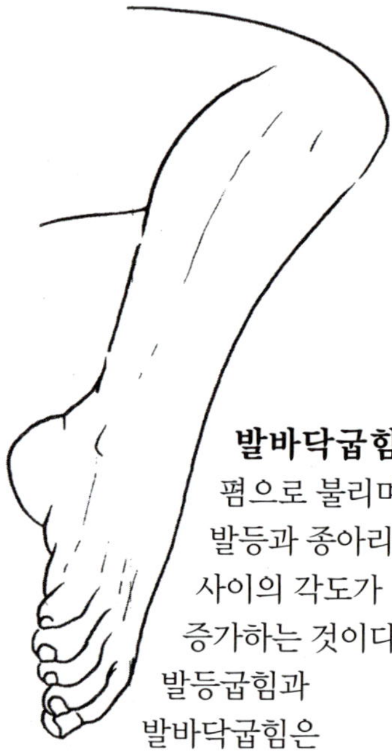

발바닥굽힘은 폄으로 불리며, 발등과 종아리 사이의 각도가 증가하는 것이다. 발등굽힘과 발바닥굽힘은 발목에서 주로 일어난다.

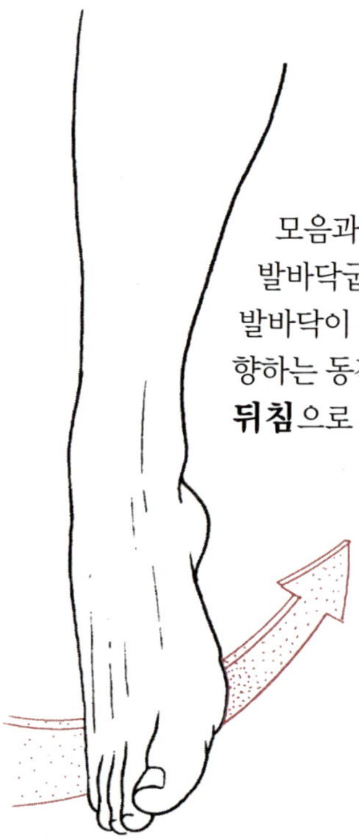

모음과 발바닥굽힘의 결합은 발바닥이 정중면 쪽으로 향하는 동작으로서 **뒤침**으로 불린다.

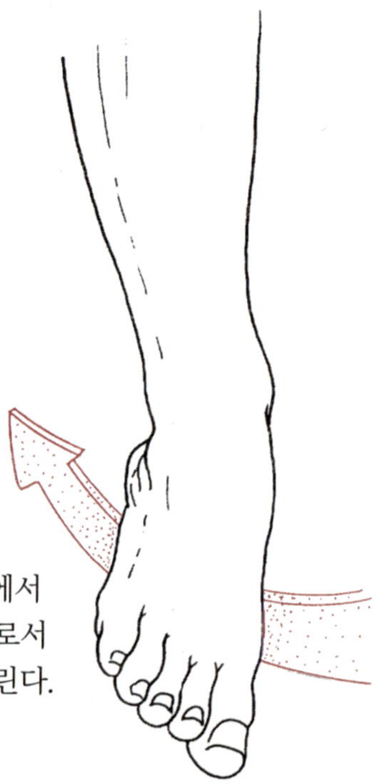

벌림과 발바닥굽힘의 결합은 발바닥이 정중면에서 멀어지는 동작으로서 **엎침**으로 불린다.

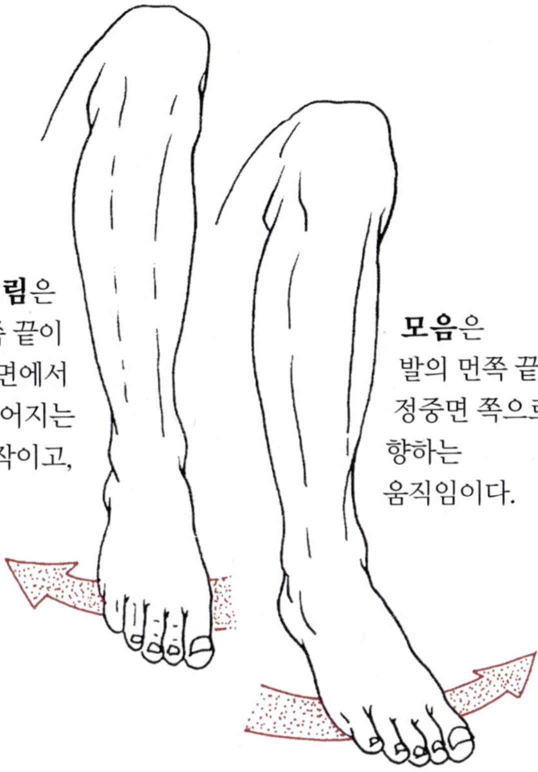

벌림은
발의 먼쪽 끝이
정중면에서
멀어지는
동작이고,

모음은
발의 먼쪽 끝이
정중면 쪽으로
향하는
움직임이다.

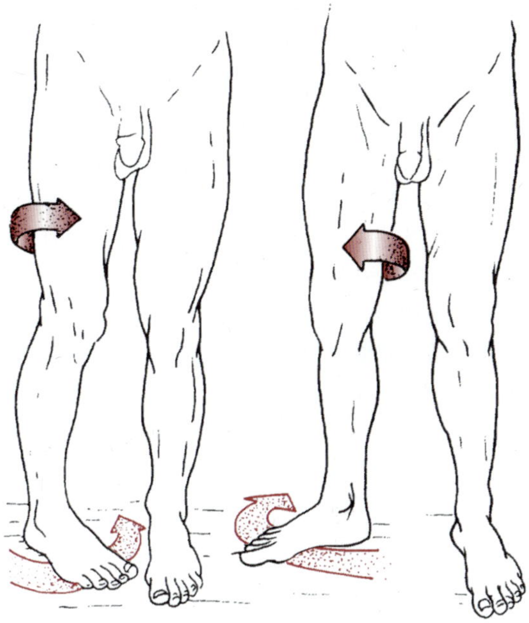

이들 움직임은 엉덩관절의 안쪽돌림과
가쪽돌림으로 더욱 커질 수 있고,
또 안쪽돌림과 가쪽돌림과 혼동될 수 있다
(무릎을 폈했을 때).

혹은

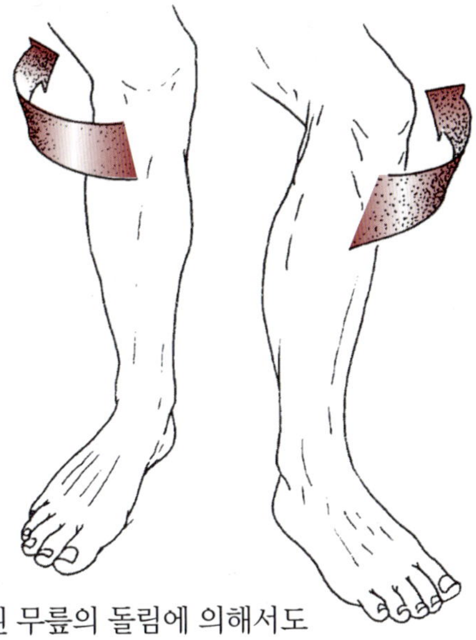

굽힘된 무릎의 돌림에 의해서도
커질 수 있고 또 무릎의 돌림과 혼동될 수 있다.
이들 상황의 경우, 여러분은 정강뼈거친면의
움직임을 확인해야 한다.

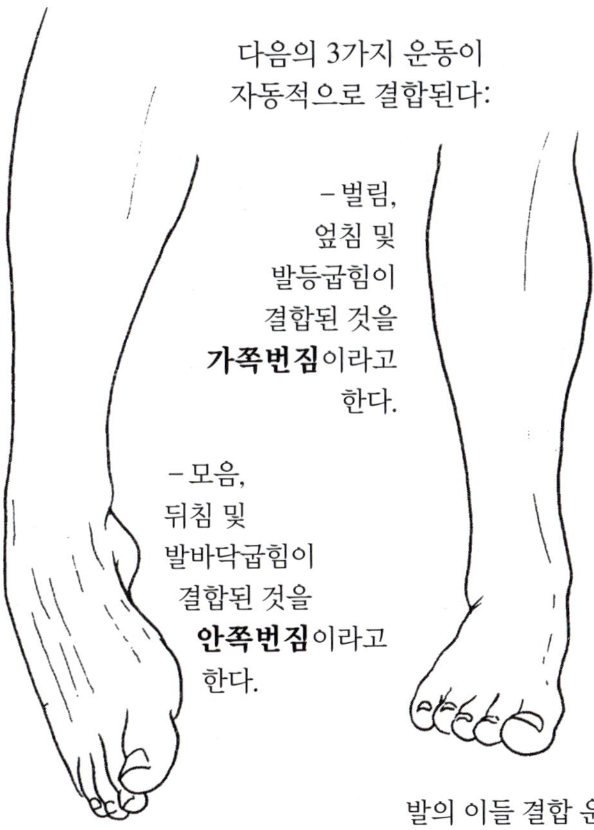

다음의 3가지 운동이
자동적으로 결합된다:

– 벌림,
엎침 및
발등굽힘이
결합된 것을
가쪽번짐이라고
한다.

– 모음,
뒤침 및
발바닥굽힘이
결합된 것을
안쪽번짐이라고
한다.

발의 이들 결합 운동은 뼈의 구조와 움직임 축의 방향 때문에 일어난다.
이들 움직임은 보행을 할 때 동시에 일어난다(p.273 참고).

2개의 긴뼈(정강뼈와 종아리뼈)는 종아리 뼈대를 형성한다.

종아리의 가쪽에 위치하는 **종아리뼈**는 얇은 뼈이며, 삼각형의 단면을 가지고 있다. 종아리뼈는 자체적으로 비틀려 있어서, 종아리뼈의 모서리는 실제로 일자 형태가 아니다. 이런 종아리뼈의 형태는 뼈에 특정의 순응성을 제공한다. 즉, 종아리뼈의 만곡은 약간 변형될 수 있다.

종아리의 안쪽에 위치하는 **정강뼈**도 삼각형의 단면을 가지고 있어서, 3개의 면과 3개의 모서리가 있다. 정강뼈의 먼쪽 부위와 몸쪽 부위는 크고, 몸쪽 끝은 무릎관절의 일부이다 (p.215 참고).

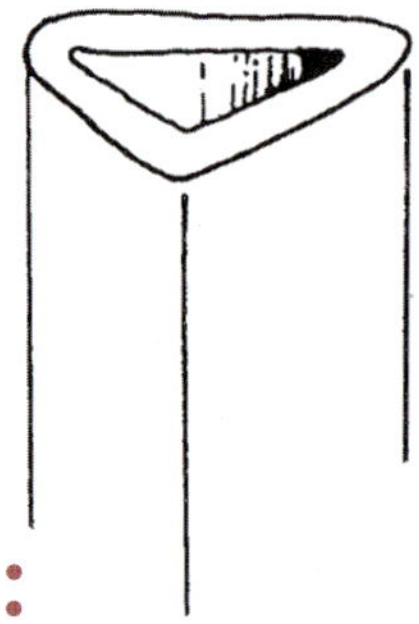

정강뼈와 종아리뼈가 움직일 때, 그들은 2 지점에서 서로 접촉한다: 몸쪽으로는, 그들은 종아리뼈머리의 난원형 관절면과 정강뼈고원 가쪽 부분의 뒤쪽 관절면으로 구성된 윤활관절을 형성한다(p.16 참고).

이 관절은 관절주머니 안에 유지되고, 앞쪽 인대와 뒤쪽 인대에 의해 보강된다.

종아리뼈는 3개의 주요 영역으로 구성된다: 머리, 몸통 및 가쪽복사뼈.

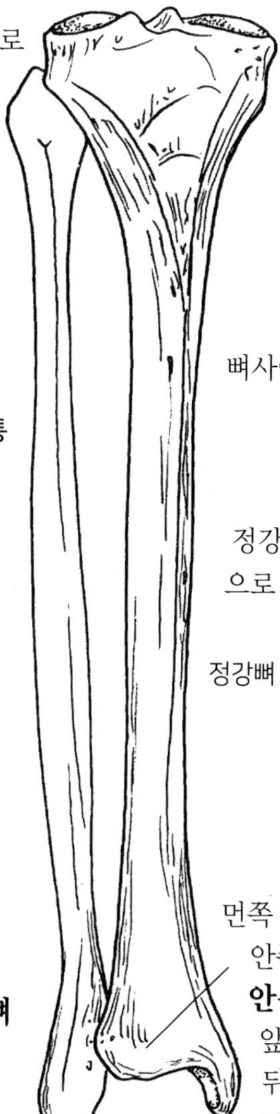

정강뼈의 앞쪽 모서리는 위쪽과 아래쪽으로 두갈래로 갈라져 있다.

이들 뼈의 몸통 길이를 따라, 정강뼈와 종아리뼈는 뼈사이막에 의해 연결된다.

뼈사이막은 종아리뼈의 안쪽면에서 정강뼈의 가쪽면으로 주행한다.

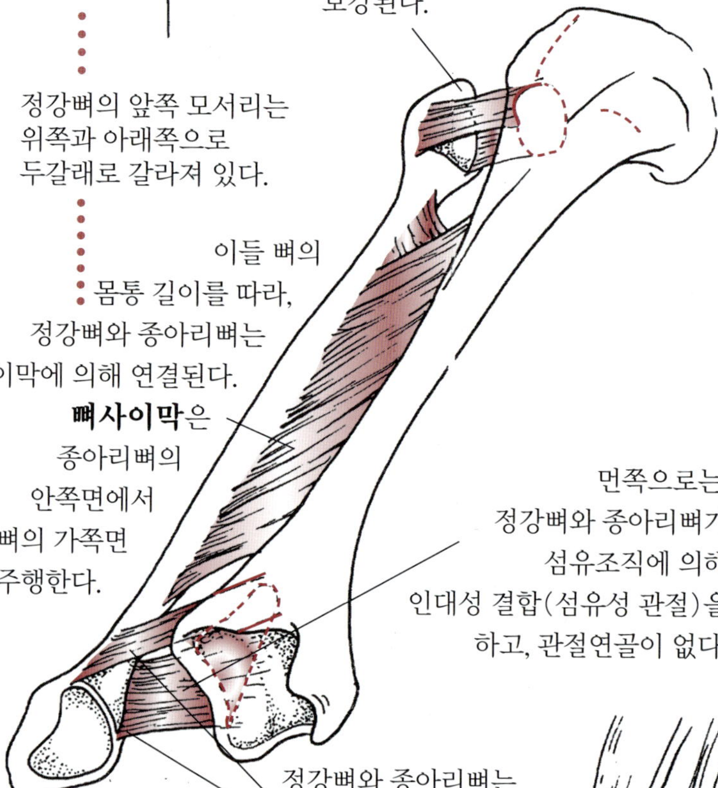

먼쪽으로는, 정강뼈와 종아리뼈가 섬유조직에 의해 인대성 결합(섬유성 관절)을 하고, 관절연골이 없다.

정강뼈와 종아리뼈는 앞쪽 인대와 뒤쪽 인대에 의해 제자리에 유지된다.

먼쪽 끝은 크고, 안쪽복사뼈가 존재한다. **안쪽복사뼈**는 앞쪽모서리와 뒤쪽모서리, 그리고 뾰족한 부분을 형성한다.

발목이 움직일 때, 이들 뼈는 동시에 안정하고 가동된다. 이들 뼈는 목말뼈(가장 위쪽에 있는 발목뼈)를 잡고 있는 형태를 띤다.

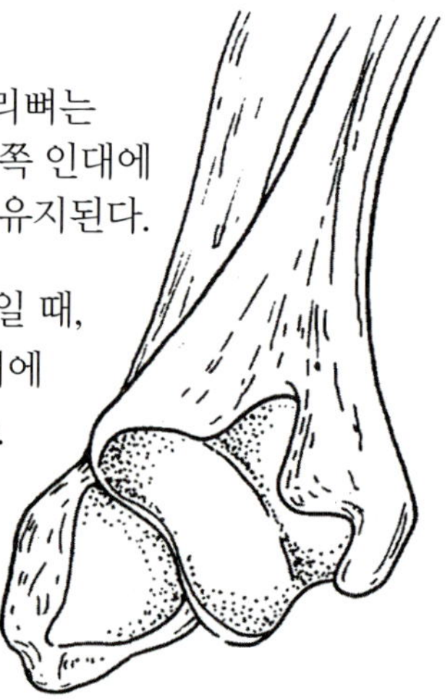

종아리뼈는 창처럼 생겼고, 쉽게 촉지될 수 있다.

발목관절(Ankle joint)

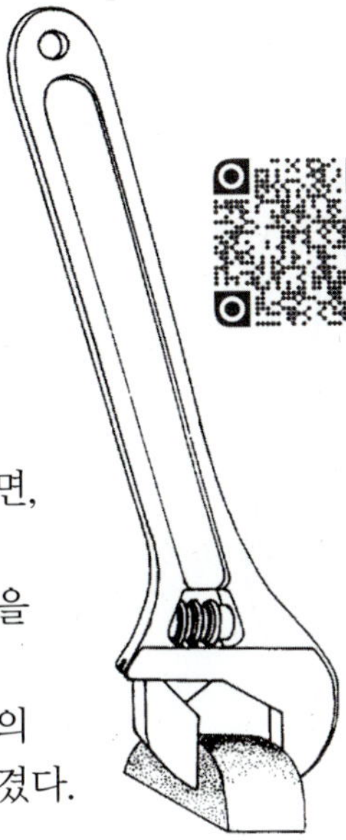

앞쪽에서 보면,
이 관절은
반구형 단면을
잡는 팬치나
초승달 형태의
렌치처럼 생겼다.

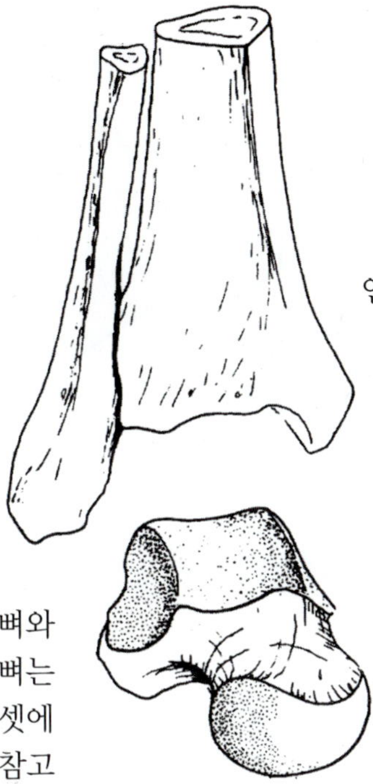

가쪽복사뼈/안쪽복사뼈와
먼쪽 종아리뼈는
목말뼈몸통의 3개 파셋에
잘 맞는 형태를 띤다(p.269 참고
(아래쪽 참고).

측면에서 보면,

연골성 위쪽 관절면과
아래쪽 관절면은

각각
오목한 형태와
볼록한 형태를
띤다.

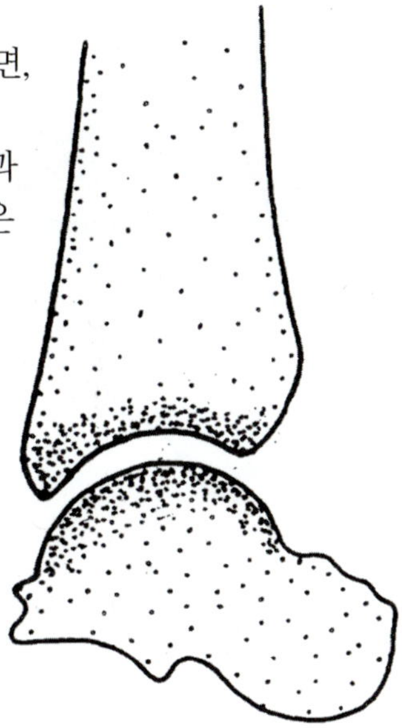

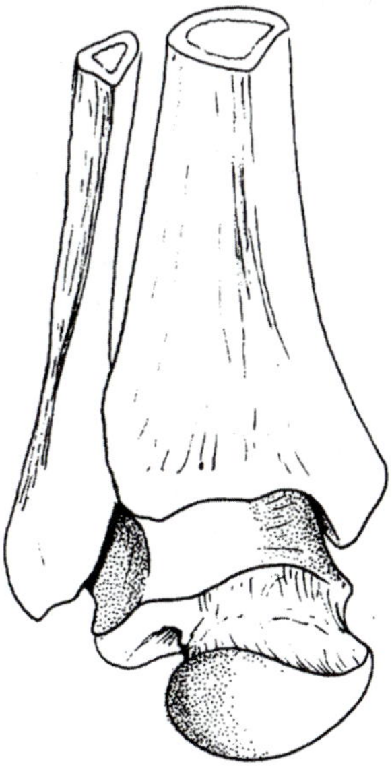

2개의 복사뼈는 목말뼈와의
일치성을 좋게 만든다.
가쪽복사뼈가 안쪽복사뼈보다
더 아래쪽으로 내려와 있고,
조금더 비스듬하다.

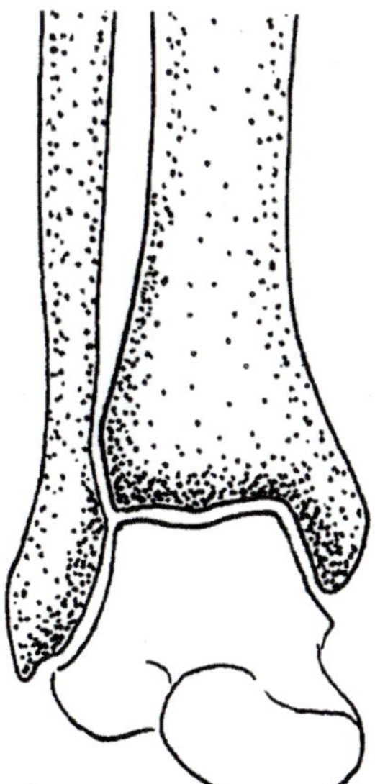

단면에서 보면,
먼쪽 정강뼈의
관절면에 작은 능선이 있고,
그에 상응하는 고랑이
목말뼈에 있음을 볼 수 있다.

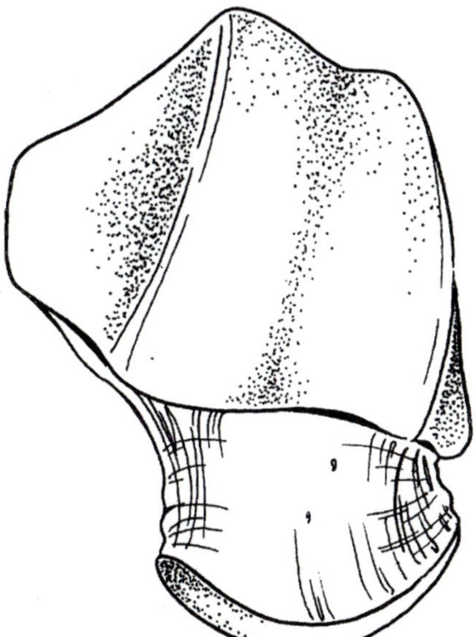

목말뼈
위쪽면의 앞쪽 부분이 뒤쪽보다
더 넓음을 알 수 있다.

발목의 가동성(Mobility of the ankle)

뼈의 타이트한 맞물림 때문에,
발목은 순수한 경첩관절이며,

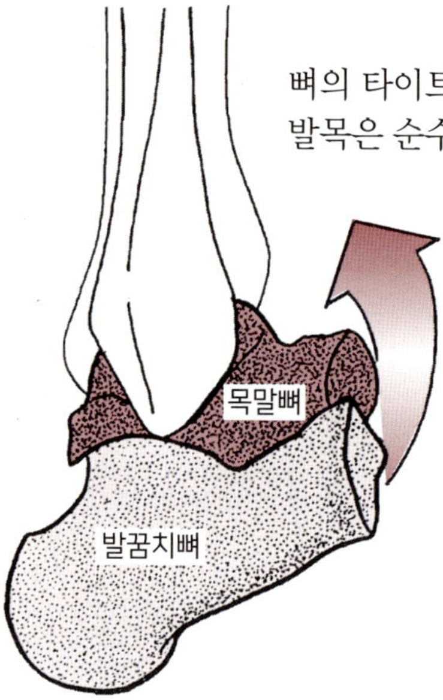

발등굽힘과

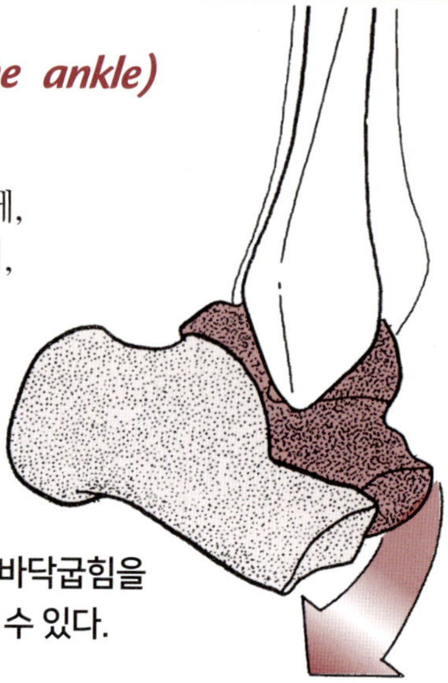

발바닥굽힘을
할 수 있다.

이 레벨에서,
이들 움직임이 발의
가장 중요한 움직임이다.
움직임의 축은
2개의 복사뼈를
지나간다.

뼈의 안정성(Stability of the bones)

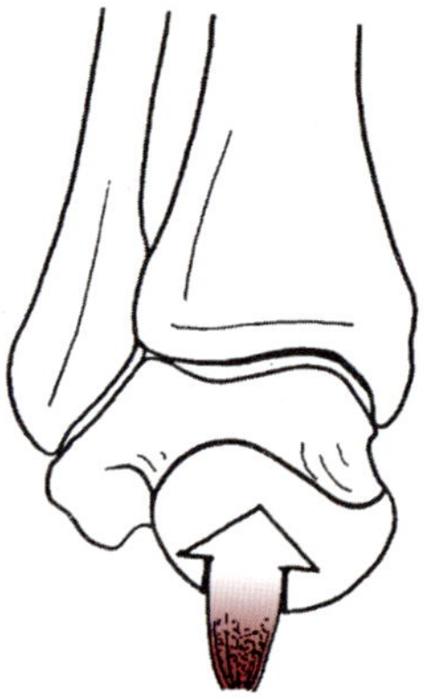

발의 모든 관절 중에서,
발목관절만이
가장 큰 ROM을 허용한다.

– 발등굽힘(왼쪽 그림) 시,
목말뼈 위쪽면의
앞쪽 부분(넓은 부분)이
팬치 안으로 움직여서
관절의 안정성이 더 좋아진다.

– 발바닥굽힘(오른쪽 그림) 시,
목말뼈 위쪽면의 뒤쪽 부분
(좁은 부분)이 팬치 안으로
들어가기 때문에,
안정성이 떨어지게 된다.
이런 안정성의 부족은
주위의 근육과 인대에 의해
일부 보상된다(p.297 참고).

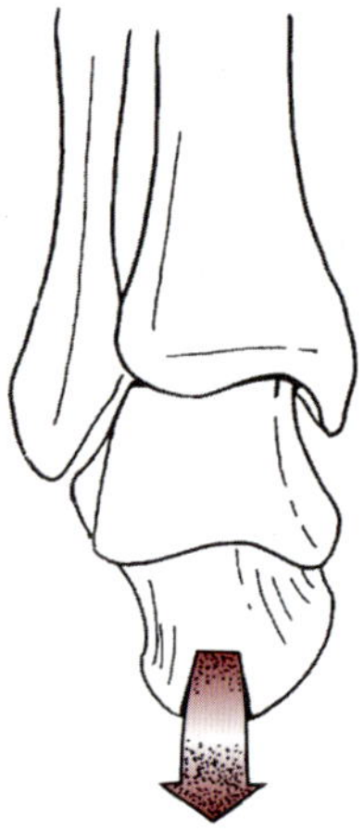

발목의 관절주머니와 인대(Capsule and ligaments of the ankle)

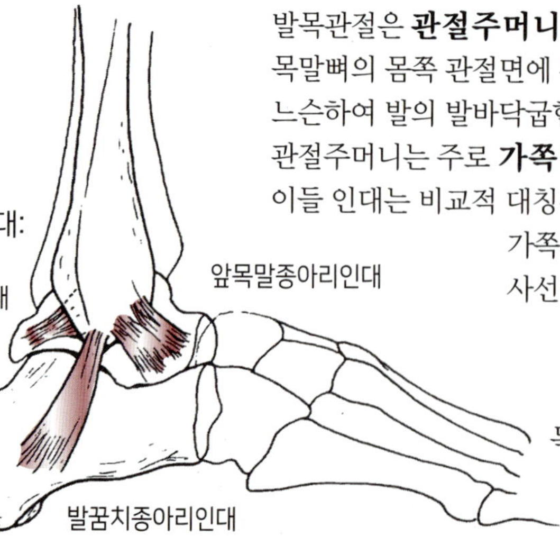

발목관절은 **관절주머니**에 의해 유지되고, 관절주머니는 정강뼈, 종아리뼈 및 목말뼈의 몸쪽 관절면에 부착된다. 관절주머니는 앞쪽과 뒤쪽으로 느슨하여 발의 발바닥굽힘과 발등굽힘을 허용한다.
관절주머니는 주로 **가쪽인대**에 의해 보강되며,
이들 인대는 비교적 대칭적으로 배열되어 있다:
가쪽과 안쪽에 각각 3개의 인대들이 복사뼈에서 시작해
사선방향으로 주행한 후 발뒤부의 2개 뼈에 부착한다.

가쪽으로,

앞목말종아리인대와 뒤목말종아리인대가
목말뼈에 부착하여 직접 목말뼈와 종아리뼈를 묶는다.
한편 발꿈치종아리인대는 발꿈치뼈의 가쪽에
부착하여 발목의 ROM에 영향을 준다.

안쪽으로, **안쪽 곁인대**(혹은 **세모인대**)는
3개의 근막으로 구성되어 있으며, 2개 층을 가진다:

-얕은층은
발배뼈, 발꿈치발배인대 및
목말받침돌기에 부착하는
섬유를 가지고 있다.
얕은층은 깊은층을 완전히 덮는다.

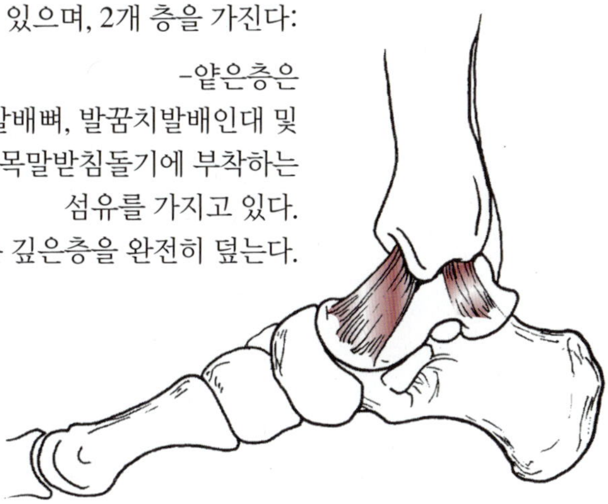

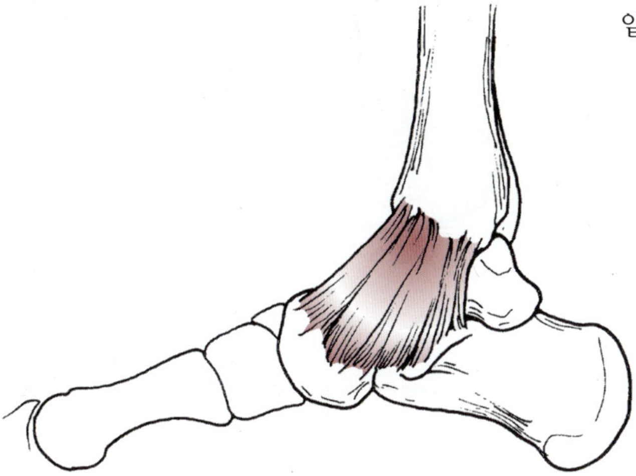

-깊은층은 목말뼈(p.268 참고)에
부착하는 앞쪽 섬유와
-목말뼈의 앞안쪽면에
부착하는 뒤쪽 섬유를 가진다.

발목의 안정화(Stabilization of the ankle)

발목 자세의 따라, 인대가 다소 덜 타이트질 수 있다.

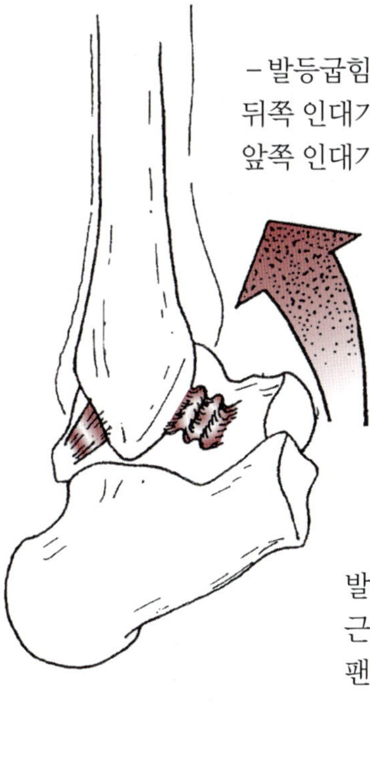

- 발등굽힘 시,
뒤쪽 인대가 타이트해지고,
앞쪽 인대가 느슨해진다.

- 발바닥굽힘 시에는
역전 현상이 일어난다.
발바닥굽힘 시에
발목이 가장 덜 안정하기 때문에,
"발목 염좌"가 이 자세에서
가장 많이 발생하고,
앞목말종아리인대가 가장 잘 손상된다.

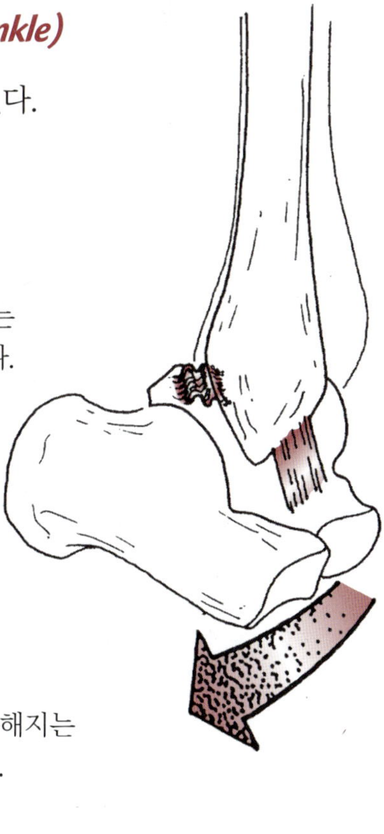

발목의 안정성은 근육의 작용에 의해 보강된다.
근육 작용은 발목의 능동 움직임 동안에 다소 느슨해지는
팬치 작용을 조절하는데 도움을 준다(p.297 참고).

목말뼈와 발꿈치뼈(*Talus and calcaneus*)

이들 뼈는 발목뼈 중에서 가장 크고 뒤쪽에 위치하는 뼈들이다.
아래쪽에 있는 발꿈치뼈는 발꿈치 영역과 관절을 이룬다.
위쪽에 있는 목말뼈는 발목과 관절을 이룬다
(p.265 참고).

[안쪽면]

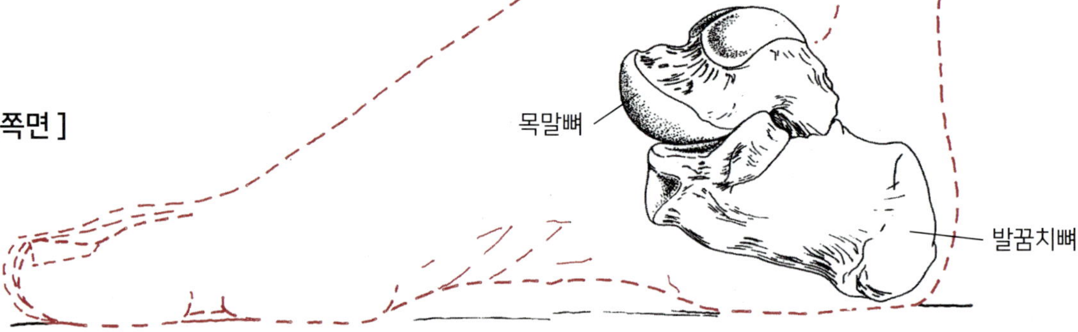

이들 뼈는 2개의 직사각형 상자가 각을 이루면서
위아래로 겹쳐져 있는 것처럼 생겼다.

즉, 목말뼈는 안쪽으로 향하고,
발꿈치뼈는 가쪽으로 향한다.

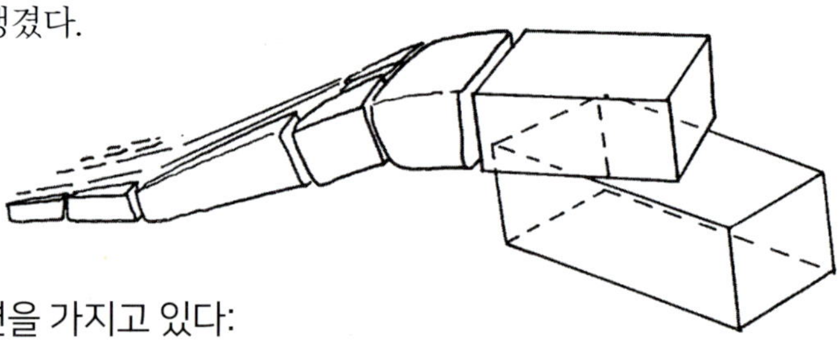

그들은 6개의 면을 가지고 있다:
위쪽면, 아래쪽면, 안쪽면, 가쪽면, 앞쪽면 및 뒤쪽면.

[가쪽면]

목말뼈는 위쪽에 위치하는 정강뼈와 종아리뼈와 관절을 이루고,
아래쪽에 위치하는 발꿈치뼈와 관절을 이룬다.
목말뼈에는 근육이 부착하지 않는다.
목말뼈는 주변의 구조물을 통해
간접적으로 움직인다.

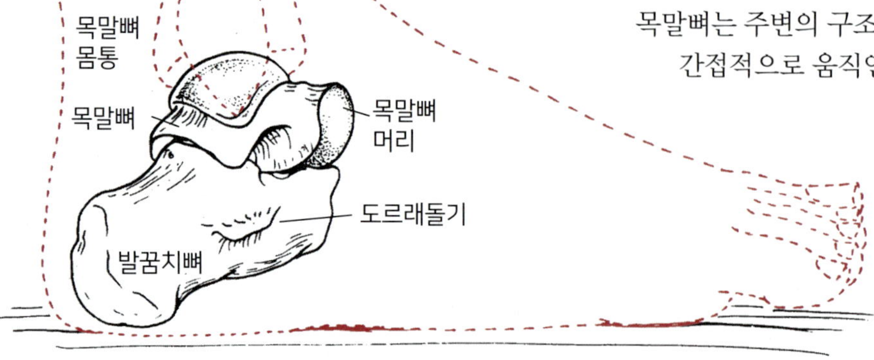

발꿈치뼈는 위쪽의
목말뼈와 관절을 이루고,
또 앞쪽의 입방뼈와
관절을 이룬다.

이 페이지와 다음 페이지에서, 우리는 다른 각도에서 목말뼈와 발꿈치뼈를 면밀하게 관찰할 것이다.

[가쪽면]

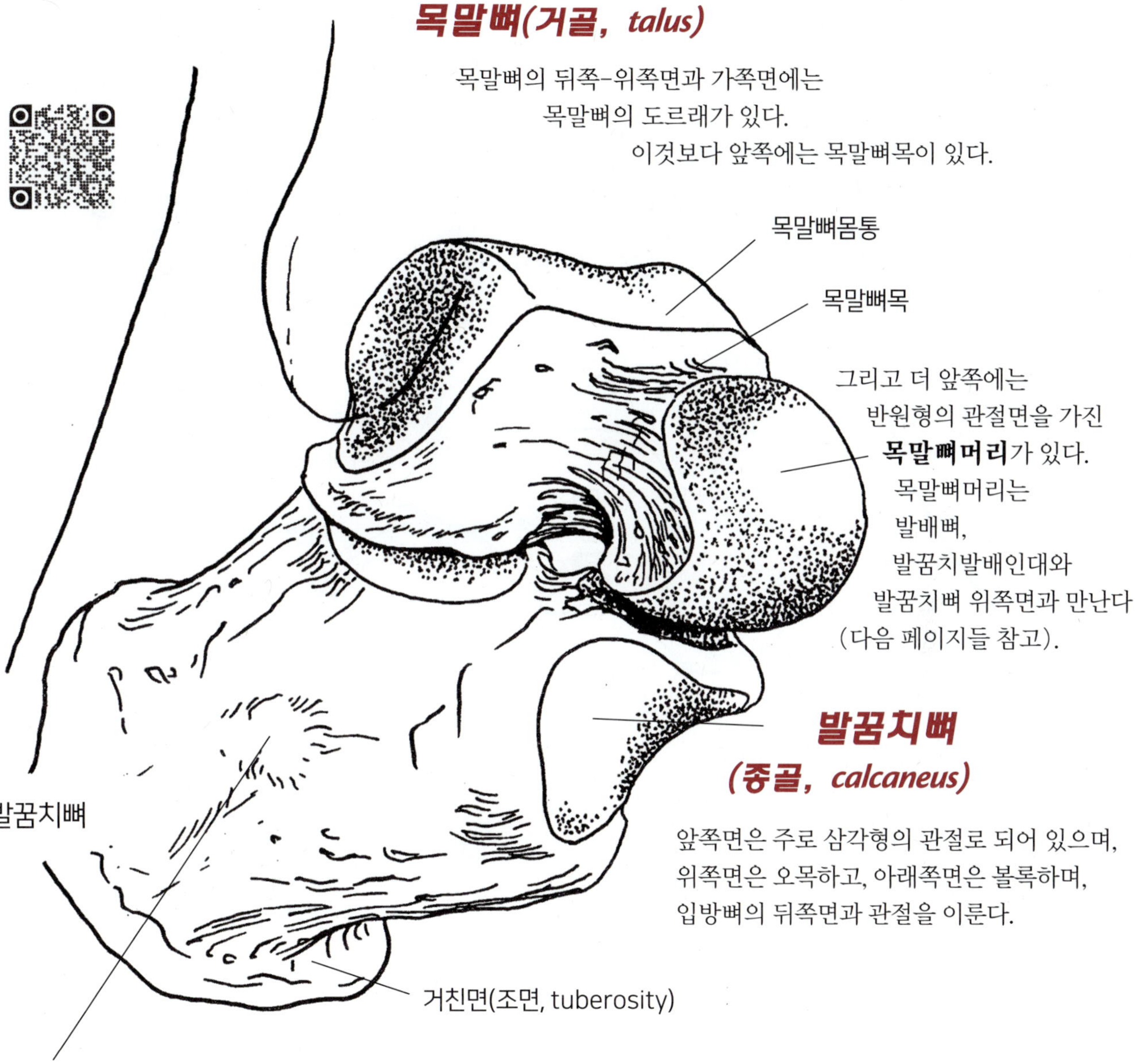

가쪽결절보다 더 앞쪽의
발꿈치뼈 가쪽면에는 **도르래돌기**라는 돌출부가 있으며,
이것은 종아리근힘줄을 분리시킨다.
발꿈치뼈의 아래쪽면은 지면과 접촉하는 2개의 결절(안쪽과 가쪽)을 가진다.

목말뼈와 발꿈치뼈(계속)

[안쪽-뒤쪽면]

목말뼈 (거골, *talus*)

목말뼈의 뒤쪽면은 도르래의 뒤쪽면이다.

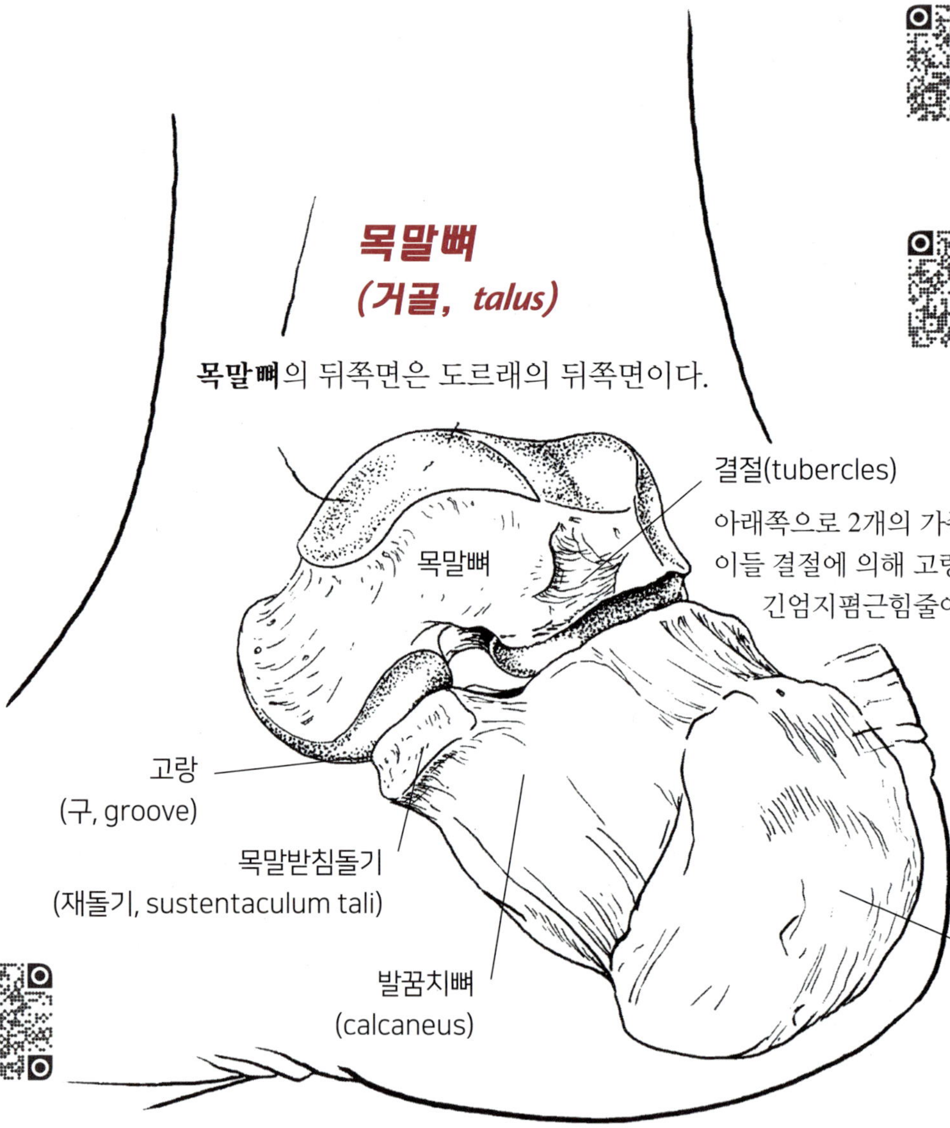

발꿈치뼈(종골, *calcaneus*)

우리는 발꿈치뼈에서 **목말받침돌기**(목말뼈의 지지를 돕는)라고 불리는 돌출 부위를 볼 수 있고, 또 여러 힘줄, 혈관 및 신경이 지나가는 고랑과 아킬레스힘줄이 부착하는 지점도 확인할 수 있다.

목말밑관절(목말발꿈치관절) (거골하관절, Subtalar[talocalcaneal] joint)

목말뼈는 발꿈치뼈 위에 약간 비스듬하게 놓여 있다.
목말뼈의 긴축은 어느 정도 안쪽으로 향하고, 발꿈치뼈의 긴축은 가쪽으로 향한다.

–한편 목말뼈의 오목한 뒤쪽 관절면은 발꿈치뼈의 볼록한 관절면과 잘 맞물린다.

–목말뼈의 볼록한 앞쪽 관절면은 발꿈치뼈의 오목한 관절면과 잘 맞물리고 (일부는 목말받침돌기 위에 놓이고),

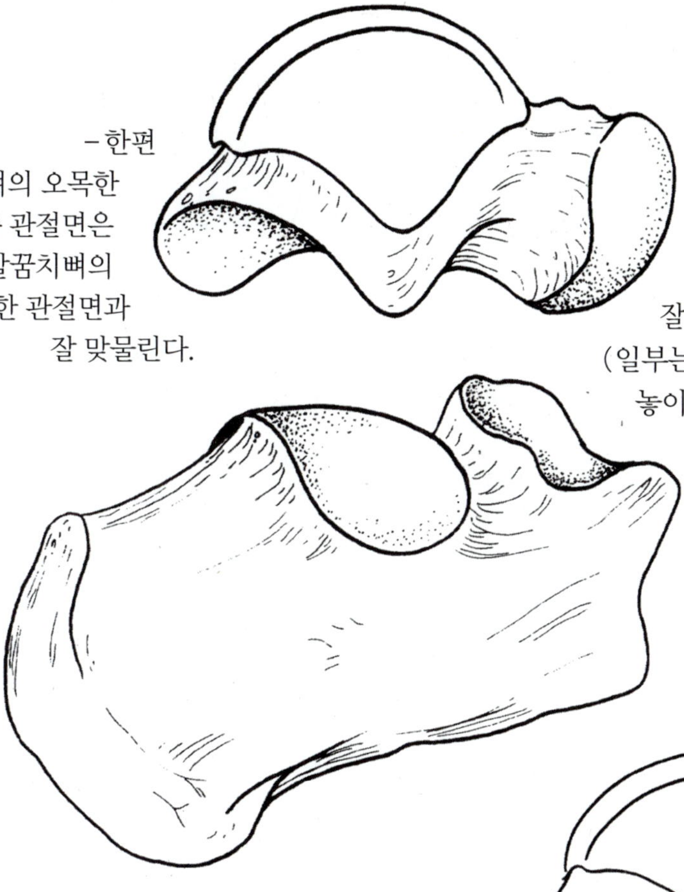

발목뼈굴(sinus tarsi)은
목말뼈와 발꿈치뼈 사이에서 형성된 고랑이며,
강한 **뼈사이목말발꿈치인대**와
혈관이 발목뼈굴 안에 존재한다.

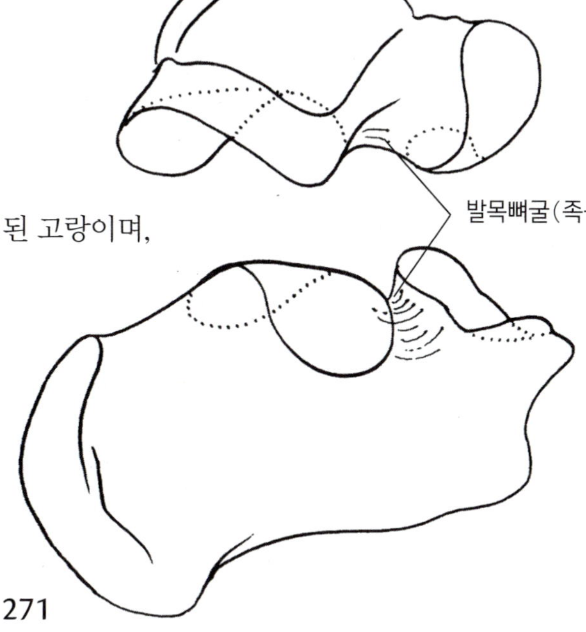

목말밑관절의 가동성(Mobility of subtalar joint)

목말밑관절은 발목 밑에 위치한다.
이 관절은 발목관절보다 더 큰 ROM을 제공하지만, 그 ROM은 여전히 제한된다.
우리는 체중부하 상태와 비체중부하 상태에서 3개의 운동면에서 일어날 수 있는 움직임을 살펴볼 것이다.

이마면(뒤쪽에서 관찰, 체중부하 상태):
발꿈치뼈가 목말뼈 밑에서 좌우로 경사진다.

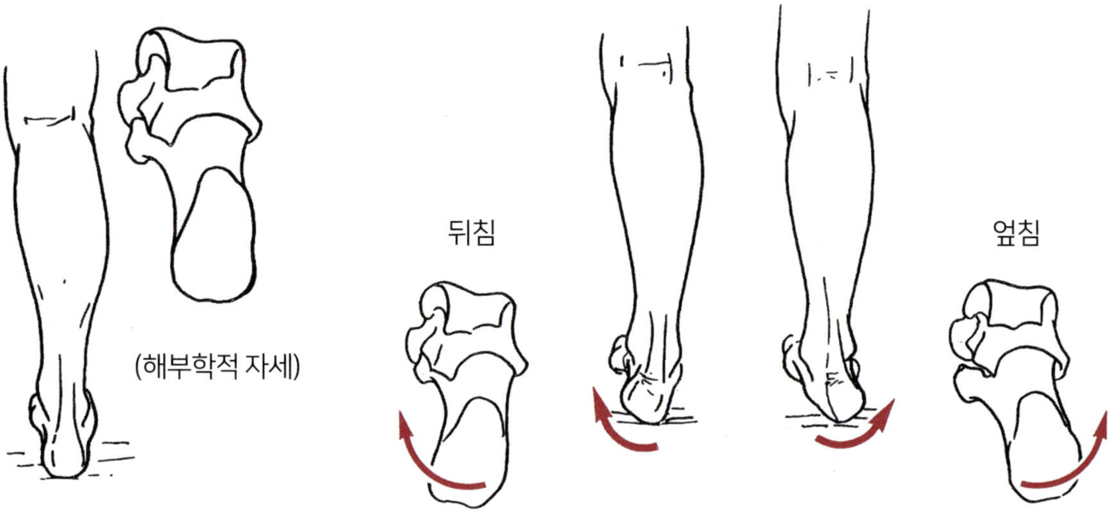

시상면(비체중부하 상태):
발꿈치뼈를 앞뒤로 움직인다.

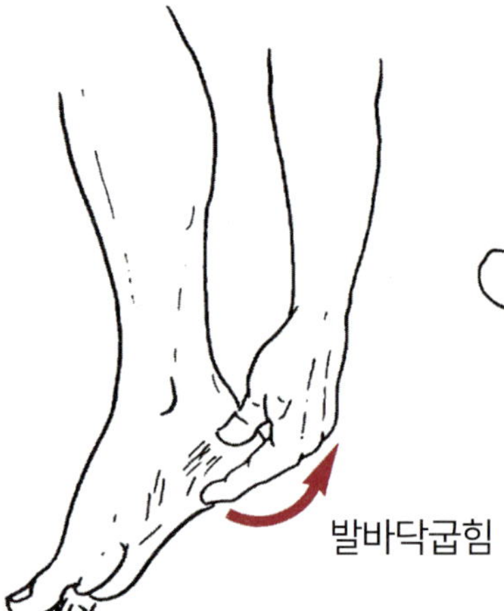

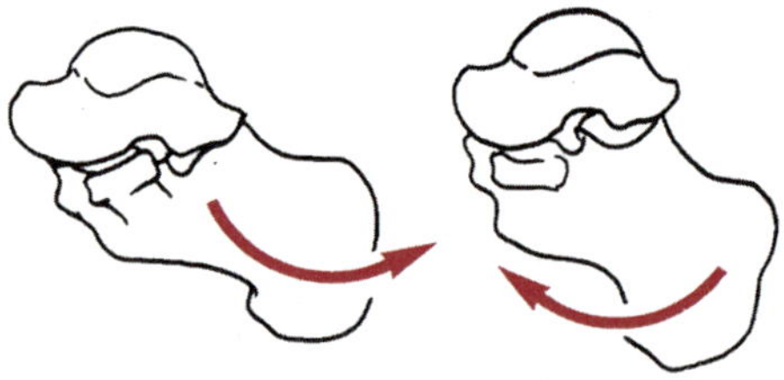

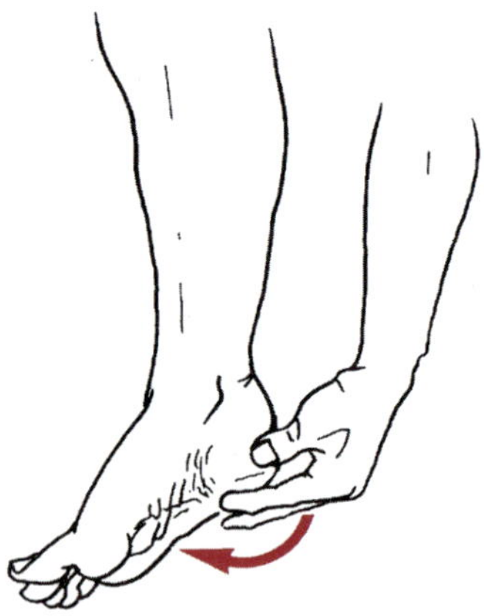

가로면(위에서 관찰):
발꿈치뼈가 목말뼈 밑에서 회전하면서 움직인다.

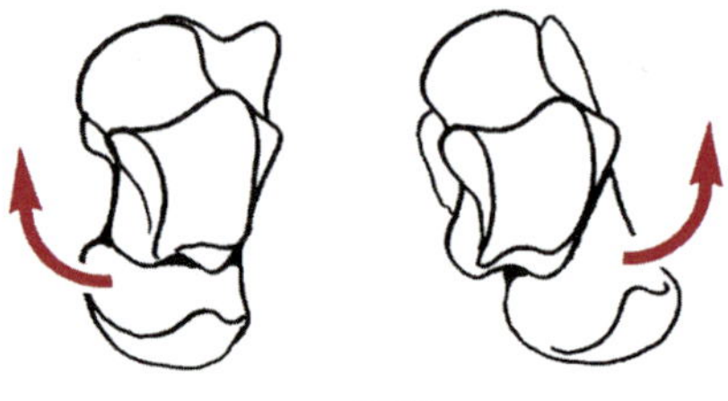

실제로, 관절면의 구조 때문에,
이들 움직임은 Henke(독일 해부학자) 축으로 불리는 가상축을 중심으로 복합되어 일어난다.

Henke 축

이 축은
발꿈치뼈의
뒤가쪽 거친면으로
들어가서,

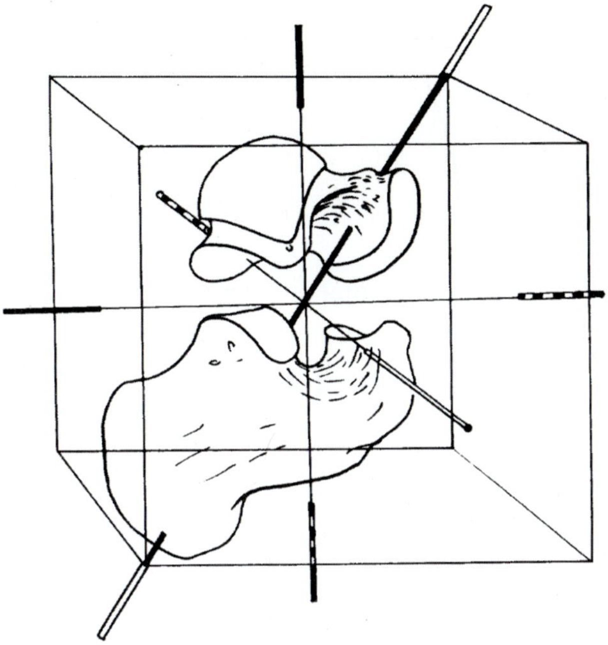

목말뼈목의
안쪽을 통해 나온다.

그러므로,
이 축은 비스듬하게
뒤쪽에서 앞쪽으로,
아래앞쪽-위쪽-안쪽으로
주행한 후,
아래쪽에서 위쪽으로,
그리고
가쪽에서 안쪽으로
주행한다.

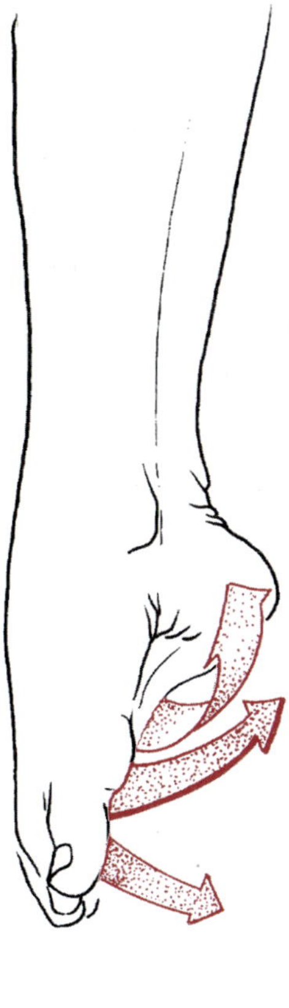

안쪽번짐으로 불리는 움직임이
이 축을 중심으로 일어나고,

안쪽번짐은
모음, 뒤침 및 발바닥굽힘으로
구성된다.

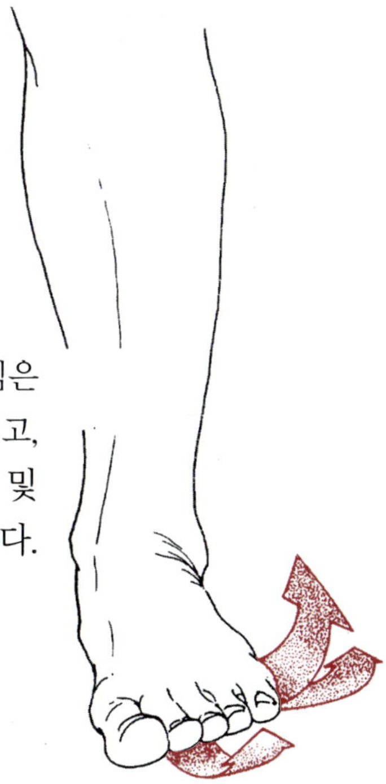

반대 움직임은
가쪽번짐이고,
이것은 벌림, 엎침 및
발등굽힘으로 구성된다.

목말밑관절(계속)

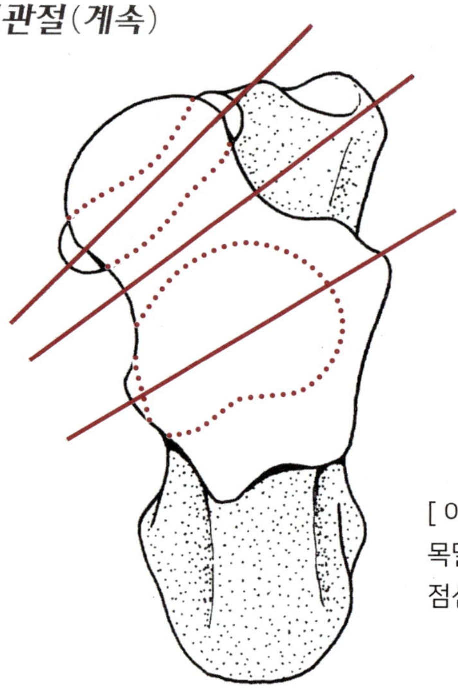

이들 두 관절면과
발목뼈굴의 긴축은
앞쪽-가쪽 방향으로 향한다.

[이런 투영 관찰에서 보면,
목말뼈와 발꿈치뼈는 겹쳐져 있고,
점선을 통해 그들 관절면을 보여주고 있다.]

목말밑관절의 관절주머니와 인대
(Capsule and ligaments of subtalar joint)

관절면은 다음에 의해 유지된다.

-2개의 관절주머니:

-뒤쪽으로, 관절면의 둘레를 따라 부착하는 관절주머니.
-앞쪽으로는, 가로발목관절과 함께 공유하는 관절주머니.

관절면(목말뼈)과 관절주머니가 연속되기 때문에,
앞목말밑관절과 가로발목관절의 움직임을 분리할 수 없다.

-인대:

뼈사이목말발꿈치인대는
발목굴을 따라 지나가는 2개의 열로 구성된 인대이다.

앞쪽 인대와 **뒤쪽 인대**도 존재한다.

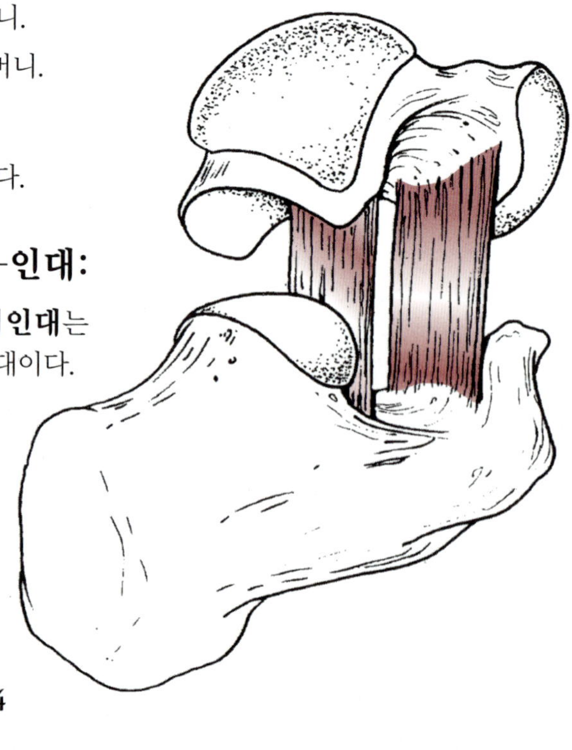

앞쪽 발목뼈(*Anterior tarsal bones*)

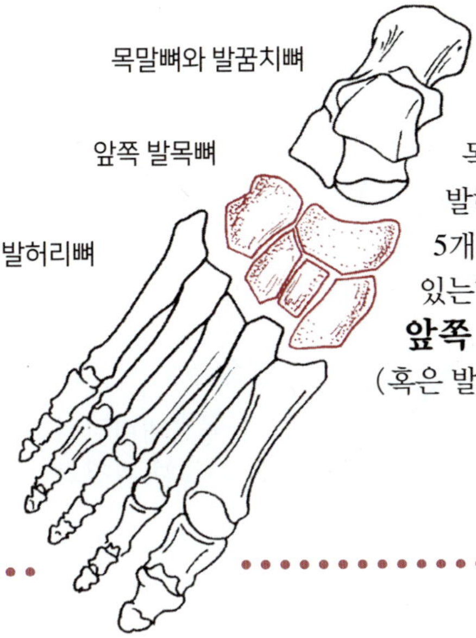

목말뼈와 발꿈치뼈, 그리고 발허리뼈 사이에, 5개의 작은 발목뼈가 있는데, 이것을 총칭하여 **앞쪽 발목뼈** (혹은 발중간부)라고 한다.

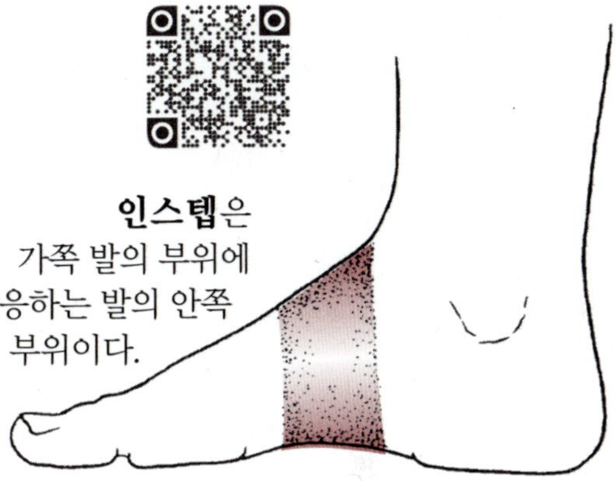

인스텝은 가쪽 발의 부위에 상응하는 발의 안쪽 부위이다.

발배뼈는 목말뼈와 관절을 이룬다. 발배뼈의 안쪽에는 촉지가 가능한 결절이 있으며, 이 결절은 뒤정강근의 부착점이다.

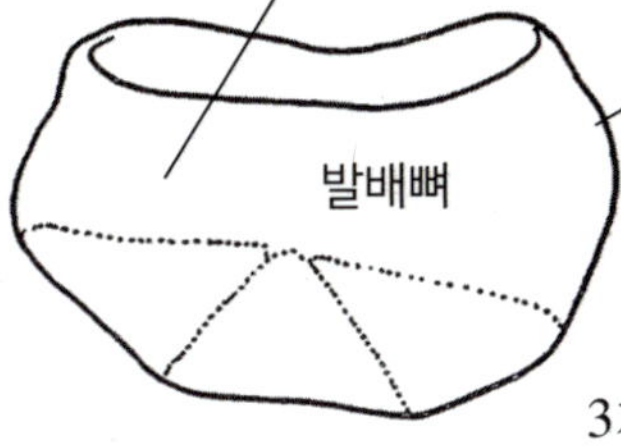

이것은 오목한 몸쪽 끝과 볼록한 먼쪽 끝이고, 쐐기뼈와 관절을 이루는 3개의 파셋이 있다.

입방뼈는 실제로 체중부하가 되지 않는 부위이며, 큐브처럼 생겼다.

입방뼈는 발꿈치뼈(몸쪽), 가쪽쐐기뼈와 발배뼈(안쪽), 그리고 Ⅳ과 Ⅴ의 발허리뼈(먼쪽)와 관절을 이루는 파셋을 가지고 있다. (p.279 참고)

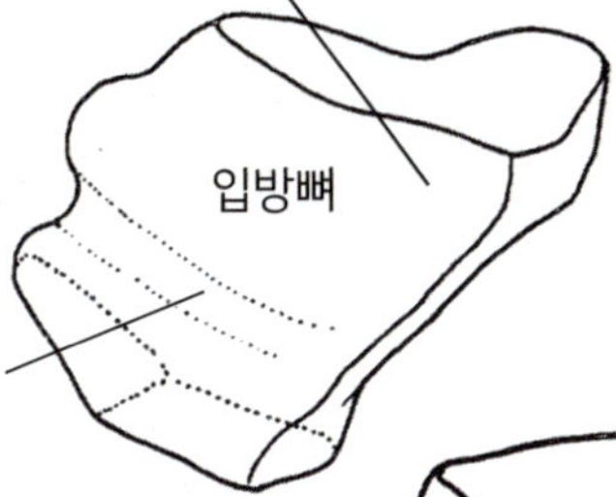

몸쪽 돌기는 발꿈치뼈 밑에서 잘 맞물리고, 발의 가쪽 발활을 유지하는데 도움을 준다. 가쪽패임은 아래쪽면에 있는 고랑의 연속성이고, 긴종아리근힘줄이 통과한다(p.290 참고).

입방뼈와 발허리뼈와 함께, 쐐기뼈들은 발의 가로발활을 구성한다.

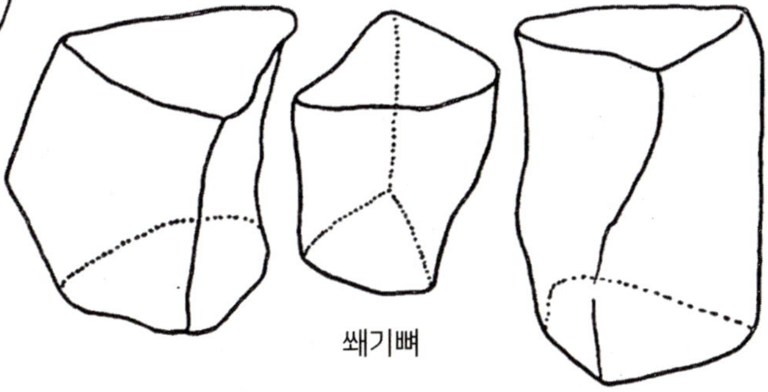

쐐기뼈는 3개의 작은 쐐기모양의 뼈들이 있으며, 아래쪽 방향으로 날카로운 모서리를 가진다. 그들은 몸쪽으로는 발배뼈와 관절을 이루고, 먼쪽으로는 발허리뼈(Ⅰ-Ⅲ)와 관절을 이룬다.

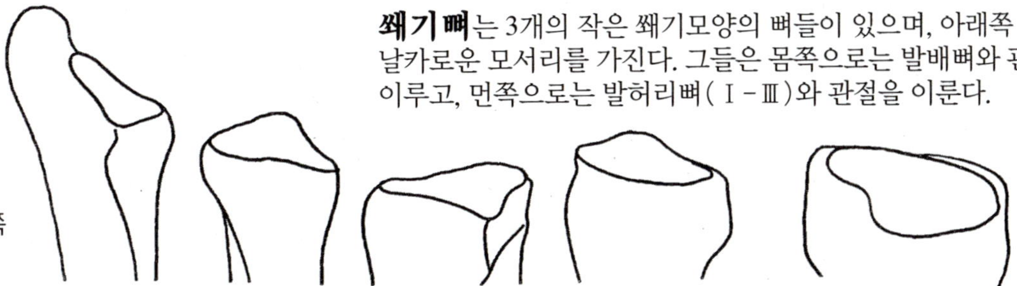

앞쪽 발목뼈과 그들의 많은 활주관절은 손목뼈 만큼은 아니지만 상당한 유연성을 허용한다.

가로발목관절(Chopart 관절)

이 관절은 뒤쪽 발과 안쪽 발 사이에 위치한다.
가로발목관절은 발꿈치뼈와
가쪽에 위치한 입방뼈의 관절과
발꿈치뼈와 안쪽에 위치한
발배뼈의 관절로 구성된다.

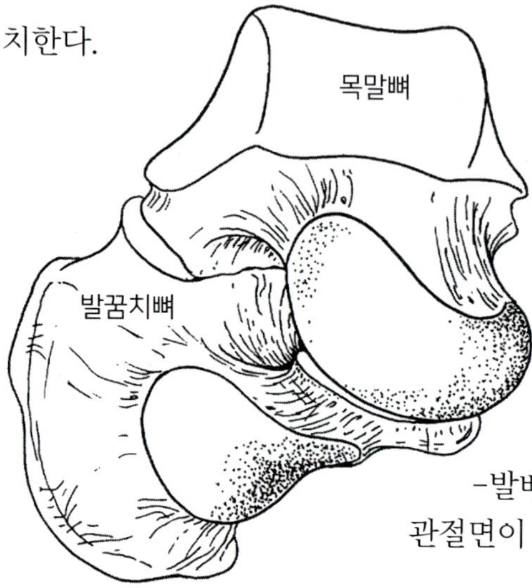

안쪽 부분은 높고,
-목말뼈머리의
볼록한 관절과
-발배뼈의 오목한
관절면이 이루는 관절이 있다.

가쪽 부분은 낮고,
발꿈치뼈의 S 자 관절면
(안쪽으로 오목하고, 가쪽으로 볼록한)
이에 상응하는 입방뼈의 관절면이
이루는 관절이 있다.

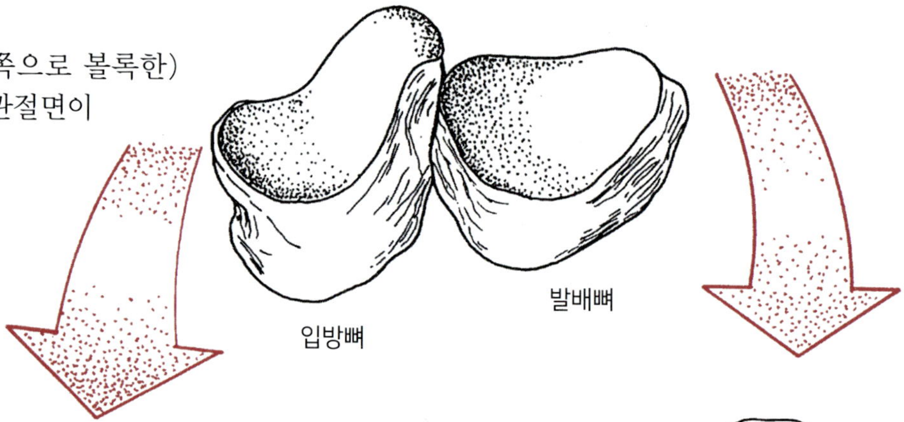

이것은 앞쪽에서 본 발목뼈 영역을 보여준다.
2개의 뒤쪽 뼈(목말뼈와 발꿈치뼈)는 해부학적 자세를 취한다.
2개의 앞쪽 뼈인 입방뼈와 발배뼈는 그들의 뒤쪽 면을
보여주기 위해 뒤쪽으로 90°로 경사져 있다.

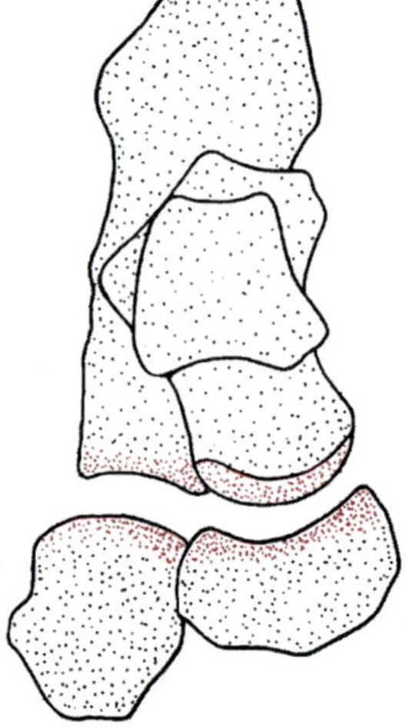

위에서 보면,
가로발목관절은 일직선이 아니라,
휘어진 곡선으로 되어 있다.

중간발목관절의 가동성(Midtarsal joint mobility)

여기에서의 기본 움직임은 **안쪽번짐**과 **가쪽번짐**이다.
이 관절의 우세한 움직임은 **벌림-모음**이다.

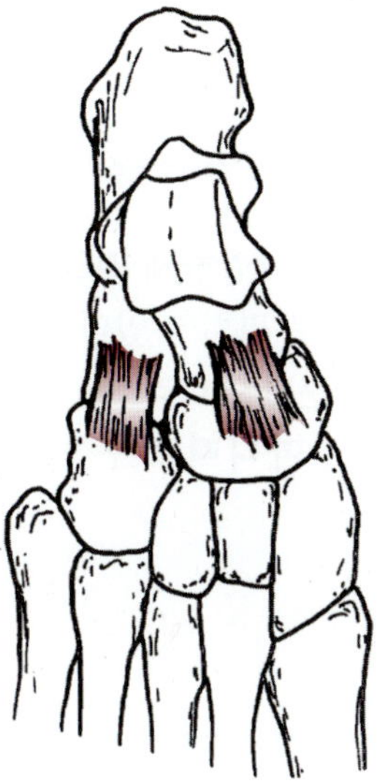

가로발목관절의 관절주머니와 인대
(Capsule and ligaments of traasverse tarsal joint)

위쪽으로, 가로발목관절은 **목말발배인대**와 **발꿈치입방인대**에 의해 보강된다.
안쪽 관절주머니는 앞목말밑관절의 관절주머니에 연결한다(p.271 참고).
가쪽 관절주머니는 입방뼈와 발꿈치뼈를 결합한다.
이들 관절주머니는 많은 **인대**에 의해 보강된다.

가쪽에 있는 :

-**두갈래인대**는 발꿈치에서 시작해

-수직으로 **발배뼈**로 주행하고,

-수평으로 **입방뼈**로 주행한다.

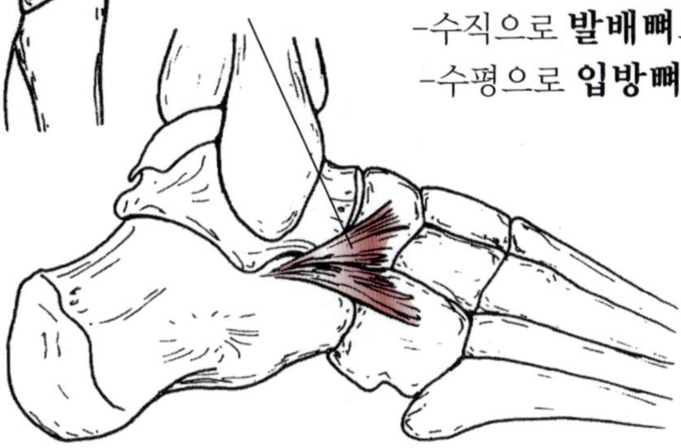

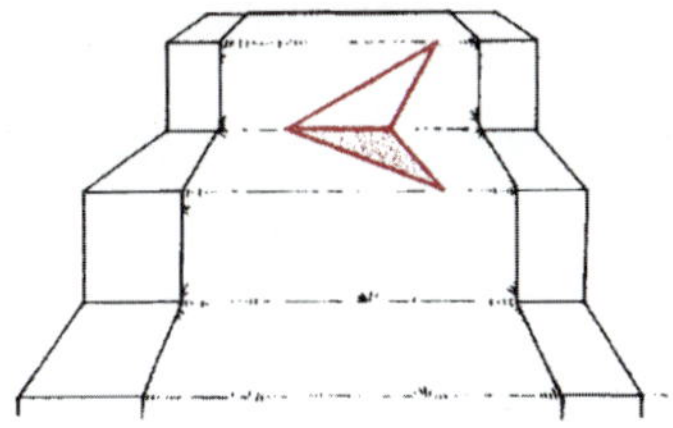

이들 두 뼈의 관절면은
이음부에서 거의 수직을 이룬다.

아래쪽으로 **가로발목관절**은 3개의 인대에 의해 보강된다.

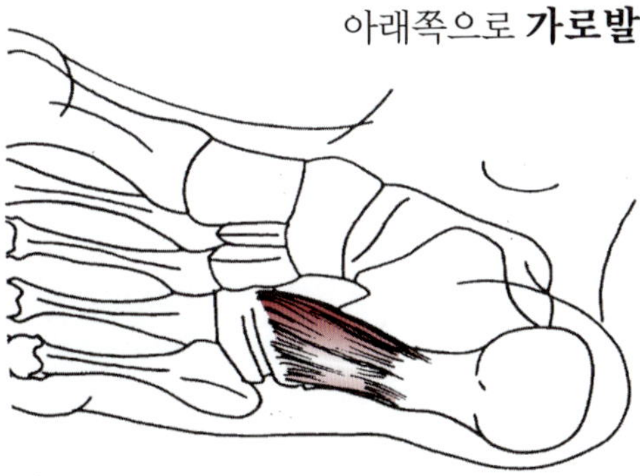

바닥쪽 발꿈치입방인대(짧은발바닥인대)의
2개 층은 발꿈치뼈에서 시작해
몸쪽의 입방뼈와 발허리뼈바닥으로 주행한다.

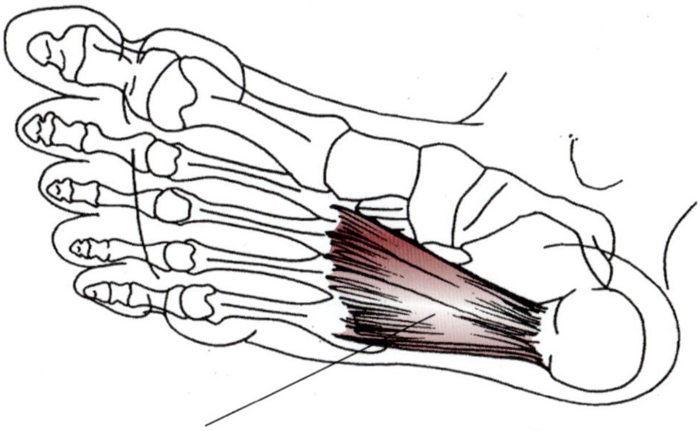

긴발바닥인대(짧은 발바닥인대의 얕은층에 위치하는)는
발꿈치뼈에서 입방뼈에 있는 능선에 붙고,
그 고랑(긴종아리근 힘줄을 위한 고랑) 위를 지난 후,
Ⅱ-Ⅴ의 발허리뼈박에 부착한다.
긴발바닥인대는 아주 강한 인대로써 발활을 지지하는데
도움을 준다.

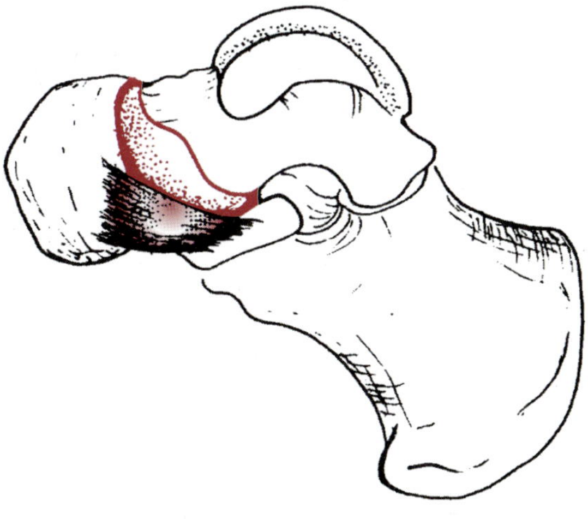

아래안쪽으로,
바닥쪽 발꿈치발배인대는 목말받침돌기에서 시작해
발배뼈에 부착하여 목말뼈머리의 지지를 돕는다.

발허리뼈와 마디뼈

(Metatarsals and phalanges)

이들은 작은 뼈들로 구성된 나란하게 배열된 5개의 바퀴살이며, 앞쪽으로 펼쳐져 있다. 모든 바퀴살은 **발허리뼈** 뿐만 아니라 발가락의 뼈대를 형성하는 **마디뼈**로 구성된다.

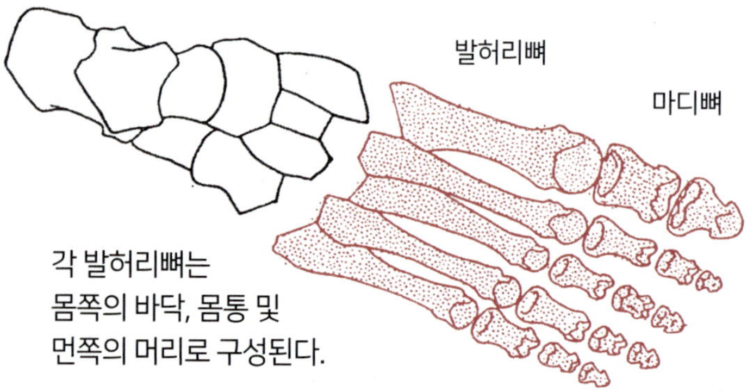

각 발허리뼈는 몸쪽의 바닥, 몸통 및 먼쪽의 머리로 구성된다.

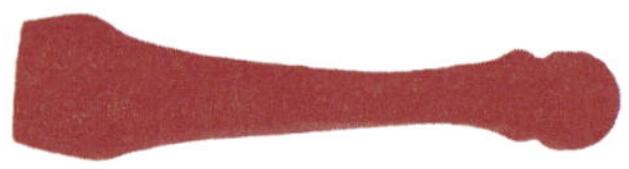

발허리뼈(*metatarsal bone*)

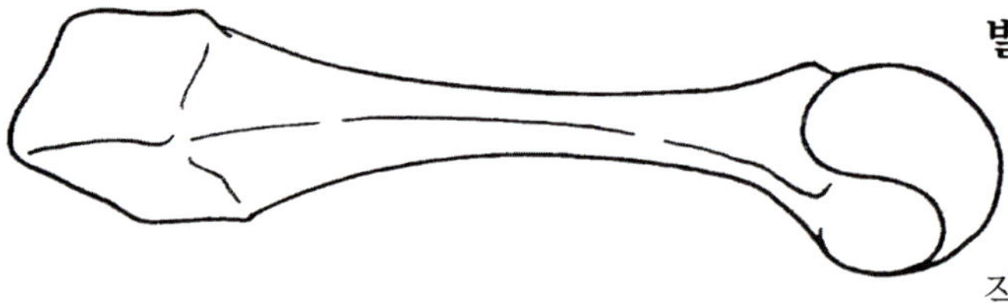

발허리뼈머리는 볼록한 둥근 형태이며, 몸쪽마디뼈와 관절을 이루고, 좌우 측면에 작은 결절을 가진다.

발허리뼈바닥은 사각형이고, 발목뼈와 이웃한 발허리뼈와 관절을 이루는 파셋을 가진다.

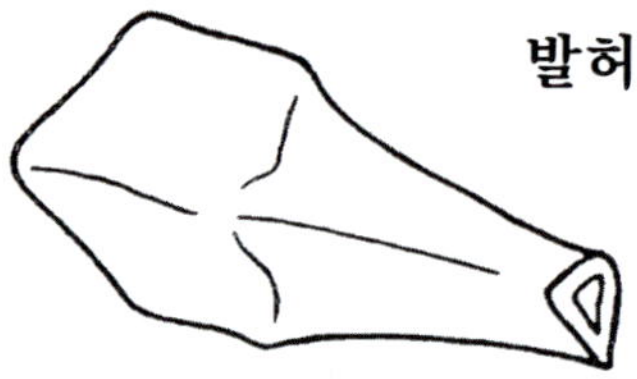

발허리뼈몸통은 대부분의 긴 뼈와 같이, 삼각형의 단면을 가지고 있다.

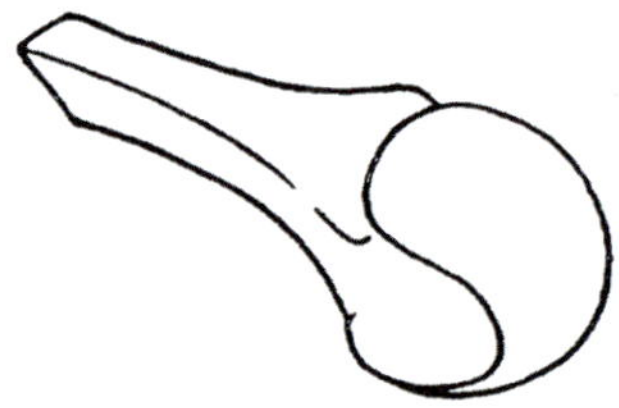

몸쪽마디뼈

각 발가락의 **몸쪽마디뼈**는 도르래 형태의 머리를 가진 발허리뼈와 관절을 이루는 오목한 둥근 형태의 바닥을 가진다.

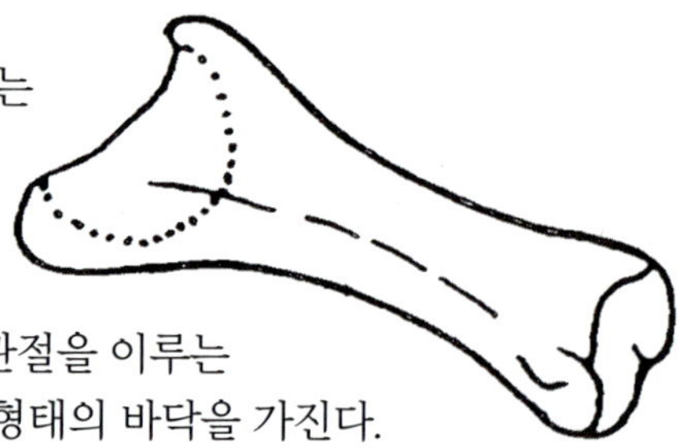

중간마디뼈

중간마디뼈바닥은 오목하지만,

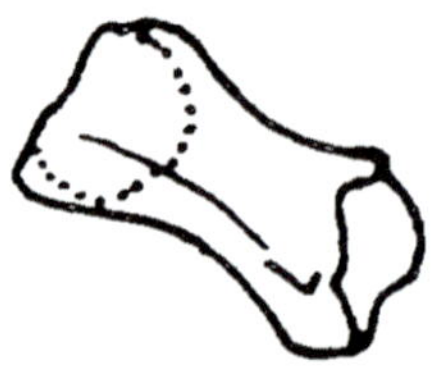

몸쪽마디뼈머리의 형태에 맞는 정중 능선을 가진다.

먼쪽마디뼈

먼쪽마디뼈머리는 위쪽으로 발톱을 지지하기 위해 커지고, 발가락의 통통한 부분을 지지하는 아래쪽 결절을 가진다.

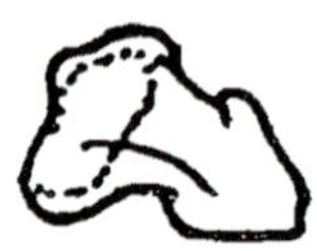

발목발허리관절(Tarsometatarsal joints)

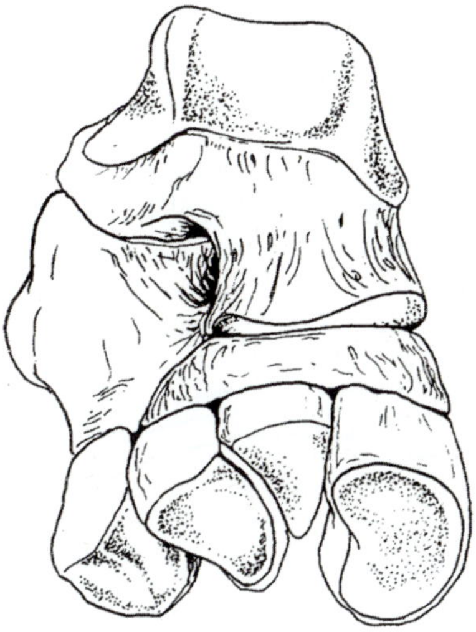

이 그룹은 발목뼈와 발허리뼈 사이에서
형성된 관절로 구성된다.
이런 관절선은 먼쪽의 쐐기뼈/입방뼈를
발허리뼈들의 몸쪽바닥에 연결한다.

전반적으로
이음부는 불규칙하고
일직선이 아니다.

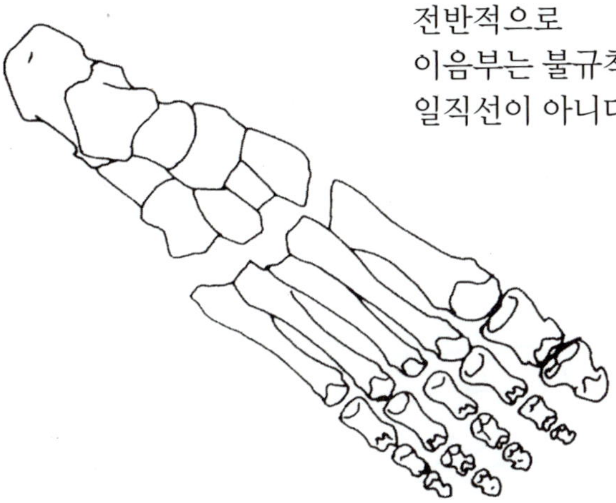

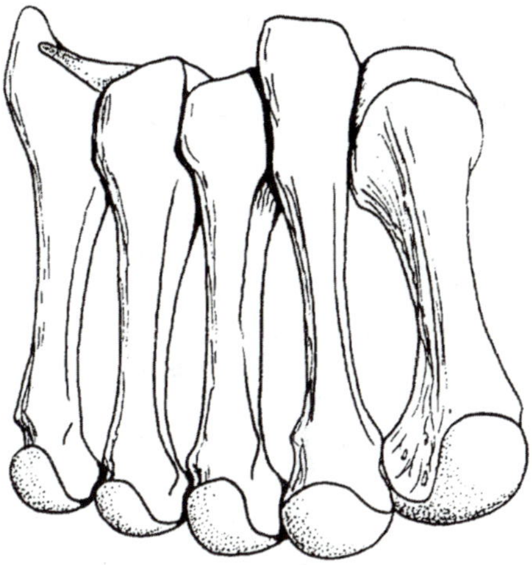

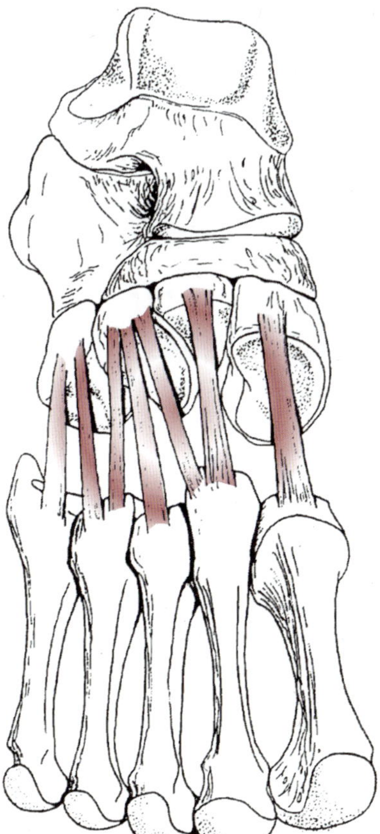

관절면은 뼈들 사이에 작은 활주 움직임을 허용한다.
그룹으로서, 관절들은 약간의 가동성을 갖지만,
아주 제한되어 있다.

발바닥굽힘과 발등굽힘이 이들 관절에서 가능하다.
ROM은 Ⅱ, Ⅲ, Ⅰ, Ⅳ, 그리고 Ⅴ의 순으로 증가한다.

두 번째 바퀴살이 가장 적은 가동성을 가진다.
이것은 두 번째 바퀴살이 발의 엎침과 뒤침의 운동축임을 나타낸다.

이들 관절은 **관절주머니**에 의해 지지되고,
각 관절주머니들은 이웃한 관절주머니와 연결한다.

관절주머니는 등쪽 인대(왼쪽 그림)와 바닥쪽 인대(그림 없음)과
같은, 많은 작은 **인대들**에 의해 보강되고,
이들 인대는 뼈들을 서로 연결시켜 준다.

발허리발가락관절(Metatarsophalangeal joints)

각 발허리발가락관절은 발앞부의 5개 바퀴살에서 발허리뼈머리와 몸쪽마디뼈바닥이 이루는 관절이다. 관절면은 작은 융기 형태를 가지고 있으며, p.10-12에서 설명된 것처럼, 3개의 모든 운동면에서 움직임을 허용한다.

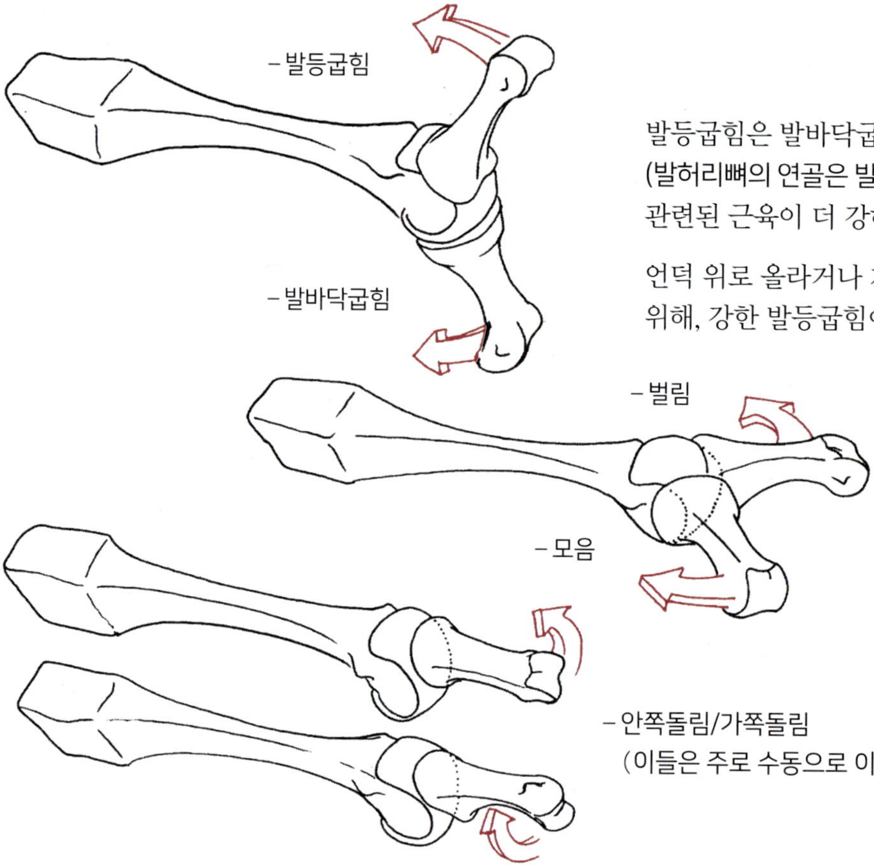

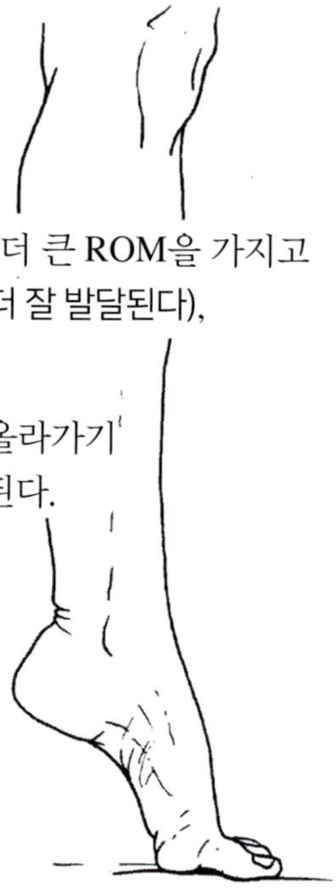

발등굽힘은 발바닥굽힘보다 더 큰 ROM을 가지고 (발허리뼈의 연골은 발등에서 더 잘 발달된다), 관련된 근육이 더 강하다.

언덕 위로 올라가거나 계단을 올라가기 위해, 강한 발등굽힘이 요구된다.

마디뼈사이관절(Interphalangeal joints)

몸쪽마디뼈사이관절은 경첩관절이다.

여기에서 몸쪽마디뼈머리는 중간마디뼈바닥과 관절을 이룬다.

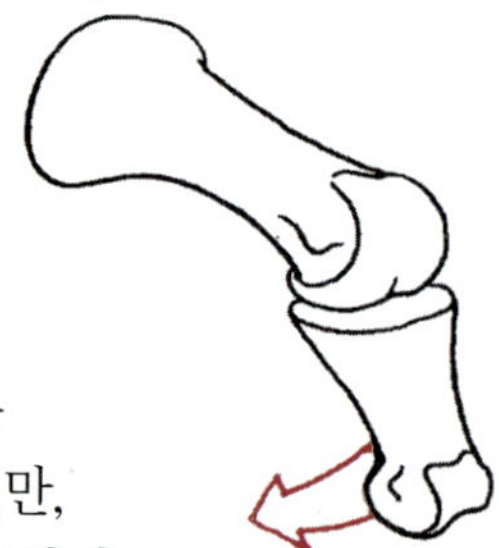

몸쪽 마디뼈사이관절은 발바닥굽힘을 허용하지만, 발등굽힘을 허용하지 못한다.

먼쪽 마디뼈사이관절도 경첩관절이다.

그러나, 먼쪽 마디뼈사이관절은 발바닥굽힘과 발등굽힘을 모두 허용한다.

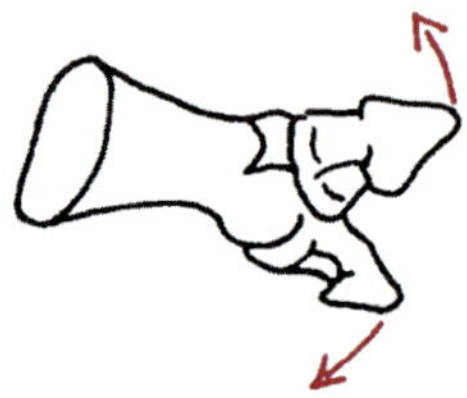

첫 번째 바퀴살과 5번째 바퀴살의 참여

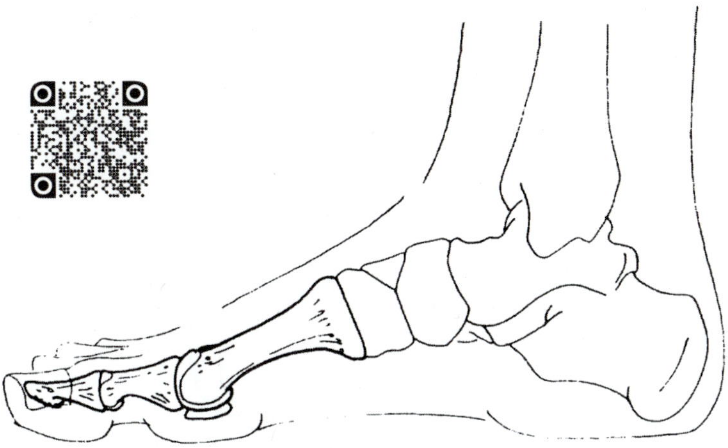

엄지발가락을 포함한,

-첫 번째 바퀴살(1번 발허리뼈)의 발허리뼈와 마디뼈는 나머지 발가락(Ⅱ-Ⅴ)의 것보다 크고, 3개의 마디뼈가 아니라 2개의 마디뼈를 갖는다.

-엄지발가락은 보행이나 달리기, 특히 마디뼈로만 체중을 지지할 때 중요한 역할을 한다 (즉, 발가락이 지면과 접촉할 때).

-1번 발허리뼈의 부조화스런 크기는 장시간 보행하거나 발가락끝으로 설 때 불안정이나 안쪽 통증을 초래할 수 있다.

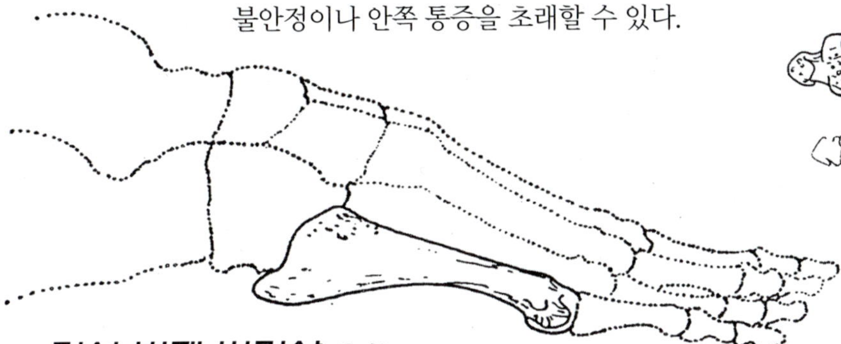

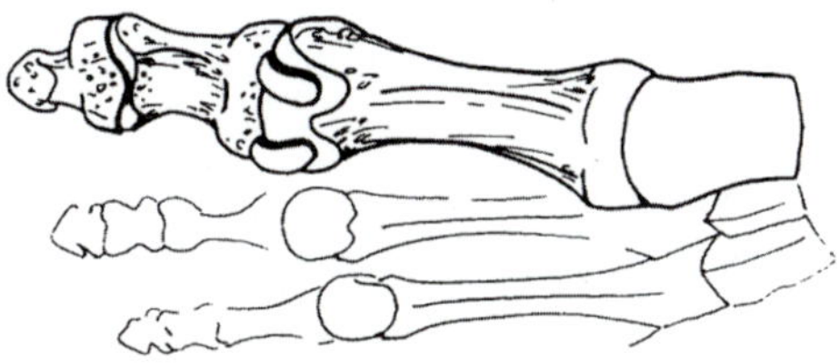

2개의 작은 종자뼈는 1번 발허리뼈머리에 있는 바닥쪽 연골 안에 존재한다.

다섯 번째 바퀴살 에서는,

5번 발허리뼈바닥의 가쪽에 촉지가능한 결절(근육 부착점)이 있다.

관절주머니와 인대(Joint capsules and ligaments)

발허리발가락관절과 마디뼈사이관절의 인대는 동일 운동면을 가진다.
이들 관절은 **관절주머니**에 의해 유지되고, 그 관절주머니는 이웃한 구조물의 관절주머니에 연결되고, **인대**에 의해 보강된다.

먼쪽 뼈의 몸쪽 결절에 부착하는 2개의 **곁인대**.

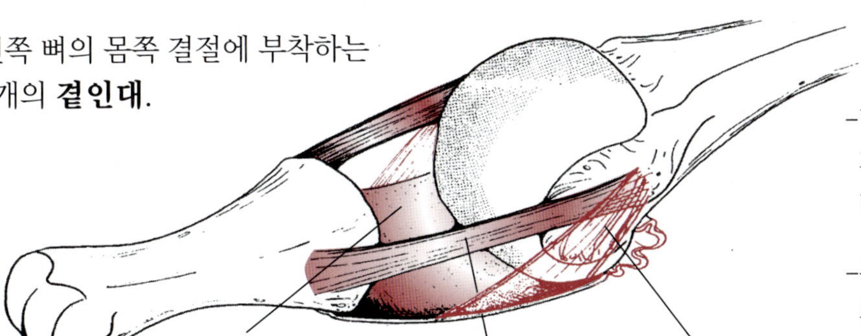

-발바닥굽힘 동안 자체적으로 주름지는, 바닥쪽 **관절오목인대**.

-몸쪽 결절에서 관절오목인대까지 주행하는 부채꼴 모양의 **세모인대**.

발목과 발의 근육과 그들의 뼈 부착점
(Ankle and foot muscles with their many bony attachments)

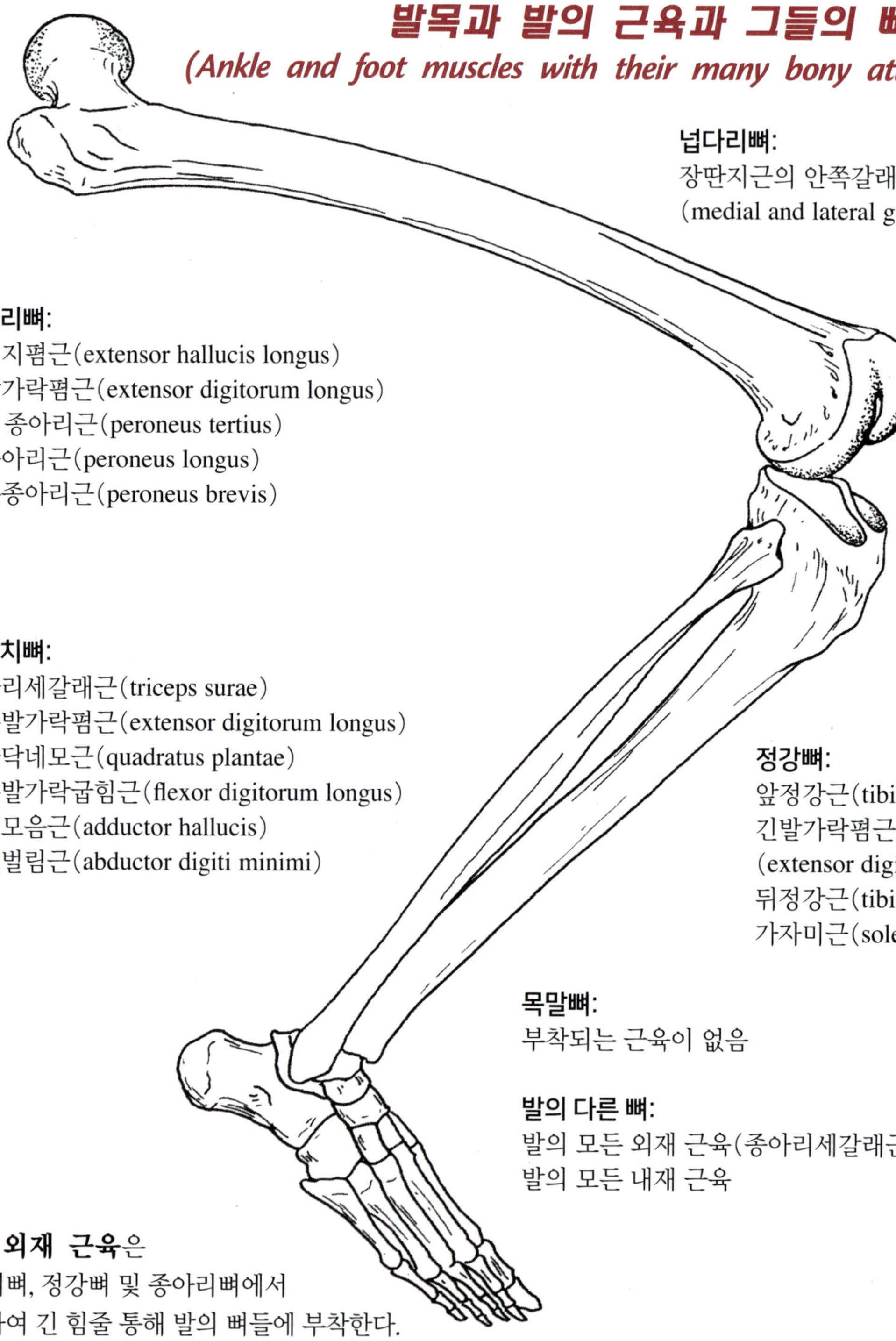

넙다리뼈:
장딴지근의 안쪽갈래와 가쪽갈래
(medial and lateral gastrocnemius)

종아리뼈:
긴엄지폄근(extensor hallucis longus)
긴발가락폄근(extensor digitorum longus)
제 3 종아리근(peroneus tertius)
긴종아리근(peroneus longus)
짧은종아리근(peroneus brevis)

발꿈치뼈:
종아리세갈래근(triceps surae)
짧은발가락폄근(extensor digitorum longus)
발바닥네모근(quadratus plantae)
짧은발가락굽힘근(flexor digitorum longus)
엄지모음근(adductor hallucis)
새끼벌림근(abductor digiti minimi)

정강뼈:
앞정강근(tibialis anterior)
긴발가락폄근
(extensor digitorum longus)
뒤정강근(tibialis posterior)
가자미근(soleus)

목말뼈:
부착되는 근육이 없음

발의 다른 뼈:
발의 모든 외재 근육(종아리세갈래근 제외)과
발의 모든 내재 근육

-발의 **외재 근육**은
넙다리뼈, 정강뼈 및 종아리뼈에서
시작하여 긴 힘줄 통해 발의 뼈들에 부착한다.
그들 외재근은 모두 발목과 발(혹은 무릎, 장딴지근의 경우에서)에 작용하는 다관절 근육이다.
외재근이 종아리를 따라 아래로 내려가기 때문에, 그들의 힘줄은 발목의 앞쪽이나 뒤쪽으로 주행한다.

-**내재근**은 근처 발의 뼈들 사이를 주행하는 짧은 근육이다.
그들은 대개 발바닥에 위치하고, 발바닥의 통통한 힘살을 만든다.

발의 내재 근육(Intrinsic muscles of the foot)

짧은발가락폄근은 유일한 발등 내재근이다.

짧은발가락폄근 (단지신근, extensor digitorum brevis m.)

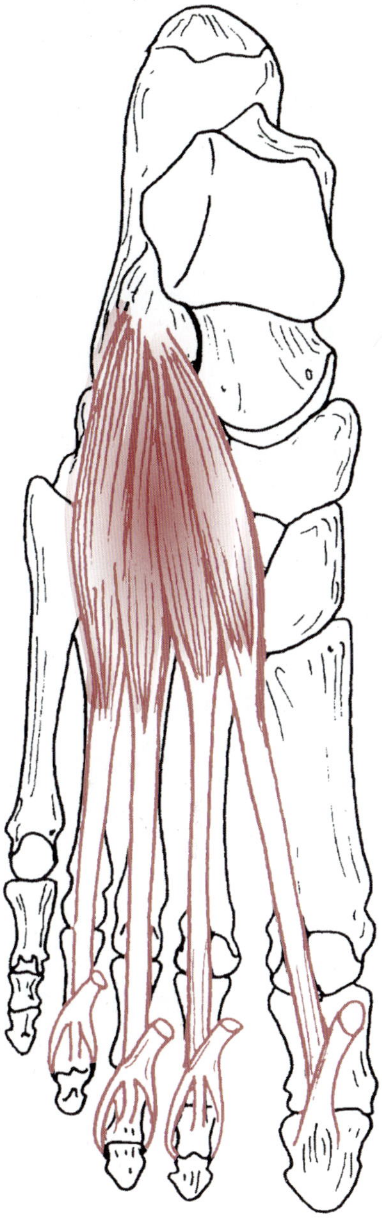

짧은발가락폄근은
앞쪽-위쪽-가쪽의
발꿈치뼈에서 시작하여

4개의 힘줄로 나누어진다.

안쪽 힘줄은
1번 발가락의
몸쪽마디뼈에서 시작하고,

나머지 3개의 힘줄은
긴엄지폄근힘줄과
가쪽으로 합류하여
Ⅱ-Ⅳ 발가락에 부착한다.

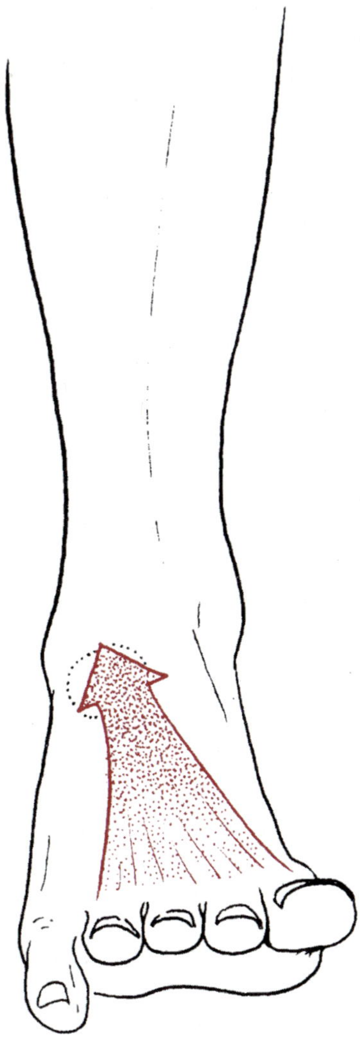

작용:
특히 몸쪽마디뼈에서 Ⅰ-Ⅳ 발가락의 발등굽힘;
긴발가락폄근의 작용을 보강한다.

신경지배: 깊은종아리신경(S1-S2)

발바닥에 있는 내재 근육/중간 그룹

발바닥에 있는 내재근은 3개의 그룹으로 나누어질 수 있다: 중간층, 안쪽층 및 가쪽층.

첫 두 페이지는 중간층을 설명하고 있다. 이들 근육은 전반적으로 여러 층을 차지하지만, 다음의 그림은 각 근육층을 하나하나씩 분리해서 보여준다.

뼈사이근(골간근, *interossei*)

뼈사이근은 4번째 층(가장 깊은층)을 형성하고, 발허리뼈 사이의 공간을 차지한다.

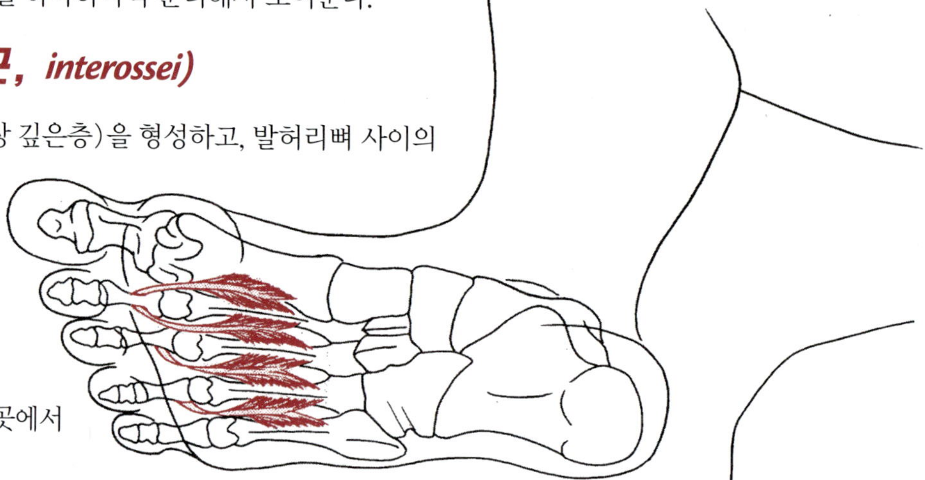

등쪽뼈사이근

4개의 등쪽뼈사이근 (즉, 발의 등쪽면 가까운 곳에서 시작하는)이 있고,

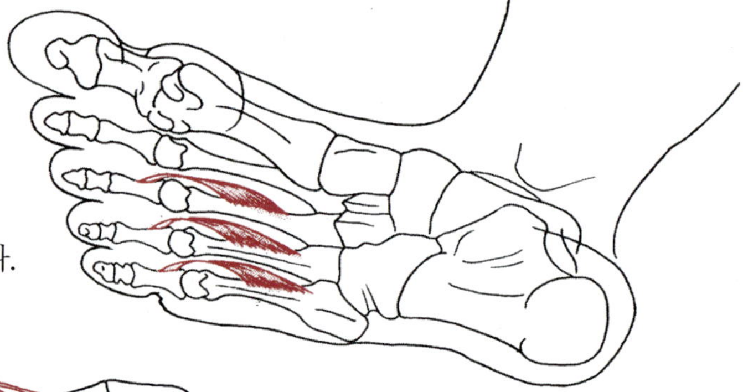

바닥쪽뼈사이근

그리고 3개의 바닥쪽뼈사이근 (바닥쪽에 가까운 곳에서 시작하는)이 있다.

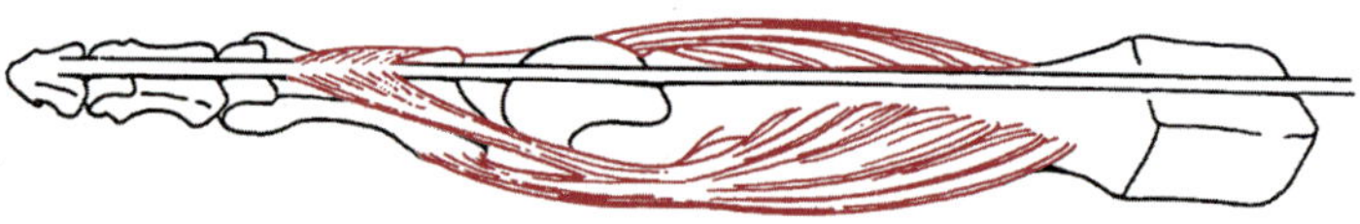

그들은 몸쪽마디뼈바닥(바닥쪽)과 긴발가락폄근 힘줄(등쪽면, 위의 그림은 단순하게 그려진 것이다)에서 시작한다.

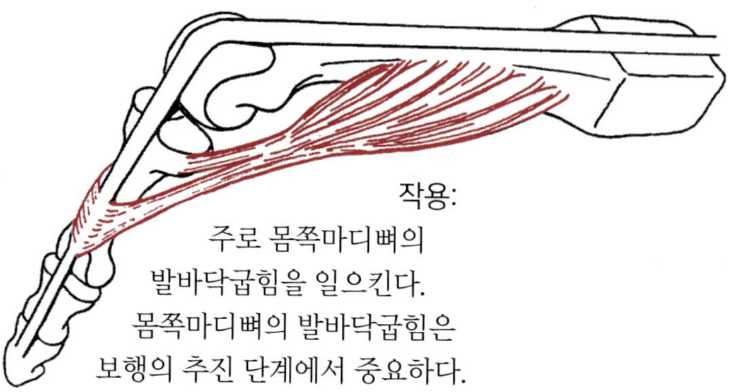

작용:
주로 몸쪽마디뼈의 발바닥굽힘을 일으킨다. 몸쪽마디뼈의 발바닥굽힘은 보행의 추진 단계에서 중요하다.

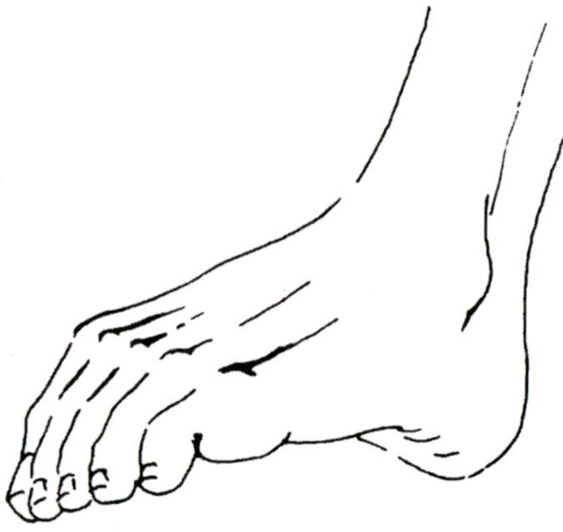

신경지배: 가쪽발바닥신경(S1–S2)

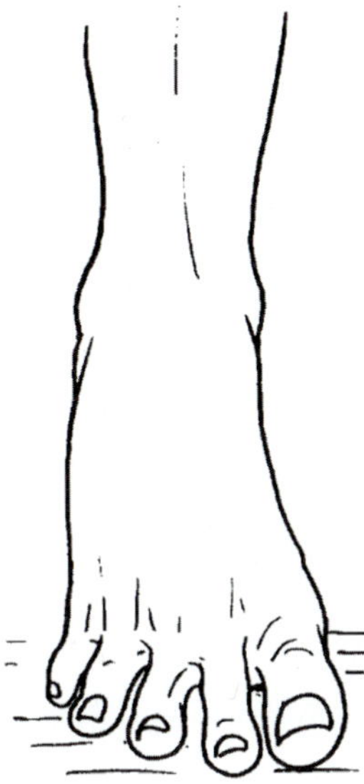

어느 쪽이 수축하는가에 따라
뼈사이근은 발가락을 벌리거나 발가락 함께
뒤쪽으로 당기는 것을 돕는다(p.286 참고).
뼈사이근의 이는곳(몸쪽 부착점)은
발허리뼈가 벌어지는 것을 막아주고,
발의 가로발활을 유지하는데 도움을 준다.
(p.298 참고)

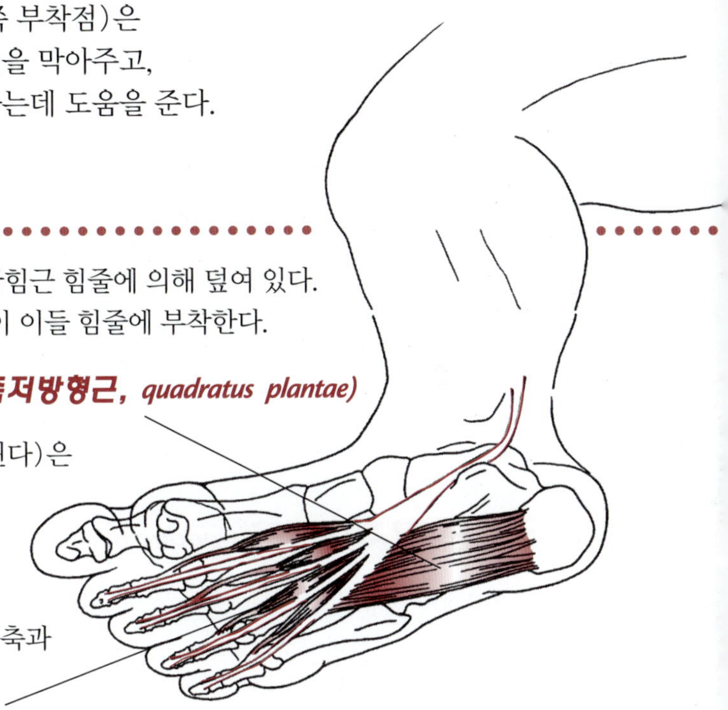

뼈사이근은 긴발가락굽힘근 힘줄에 의해 덮여 있다.
발뒤부에서는 한 근육이 이들 힘줄에 부착한다.

발바닥네모근(족저방형근, *quadratus plantae*)

발바닥네모근(또한 더부 발가락굽힘근으로도 불린다)은 발꿈치뼈몸통에서 시작하여 긴발가락굽힘근 힘줄이 4개로 나누어지는 뒤가쪽 경계면에 부착한다. 발바닥네모근은 2번째 층에 속한다.

작용: 긴발가락굽힘근 힘줄의 당김 방향을 발가락의 축과 거의 일직선되게 바꾸어 당긴다.

신경지배:
가쪽발바닥신경(S1–S2)

벌레근(충양근, *lumbricals*)

벌레근은 긴발가락굽힘근 힘줄에서 시작하여 긴발가락폄근 힘줄에 부착하는 4개의 작은 근육(2번째 층)이다.

작용: 최소의 작용을 한다; 그들은 다른 발가락 근육의 작용을 주로 미세조정한다.
신경지배: 안쪽과 가쪽 발바닥신경(L5–S2)

짧은발가락굽힘근
(단지굴근, *flexor digitorum brevis*)

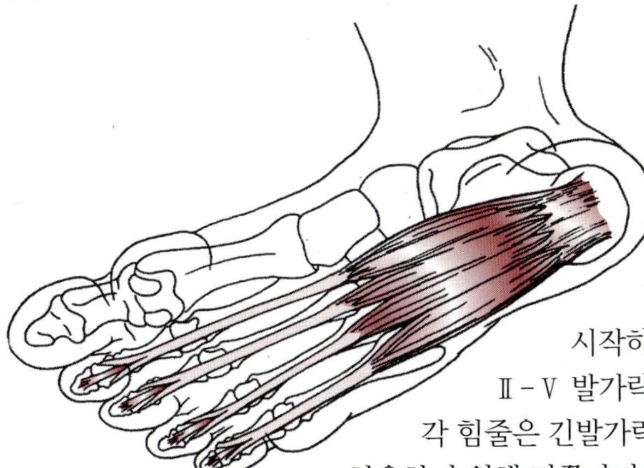

짧은발가락굽힘근은
첫 번째 층(가장 얕은 층)에 속한다.
짧은발가락굽힘근은
발꿈치뼈의 뒤아래쪽 결절에서
시작하여 4개로 나누어진 후,
Ⅱ–Ⅴ 발가락의 중간마디뼈 가쪽에 부착한다.
각 힘줄은 긴발가락굽힘근 힘줄의 통로를
허용하기 위해 먼쪽마디뼈까지 뚫여 있다.

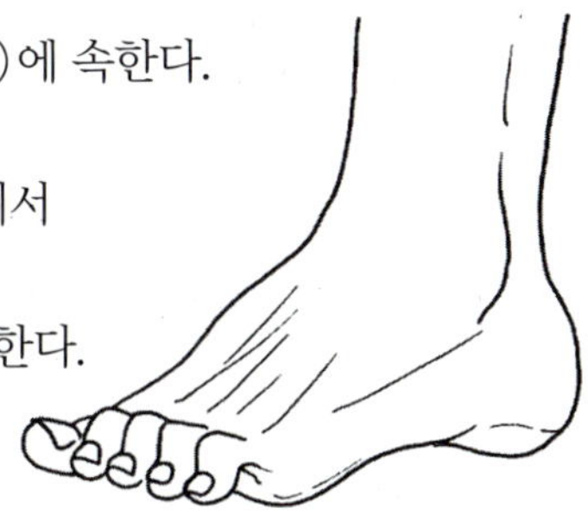

작용: Ⅱ–Ⅴ 발가락 중간마디뼈와 몸쪽마디뼈의 발바닥굽힘;
종종 뼈사이근의 작용이 약해질 때, 갈퀴발로 불리는 상태를 유발한다.

신경지배:
안쪽발바닥신경(L5–S1)

발바닥에 있는 내재 근육/안쪽 그룹(Medial group)

엄지발가락의 몸쪽마디뼈에 부착하고, 종자뼈에 부착하는 근육이 3개 있다.

짧은엄지굽힘근(단무지굴근, *flexor hallucis brevis*)

짧은엄지굽힘근(3번째 층)은 입방뼈와 중간/가쪽 쐐기뼈에 시작하여 2개의 힘줄을 통해 1번 발가락 몸쪽마디뼈의 양쪽 측면에 부착한다.

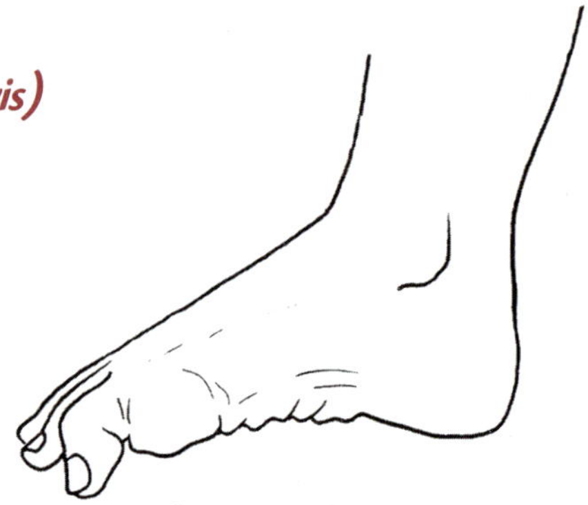

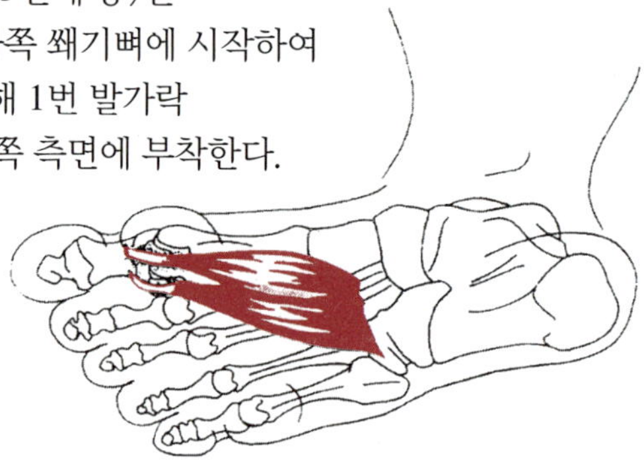

작용: 엄지 몸쪽마디뼈의 굽힘

신경지배: 안쪽발바닥신경(L5–S1)

엄지모음근(무지내전근, *adductor hallucis*)

엄지모음근은 2개의 섬유를 가진다. 빗갈래는 입방뼈에서 시작하고, 가로갈래는 Ⅲ–Ⅴ의 발허리발가락관절에서 시작한다. 양쪽 섬유 모두 하나의 힘줄로 합류하여 엄지발가락 몸쪽마디뼈바닥의 가쪽면에 부착한다.

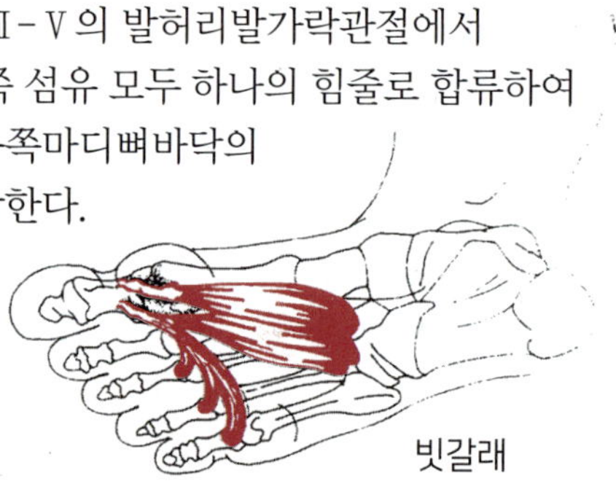

작용: 엄지의 모음

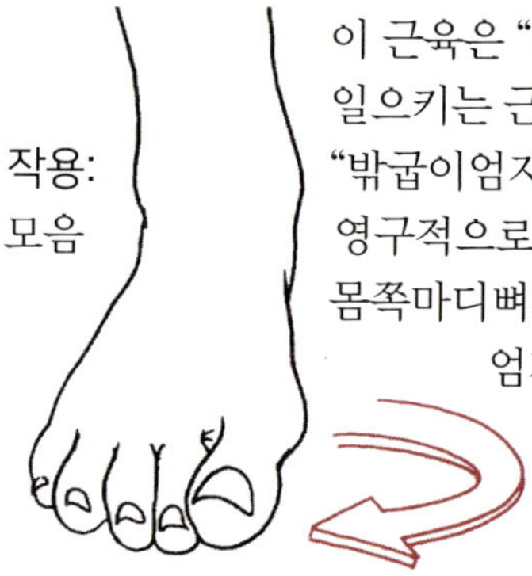

이 근육은 "밖굽이엄지"를 일으키는 근육이다. "밖굽이엄지"는 1번 발허리뼈가 영구적으로 모음되고 몸쪽마디뼈가 벌림되어서, 엄지발가락이 2번째 발가락 위로 겹쳐지는 기형이다.

신경지배: 안쪽발바닥신경(S1–S2)

엄지벌림근 (무지외전근, *abductor hallucis*)

엄지벌림근은 3개 근육 중 가장 얕은 근육이다. 이 근육은 발꿈치뼈의 안쪽면에 있는 안쪽거친면에서 시작한 후, 엄지 몸쪽마디뼈바닥의 안쪽면에 부착한다.

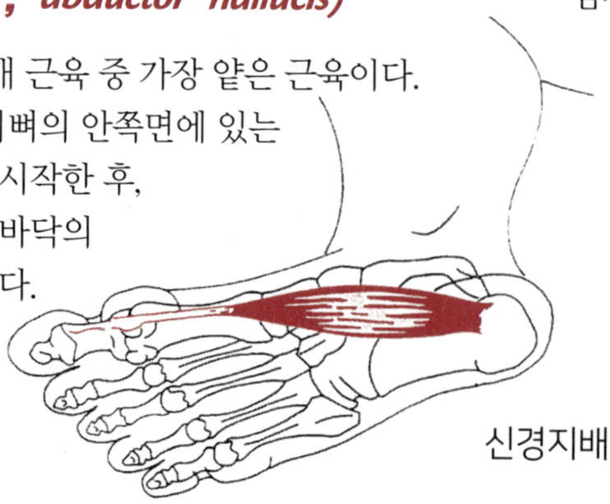

작용: 엄지의 벌림;

발허리발가락관절의 발바닥굽힘을 돕는다. 이 근육은 안쪽발활을 지지하고 "밖굽이엄지"가 안되도록 엄지를 적절하게 정렬하는데 도움을 준다.

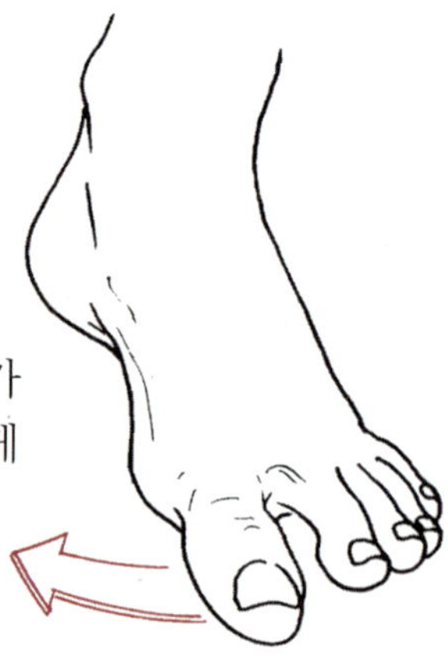

신경지배: 가쪽발바닥신경(L5–S1)

*노트: 발가락의 벌림이나 모음을 이야기할 때, 기준은 몸통의 정중면이 아니라, 2번째 발가락이다.

발바닥에 있는 내재 근육/가쪽 그룹(*Lateral group*)

발의 가쪽에 3개의 작은 근육이 존재한다.

짧은새끼굽힘근(소지굴근, *flexor digiti minimi brevis*)

짧은새끼굽힘근(3번째 층)은
5번 발허리뼈바닥에서 시작하여
새끼발가락 몸쪽마디뼈바닥에 부착한다.

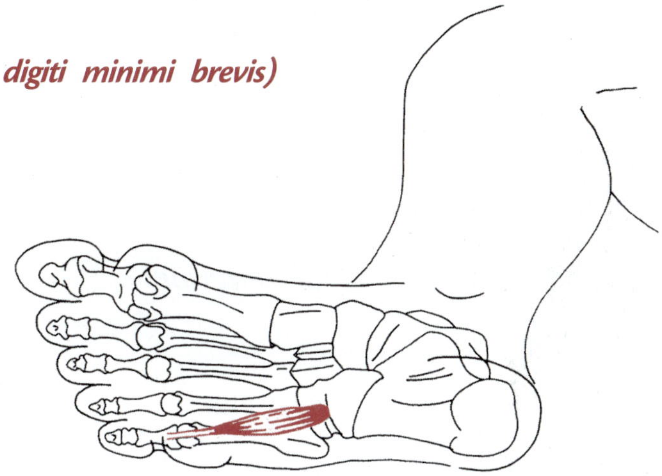

작용:
새끼발가락의 발바닥굽힘

신경지배: 가쪽발바닥신경(S1-S2)

새끼벌림근(소지외전근, *abductor digiti minimi*)

새끼벌림근(1번째 층)은 발꿈치뼈의 뒤아래쪽에서 시작하여
새끼발가락 몸쪽마디뼈바닥의 가쪽에 부착한다.

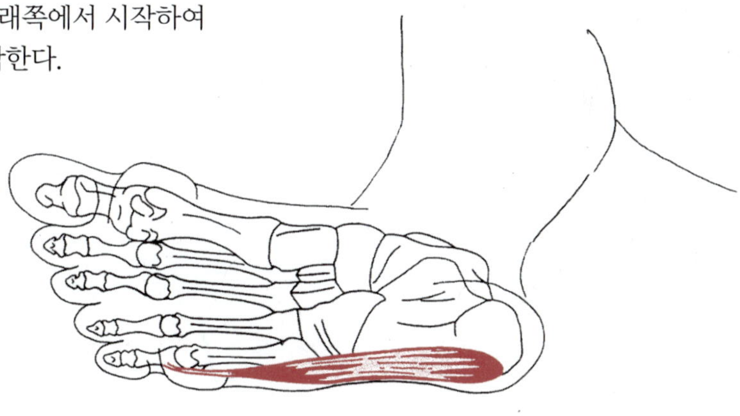

작용:
새끼발가락의 벌림과 발바닥굽힘

신경지배: 가쪽발바닥신경(S1-S2)

새끼맞섬근(소지대립근, *opponens digiti minimi*)

새끼맞섬근은 입방뼈에서 시작하여
5번 발허리뼈의 가쪽면에 부착한다.

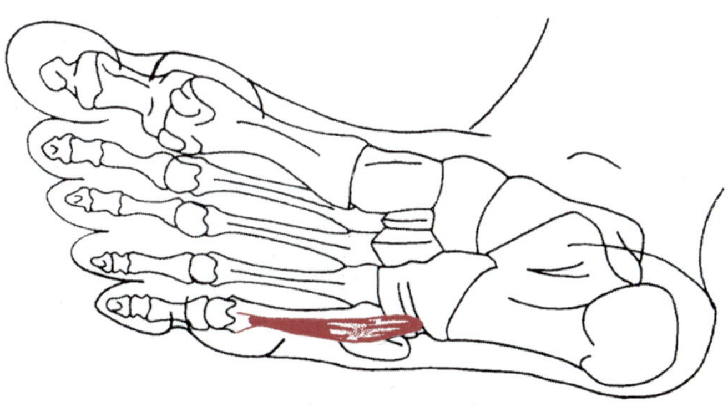

작용:
5번 발허리뼈가 다른 발허리뼈쪽으로 향하고,
발의 앞쪽 부분이 벌어지는 것에 저항한다.

신경지배: 가쪽발바닥신경(S1-S2)

앞쪽 외재 근육(Extrinsic anterior muscles)

종아리의 앞쪽면에는 발목의 앞쪽 부분을
통과하는 힘줄을 가진 3개의 긴 근육이 존재하고,
이들 힘줄은 **폄근지지띠**에 의해
제자리에 유지된다.

앞정강근(전경골근, tibial anterior)

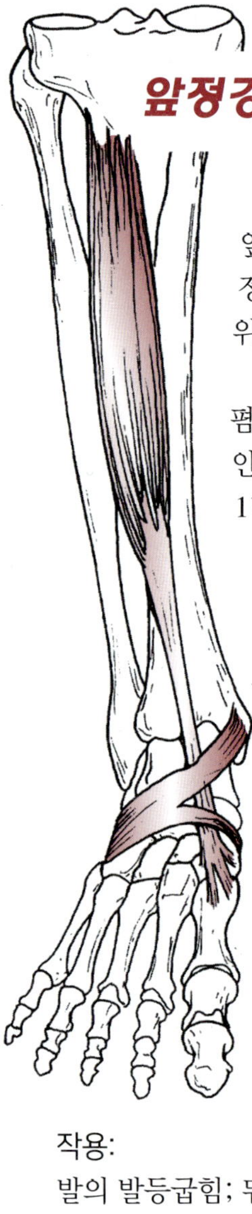

앞정강근은
정강뼈의 가쪽융기와
위가쪽몸통에서 시작하여

폄근지지띠 밑을 지나
안쪽쐐기뼈(아래안쪽면)와
1번 발허리뼈바닥에 부착한다.

이 근육은
가장 강한 발등굽힘근이다.

폄근지지띠

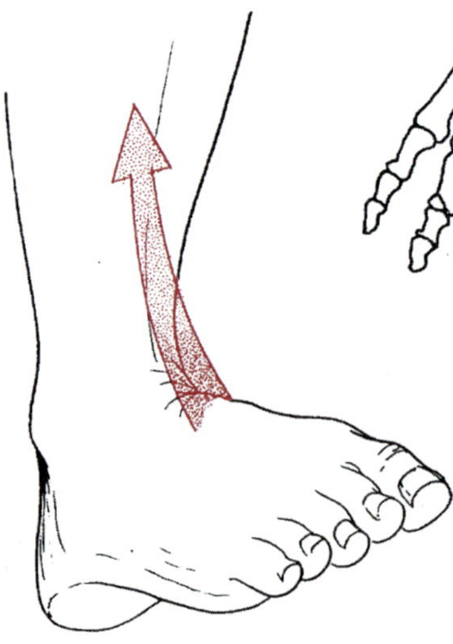

작용:
발의 발등굽힘; 뒤침
(앞쪽 발목뼈를
당김으로서
발의 안쪽가장자리를
들어올린다.)

신경지배: 긴종아리신경(L4-S1)

긴엄지폄근(장무지신근, extensor hallucis longus)

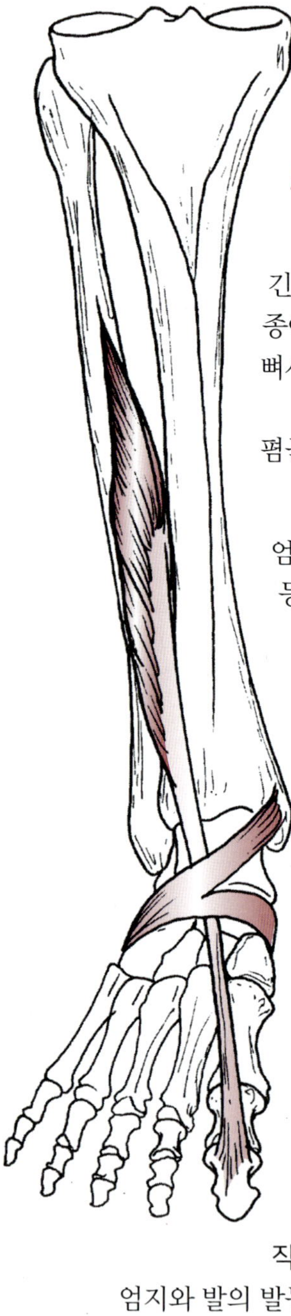

긴엄지폄근은
종아리뼈의 중앙 안쪽면과
뼈사이막에서 시작하여

폄근지지띠 밑을 지난 후,

엄지 먼쪽마디뼈의
등쪽에 부착한다.

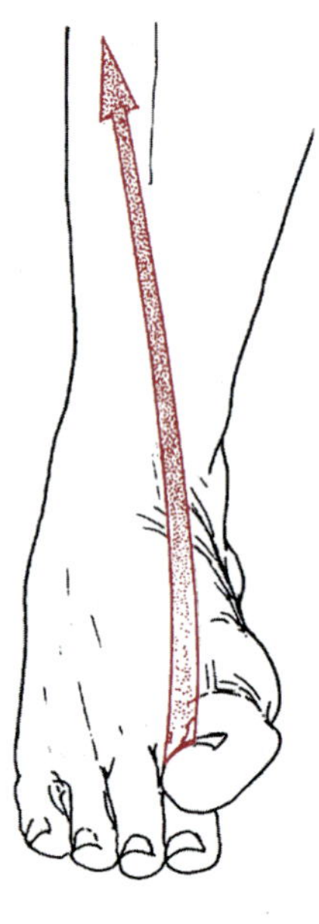

작용:
엄지와 발의 발등굽힘;
뒤침(발의 안쪽가장
자리를 들어올린다)

신경지배:
긴종아리신경
(L4-S1)

긴발가락폄근(장지신근, *extensor digitorum longus*)

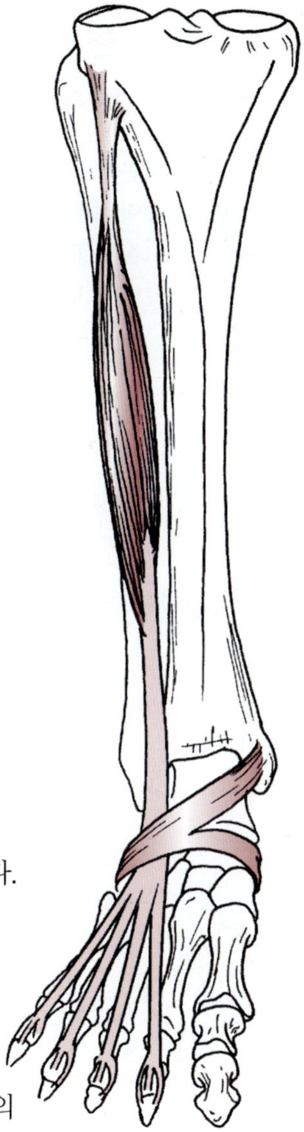

긴발가락폄근은
정강뼈의 가쪽융기,
종아리뼈몸통의
앞쪽면 대부분과
뼈사이막에서
시작한다.

이 근육의 힘줄은
폄근지지띠 밑을
통과한 후,

4개로 갈라져서
2번 발가락에서
5번 발가락에 부착한다.

4개 힘줄의 각각은
다시 2개(가쪽 띠)로
갈라져서 중간마디뼈의
양쪽 측면에 부착하고,
중심 띠는 먼쪽마디뼈바닥에 부착한다.

작용:
Ⅱ-Ⅴ 발가락, 발 및 발목의 발등굽힘;

이 근육은 주로 몸쪽마디뼈에 작용하고
갈퀴발을 만드는 근육 중의 하나이다.

신경지배: 긴종아리신경(L4-S1)

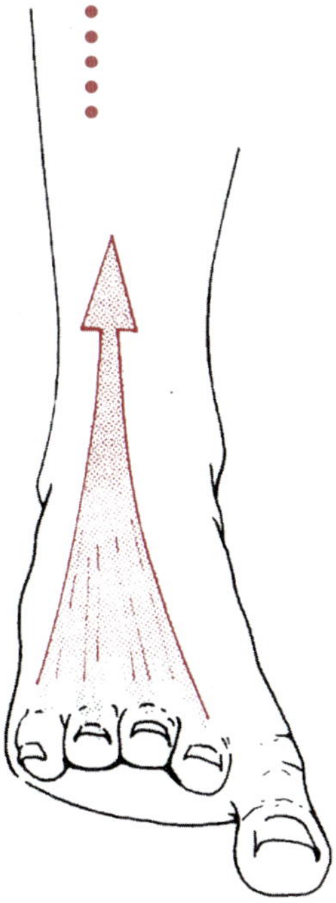

긴발가락폄근 힘줄에 부착하는 다음의
짧은 근육들이 이 근육의 작용을 보완하고 있다:

-짧은발가락폄근(p.283)

-뼈사이근(p.284)

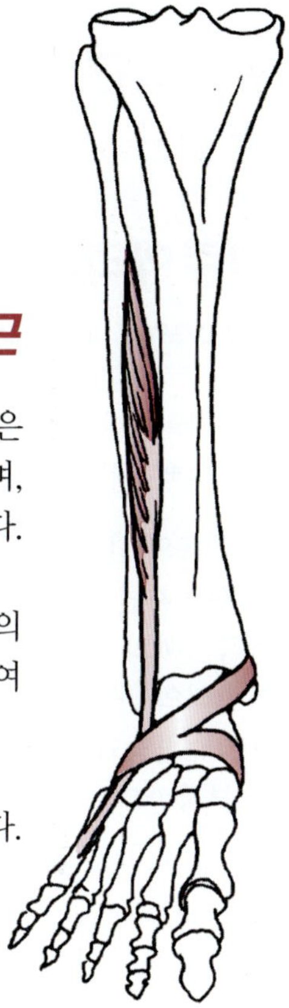

제 3 종아리근

제 3 종아리근은
중요한 근육이 아니며,
이 근육이 없는 사람도 꽤 있다.

이 근육은 종아리뼈의
앞아래쪽에서 시작하여

5번 발허리뼈에 부착한다.

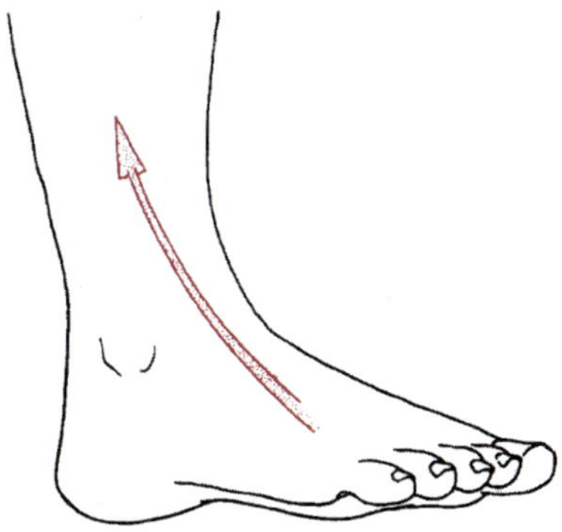

작용:
발의 발등굽힘과 가쪽번짐

신경지배: 긴종아리신경(L5-S1)

가쪽 외재 근육(Extrinsic lateral muscles)

종아리뼈에 부착하는
종아리의 가쪽면에 2개의 근육이 있다:

종아리근
(비골근, peroneus muscles)

긴종아리근(장비골근, peroneus longus)

긴종아리근은 종아리뼈머리와
종아리뼈몸통의 위가쪽에서 시작한다.

이 근육의 힘줄은 가쪽복사뼈의
뒤쪽을 지난 후, 종아리지지띠 밑을 지나고
발꿈치뼈의 종아리결절 밑을 다시 지난 후,
입방뼈의 바닥쪽에 있는 고랑을 따라 안쪽
쐐기뼈바닥와 1번 발허리뼈바닥의 아래쪽
에 부착한다.

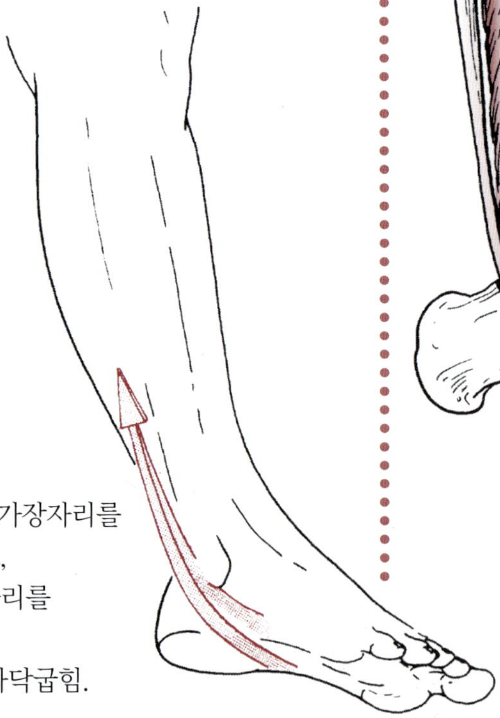

작용:
엎침근
(발의 가쪽가장자리를
들어올리고,
안쪽가장자리를
내린다);
발목의 발바닥굽힘.

신경지배: 얕은종아리신경(L5-S1)

짧은종아리근
(단비골근, peroneus brevis)

짧은종아리근은
종아리뼈몸통의 아래가쪽에서
시작하고, 긴종아리근에 의해
덮여 있다.

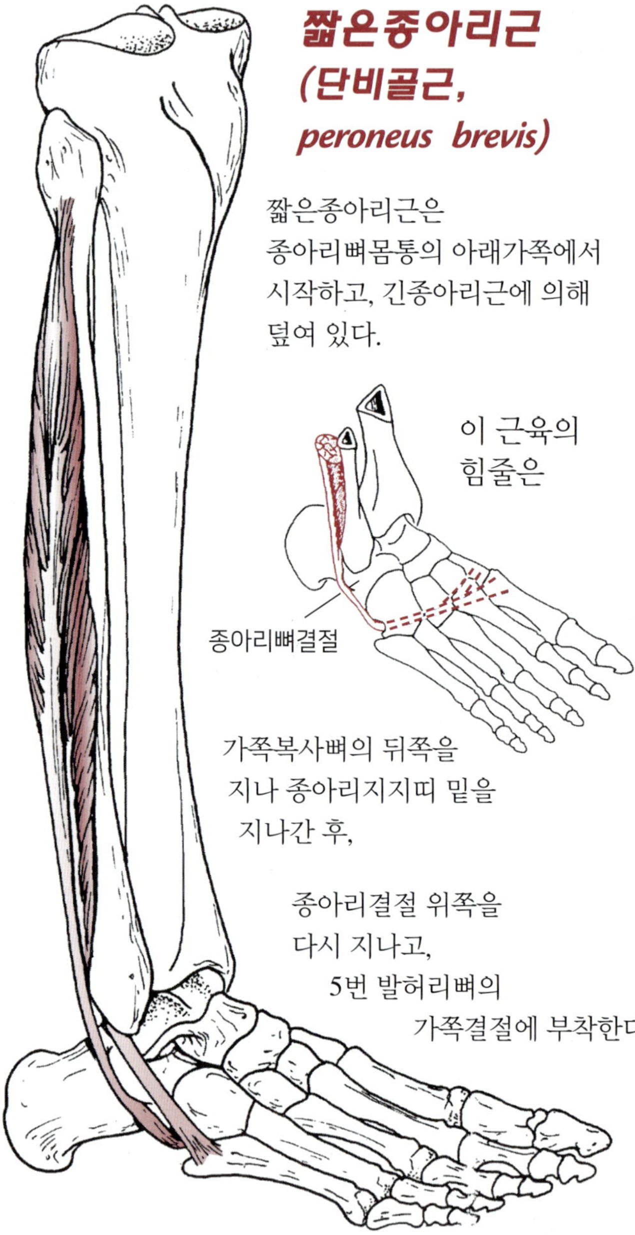

이 근육의
힘줄은

가쪽복사뼈의 뒤쪽을
지나 종아리지지띠 밑을
지나간 후,

종아리결절 위쪽을
다시 지나고,
5번 발허리뼈의
가쪽결절에 부착한다.

작용:
엎침근(발의 가쪽가장자리를 들어올린다);
발의 발바닥굽힘과 벌림을 돕는다.

신경지배: 얕은종아리신경(L5-S1)

뒤정강근과 긴종아리근의 힘줄은
서로 반대쪽에서 시작하고,

발중간부 밑에서
하나의 슬링을 형성하여,
발활을 지지하는데
중요한 역할을 한다.

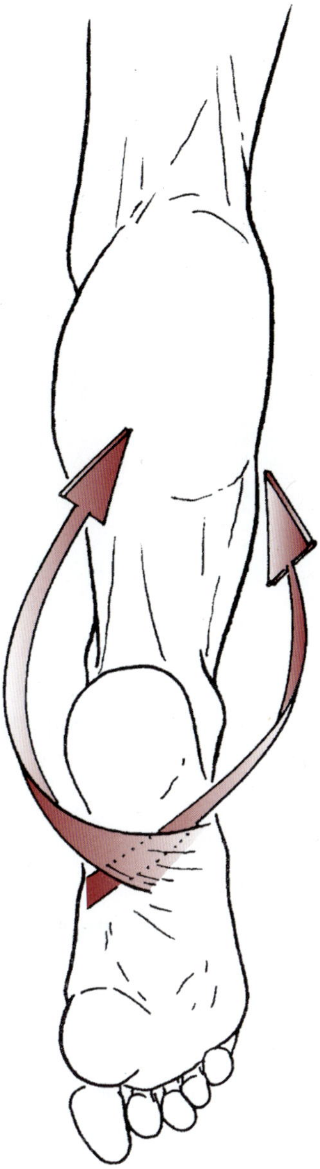

뒤정강근
(tibialis posterior)

긴종아리근
(peroneus longus)

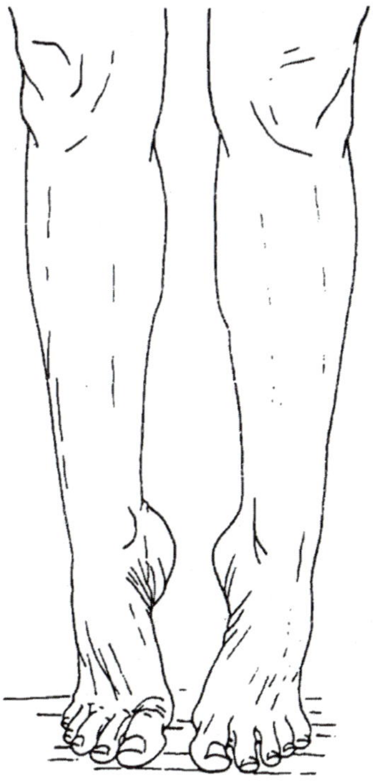

긴종아리근과 짧은종아리근은
가쪽발활을 강화하고
지지해 주고,

또 발목을 안정화시키고
가쪽 균형의 소실을 막아준다.

특히, 한발 서기나
발가락끝 서기를 할 때
더욱 그러하다(p.297 참고).

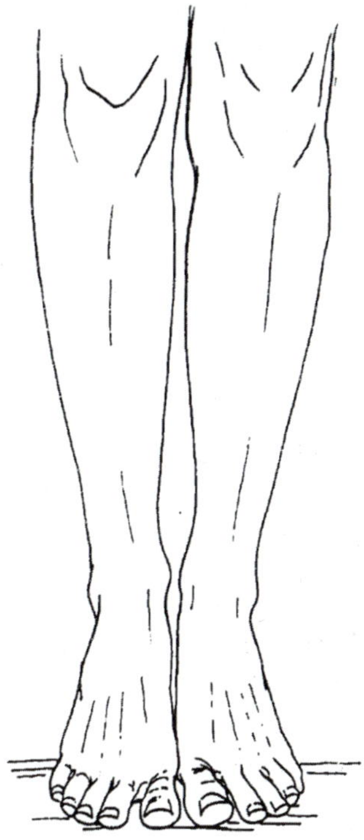

뒤쪽 외재 근육(*Extrinsic posterior muscles*)

종아리의 뒤쪽 근육은 가장 중요한 근육 그룹이다. 이 그룹은 2층으로 구성되어 있으며, 깊은 층 근육은 3개의 근육으로 구성되며, 정강뼈와 종아리뼈의 뒤쪽면에서 서로 나란하게 위치한다.

긴발가락굽힘근 (장지굴근, *flexor digitorum longus*)

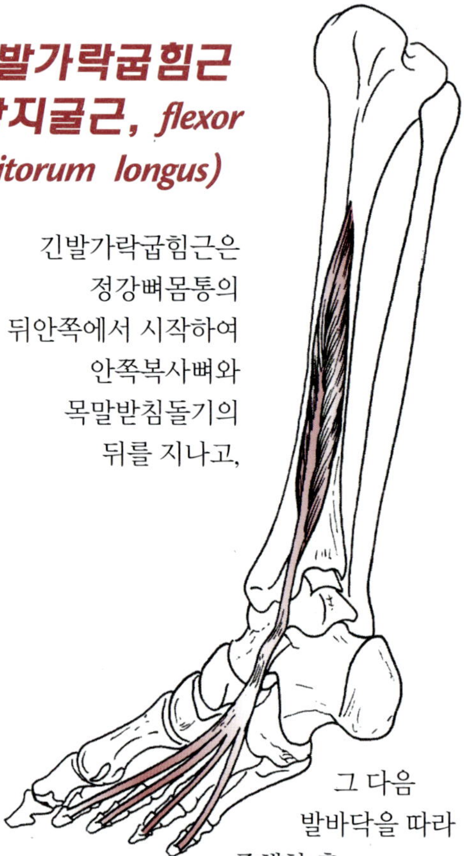

긴발가락굽힘근은 정강뼈몸통의 뒤안쪽에서 시작하여 안쪽복사뼈와 목말받침돌기의 뒤를 지나고, 그 다음 발바닥을 따라 주행한 후, Ⅱ-Ⅴ 발가락의 먼쪽마디뼈에 부착한다.

작용:
Ⅱ-Ⅴ의 발가락과 발목의 발바닥굽힘, 발의 안쪽번짐, 발활지지.

이 근육은 Ⅱ-Ⅴ 발가락의 가장 강력한 굽힘근이다. 또한 이 근육은 발의 발바닥굽힘, 뒤침 및모음을 보조한다. 여기에서 발의 모음은 발바닥네모근에 의해 상쇄된다.

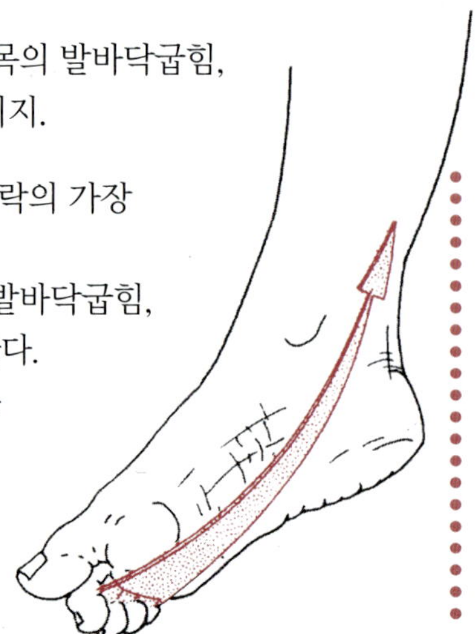

신경지배: 정강신경 (S1-S2)

뒤정강근 (후경골근, *tibialis posterior*)

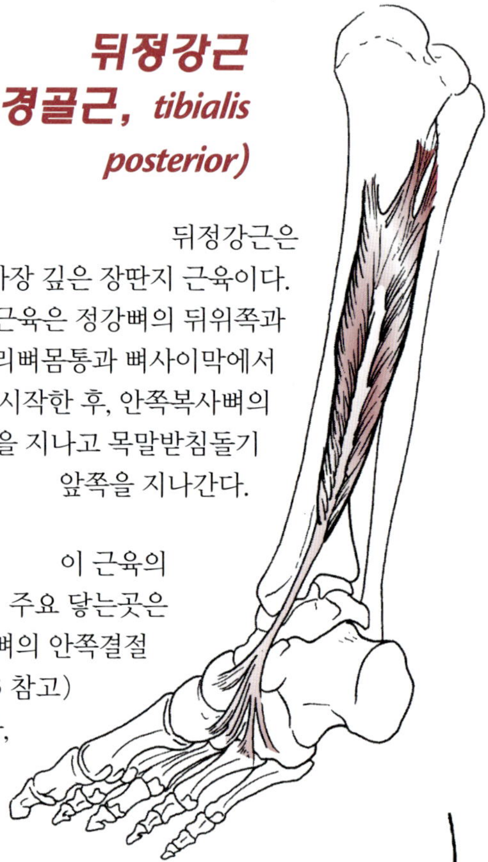

뒤정강근은 가장 깊은 장딴지 근육이다. 이 근육은 정강뼈의 뒤위쪽과 종아리뼈몸통과 뼈사이막에서 시작한 후, 안쪽복사뼈의 뒤쪽을 지나고 목말받침돌기 앞쪽을 지나간다.

이 근육의 주요 닿는곳은 발배뼈의 안쪽결절 (p.243 참고) 뿐만 아니라, 입방뼈, 가쪽쐐기뼈, 그리고 Ⅱ-Ⅴ의 발허리뼈이다.

작용:
발바닥굽힘, 안쪽번짐, 발활의 지지(p.297 참고)

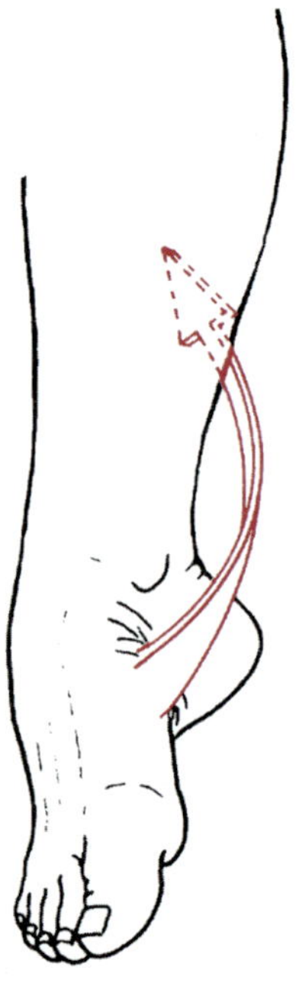

앞의 페이지에서 언급되었듯이, 뒤정강근의 역할은 긴종아리근과 함께 발중간부에서 슬링을 형성한다(p.291 참고).

신경지배: 정강신경(L4-L5)

긴엄지굽힘근(장무지굴근, *flexor hallucis longus*)

긴엄지굽힘근은
종아리뼈의 뒤아래쪽과
뼈사이막에서 시작한 후,

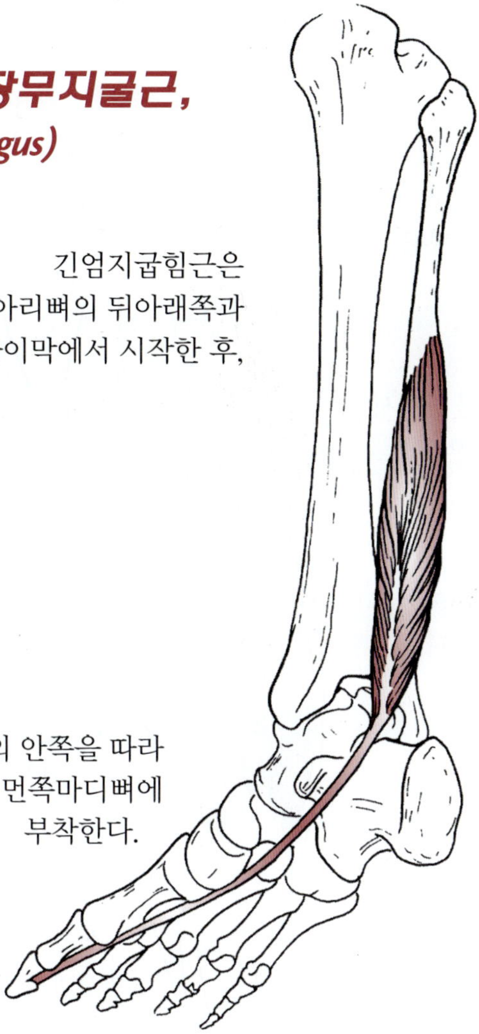

안쪽복사뼈 뒤쪽을 지나
뒤쪽 목말뼈의 고랑을 따라
목말받침돌기의
뒤쪽을 지난 후,

발바닥의 안쪽을 따라
엄지발가락 먼쪽마디뼈에
부착한다.

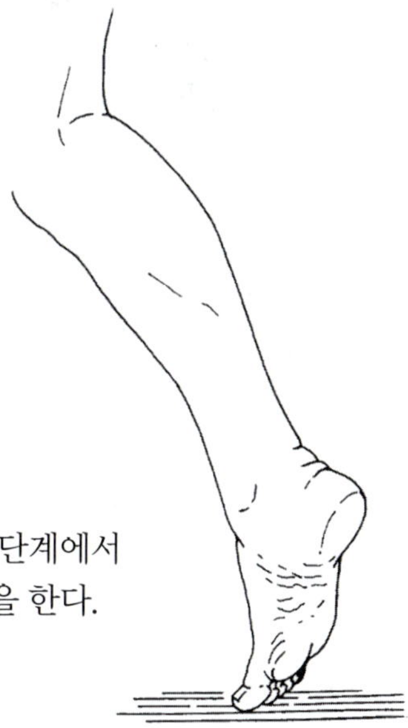

작용:
엄지와 발목의 발바닥굽힘,
안쪽번짐, 안쪽발활 지지;
발의 발바닥굽힘과
모음을 돕는다.

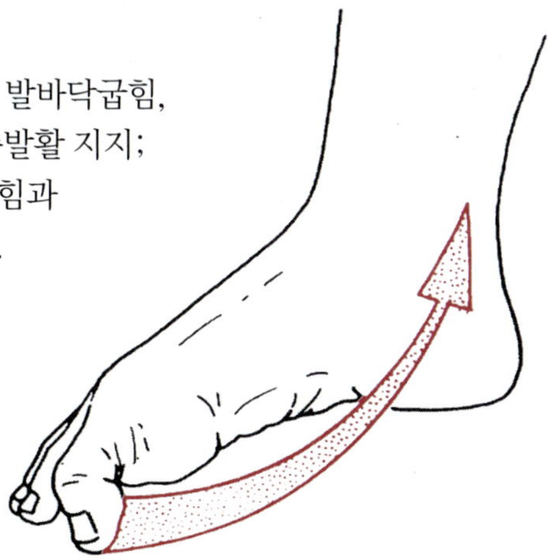

이 근육은
보행의 추진 단계에서
중요한 역할을 한다.

신경지배: 정강신경(S1–S3)

이 근육은 발가락끝으로 섰을 때
발의 안정화에 매우 중요한 역할을 한다.
그 이유는 엄지의 밀기 작용이
앞쪽 균형의 소실을 상쇄하기 때문이다.
이 근육은 발목의 안정화에도
도움을 준다(p.297 참고)

뒤쪽 얕은 장딴지근 그룹은 **종아리세갈래근**으로 알려져 있다.

종아리세갈래근(하퇴삼두근, *Triceps surae*)

이 근육은 가장 강한 종아리 근육이다.
종아리세갈래근은 3개의 갈래로 구성되고, 모두 아킬레스 힘줄에서 종지하며, **아킬레스힘줄**은 발꿈치뼈 뒤쪽에 부착한다.

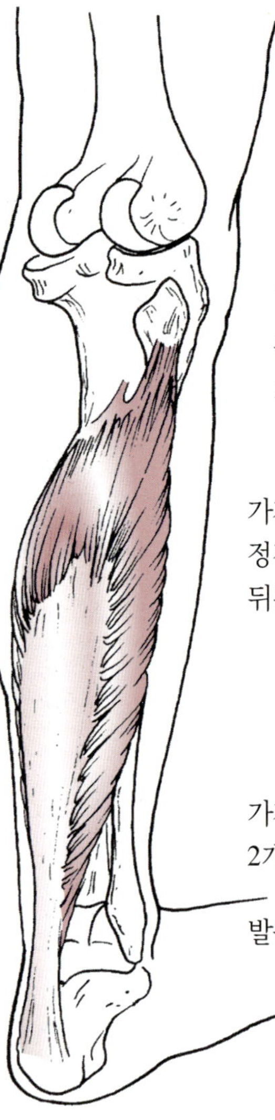

가자미근은 종아리세갈래근 중에서 가장 깊은 갈래이다.

가자미근은 정강뼈와 종아리뼈의 뒤위쪽에서 시작한다.

가자미근은 2개의 관절을 지나간다: 발목관절 목말밑관절.

신경지배: 온정강신경(L5–S2)

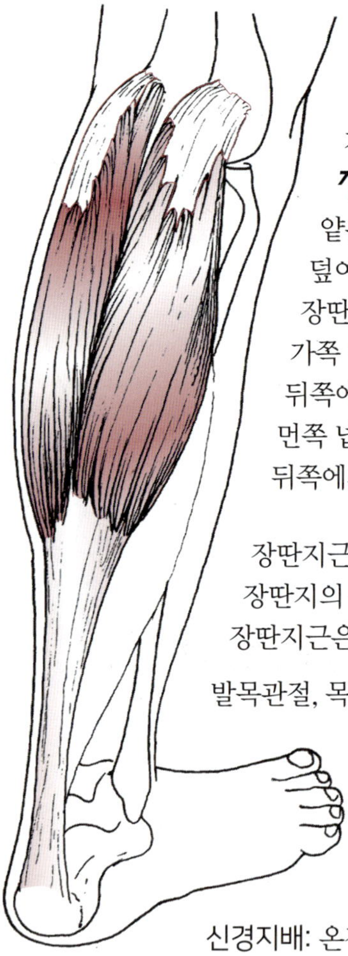

가자미근은 **장딴지근**의 얕은 2 갈래에 의해 덮여 있고, 장딴지근은 안쪽과 가쪽 넙다리뼈융기의 뒤쪽에 부착하는 힘줄로부터 먼쪽 넙다리뼈의 뒤쪽에서 시작한다.

장딴지근은 장딴지의 윤곽을 만든다. 장딴지근은 3개의 관절을 지나간다: 발목관절, 목말밑관절 및 무릎관절.

신경지배: 온정강신경(S1–S2)

종아리세갈래근의 작용:
종아리세갈래근은 함께 발꿈치뼈를 목말뼈 밑으로 발바닥굽힘시키고, 안쪽번짐*하는 경향이 있다.

*왜 안쪽번짐인가?
이것은 목말밑관절의 관절면과 연결된다. 발바닥굽힘은 모음과 뒤침에 상응한다 (p.273 참고).

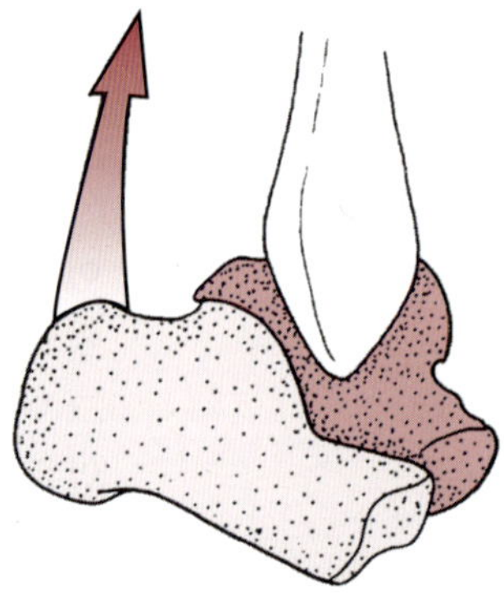

그리고 목말뼈를 간접적으로 발바닥굽힘으로 당긴다. 2번째 작용은 실제로 첫 번째 작용보다 더 중요한데, 그 이유는 목말밑관절에 더 많은 가동성을 제공하기 때문이다.

장딴지근이
무릎을 지나가기 때문에,
무릎의 자세가 발목 발바닥굽힘근의
효율성에 영향을 미친다.

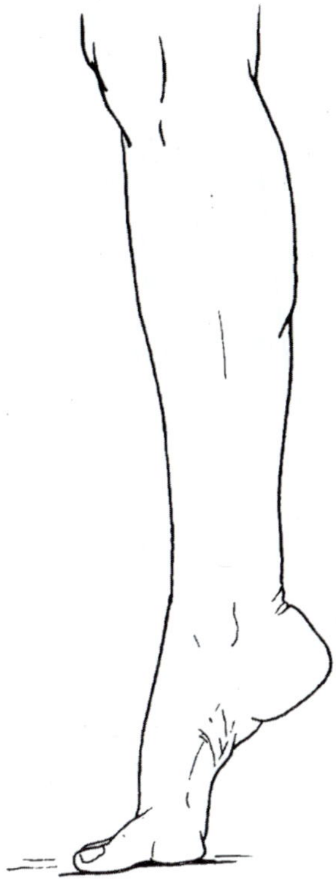

발가락끝으로 설 때,
종아리세갈래근에 의한
발목의 발바닥굽힘이 필수적이지만,
자체적으로 효율적이지 못하다.

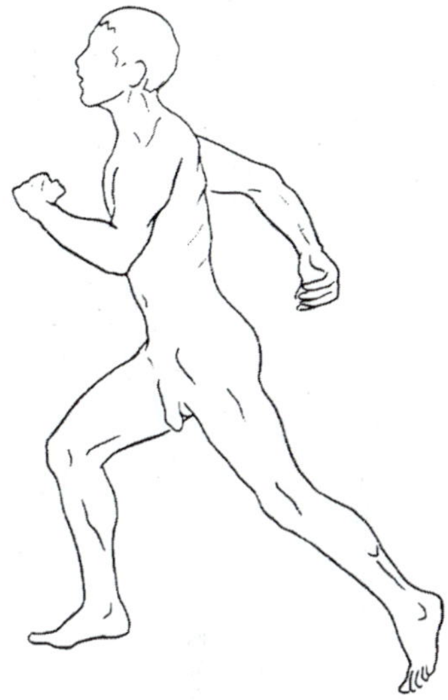

무릎이
많이 굽힘되면,
장딴지근이 느슨해져
발목 굽힘근으로서
비효율적이다.

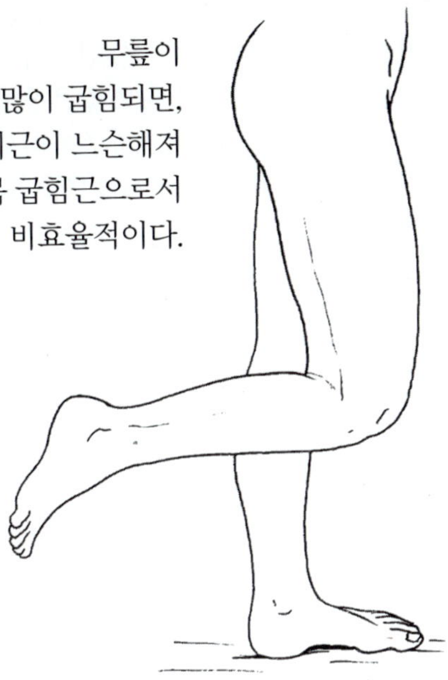

무릎이 폄되거나
약간 굽힘되면
(달리기의 시작 자세에서
다리를 추진하려는 자세),
장딴지근은 더욱 타이트해지고
발목 굽힘근으로서
보다 효율적이다.

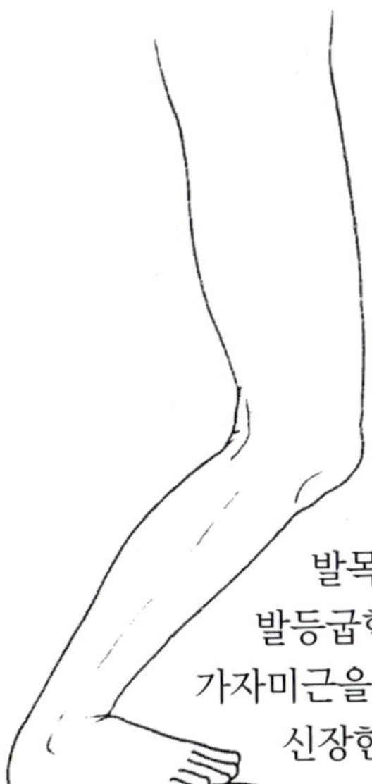

발목의
발등굽힘은
가자미근을
신장한다.

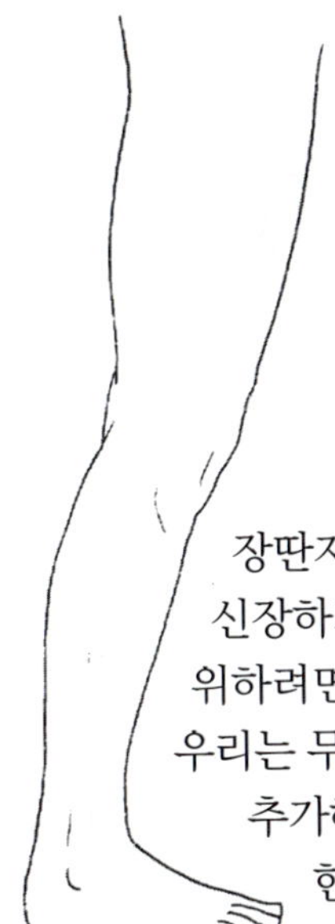

장딴지근을
신장하기
위하려면,
우리는 무릎의 폄을
추가해야
한다.

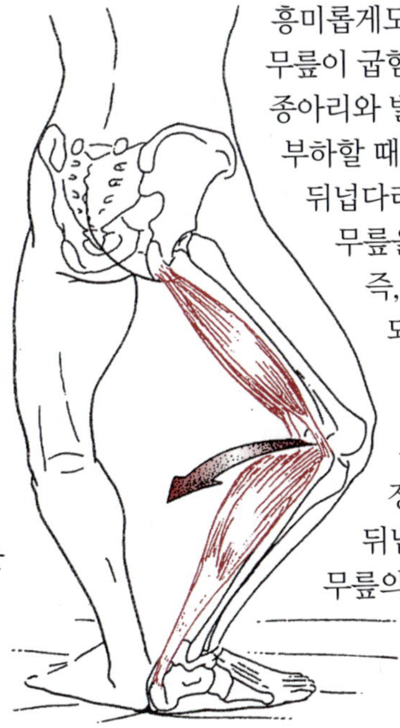

흥미롭게도,
무릎이 굽힘되고
종아리와 발로 체중을
부하할 때, 장딴지근과
뒤넙다리근은 함께 작용하여
무릎을 폄시킨다.
즉, 해부학적 자세로
되돌아온다.

발이 체중을
부하하지 못하면,
장딴지근과
뒤넙다리근은
무릎의 굽힘근으로
작용한다.

발목에 대한 발 외재 근육의 작용
(Actions of extrinsic foot muscles on the ankle)

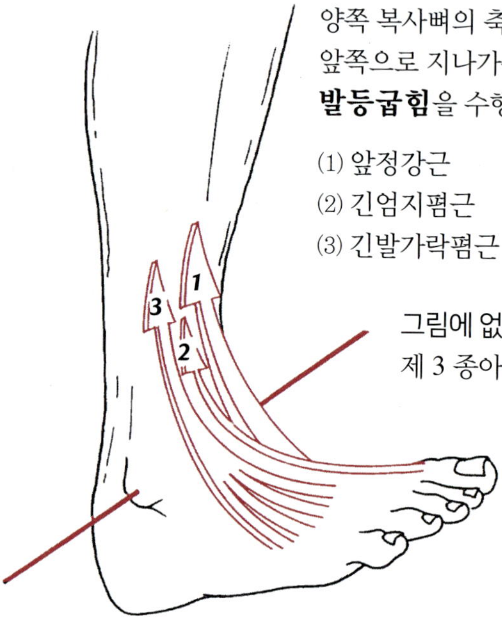

양쪽 복사뼈의 축보다
앞쪽으로 지나가는 힘줄은
발등굽힘을 수행한다:

(1) 앞정강근
(2) 긴엄지폄근
(3) 긴발가락폄근

그림에 없는 근육:
제 3 종아리근

양쪽 복사뼈의 축보다
뒤쪽으로
지나가는 힘줄은
발바닥굽힘을 수행한다:

(1) 긴종아리근
(2) 짧은종아리근
(3) 종아리세갈래근
(4) 긴엄지굽힘근
(5) 뒤정강근
(6) 긴발락굽힘근

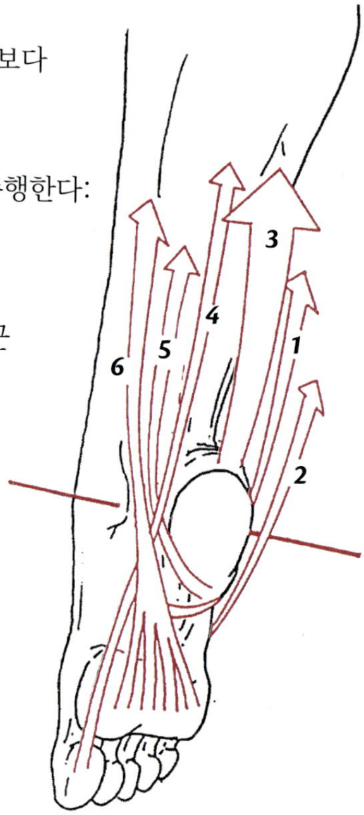

발의 긴축
(2번째 발가락을 통과하는 축)보다
안쪽을 지나가는 힘줄은
안쪽번짐/모음을 수행한다:

(1) 긴엄지폄근
(2) 앞정강근
(3) 뒤정강근
(4) 긴발가락굽힘근
(5) 긴엄지굽힘근

우리는 안쪽번짐을 일으키는
종아리세갈래근을 추가할 수 있다
(p.294 참고).

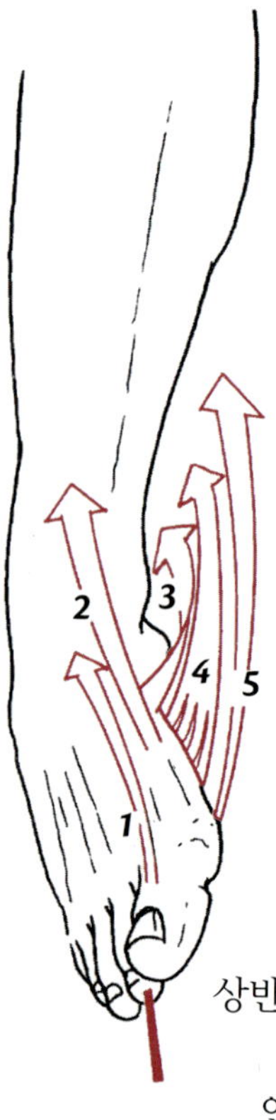

발의 긴축보다
안쪽을 지나가는 힘줄은
안쪽번짐/모음을 수행한다:

(1) 긴종아리근과 짧은종아리근
(2) 제 3 종아리근
(3) 긴발가락폄근(가쪽 부분)

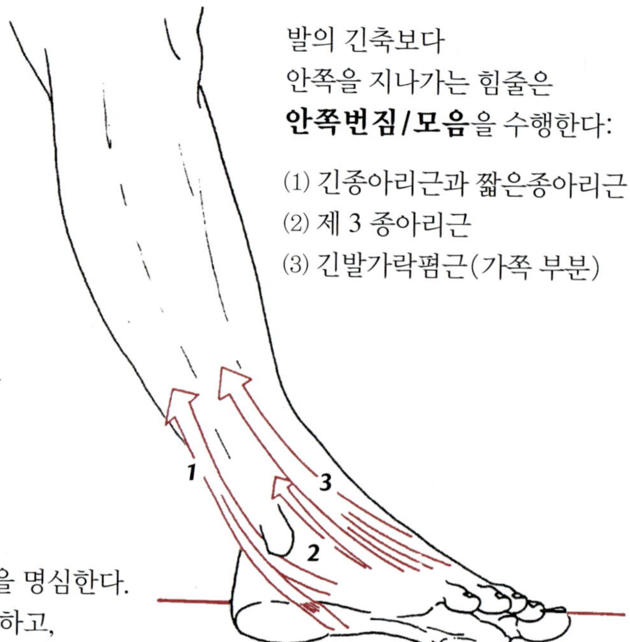

상반되는 작용의 크기가 동일하지 않음을 명심한다.
발바닥굽힘은 발등굽힘보다 우세하고,
안쪽번짐/모음이 가쪽번짐/벌림보다 우세한다.

발목관절의 안정성(Stability of ankle joint)

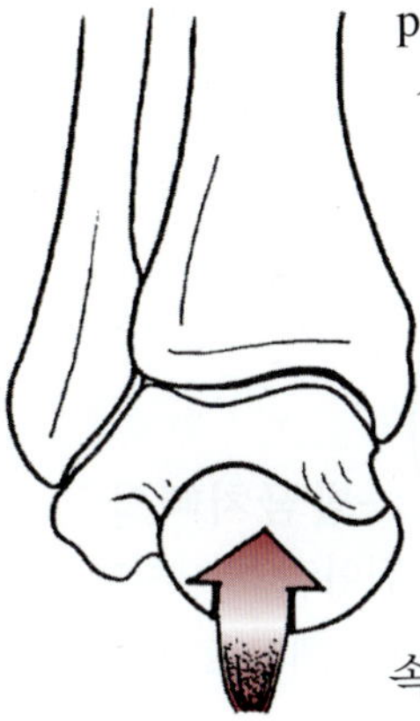

발바닥굽힘

p.266에서 설명되었듯이, 발바닥굽힘보다 발등굽힘 동안에,

목말뼈가 팬치 (먼쪽 정강뼈와 먼쪽 종아리뼈에 의해 형성된) 속에서 더 잘 맞물린다.

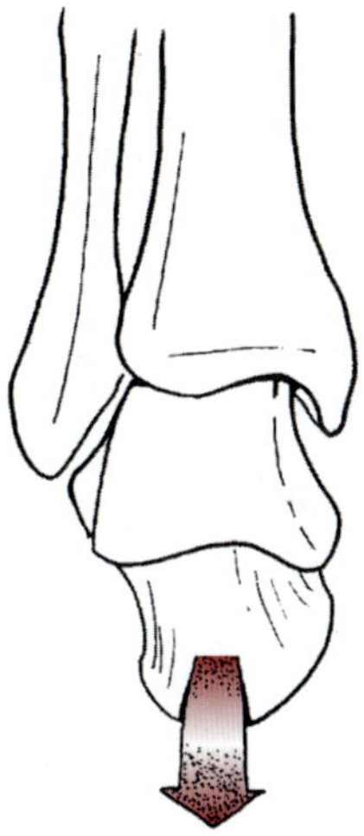

발등굽힘

발바닥굽힘 동안의 안정성 소실을 보상하기 위해,

a) 팬치의 형태가 종아리뼈를 아래쪽으로 당기는 4개 근육에 의해 수정된다:

-긴종아리근
-짧은종아리근
-긴엄지굽힘근
-뒤정강근

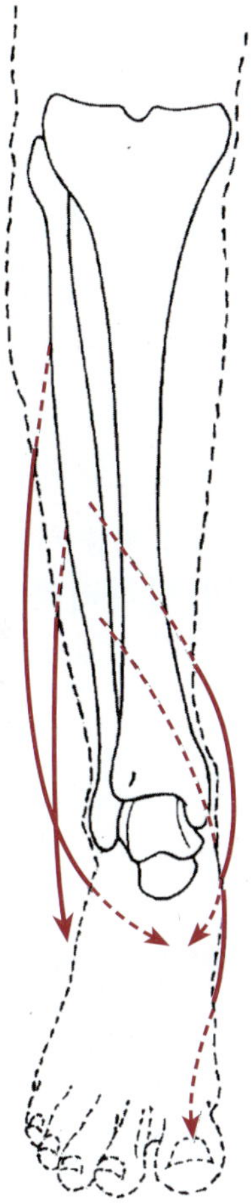

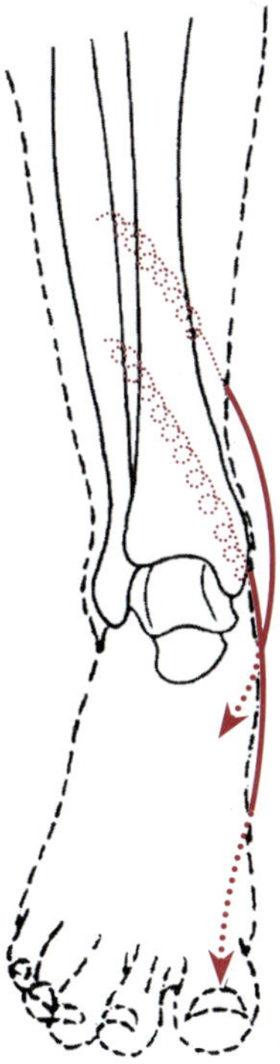

b) 관련 요소는 -긴엄지굽힘근과 뒤정강근에 의해 생성된 팬티 양쪽 측면의 "타이트니스" 이다.

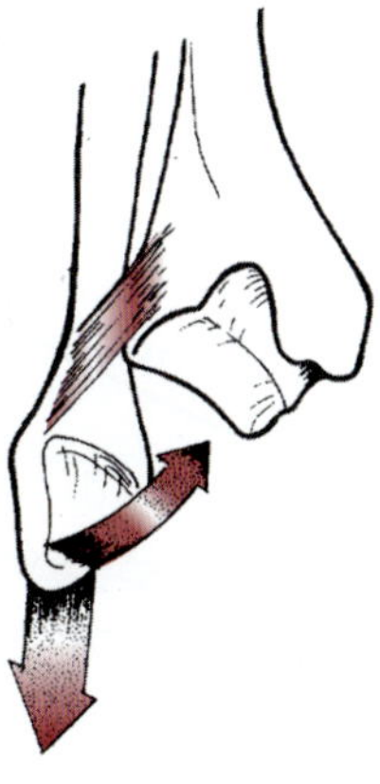

-또한 종아리뼈가 내렸을 때도 먼쪽 정강종아리인대가 타이트해지고, 이로 인해 자동적으로 팬치가 타이트해진다.

발바닥굽힘된 목말뼈에 대한 팬치의 맞물림은 가쪽복사뼈가 내려갔을 때 향상된다.

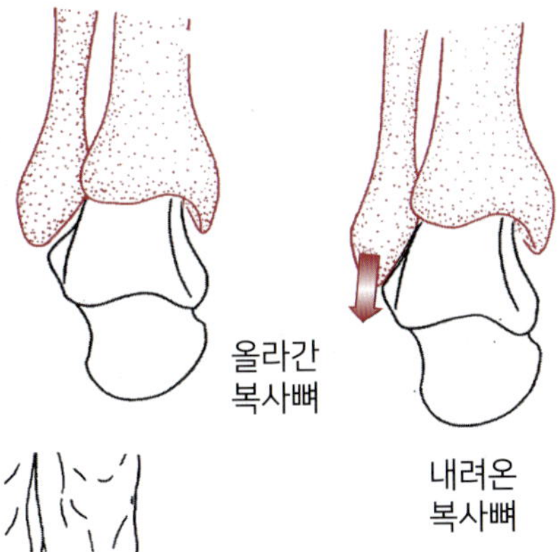

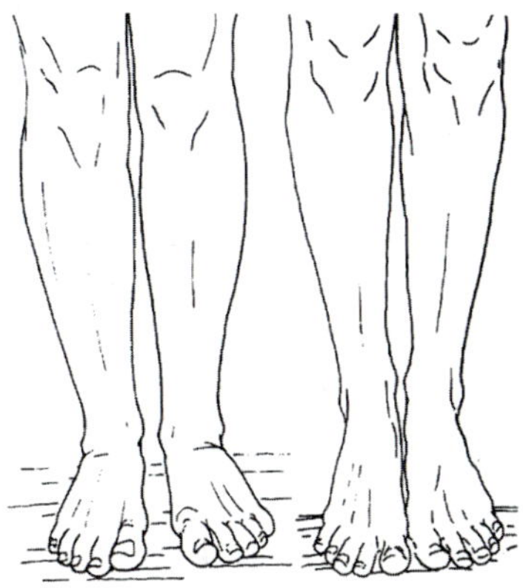

발바닥굽힘 동안 (예, 발가락끝으로 서기를 할 때), 근육과 인대에 의한 팬치 효과가 발목을 안정화시킨다.

발활(Aches of the foot)

발에는 3개의 발활(족궁)이 있다(트러쓰*로도 불린다).
발활은 3개의 지지점에 놓인다.
그러므로 발활은 유연한 슬랫트(slat) 구조로 구성되는데,
이 구조는 충격을 흡수고 발모양이 지면에
잘 적응되도록 한다.

선 자세를 취할 때, 체중은 3점 사이에 분산된다.

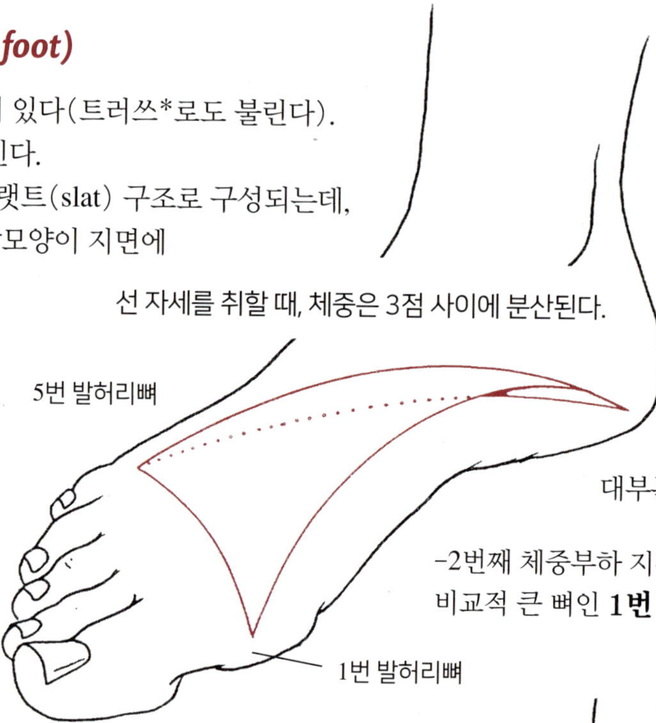

-3번째 체중부하 지점은
5번 발허리뼈머리이며,
가장 적은 체중을 부하한다.

-**발꿈치뼈**의
뒤아래쪽 거친면은
대부분의 체중을 수용한다.

-2번째 체중부하 지점은
비교적 큰 뼈인 **1번 발허리뼈머리**이다.

안쪽발활은 5개의 뼈

-발꿈치뼈,
-목말뼈,
-발배뼈,
-안쪽쐐기뼈 및
-1번 발허리뼈,

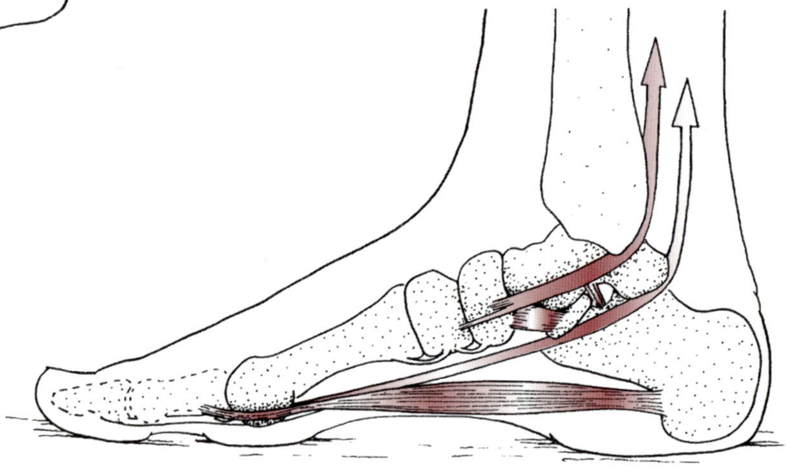

4개의 인대

(목말발꿈치인대,
발꿈치발배인대,
그리고 쐐기뼈와
발배뼈 및 발허리뼈를
연결하는 작은 인대), 그리고

4개의 근육

(엄지벌림근, 뒤정강근, 긴종아리근 및
긴엄지굽힘근)에 의해 주로 형성된다.

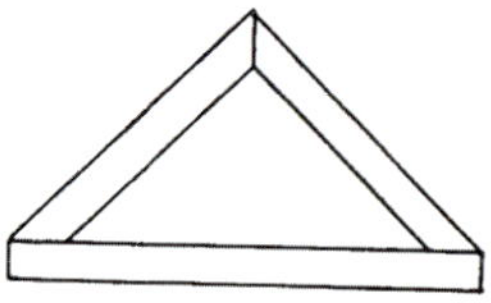

긴엄지굽힘근은 안쪽발활과 관련된 3개의 기능을 가진다:

1. 활시위처럼 발활을 신장한다.
2. 목말받침돌기 밑으로 지나감으로써 발꿈치뼈를 지지한다.
3. 뒤쪽 고랑을 따라 지나감으로써 목말뼈를 지지한다.

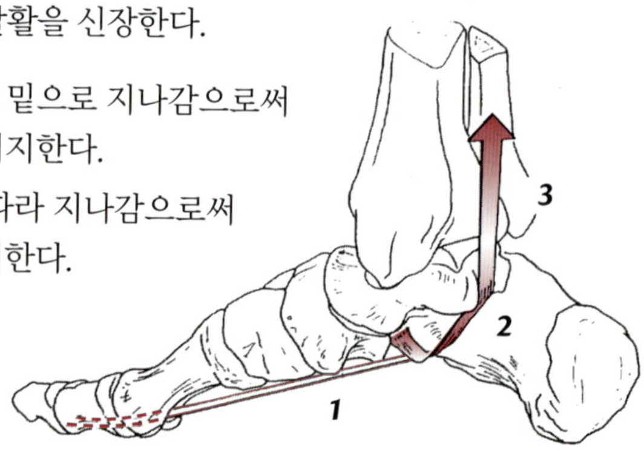

* 건축학적 구조에서 보면, 삼각형의 지지 구조물(트러쓰)은 다음과 같은 스트레스를 분산한다:
위쪽 부분의 무게는 압박 스트레스(위쪽)를 일으키고, 신장 스트레스(아래쪽)를 일으킨다.
아래쪽 부분의 탄성 때문에, 무거운 무게를 지탱할 수 있다.

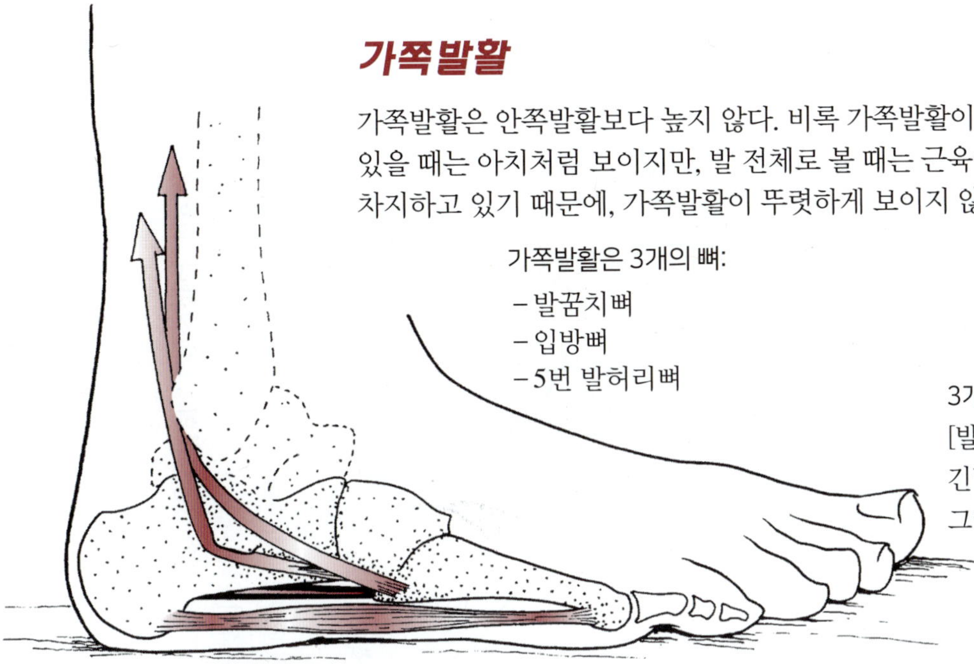

가쪽발활

가쪽발활은 안쪽발활보다 높지 않다. 비록 가쪽발활이 뼈대만 있을 때는 아치처럼 보이지만, 발 전체로 볼 때는 근육이 발활을 차지하고 있기 때문에, 가쪽발활이 뚜렷하게 보이지 않는다.

가쪽발활은 3개의 뼈:

- 발꿈치뼈
- 입방뼈
- 5번 발허리뼈

3개의 인대(짧은발바닥인대[발꿈치입방인대], 긴발바닥인대 및 발바닥근막), 그리고

2개의 근육(짧은종아리근과 긴종아리근)에 의해 형성된다.

여기에서 **긴종아리근**은 2개의 기능을 가진다:

- 발꿈치뼈의 종아리결절 밑을 지나감으로서 발꿈치뼈를 지지한다.
- 입방뼈를 지지한다.

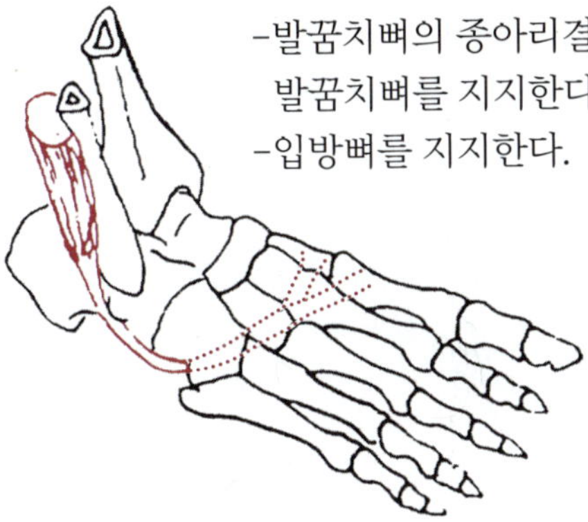

가로발활

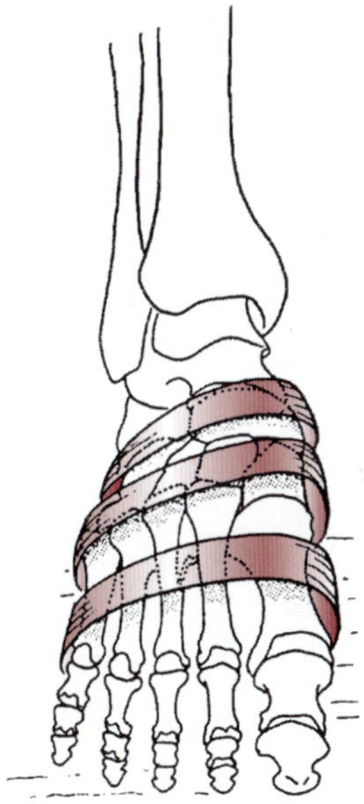

가로발활은 발허리뼈의 중간지점에서 가장 잘 보인다. 가로발활은 스트랩처럼 그려져 있다. 여러분이 기대했듯이, 안쪽발활(발배뼈)이 가쪽발활(입방뼈)보다 더 높다.

가로발활의 **근육 지지**는

주로 – 엄지모음근(가로갈래), – 긴종아리근, – 뒤정강근 및 – 뼈사이근에 의해 주로 이루어진다.

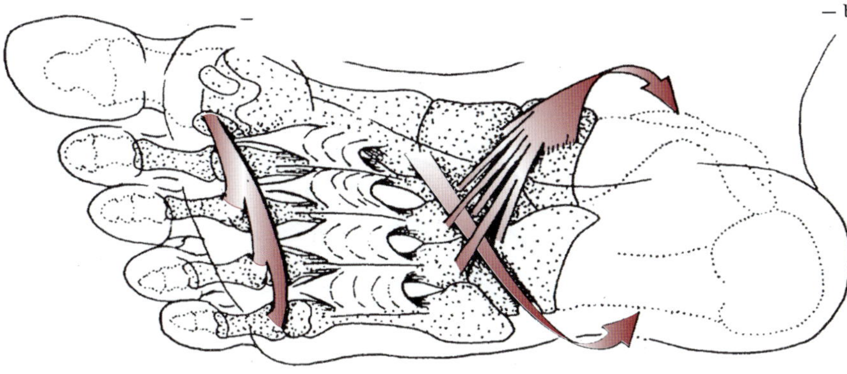

보행 동안의 발목과 발의 근육 작용
(Actions of ankle and foot in walking)

발이 지면에 닿을 때
발꿈치가 먼저 닿고,
그 다음
구르기를 한다.

체중이 발에 가해지면,
발은 지면과 완전하게
접촉한다.

발꿈치가 지면에서
떨어진다;
먼쪽 발에 의해
추진이 일어난다.

발가락이 지면에서
떨어진다.
(엄지발가락이
마지막으로 떨어진다.)

발 전체가 지면으로부터
떨어진다;
발이 빠르게
앞쪽으로 움직인다.

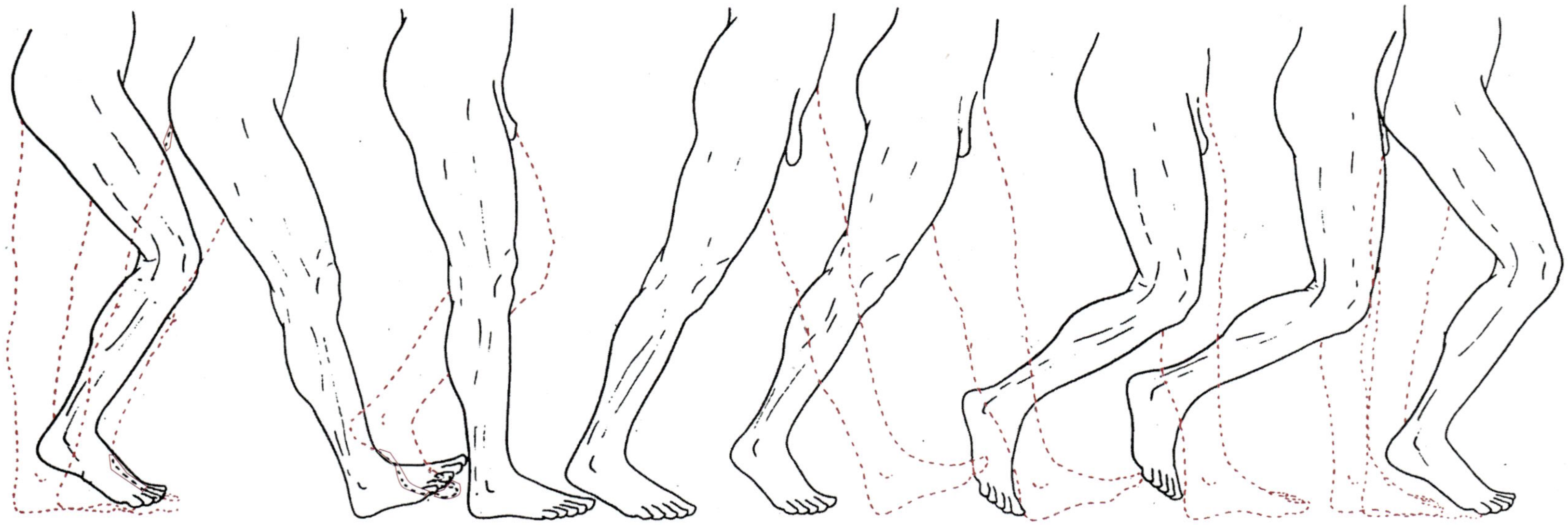

발이 구르기를
할 때 발등굽힘근이
수축한다.

3개의 발활을
지지하는 근육이
수축한다.

종아리세갈래근과
다른 발바닥굽힘근이
수축한다; 발바닥 내재
근육의 수축

긴발가락굽힘근의
수축이 일어나고,
그 다음, 긴엄지굽힘근의
수축이 일어난다.

발이 지면에 닿지 않는 동안,
잠깐 근육 이완의 모멘트가
발생한다; 발이 앞쪽으로
움직이는 동안 발가락이
지면에 닿지 않도록
발등굽힘근이 수축한다.

찾아보기(Index)

- ㄱ -

- ㄴ -

- ㅅ -

- ㅇ -

- ㅈ -

- ㅊ -

- ㅋ -

- ㅍ -

- ㅎ -

H

기호

참고문헌

Atlas et ouvrages d'anatomie aux Éditions DésIris (liste complète sur www.adverbum.fr)

- Blandine CALAIS-GERMAIN et Andrée LAMOTTE, *Anatomie pour le mouvement* (t. 2) - *Bases d'exercices*, DésIris, 2005.
- Blandine CALAIS-GERMAIN, *Respiration - Anatomie, geste respiratoire*, DésIris, 2005.
- Blandine CALAIS-GERMAIN, *Abdos sans risque*, Désiris, 2008.
- Blandine CALAIS-GERMAIN, *Pilates sans risque - 8 risques du Pilates et comment les éviter*, DésIris, 2010.
- Blandine CALAIS-GERMAIN, *Anatomie Pour la Voix*, DésIris, 2013.
- VIGUÉ-MARTÍN, *Grand Atlas d'anatomie humaine - Anatomie, histologie, pathologie*, DésIris, 2006.
- VIGUÉ-MARTÍN, *Atlas d'anatomie humaine*, DésIris, 2004.
- Andrew BIEL, *Topoguide du corps - Les sentiers de découverte anatomique*, DésIris, 2010.
- Robert S. BENHKE, *Anatomie cinétique*, DésIris, 2009.

Chez d'autres éditeurs

- P. V. BASMAJIAN, *Anatomie*, Librairie Maloine.
- P. BELLUGUE, *Introduction à l'étude de la forme humaine, anatomie plastique et mécanique*, Librairie Maloine.
- G. BORDIER, *Anatomie appliquée à la danse*, Éd. Amphora/sports.
- BOUCHET/CUILLERET, *Anatomie topographique, descriptive et fonctionnelle*, SIMEP éditions.
- J. BRIEND, *La rééducation fonctionnelle musculo-articulaire*, Éd. Vigot.
- J. BRIZON et J. CASTAING, *Les feuillets d'anatomie*, Librairie Maloine.
- J. CASTAING, *Anatomie fonctionnelle de l'appareil locomoteur, Cahiers sur : le complexe de l'épaule, la hanche, la prono-supination, les doigts 2, 3, 4, 5*, Éd. Vigot.
- J. CASTAING et Ph. BURDIN, *Anatomie fonctionnelle de l'appareil locomoteur : le genou*, Éd. Vigot.
- J. CASTAING et J.-J. SANTINI, *Anatomie fonctionnelle de l'appareil locomoteur : le rachis*, Éd. Vigot.
- CARMINE D. CLEMENTE, *Anatomy*, Urban Schwarzenberg.
- B. DOLTO, *Le corps entre les mains*, Éd. Hermann.
- W. KAHLE, H. LEONHARD, W. PLATZE, *Anatomie*, tome 1 et 2, Flammarion.
- A. KAPANDJI, *Physiologie articulaire 1, 2, 3*, Librairie Maloine.
- KENDALL, WADSWORTH, *Les muscles*, Éd. Maloine.
- M. LACÔTE, A.-M. CHEVALIER, A. MIRANDA, J.-P. BLETON, Ph. STEVENIN, *Évaluation clinique de la fonction musculaire*, Éd. Maloine.
- A. MOREAUX, *Anatomie artistique de l'homme*, Librairie Maloine.
- FRANK H. NETTER, *Atlas d'anatomie humaine*, Maloine.
- V. PAUCHET, S. DUPRET, *L'anatomie en poche*, Éd. Doin.
- SOBOTTA, *Atlas d'anatomie*, Librairie Maloine.
- F. VANDERVAEL, *Analyse des mouvements du corps humain*, Librairie Maloine - Éd. Desoer.